_VORWORT

Liebe Schülerinnen und Schüler,

im menschlichen Körper laufen ständig vielfältige und sehr komplexe biochemische Auf-, Ab- und Umbauvorgänge ab. Tag und Nacht vollziehen sie sich meist vollkommen unbemerkt und sind doch unbedingt lebensnotwendige Prozesse. Ohne diese Vorgänge, die als **Stoffwechsel** bezeichnet werden, ist kein Leben möglich. Auch das Lernen beispielsweise wäre ohne Stoffwechselprozesse nicht möglich.

Eine ausgewogene **Ernährung** ist die Grundlage für alle Stoffwechselvorgänge und trägt somit wesentlich zur Erhaltung von Gesundheit und Lebensqualität sowie zur Vermeidung von Krankheiten bei. Essen und Trinken liefern dem Körper Baustoffe, Brennstoffe und Wirkstoffe.

Wie wir uns ernähren spielt für unsere Gesundheit eine entscheidende Rolle. Der Einfluss der Ernährung für die Entstehung von Stoffwechselkrankheiten wie dem Diabetes mellitus und dessen Prävention ist seit langem bekannt.

Die Grundlagen einer ausgewogenen Ernährung, des Stoffwechsels und die Entstehung und Therapie von ernährungsbedingten Krankheiten sowie Krankheiten des Verdauungssystems werden in diesem Buch vorgestellt.

In **Teil A** des Buches erhalten Sie einen Überblick über die Verdauungsorgane, die an der Nahrungsaufnahme, Abbau und Aufnahme der Nahrungsbestandteile beteiligt sind. Auch die Bestandteile unserer Nahrung sowie verschiedene Ernährungsformen werden thematisiert. Neben anatomischen und physiologischen Grundlagen der Organe, werden immer wieder Bezüge zu Erkrankungen und der medizinischen Praxis hergestellt.

In **Teil B** werden ausgewählte Erkrankungen der Verdauungsorgane und des Stoffwechsels dargestellt. Neben der Vorstellung der Krankheiten liegt ein Schwerpunkt auf den gesundheitswissenschaftlichen Aspekten der jeweiligen Erkrankung.

In **Teil C** dieses Buches finden Sie exemplarische Prüfungsaufgaben, mit denen Sie Ihr Wissen über die Inhalte des Buches überprüfen können.

Wir wünschen Ihnen viel Freude beim Lesen und Lernen mit diesem Buch.

Christina Ferber, Dirk Ripsam und Lena Zattarin

— ÜBER DIE AUTOREN DES BUCHES

Christina Ferber
ist Diätassistentin, Diätküchenleiterin (DGE) und Verpflegungsbetriebswirtin (HMA). Sie arbeitete viele Jahre in verantwortlichen Positionen im Verpflegungsmanagement und in der Ernährungsberatung in verschiedenen Fachkliniken. Für die Deutsche Gesellschaft für Ernährung wirkte sie an der Entwicklung von Qualitätsstandards für die Gemeinschaftsverpflegung mit. Nach einer Weiterbildung zur Fachpädagogin im Gesundheitswesen (THM) ist Frau Ferber nun als Lehrkraft an der Schule für Diätassistenz in Marburg tätig. Sie unterrichtet dort Ernährungslehre und Diätetik und führt den praktischen Lehrküchenunterricht durch.

Dirk Ripsam
ist Diplom-Berufspädagoge Pflegewissenschaft, Studienrat Gesundheitswissenschaften/Altenpflege und Sozialpädagogik, Lehrrettungsassistent und Krankenpfleger. Er arbeitete mehrere Jahre als Lehrkraft und Abteilungsleitung an einer Rettungsdienstschule in Bremen und führte Personalentwicklungsmaßnahmen für Pflegende und Ärzte durch. Anschließend war Herr Ripsam mehrere Jahre am Berufskolleg im Bildungspark in Essen als Studienrat und Bildungsgangkoordinator für die höhere Berufsfachschule tätig und ist nun seit einem Jahr als Studienrat an zwei Berufskollegs der Stadt Köln tätig.

Lena Zattarin
absolvierte eine Ausbildung zur Physiotherapeutin und studierte im Anschluss das Lehramt an berufsbildenden Schulen für die Fächer Gesundheitswissenschaften und Biologie an der Universität Osnabrück. Seit ihrem zweiten Staatsexamen unterrichtet sie Fächer der beruflichen Fachrichtung Gesundheit und Pflege an einem Berufskolleg in Nordrheinwestfalen.

_INHALTSVERZEICHNIS

A Anatomie und Physiologie

B Pathologie

C Prüfungsvorbereitende Aufgaben

Die Lösungen sind online verfügbar unter:
www.cornelsen.de/cbb/weiterwissen

Anhang

_ ABKÜRZUNGSVERZEICHNIS

A.: Arteria
Abb.: Abbildung
ATP: Adenosintriphosphat
BMI: Body-Mass-Index
CED: chronisch-entzündliche Darmerkrankungen
CRP: C-reaktives Protein
CT: Computertomografie
CU: Colitis ulcerosa
DGE: Deutsche Gesellschaft für Ernährung e.V.
ERCP: endoskopisch retrograde Cholangiopankreatikografie
GI: glykämischer Index
GL: glykämische Last
HDL: High Density Lipoproteine
ICD: Internationale statistische Klassifikation der Krankheiten und verwandter Gesundheitsprobleme
Kap.: Kapitel
kcal: Kilokalorien
KH: Kohlenhydrate
KHK: koronare Herzerkrankung
kJ: Kilojoule
LDL: Low Density Lipoproteine
M: Musculus
MC: Morbus Crohn
MRT: Magnetresonanztomografie
N.: Nervus, Nerv
PEG: perkutane endoskopische Gastrostomie
RKI: Robert Koch-Institut
V.: Vena
VLDL: Very low Density Lipoproteine
WHO: Weltgesundheitsorgansisation

ANATOMIE UND PHYSIOLOGIE

A

1 EINLEITUNG

1.1 DEFINITION VON GESUNDHEIT

Gesundheit ist ein, wenn nicht der zentrale Faktor menschlichen Lebens. So individuell wie die Gesundheit für jeden einzelnen Menschen ist, lassen sich in den einzelnen Wissenschaftsdisziplinen auch unterschiedliche Definitionen von Gesundheit finden.

Monodisziplinäre Definition: Bis zum Anfang des 20. Jahrhunderts bestimmte die medizinische Definition das Verständnis von Gesundheit. In dieser monodisziplinären Sichtweise wurde Gesundheit als die bloße Abwesenheit von Krankheit definiert. Gesundheit wurde also auf nur eine Dimension, nämlich die Dimension des Körperlichen (Physischen) reduziert.

Multidisziplinäre Definition: Die Weltgesundheitsorganisation (WHO) hat in ihrer 1948 formulierten Definition von Gesundheit ein erweitertes Verständnis von Gesundheit entwickelt. Diese Definition gilt bis heute und versteht Gesundheit als „einen Zustand des vollständigen körperlichen, geistigen und sozialen Wohlbefindens und nicht nur die Abwesenheit von Krankheit und Gebrechen". Hierbei werden mehrere Blickwinkel unterschiedlicher Wissenschaftsbereiche mit einbezogen (multidisziplinär). Gesundheit beschränkt sich nicht auf die körperliche Dimension. Sie ist aus sechs unterschiedlichen Dimensionen zusammengesetzt, die miteinander in Verbindung stehen und so das menschliche Wohlbefinden und damit den Gesundheitszustand steuern (Abb. 1).

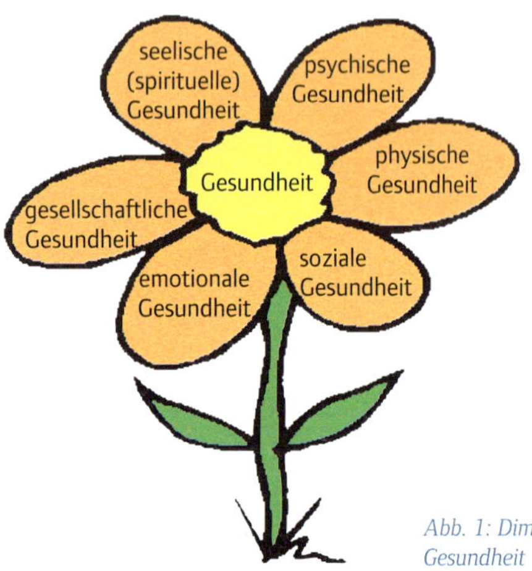

Abb. 1: Dimensionen von Gesundheit

Gesundheit wird als **dynamischer Prozess** verstanden, bei dem die einzelnen Dimensionen miteinander in Verbindung stehen, sich beeinflussen und ergänzen. Gesundheit ist fortwährend Faktoren ausgesetzt, die die einzelnen Dimensionen positiv und negativ beeinflussen (Abb. 2).

Ein Mensch kann nie komplett krank oder gesund sein. Er bewegt sich stets zwischen zwei Polen, der Gesundheit und Krankheit. Und je nach Menge und Art der äußeren Faktoren tendiert er in die eine oder andere Richtung (Abb. 3).

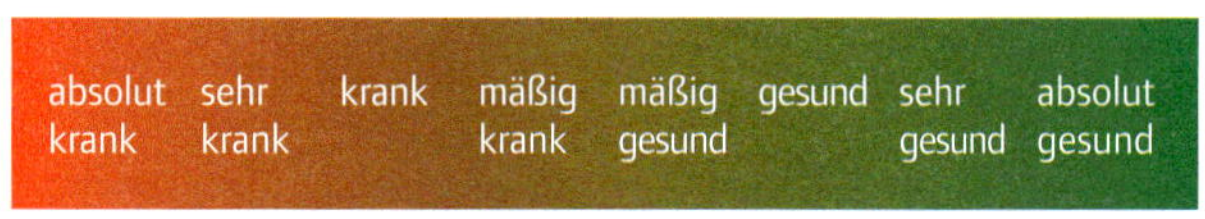
absolut krank
sehr krank
krank
mäßig krank
mäßig gesund
gesund
sehr gesund
absolut gesund

Abb. 2: Gesundheits- und Krankheitskontinuum

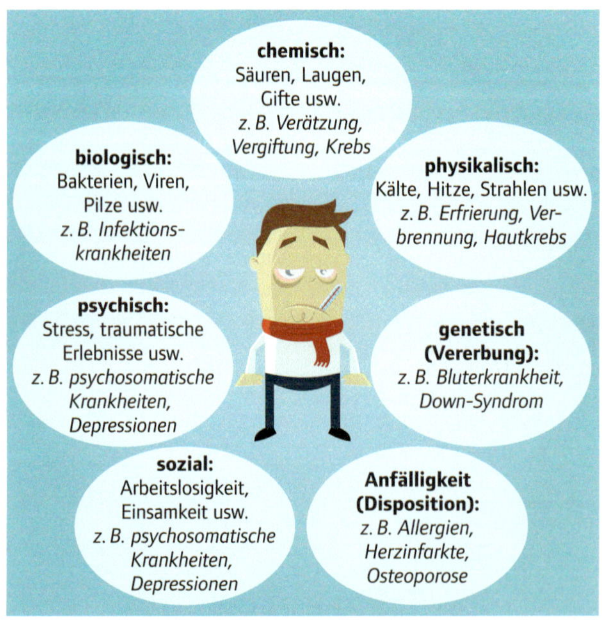
chemisch: Säuren, Laugen, Gifte usw. z. B. Verätzung, Vergiftung, Krebs
biologisch: Bakterien, Viren, Pilze usw. z. B. Infektionskrankheiten
physikalisch: Kälte, Hitze, Strahlen usw. z. B. Erfrierung, Verbrennung, Hautkrebs
psychisch: Stress, traumatische Erlebnisse usw. z. B. psychosomatische Krankheiten, Depressionen
genetisch (Vererbung): z. B. Bluterkrankheit, Down-Syndrom
sozial: Arbeitslosigkeit, Einsamkeit usw. z. B. psychosomatische Krankheiten, Depressionen
Anfälligkeit (Disposition): z. B. Allergien, Herzinfarkte, Osteoporose

Abb. 3: Negative Einflussfaktoren auf die Gesundheit

1.2 GESUNDHEITSMODELLE

1.2.1 RISIKOFAKTORENMODELL

Das Risikofaktorenmodell beschreibt die Einflussnahme von Verhaltensweisen, Körpermerkmalen und Umwelteinflüssen auf den Körper und die Entstehung von Krankheit. Je mehr Risikofaktoren vorhanden sind, desto wahrscheinlicher ist der Ausbruch einer Krankheit. Risikofaktoren begünstigen also die Entstehung einer Krankheit (Abb. 4). In der Prävention von Krankheiten werden die verschiedenen Risikofaktoren einer Krankheit in den Blick genommen. Präventive Ansätze fokussieren sich auf die Vermeidung der Risikofaktoren und die frühzeitige Verhinderung von Krankheiten.

1.2.2 ANFORDERUNGS-RESSOURCEN-MODELL

Der Mensch ist jedoch nicht nur negativen Faktoren ausgesetzt. Durch die Interaktion mit seiner Umwelt ist er in der Lage, Rückhalt und Unterstützung zu erfahren. Die von der Umwelt zur Verfügung gestellten externen Ressourcen ermöglichen dem Menschen, gegen negative Faktoren, sogenannte **Anforderungen**, die auf den Menschen einwirken, anzugehen. Zu den externen Anforderungen gehören z. B. Lärm, Krankheitserreger oder psychosoziale Belastungssituationen.

Gleichzeitig besitzt der Mensch auch innere Anforderungen und Ressourcen. Zu den inneren Anforderungen zählen z. B. eine eigene hohe Anspruchshaltung, übermäßiger Ehrgeiz,

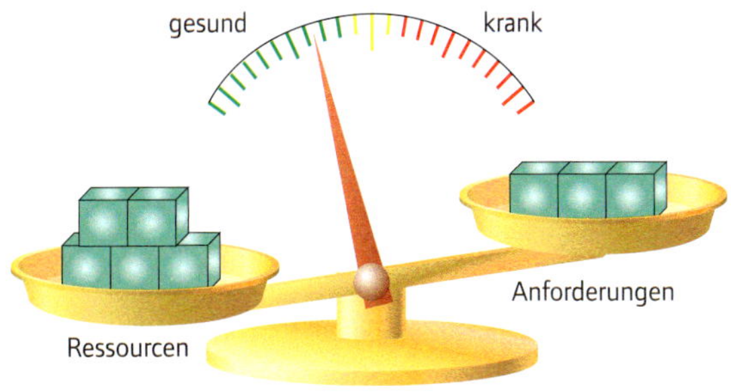

Abb. 5: Wirkung: Anforderungen und Ressourcen

der Wunsch, vielen Menschen gerecht zu werden, oder nicht „nein" sagen zu können. Diese Zielgrößen und Wertevorstellungen setzen den Menschen selbst unter Druck. Dieser Druck wird als Stress empfunden.

Innere **Ressourcen** sind neben den genetisch günstigen Voraussetzungen auch die psychischen und physischen erworbenen Eigenschaften, z. B. ein ausgeprägtes Selbstwertgefühl oder eine körperliche Fitness und Ausgeglichenheit.

Stehen die an den Menschen gestellten Anforderungen in einem Gleichgewicht zu den vorhandenen Ressourcen ist der Mensch gesund. Kommt es zu einem Ungleichgewicht und die Anforderungen überwiegen, wird der Mensch krank (Abb. 5).

Um die täglichen externen und internen Anforderungen bewältigen zu können, ist es wichtig, über ein reichhaltiges Repertoire an Ressourcen zu verfügen. Um die eigene Gesundheit zu fördern, können Ressourcen gestärkt werden und Anforderungen abgebaut werden (› Abb. 1, S. 10). **Gesundheitsförderung** nimmt genau das in den Blick und stellt die Frage: „Was hält mich gesund?"

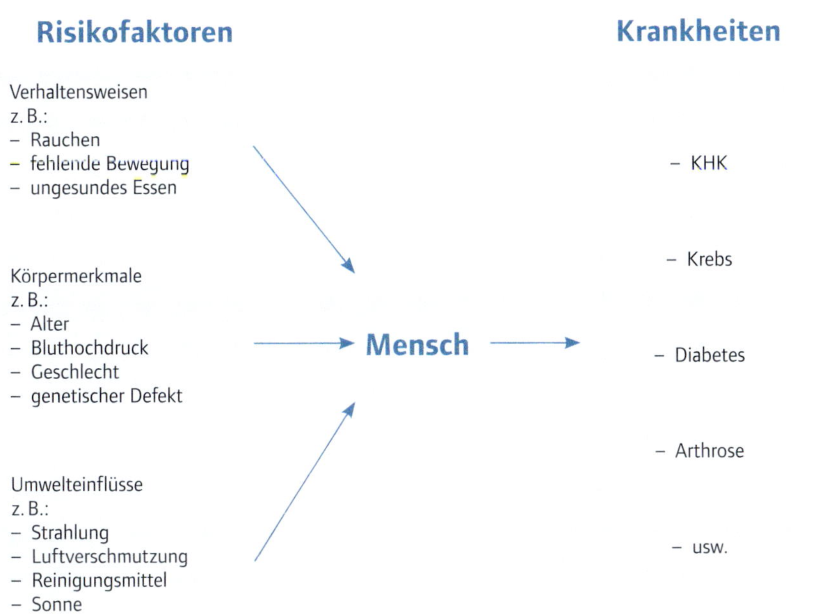

Abb. 4: Risikofaktorenmodell

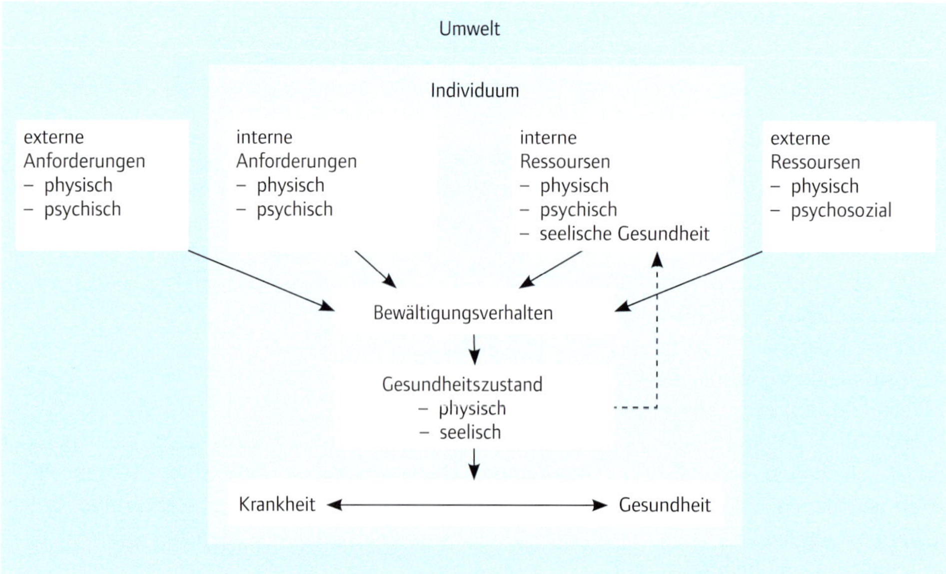

Abb. 1: Anforderungs-Ressourcen-Modell

Einen wichtigen Beitrag zur Ressourcengenerierung und damit zur Entstehung von Gesundheit stellt die Ernährung dar.

Die Ernährung ist nicht nur auf molekularer Ebene für ein gesundes Immunsystem, den Zellstoffwechsel und das Wachstum wichtig. Sie hat auch einen erheblichen Einfluss auf unser Wohlbefinden und unsere Schlafgewohnheiten.

Eine vollwertige Ernährung kann einen wichtigen Beitrag zur Erhaltung oder Wiederherstellung von Gesundheit liefern. Eine über einen längeren Zeitraum unausgewogene Nahrungsmittelauswahl und wenig körperliche Bewegung begünstigen die Entstehung von Krankheiten. Hier sind die sogenannten ernährungsbedingten Erkrankungen wie Übergewicht, Zuckerkrankheit (Diabetes mellitus), Fettstoffwechselstörungen sowie erhöhte Harnsäurewerte (Hyperurikämie) und Gicht zu nennen. Um die Gesundheit und das Wohlbefinden durch die Ernährung zu unterstützen und Krankheiten vorzubeugen (Prävention), sind Kenntnisse über Nährstoffe und ihre Funktionen und Wirkungsweisen im Körper wichtig. Darüber hinaus ist ein Grundverständnis von anatomischen Strukturen und physiologischen Abläufen notwendig.

_1.3 STOFFWECHSEL UND ERNÄHRUNG – GRUNDLAGEN ALLER LEBENSPROZESSE

Im Gegensatz zu nichtlebenden Strukturen haben alle Lebewesen auf diesem Planeten gemeinsame Eigenschaften. Die Kennzeichen des Lebendigen gelten für alle Pflanzen, Tiere, Bakterien und Menschen:

- Stoff- und Energieumwandlung
- Fortpflanzung (Vermehrung)
- Regulation (z. B. der Körpertemperatur)
- Wachstum und Entwicklung
- Reaktion auf Reize und Kommunikation
- Bewegung
- evolutionäre Entwicklung

_1.3.1 STOFFWECHSEL

Unter dem Begriff **Stoffwechsel** (**Metabolismus**) werden sämtliche im Körper ablaufende chemische Reaktionen, die zum Auf- und Abbau von Stoffen dienen, verstanden. Stoffwechselvorgänge im menschlichen Körper werden in zwei Formen unterteilt.

Im **Aufbaustoffwechsel** (**Anabolismus**) werden komplexe Moleküle aus einfachen Molekülen zusammengesetzt. Die verschiedenen komplexen Moleküle sind wesentliche Bestandteile in den Zellen eines Lebewesens und erfüllen unterschiedliche Funktionen. In den meisten Fällen verbrauchen die Reaktionen des Anabolismus Energie. Grundlage für die Auf- und Umbauprozesse des Anabolismus sind die Bestandteile der Nahrung.

Der **Abbaustoffwechsel** (**Katabolismus**) dient zum chemischen Abbau von in der Nahrung zugeführten Bestandteilen. Die beim Abbau entstehende Energie (in Form von ATP [Adenosintriphosphat]) dient zur Aufrechterhaltung des Organismus. Für diesen Verbrennungsvorgang wird Sauerstoff, der über das Atemsystem in den Körper gelangt und über das Herz-Kreislauf-System im Körper verteilt wird, benötigt. Die unter Sauerstoffnutzung gewonnene Energie, wird auch als oxidative Energiegewinnung bezeichnet.

Neben dem Sauerstoff sind die in der Nahrung zugeführten Bestandteile also für unseren Körper lebenswichtig.

1.3.2 ERNÄHRUNG

Die Nahrungsaufnahme erfolgt über den Mund. Im Mund erfolgt eine erste Zerkleinerung der Nahrung durch die Zähne. Durch die Zuführung von Verdauungssäften aus unterschiedlichen Speicheldrüsen und einer Vermischung durch die Zunge findet somit eine erste Verarbeitung der Nahrung statt. Durch die Einleitung des Schluckaktes gelangt der Speisebrei über den Rachenraum in die Speiseröhre. Die Speiseröhre transportiert den Speisebrei durch Muskelbewegungen Richtung Magen.

Im Magen, einem muskulösen Hohlorgan, findet eine weitere Verarbeitung des Speisebreis statt. Durch die Zugabe von Verdauungssäften aus unterschiedlichen Zellen der Magenschleimhaut und eine starke muskulöse Arbeit des Magens wird der Speisebrei weiter verarbeitet. Portionsweise gelangt der Speisebrei nun weiter in den Dünndarm. Dem Dünndarm wird von zwei weiteren, für die Verdauung sehr wichtigen, Organen, Verdauungssäfte zugeführt. Hierbei handelt es sich um die Leber mit der Gallenblase und der Bauchspeicheldrüse. Durch diese können nun alle im Speisebrei noch verbliebenen Bausteine zersetzt und für die Aufnahme in die Darmwände vorbereitet werden.

Die aufgenommen Nahrungsbestandteile gelangen über die Darmwand in das Blutgefäßsystem. Von dort aus gelangen die Bestandteile zur Leber und dann weiter in den kompletten Organismus. Die für die Verdauung nicht relevanten oder unverbaubaren Bestandteile werden über den Dickdarm weitertransportiert. Im Dickdarmbereich findet noch eine Wasserresorption statt, bevor die Abbauprodukte der Nahrung ausgeschieden werden.

Auf dieser langen Reise kann eine Vielzahl an Störfaktoren die Aufnahme wichtiger Bestandteile verhindern. Weiterhin ist durch eine unausgewogene Ernährung eine Schädigung des Organismus möglich.

1.3.3 ERKRANKUNGEN

Erkrankungen des Verdauungssystems können vielfältig sein. Sie werden in der Regel von Ärzten behandelt, die eine Fachweiterbildung zum Internisten (Facharzt für innere Erkrankungen) absolviert haben. Hierzu zählen z. B. Endokrinologen und Gastroenterologen.

In der **Endokrinologie** werden Krankheiten behandelt, die einen Einfluss auf den Stoffwechsel oder ihren Ursprung in gestörten Stoffwechselvorgängen haben. Dazu gehört z. B. der Diabetes mellitus. Unter dem Begriff Diabetes mellitus wird eine Zuckerstoffwechselstörung verstanden. Sie gehört zu einer weitverbreiteten Volkskrankheiten in Deutschland. Ein Großteil der Patienten leidet an dieser Krankheit durch ein falsches Ernährungsverhalten.

In der **Gastroenterologie** werden alle anderen Krankheiten des Verdauungssystems behandelt, die nicht zum Gebiet der Endokrinologie gehören. Häufige Erkrankungen sind hier z. B. Entzündungsreaktionen einzelner Organe wie der Speiseröhre, des Magens oder des Darms. Fehlbildungen oder bösartige Neubildungen, Durchblutungsstörungen einzelner Verdauungsorgane oder vom körpereigenen Immunsystem selbst verursachte Erkrankungen zählen ebenso zu den Krankheiten, die in der Gastroenterologie behandelt werden.

Durch Nahrungsmittelbestandteile verursachte Unverträglichkeiten zählen auch zu den gastroenterologischen Erkrankungen. Beispiele sind die Unverträglichkeit gegen Milchzucker (Lactose) oder gegen Fruchtzucker (Fructose) sowie die durch das Getreideprotein Gluten bedingte Dünndarmerkrankung Zöliakie.

Einige Erkrankungen müssen in einem multiprofessionellen Team behandelt werden und erfordern eine enge Zusammenarbeit. Neben der Zuckerstoffwechselkrankheit Diabetes mellitus sind hier z. B. alle Formen der Essstörungen zu nennen. Essstörungen werden durch eine gestörte Persönlichkeitsentwicklung und einem schwachen Selbstwertgefühl entwickelt. Das bedeutet, dass hier neben einer psychologischen Begleitung durch einen Psychologen und einen Internisten auch häufig ein Psychiater mit in die Therapie einbezogen werden muss. Außerdem arbeiten Ernährungsberater (Oecotrophologen), Diätassistenten und Bewegungstherapeuten häufig in multiprofesionellen Teams bei der Behandlung von Stoffwechselerkrankungen. Die Ursachen und Symptome der verschiedenen Erkrankungen werden vor allem medikamentös behandelt.

In der **inneren Medizin** werden die auftretenden Symptome und Ursachen medikamentös behandelt. Bei einigen Erkrankungen des Verdauungssystems muss jedoch auch ein Chirurg zur operativen Versorgung hinzugezogen werden.

AUFGABEN

1. Wie gesund sind Sie? Analysieren Sie Ihre eigene Gesundheit und Ihr Gesundheitsverhalten.
2. Überlegen Sie sich, welchen negativen Einflussfaktoren Sie ausgesetzt sind.
3. Erstellen Sie eine Grafik, welche Ihre Anforderungen und Ressourcen abbildet.
4. Welchen Stellenwert nimmt Ernährung für Sie ein?

2 STRUKTUREN IM MUND

Der Mund dient der Aufnahme und ersten Zerkleinerung der Nahrung und markiert den Beginn des Verdauungstraktes. Er wird nach außen von den Lippen abgegrenzt und in den Mundvorhof und die Mundhöhle gegliedert, die durch die beiden Zahnreihen voneinander getrennt sind (Abb.1).

Der **Mundvorhof** dient vor allem zur Nahrungsaufnahme. Die **Mundhöhle** wird nach oben durch den weichen und harten Gaumen, zur Seite durch die **Zähne** und nach unten durch die Zunge und den **Mundboden** begrenzt. In die Mundhöhle münden die Ausführgänge der verschiedenen **Speicheldrüsen**. Der gesamte Mundraum ist von einer Schleimhaut ausgekleidet.

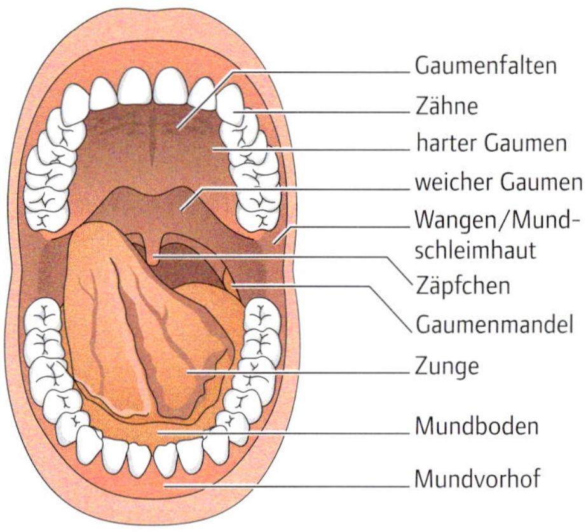

Abb. 1: Strukturen im Mund

2.1 ZÄHNE

Die Zähne tragen durch mechanische Zerkleinerung zur Verdauung der Nahrung bei. Das Gebiss des Kindes hat 20 Milchzähne, das Gebiss des Erwachsenen 32 Zähne (Abb. 2). Da der Kiefer im Laufe der Entwicklung stark wächst, wird das Milchgebiss ab dem sechsten Lebensjahr durch ein Dauergebiss ersetzt, das an die endgültige Kiefergröße angepasst ist. Beide Gebisse verfügen über Schneide- und Eckzähne zum Abbeißen der Nahrung und Backen- und Mahlzähne zum Zerkleinern und Zermahlen der Nahrungsstücke.

2.2 SPEICHELDRÜSEN

Es gibt verschiedenen Speicheldrüsen im menschlichen Körper, die jeweils einen unterschiedlich zusammengesetzten

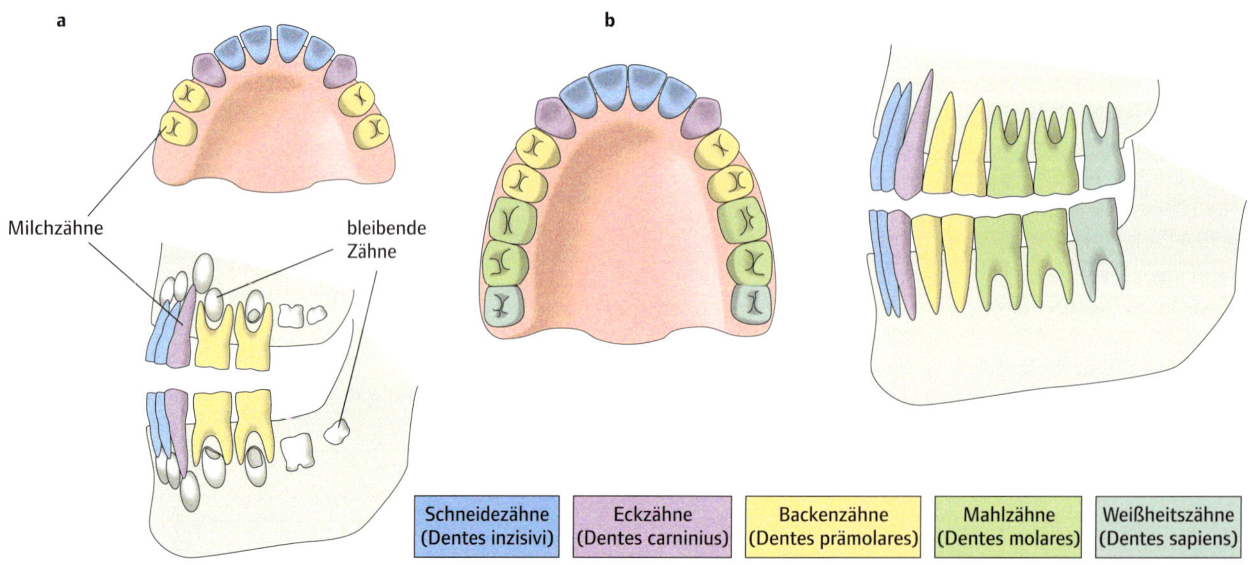

Abb. 2: Aufbau von Milchgebiss (a) und Gebiss eines Erwachsenen (b)

Speichel produzieren. Neben zahlreichen kleinen gibt es drei große Speicheldrüsen: Die **Unterkieferspeicheldrüse** (Glandula submandibularis) und **Unterzungenspeicheldrüse** (Glandula sublingualis) produzieren mukösen (schleimigen) Speichel, der vor allem Mucine und Enzyme enthält (Abb. 3). Die beiden **Ohrspeicheldrüsen** (Glandula parotidea) produzieren serösen (wässrigen) Speichel, der auch als Spülspeichel bezeichnet wird. Gemeinsam produzieren die Speicheldrüsen zwischen 500 ml und 1 l Speichel täglich. Gesteuert wird die Sekretion der Speicheldrüsen durch Sympathikus und Parasympathikus. Durch Kaubewegungen, Gerüche, Geschmack und die Beschaffenheit der Nahrung wird der Speichelfluss angeregt. Unter Stress hingegen wird weniger Speichel gebildet und der Speichel wird zähflüssiger. Der pH-Wert des Speichels liegt etwa bei 6, bei Nahrungsaufnahme etwa bei 7.

Die **Zusammensetzung des Speichels** ist in der folgenden Tabelle angegeben.

BESTANDTEIL DES SPEICHELS	FUNKTION
Wasser (macht 99 % des Speichels aus)	Verflüssigung des Nahrungsbreis, Befeuchtung der Schleimhaut
Mucine	Schleimstoffe: Nahrungsbissen werden gleitfähiger, Sprech- und Kaubewegungen erleichtert
α-Amylase (Pytalin)	Enzym: spaltet Kohlenhydrate in Disaccharide (Zweifachzucker)
antimikrobielle Stoffe (z. B. Lysozym)	töten Krankheitserreger wie Bakterien ab und schützen somit z. B. vor Karies
Elektrolyte	im Wasser gelöste Stoffe: Schutz des Zahnschmelz, Abmilderung von Nahrungsmittelsäuren

Tab 1: Zusammensetzung und Funktion des Speichels

PFLEGE

Bei Patienten, die an einer Immunschwäche leiden, bestimmte Medikamente wie Antibiotika oder Kortison einnehmen oder unter Mundtrockenheit leiden, kommt es häufig zu einem Pilzbefall der Mundhöhle. Der **Mundsoor** ist zunächst nicht bedrohlich, kann sich allerdings im immungeschwächten Körper ausbreiten und dadurch massive Schäden verursachen. Außerdem sorgt er für Schmerzen bei der Nahrungsaufnahme und beim Schlucken. Eine Prophylaxe des Mundsoors kann durch eine regelmäßige Mundhygiene, die Anregung des Speichelflusses und das regelmäßige Befeuchten des Mundes erreicht werden.

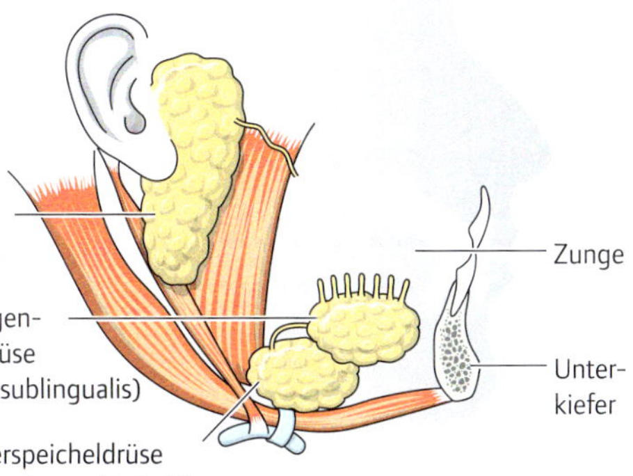

Abb. 3: Speicheldrüsen mit ihren Ausführgängen

2.3 ZUNGE

Die Zunge (Lingua) ist ein Muskel, der von einer Schleimhaut überzogen ist. Durch die besondere Anordnung der Muskelfasern kann die Zunge in verschiedene Richtungen bewegt und aktiv verlängert werden. Sie gehört zur willkürlichen Skelettmuskulatur, kann also vom Menschen gezielt bewegt werden. Befestigt ist die Zunge über die Zungenwurzel am Zungengrund und liegt zwischen der unteren Zahnreihe. In der Zungenschleimhaut liegen verschieden Sinneszellen. Die Sinneszellen liegen in Papillen (warzenartige Erhebung). Durch diese wird die Oberfläche der Zunge vergrößert. Einerseits gibt es Papillen, in denen Sinneszellen liegen, die die Tastempfindungen ermöglichen, andererseits gibt es Papillen, die Geschmacksknospen enthalten.

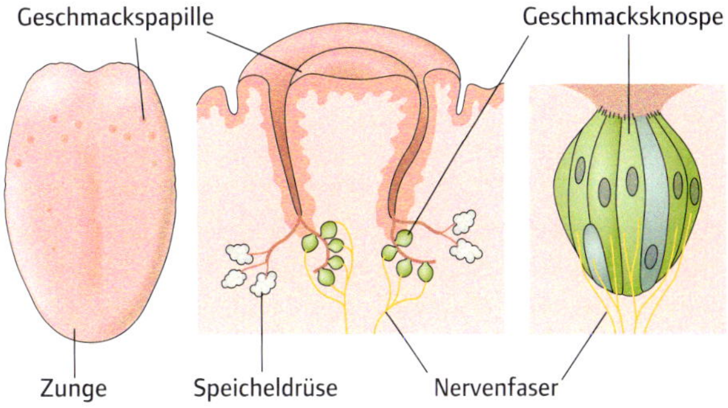

Abb. 4: Aufbau einer Papille

AUFGABEN

1. Beschreiben Sie die Funktionen, die der Mund in Bezug auf die Verdauung erfüllt.
2. Erklären Sie die Aufgaben des Speichels. Beschreiben Sie die Auswirkungen, wenn ein Mensch keinen Speichel produzieren könnte.

3 RACHEN UND SPEISERÖHRE

3.1 RACHEN

Der Pharynx (Rachen) nimmt im Bereich der Verdauung eine besondere Rolle ein, da er einerseits zum Verdauungssystem zugeordnet wird, andererseits auch ein Bestandteil des Atmungssystems ist (Abb. 1).

Der Pharynx stellt die Verbindung des Nasenraums sowie des Mundraums zum Larynx (Kehlkopf) und zum Ösophagus (Speiseröhre) dar. Er ist ein schlauchartig, bindegewebsartiger muskulär angelegter Hohlraum, der aus den folgenden drei einzelnen Abschnitten besteht:

- Pars nasalis (Nasopharynx oder Epipharynx)
- Pars oralis (Oropharynx oder Mesopharynx [Mundrachen])
- Pars laryngea (Laryngopharynx oder Hypopharynx)

3.1.1 PARS NASALIS

Der Bereich des Pars nasalis ist mit lymphatischen Gewebe im Seitenbereich ausgekleidet. Diese Seitenstränge sind häufig bei Erkältungen entzündet und schwellen an. Dieses wird als Seitenstrangangina bezeichnet. In diesem Bereich ist auch die Tuba auditiva (Ohrtrompete) lokalisiert. Sie ist für den **Druckausgleich** zwischen Mittelohr und Rachen verantwortlich. Bei Erkältungen schwillt dieser Verbindungsgang häufig an und löst ein Druckgefühl auf den Ohren aus.

GUT ZU WISSEN

Während des Fluges in einem Verkehrsflugzeug werden unterschiedliche Atmosphärendrücke in der Kabine erzeugt. Die Tuba auditiva ist dafür verantwortlich, dass kein Überdruck im Mittelohrbereich entsteht. Ist diese durch eine Erkältung angeschwollen, kann der Druckausgleich nur schwer vollzogen werden. Im schlimmsten Fall kann das Trommelfell einreißen und zu schwerwiegenden Hörproblemen führen. Aus diesem Grund muss z. B. Flugpersonal bei Erkältungssymptomen immer sofort arbeitsunfähig geschrieben werden.

3.1.2 PARS ORALIS

Im Bereich des Pars oralis steht der Pharynx in direkter Verbindung zum Mundraum. Hier endet auch der weiche Gaumen. In diesem Bereich sind seitlich die Tonsillae palatinae (Gaumenmandeln) lokalisiert. Zusammen mit den Rachenmandeln und denen am Zungengrund befindlichen Lymphgewebe bilden sie einen Teil des lymphatischen Systems, welches für die **Immunabwehr** verantwortlich ist. Bei der Angina tonsillaris (Mandelentzündung) liegt häufig eine Streptokokkeninfektion vor, die mit Antibiotika therapiert werden kann.

Im Übergangsbereich vom Pars nasalis und Pars oralis verläuft im hinteren Bereich der N. vagus (X. Hirnnerv), auch Parasympathikus genannt. Bei manueller Manipulation, z. B. mit einem Laryngoskop (Instrument zum Einführen eines Schlauches in die Luftröhre) oder einem zu großen Nahrungsstück, kommt es oft zu einer Reizung des N. vagus. Dieser bewirkt unter anderem einen starken Blutdruckabfall und senkt die Herzfrequenz ab. Eine Synkope (kurze Bewusstlosigkeit) kann die Folge sein.

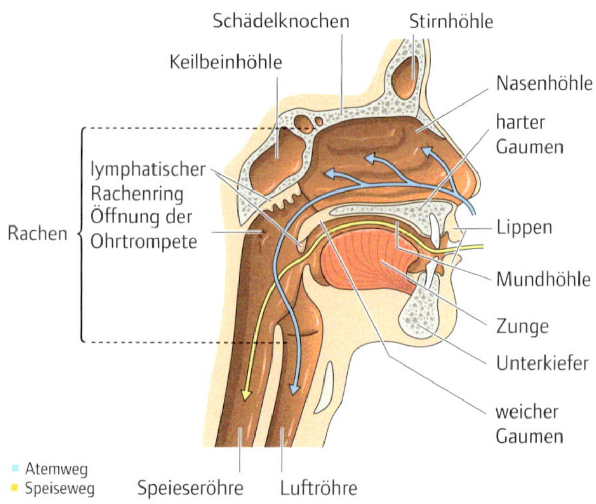

Abb. 1: Im Rachen überkreuzen sich Luft- und Speiseweg.

3.1.3 PARS LARYNGEA

Der Bereich des Pars laryngea bildet den Raum, in dem sich die Öffnungen des Ösophagus (Speiseröhre) und des Larynx (Kehlkopf) befinden. Hier findet der eigentliche Schluckakt statt.

Die wichtigste Aufgabe des Pharynx im Rahmen der Verdauung ist der **Weitertransport**, der schon im Mundraum mechanisch und enzymatisch vorbehandelten Nahrung zum Ösophagus (Speiseröhre).

Die im Pharynx (Rachen) befindliche Muskulatur ist für den Weitertransport des Nahrungsbreis zum Ösophagus (Speiseröhre) verantwortlich. Der N. glossopharyngeus (IX. Hirnnerv) sowie der N. vagus (X. Hirnnerv) innervieren die einzelnen Muskeln in diesem Bereich.

Die **A. carotis externa** versorgt die im Rachen befindliche Muskulatur mit Sauerstoff. Das sauerstoffarme Blut wird über den dahinter liegenden Plexus pharyngeus direkt oder indirekt in die V. jugularis interna abgeleitet.

Die **Schlundbogenmuskulatur** bildet die Seiten- und Rückwand des Pharynxs, wozu die Muskeln M. constrictores pharyngis superior, medius und inferior gehören. Sie ziehen sich bis zum Ösophagus (Speiseröhre). Im Bereich des Ösophagus bilden sie das **Laimer'sche und Killian'sche Dreieck**. Liegt in diesem Muskeldreieck eine Muskelschwäche vor, ist die Entstehung eines Zenker-Divertikels in der Regel die Folge.

3.2 SPEISERÖHRE

3.2.1 AUFBAU

Der Ösophagus (Speiseröhre), ein ca. 25–30 cm langer elastischer, auf max. 3,5 cm dehnbarer Muskelschlauch, verbindet den Rachen mit dem Gaster (Magen). Er liegt von lockerem Bindegewebe umgeben im Thorax (Brustkorb) und Abdomen (Bauchraum).

Der Ösophagus beginnt auf Höhe des 6. Halswirbels und verläuft hinter der Trachea (Luftröhre) abwärts. Er ist in drei Abschnitte eingeteilt:

- von der Höhe des 6. Halswirbelkörpers bis zum 1. Brustwirbelkörpers: **Pars cervicalis**
- von der Höhe des 1. Brustwirbelkörpers bis zum Übergang des Bauchraums: **Pars thoracalis**
- Übergang zum Bauchraum (im Hiatus oesophageus): **Pars abdominalis**

In Höhe der Bifurkation (Gabelung) der Trachea (Luftröhre) ist der Ösophagus zwischen der Trachea und der Aorta leicht eingeengt. Weitere **Einengungen** des sonst so elastischen Muskelschlauchs befinden sich auf der Höhe des Ringknorpels (Kehlkopfbereich) und der Durchtrittsforte vom Thorax zum Abdomen der Zwerchfellenge. An diesen Stellen kann sich der Ösophagus nur bis max. 1,5 cm ausdehnen. Das Zwerchfell ist ein für die Atmung sehr wichtiger Muskel, der sich bei der Einatmung kontrahiert (zusammenzieht) und sich somit in das Abdomen Richtung Magen verlagert.

PATHOLOGIE

Zu große, nicht genügend zerkleinerte Speisen bleiben häufig an diesen Engstellen stecken. Gerade im Bereich der oberen Engstellen kann dies zu sehr unangenehmen Empfindungen führen. Stechende Schmerzen und ein **Druckgefühl**, ähnlich wie bei einem Myokardinfarkt (Herzinfarkt), treten bei einer Passage von zu großen Nahrungsstücken im Bereich der Aortaengstelle auf. Der Schmerz ist normalerweise nur kurzweilig. Bei warmen Speisen kann das Druckgefühl etwas länger anhalten.

Der Ösophagus verfügt über ein eigenes Nervensystem, dem enterischen Nervensystem. Dieses regelt den **Schluckakt**. Die Aktivität des enterischen Nervensystems steuert der Plexus oesophageus.

Das Gehirn beeinflusst durch den Parasympathikus und Sympathikus den Plexus oesophageus. Ist der Sympathikus aktiv, so hemmt dieser den Peristaltikvorgang des Magens und zeitgleich die Produktion der Sekretionsdrüsen, die sich in der Submucosa (Teil der inneren Zellschicht der Speiseröhre) befinden. Der Parasympathikus aktiviert die Peristaltik (Muskeltätigkeit) sowie die Sekretionsdrüsen und damit die Schleimproduktion.

Wie jedes Organ des Verdauungstraktes ist auch der Ösophagus **dreischichtig** aufgebaut (Abb. 2):

- innerer Schicht: Mucosa
- mittlere Schicht: Tunica Muscularis
- äußere Schicht: Adventitia

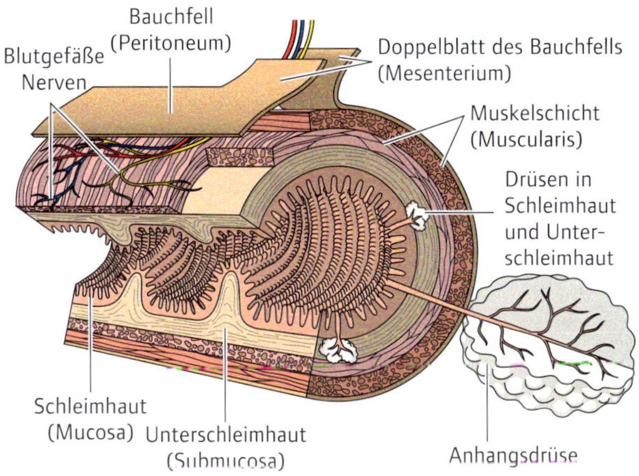

Abb. 2: Aufbau der Verdauungsorganwände

Die **Mucosa** (Schleimhaut) besteht aus einem mehrschichtigen, nicht verhornten Plattenepithel. Unter ihr liegt die Submucosa (Verschiebeschicht), eine Bindegewebsschicht, die im Rahmen des Verdauungsvorganges Schleim zum besseren Transport Richtung Gaster (Magen) produziert. Sie ist Bestandteil der Mucosa. Im Bereich des Überganges zum Magen, können auch Epithelzellen, die im Magen vorhanden sind, auftreten.

Die mittlere Schicht des Ösophagus bildet die **Tunica muscularis**. Diese besteht aus einer Ringmuskulatur und Längsmuskulatur. Im oberen Drittel des Ösophagus ist diese quergestreift. Quergestreifte Muskulatur ist willkürlich, das bedeutet, sie kann durch den bewussten Willen des Menschen aktiviert werden. Der mittlere Abschnitt setzt sich aus quergestreifter und glatter Muskulatur zusammen. Glatte Muskulatur ist nicht durch den bloßen Willen beeinflussbar. Das untere Drittel des Ösophagus besteht aus ausschließlich aus glatter Muskulatur.

Die äußere Schicht des Ösophagus, die **Adventitia**, besteht aus Bindegewebe.

3.2.2 BLUTVERSORGUNG

Der **Pars cervicalis** (oberer Abschnitt der Speiseröhre) wird über die Gefäße der Schilddrüse, der A. thyroidea inferior, mit sauerstoffreichen Blut versorgt. Das sauerstoffarme Blut fließt über die V. thyroidea und V. brachiocephalica wieder ab.

Das Blutgefäß Aorta versorgt den **Pars thoracalis** (mittlerer Abschnitt der Speiseröhre) mit sauerstoffreichen Blut. Das sauerstoffarme Blut fließt in diesem Bereich über die V. azygos und V. hemiazygos in die V. cava superior ab.

Die A. gastrica sinistra versorgt den **Pars abdominalis** mit sauerstoffreichen Blut. Das sauerstoffarme Blut fließt über die V. gastrica sinistre ab, welche in der V. portae hepatis (Pfortader) einmündet.

3.3 SCHLUCKVORGANG

Die Weiterleitung des in der Mundhöhle befindlichen Speisebreis erfolgt reflexartig. Das heißt, dass der Schluckvorgang grundsätzlich nicht von unserem Willen beeinflussbar (unwillkürlich) ist und automatisch abläuft. Der Speisebrei löst bei Kontakt mit dem Zungengrund und der Rachenwand den Reflex aus. Der Schluckvorgang kann aber auch bewusst eingeleitet werden.

3.3.1 ABLAUF DES SCHLUCKAKTES

1. PHASE: ORALE PHASE

Die orale Phase beginnt willkürlich. Die Zähne bewegen sich aufeinander zu, bis sie sich berühren. Die Zungenspitze berührt den harten Gaumen. Der weiche Gaumen hebt sich an und verschließt den oberen Teil des Rachens. Der Nahrungsbrei wandert Richtung Rachen.

2. PHASE: PHARYNGEALE PHASE

Der Nahrungsbrei löst an den seitlichen und hinteren Wandungen des Mundrachens den unwillkürlichen Schluckreflex aus. Hierbei werden die Schluckrezeptoren an der Pharynxwand aktiviert. Die Afferenzen (Erregungen) werden über das Zentralnervensystem, dem N. vagus (X. Hirnnerv) und dem N. glosspharyngeus (IX. Hirnnerv) zugeleitet.

Die Kontraktion der palatopharyngealen Muskulatur (Rachenmuskel) schiebt den Nahrungsbrei weiter (Abb. 1). Dabei hebt sich das Gaumensegel und verhindert somit, dass die Nahrung in den Nasenrachenbereich gelangt. Die Zunge drückt den Speisebrei weiter Richtung Rachen. Damit verhindert die Zunge, dass der Speisebrei nicht in die Mundhöhle zurückfließt. Gleichzeitig unterbricht die Atmung.

Der Larynx (Kehlkopf) hebt sich nach vorne oben an. Dadurch legt sich der Kehlkopfdeckel nach hinten und klappt zu und verschließt den Eingang zur Trachea (Luftröhre). Die Stimmbänder schließen sich.

Die untere Pharynxmuskulatur erschlafft. Die Nahrung wandert dadurch nun im hinteren Rachenbereich Richtung Speiseröhre weiter.

Der Ösophagusspinkter (Eingangsmuskulatur) öffnet sich. Die Rachenmuskulatur erschlafft vollständig und schiebt damit den Nahrungsbrei in den Ösophagus. Die Nahrung wandert nun in die Speiseröhre ein.

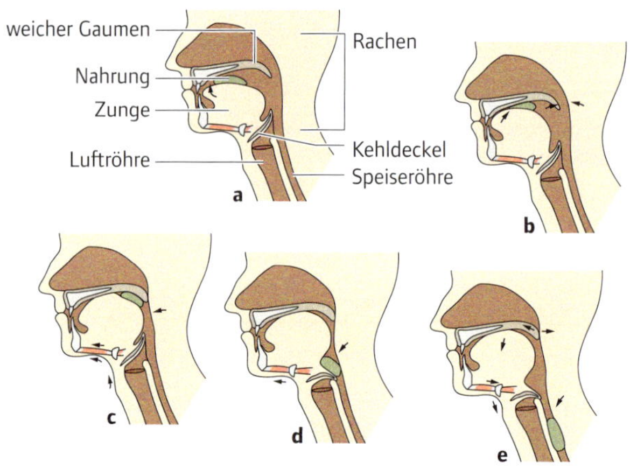

Abb. 1: Ablauf des Schluckvorgangs

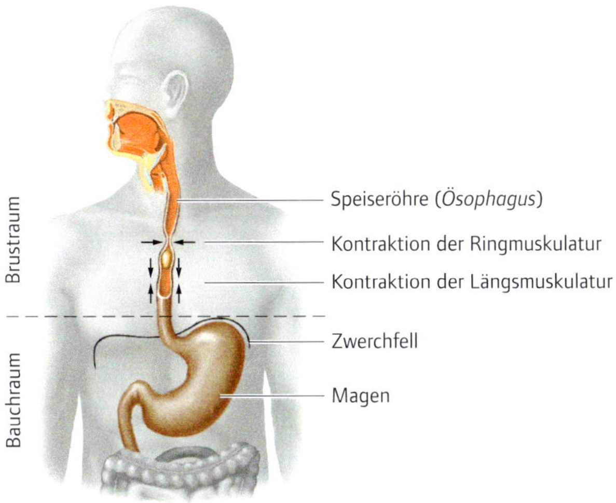

Abb. 2: Die Ring- und Längsmuskulatur der Speiseröhre schiebt den Speisebrei weiter Richtung Magen.

— 3. PHASE: ÖSOPHAGEALE PHASE

Die im Ösophagus befindliche Muskulatur transportiert nun durch ihre Aktivität den Speisebrei weiter. Dabei kontrahiert die innere Ringmuskulatur hinter dem Speisebrei und schiebt somit den Speisebrei Richtung Gaster (Magen) weiter (Abb. 2). Gleichzeitig kontrahiert (zieht sich zusammen) die Längsmuskulatur vor dem Speisebrei. Dadurch erweitert sich der Durchmesser des Ösophagus (Speiseröhre) bis auf 3,5 cm. Somit passiert der Speisebrei problemlos innerhalb von 5–10 Sekunden den nächsten Abschnitt des Ösophagus (Speiseröhre) Richtung Gaster (Magen). Der Körper führt diesen Vorgang solange durch, bis der Speisebrei in den Magen eintritt. Am Gaster (Magen) angelangt, öffnet sich nun die Kardia reflektorisch durch den N.-vagus-Reiz.

3.3.2 SCHLUCKSTÖRUNGEN

Der Schluckvorgang verläuft in verschiedenen Phasen in unterschiedlichen Regionen ab. Das reibungslose Zusammenspiel ist von großer Bedeutung. Bei anatomischen Fehlbildungen oder physiologischen Störungen wird der Schluckakt gestört. Je nach Ausprägung der Störungen kann es im schlimmsten Fall zu einer Fehlleitung des Nahrungsbreis in die Trachea (Luftröhre) kommen.

— URSACHEN

Die Ursachen für eine Dysphagie (Schluckstörung) sind mannigfaltig und können unterschiedliche Auswirkungen auf die Schlucksequenzen haben (Tab. 1).

— BEHANDLUNG VON SCHLUCKSTÖRUNGEN

Zur Verbesserung der motorischen Fähigkeit, Speisebrei problemlos Richtung Ösophagus (Speiseröhre) weiterzuschieben, müssen Logopäden (Sprachtherapeuten), Pflegepersonal, Diätassistenten und Ärzte eng zusammenarbeiten. Unter anderem wird durch Therapieverfahren wie dem Masako-Manöver, dem Mendelsohn-Manöver sowie dem Shaker-Manöver eine Verbesserung der Schluckvorganges erzielt.

PFLEGE

Pflegehinweise bei **Presbyphagie**
- regelmäßig Mundpflege durchführen
- Speisen lange kochen
- Speisen in kleine Stücke schneiden
- Nahrung lange kauen, um die Speichelproduktion zu fördern
- viel Wasser zum Essen zu sich nehmen

AUFGABEN

1 Erläutern Sie den Aufbau und die Aufgabe des Larynx.
2 Erläutern Sie den mikroskopischen Aufbau der Speiseröhre.
3 Erstellen Sie ein Flussdiagramm zum Thema Schluckakt.

URSACHEN	BEMERKUNGEN
bösartige Tumoren	– in der ösophagealen Phase, betrifft besonders männliche Patienten ab 50
Saugstörungen	– betrifft Neugeborene in der oralen Phase
fazioorale Störungen (Lähmungen des Gesichts, der Zunge oder Gaumensegels)	– besonders häufig bei Schlaganfallpatienten
neurologische Erkrankungen	– bei Schlaganfallpatienten – durch schwere Schädel-Hirn-Traumata verursachte Hirnschäden als Auslöser für Störungen des Schluckzyklus
Presbyphagie	– degenerative Veränderung – im Alter ausgelöste Schluckstörung, z.B. schlecht angepasste oder fehlende Zahnprothesen, ein Rückgang der Speichelproduktion oder eine eingeschränkte Rachenperistaltik

Tab. 1: Ursachen für Dysphagie

4 MAGEN

Der Magen, auch Ventrikulus oder Gaster genannt, ist ein 1,5 l fassender Hohlmuskel, der intraperitoneal (innerhalb des Bauchfell) liegt. Das Bauchfell hält den Magen in seiner Position, dem linken Oberbauch, und sorgt durch einen leichten Feuchtigkeitsfilm für eine optimale Bewegungsmöglichkeit des Magens während des Verdauungsprozesses. Bindegewebige Bänder, die Richtung Leber und Milz verlaufen, fixieren den Magen zusätzlich in seiner Position.

Im Magen wird die Verdauung, die bereits im Mund und Rachen begonnen hat, fortgesetzt (Abb. 1). Neben seiner Reservoirfunktion durchmischt und leitet er den Speisebrei weiter in das Duodenum (Zwölffingerdarm), einem Teil des Dünndarmsystems, weiter.

4.1 LAGE UND ABSCHNITTE

Der Magen liegt je nach Alter und Gewicht eines Menschen in der Höhe des neunten bis elften Brustwirbels bis hin zum ersten bzw. dritten Lendenwirbel im linken Oberbauch unterhalb der Leber. Makroskopisch betrachtet, wird der Magen in vier einzelne Abschnitte und zwei Krümmungen eingeteilt.

Die **Magenmund** (Kardia) bildet den Übergang von der Speiseröhre zum Magen und somit den Eingangsbereich des Magens. Der Magenmund besteht aus einem Ringmuskel, der den Mageneingang verschließt.

Links davon, unterhalb des Zwerchfells (Diaphragmas), liegt der **Magengrund** (Fundus). In diesem Bereich sammelt sich die beim Schluckakt mittransportierte Luft an. Der Magengrund ist für die Aufnahme und Speicherung des Nahrungsbreis verantwortlich. Hier findet keine Peristaltik statt.

Unterhalb von Magenmund und -grund schließt sich der **Magenkörper** (Korpus) an. Er nimmt den größten Raum des Magens ein. Im Magenkorpus ist eine starke Peristaltik beobachtbar. Hier wird der Nahrungsbrei mit Magensäure und Verdauungsenzymen durchmischt.

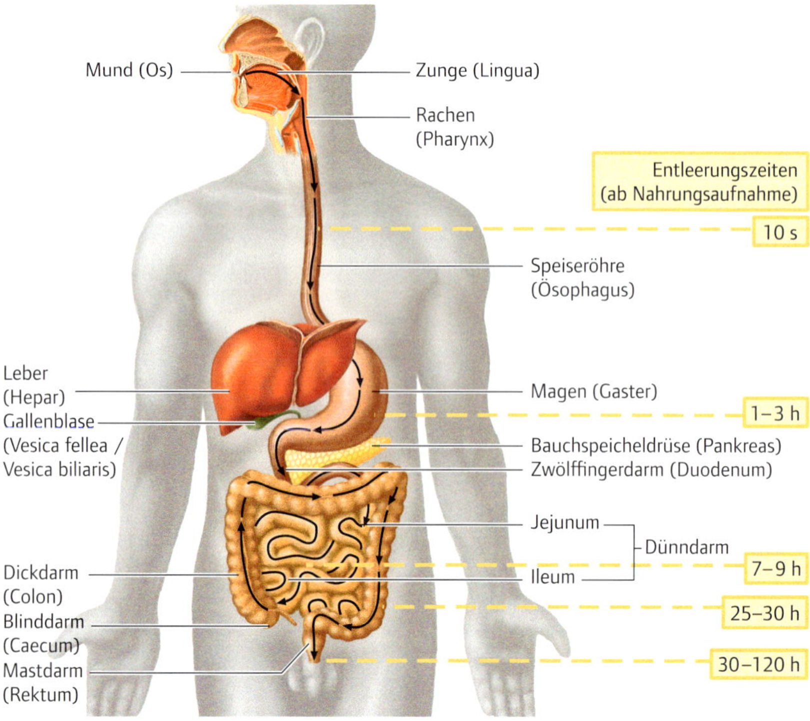

Abb. 1: Verdauungssystem des Menschen und die Entleerungszeiten ab Nahrungsaufnahme

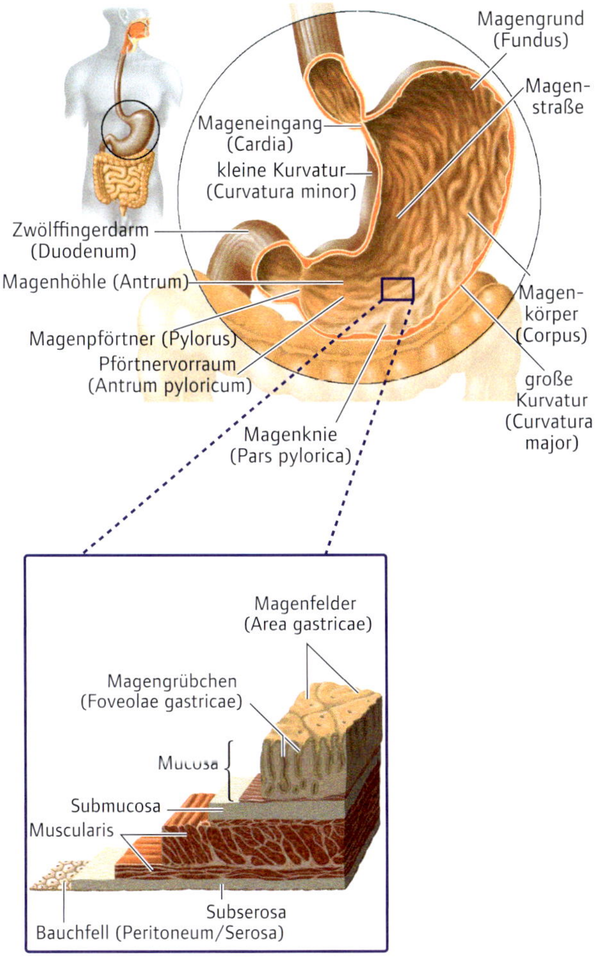

Abb. 2: Die Abschnitte des Magens und die Gewebsschichten der Magenwand

PATHOLOGIE

Eine **Hiatushernie** ist eine Verlagerung von Magenanteilen in die Brusthöhle, die durch eine Schwäche des Bandapparates im Bereich des Durchtritts des Ösophagus in den Bauchraum verursacht wird. Es gibt unterschiedliche Arten von Hiatushernien. Adipöse (fettleibige) Frauen sind prädisponiert für eine Lockerung des Bandapparates. Je nach Art der Hernie kommt es zu einer chronischen gastointestinalen (Magen-Darm-)Blutung, die eine Anämie (Blutarmut) zur Folge hat. In vielen Fällen bleiben Hiatushernien asymptomatisch. Symptome wie Sodbrennen, Dysphagie und retrosternale (hinter dem Brustbein) Schmerzen können auf eine Hiatushernie hindeuten. Durch eine Gastroskopie und einer Röntgenkontrastmitteldarstellung wird die Diagnose gesichert.

Der letzte Teil des Magens vor dem Übergang zum Duodenum (Zwölffingerdarm) ist das **Antrum pyloricum** (Anfangsabschnitt Magenausgang). Das Antrum ist für die Weiterleitung des Speisebreis verantwortlich. Am Ende dieses Abschnittes befindet sich der angrenzende ringförmige Schließmuskel **Pylorus** (Magenpförtner). Der Pylorus reguliert die Passage des Nahrungsbreis vom Magen in den Darm und grenzt somit das saure Magenmilieu vom Duodenum ab.

Die in Abbildung 2 dargestellte **große Kurvatur** (Curvatura major) ist eine nach links konvexe, bogenförmige Organgrenze, die sich in direkter Nachbarschaft zum Darmbereich befindet. Die gegenüber angeordnete **kleine Kurvatur** (Curvatura minor) stellt die Organgrenze zur daneben lokalisierten Leber dar. Sowohl an der großen sowie an der kleinen Kurvatur verlaufen Gefäßarkaden zur Versorgung des Magens entlang.

4.2 AUFBAU

Die Wand des Magens besteht aus vier einzelnen Gewebsschichten (Abb. 2):

- Mucosa
- Submucosa
- Muscularis
- Serosa

Die **Mucosa**, ein einreihiges Zylinderepithel, ist die innerste der vier Wandschichten des Magens. Sie ist rötlich-grau gefärbt und verfügt über ausgedehnte, tiefe Längsfalten, die am Pylorus zusammenlaufen. Gerade im Bereich der Curvatura minor sind die Längsfalten ausgedehnt angeordnet.

Der für den Schutz der Magenschleimhaut und des im unteren Teil des Ösophagus befindlichen Gewebes wichtige alkalische Schleim wird im Bereich des Kardias produziert.

Der für die Verdauung wichtige Magensaft wird in den im Bereich des Fundus und Korpus befindlichen Längsfalten produziert.

GUT ZU WISSEN

Der **Magensaft** besteht unter anderem aus Wasser, Salzsäure, Pesinogen, Muzine (Schleimstoffe), Bikarbonat und den Intrinsic Factor.
Pepsin, welches aus Pesinogen gewonnen wird, ist für die Verdauung von Proteinen verantwortlich. Pepsin ist auch als Pepsinwein in der Apotheke erhältlich.
Pepsinwein soll verdauungsfördernd und appetitanregend sein. Fundierte wissenschaftliche Erkenntnisse fehlen jedoch. Die enthaltende Salzsäure soll Bakterien und für den Körper schädliche Stoffe abtöten und zersetzen. Weiterhin wirkt sie auf das Pepsinogen ein und erzeugt damit Pepsin. Der pH-Wert des Magensafts liegt zwischen 1,0 und 1,5.
Der Intrinsic Factor ist für die Aufnahme von Vitamin B_{12} im Dünndarm wichtig. Der Intrinsic Factor bildet zusammen mit dem Vitamin B_{12} einen Komplex, der das Vitamin B_{12} vor einer frühzeitigen Verdauung und Zerstörung schützt.

Unter dem Mikroskop lassen sich im Querschnitt drei unterschiedliche **Zellarten** an Fundus- und Korpusdrüsen darstellen:
- Nebenzellen
- Hauptzellen
- Belegzellen

Nebenzellen sind vorwiegend im Bereich des Drüsenhalses lokalisiert. Sie produzieren muzinhaltigen Magenschleim und Bikarbonat

Hauptzellen produzieren das Enzym Pesinogen und geringe Mengen an Lipase, welche für die Spaltung von Proteinen (Eiweiß) verantwortlich sind.

Belegzellen produzieren die für die Verdauung wichtige Salzsäure. Weiterhin produzieren sie ein Glucoprotein, den Intrinsic Factor, welcher für die Aufnahme von Vitamin B_{12} benötigt wird.

4.3 PERISTALTIK

Der N. vagus reguliert den Tonus (Muskelspannung) des Ringmuskels im Bereich des Fundus sowie die Muskulatur des Korpus. Sobald der Nahrungsbrei den Magen passiert hat, erschlafft die Muskulatur reflexartig, um einen geringen Druck im Magen zu erzeugen. Durch den damit verbundenen sinkenden Druck im Magen kann mehr Nahrungsbrei aufgenommen werden. Dieser reflexartige Vorgang wird als **Akkomodationsreflex** bezeichnet.

4.3.1 ABLAUF

Die im Antrum liegenden myogenen Schrittmacher lösen dann dreimal pro Minute durch einen elektrischen Impuls eine peristaltische Welle (Muskelbewegung) aus, die den Weitertransport des Nahrungsbreis Richtung Pylorus bewirkt. Zudem wird somit der Nahrungsbrei mit Magensäure, Verdauungsenzymen und Schleim vermengt.

Sobald die Muskulatur des Pylorus komplett erschlafft, tritt der Speisebrei in das Duodenum über. Im Ruhezustand der Pylorusmuskulatur ist der Pylorus leicht geöffnet, damit der Durchtritt von Flüssigkeit ermöglicht wird.

Die Dauer der Speisebreipassage ist von unterschiedlichen Faktoren abhängig. Je nach Zusammensetzung des Nahrungsbreis (Energiegehalt, Osmolarität und Konsistenz) beträgt die Verdauungszeit des Nahrungsbreis im Magen ca. 1–4 Stunden.

Hemmung der Magenentleerung
- Bei einer starken Aktivierung des Sympathikus („Fluchtnerv“) werden die Verdauungsvorgänge stark verlangsamt.
- Je saurer z. B. der Nahrungsbrei ist, desto langsamer wird der Speisebrei in das Duodenum weitergleitet.
- Bei einer hohen Fettkonzentration des Nahrungsbreis im Duodenum wird das GIP (gastric inhibitory peptide) und Cholesystokinin ausgeschüttet. Beide Enzyme verlangsamen die Magenentleerung, um unter anderem den vermehrt anfallenden Fettverdauungsprozess im Darmbereich bewältigen zu können.

Förderung der Magenentleerung
- Bei einer starken Aktivierung des Parasympathikus (N. vagus) wird die Verdauung angeregt.
- Eine starke Dehnung des Magens sowie ein pH-Wertanstieg stimuliert die Antrumschleimhaut, vermehrt Gastrin zu produzieren.
- Je mehr Gastrin im Magen gebildet und in die Blutbahn abgegeben wird, umso mehr wird die Magensäureproduktion und der pH-Wert der Magensäure reduziert. Dieses führt zu einer schnelleren Entleerung des Magens.
  Alkohol und Koffein wirken stimulierend auf die Gastrinzellen und bewirken eine vermehrte Sekretion von Gastrin. Aus diesem Grund ist der Konsum von Alkohol und Koffein verdauungsfördernd.

4.3.2 EMESIS

Emesis (Erbrechen) ist ein „umgekehrter Schluckakt“ von Speisen. Diese retrograde Muskelaktivität und somit Entleerung des Nahrungsbreis wird durch das Brechzentrum in der Medula oblongata (verlängertes Rückenmark) ausgelöst. Erbrechen dient primär zum Schutz vor schädlichen Substanzen. Die nachfolgende Tabelle zeigt mögliche Ursachen für Erbrechen auf.

KATEGORIE	BEISPIELE
Intoxikation (Vergiftungen)	starker Alkoholkonsum, Medikamentenüberdosierung
Infektionen	Viren, Bakterien, Schimmelpilze
psychogenes Erbrechen	Nervosität, Angstzustände, psychisches Trauma
extraabdominelle (nicht den Bauch betreffende) Ursachen	Schädelhirnverletzungen, Herzinfarkt, Störungen des Gleichgewichtsorgan, Medikamente
Gravidität (Schwangerschaft)	beginnende Schwangerschaft

Tab. 1: Ursachen für Emesis

ABLAUF

Einige Minuten vor der Entleerung von Mageninhalt schiebt sich Darminhalt Richtung Magen. Dabei kommt es zu einer Überdehnung des Magens (antiperistaltitische Phase). Nun bringt sich das Zwerchfell in Inspirationsstellung (Einatmungsstellung). Die Bauchmuskulatur sowie die des Duodenums kontrahieren. Der Mageneingangsbereich erschlafft. Nun gelangt der Mageninhalt über den Ösophagus in den Mund.

GEFAHREN

Langes Erbrechen kann durch den Verlust von Magensaft und Wasser zu einer metabolischen Alkalose (stoffwechselbedingte Verschiebung des pH-Wertes größer 7,45) und einer Hypotonie (niedriger Blutdruck) führen. Gerade Kinder sind besonders gefährdet.

GUT ZU WISSEN

Gelangt Luft während einer **Notfallbeatmung** durch einen zu großen Beatmungsdruck mit einem Beatmungsbeutel vermehrt in den Magen, kommt es durch die vermehrte Luftansammlung zu einer Erhöhung des Mageninnendrucks sowie des Sphinkterdrucks. Ein Erbrechen ist die Folge. Da bei bewusstlosen, beatmungspflichtigen Patienten keine Schutzreflexe mehr vorhanden sind, kann nun das Erbrochene bei der Beatmung in die Lunge transportiert werden. Ein Sauerstoffmangel und eine spätere Lungenentzündung sind die Folge.

THERAPIE

Die Behandlung von Übelkeit und Erbrechen richtet sich grundsätzlich nach der Ursache. In der Regel wird der Patient medikamentös mit Antiemitika, wie z. B.l dem Dimenhydrinat (z. B. Vomex A®) in Form von Zäpfchen, Dragees oder intravenös mit Spritzen, behandelt. Dimenhydrinat wirkt direkt in der Medula oblongata und blockiert die H1-Rezeptoren und hemmt dadurch den histamininduzierten Brechreflex. Zudem wirkt es noch sedierend (müde machend, einschläfernd).

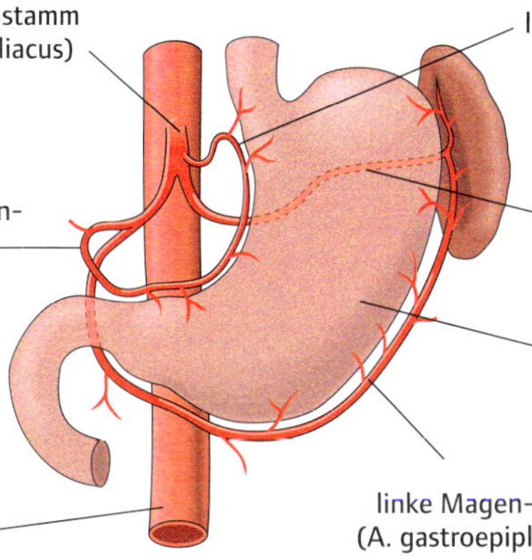

Abb. 1: Blutversorgung des Magens.

Bewusstlose Patienten mit einem erhöhten Mageninnendruck erhalten eine Magensonde. Diese verhindert den Druckanstieg im Magen und sorgt für einen kontinuierlichen Abfluss von Magensekret.

Bei einem erhöhten Flüssigkeitsverlust muss zusätzlich noch Flüssigkeit in Form von Infusionen über die Blutbahn verabreicht werden. Bei geringeren Flüssigkeitsverlusten reicht eine Trinklösung mit Zucker und Elektrolyten aus.

4.4 BLUTVERSORGUNG

Die arterielle Blutversorgung des Magens wird durch mehrere Arterien und Anastomosen (Verbindungen) gewährleistet (Abb. 1). Das Hauptgefäß, die **A. gastrica sinistra** (linke Magenarterie) entspringt dem Truncus coeluacus (Bauchhöhlenstamm) auf Höhe des zwölften Brustwirbels.

Die arterielle Blutversorgung des Magens über die **Gefäßarkaden der großen Kurvatur**:
- aus der A. gastroduodenalis: A. gastroepiploica dextra (rechte Magen-Netz-Arterie)
- aus der A. splenica : A. gastroepiploica sinistra (linke Magen-Netz-Arterie)

Die arterielle Blutversorgung des Magens über die **Gefäßarkaden der kleinen Kurvatur**:
- aus der A. hepatica propria: A. gastrica dextra (rechte Magenarterie)
- aus Truncus coeliacus: A. gastrica sinistra (linke Magenarterie)

Weitere arterielle Gefäße:
- aus der A. splenica: A. gastrica posterior (hintere Magenarterie)
- aus der A. splenica: A. gastricae breves (kurze Magenarterie)

Der venöse Blutabfluss des sauerstoffarmen Blutes erfolgt über die V. gastrica dextra (rechte Magenvene) und V. gastrica sinistra (linke Magenvene) im Bereich der Curvatura minor. Im Bereich der Curvatura major erfolgt der Abtransport des Blutes über die V. gastroomentalis dextra und sinistra unter Einbezug der V. splenica (Milzvene) und der V. mesenterica superior (obere Darmvene) direkt in die V. portae (Pfortader).

AUFGABEN

1 Benennen Sie die einzelnen Abschnitte des Magens.
2 Benennen Sie den Schichtaufbau des Magens.
3 Erläutern Sie den Merksatz: „Die Belegschaft ist sauer, weil die Hauptleute Pepsi trinken und nebenan geschleimt wird."
4 Erläutern Sie die Bedeutung des zentralen Nervensystems für die Verdauung.

5 DÜNNDARM

Der Dünndarm (Interstinum tenue) schließt an den Magenausgang an und geht in den Dickdarm über. Er ist ein 4–5 m langes schlauchförmiges Hohlorgan, das in drei Abschnitte gegliedert ist (Abb. 1):
- das Duodenum (Zwölffingerdarm)
- das Jejunum (Leerdarm)
- das Ileum (Krummdarm)

Im Dünndarm werden die Nährstoffe aus der Nahrung in ihre Bausteine gespalten und in das Blut oder die Lymphe aufgenommen.

5.1 ANATOMIE DES DÜNNDARMS

5.1.1 LAGE IM BAUCHRAUM

Das **Duodenum** ist C-förmig, 20–25 cm lang und befindet sich auf Höhe der ersten Lendenwirbel. Es liegt unter der Leber im rechten Bauchraum und umgibt den Pankreaskopf. In das Duodenum münden sowohl der Ausführgang des Pankreas als auch der Ausführgang der Gallenblase. Das Duodenum liegt hinter dem Bauchfell (retroperitoneal) und ist wenig beweglich. An das Duodenum schließt das **Jejunum** an. Es ist 1,5–2 m lang und liegt in Schlingen auf Höhe des zweiten Lendenwirbels im linken Bauchraum. Das Jejunum geht ohne klare Begrenzung in das **Ileum** über. Es ist 2–3 m lang und liegt in Schlingen auf Höhe des 3. bis 4. Lendenwirbels im rechten Bauchraum. Zum anschließenden Dickdarm ist das Ileum durch eine Klappe (Ileozäkalklappe) abgegrenzt. Das Darmrohr von Jejunum und Ileum hat einen Durchmesser von etwa 2,5 cm. Beide Dünndarmabschnitte sind mit einem Aufhängeband, dem **Mesenterium** (Dünndarmgekröse), an der hinteren Bauchwand befestigt. Das Mesenterium fällt in Falten in den Bauchraum und umgibt die Dünndarmschlingen. Durch die besondere Aufhängung sind Jejunum und Ileum sehr beweglich. Über das Mesenterium wird der Dünndarm mit Blutgefäßen und Nerven versorgt.

5.1.2 WANDAUFBAU DES DÜNNDARMS

Die Wand des Dünndarms ist aus mehreren Schichten aufgebaut. Außen umgibt das Darmrohr eine bindegewebige Haut, die **Serosa**. Diese Schicht überzieht den gesamten Dünndarm und geht in das Mesenterium über. Die Serosa liegt auf einer Muskelschicht aus glatter Muskulatur auf. Außen, direkt unter der Serosa, liegt eine Schicht **Längsmuskulatur**, darunter eine Schicht **Ringmuskulatur**. Zwischen den beiden Muskelschichten liegt ein Nervengeflecht (Auerbach-Plexus). Die Muskelschichten sorgen für die Eigenbeweglichkeit (Motalität) des Dünndarms. Da es sich um glatte Muskulatur handelt und der Auerbach-Plexus zum enterischem Nervensytem (enteral: den Darm betreffend) gehört, kann die Bewegung der Darmwand nicht bewusst gesteuert und auch nicht bewusst wahrgenommen werden. Unter der Ringmuskulatur schließt sich die **Submucosa** an.

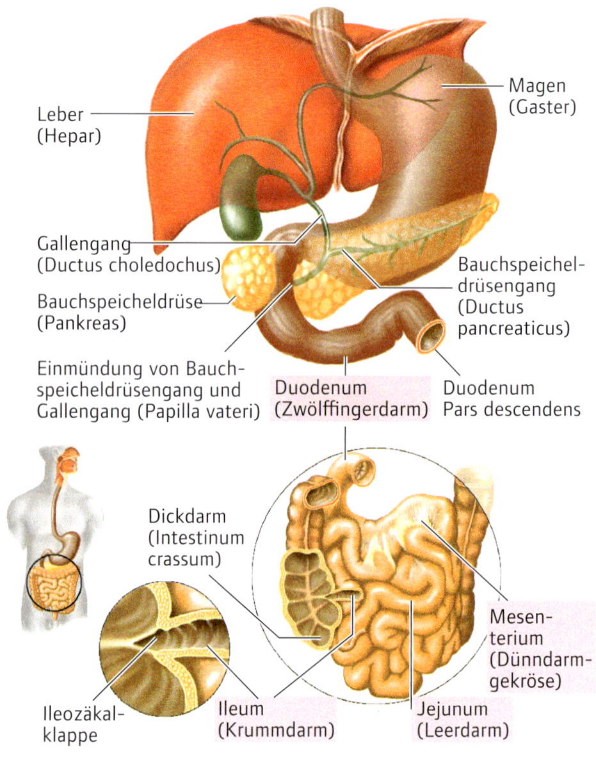

Abb. 1: Lage und anatomische Abschnitte des Dünndarms

Sie besteht aus Bindegewebe und wird von einem Nervengeflecht durchzogen (Meißner-Plexus). Innen ist das Dünndarmrohr mit der **Dünndarmschleimhaut** (Mucosa) ausgekleidet. Diese kommt in Kontakt mit dem Nahrungsbrei. In der Schleimhaut finden sich eine Vielzahl von Zellen mit deren Hilfe Verdauungsprozesse und Resorption (Aufnahme) der Nahrungsbestandteile stattfinden.

5.1.3 OBERFLÄCHENVERGRÖSSERUNG DER DÜNNDARMSCHLEIMHAUT

Obwohl der Dünndarm nur 2,5–5 m lang ist und einen Durchmesser von ca. 2,5 cm hat, besitzt seine Schleimhaut eine Oberfläche von etwa 100 m². Vier anatomische Besonderheiten sind für diese Oberflächenvergrößerung verantwortlich (Abb. 2). Die Wand des Dünndarms ist ringförmig in Falten gelegt und vergrößert so die innere Oberfläche um das 1,5-Fache. Diese Falten werden **Kerckring-Falten** genannt und sind am stärksten im Duodenum ausgeprägt. Die Falten sind ca. 8 mm groß. Außerdem besitzt die Dünndarmschleimhaut **Zotten**. Die Zotten sind Ausstülpungen der Dünndarmschleimhaut. Jede Zotte wird von einem Kapillarnetz und einem begleitenden Lymphgefäß versorgt. Durch die Zotten vergrößert sich die Oberfläche um das Fünffache. Außerdem liegen zwischen den Zotten die sogenannten **Lieberkühn-Krypten**. Die vierte Struktur, die die Oberfläche der Dünndarmschleimhaut stark vergrößert, sind **Mikrovilli** (kleines zotteliges Haar). Mikrovilli sind feine Fortsätze der Zellen der Dünndarmschleimhaut.

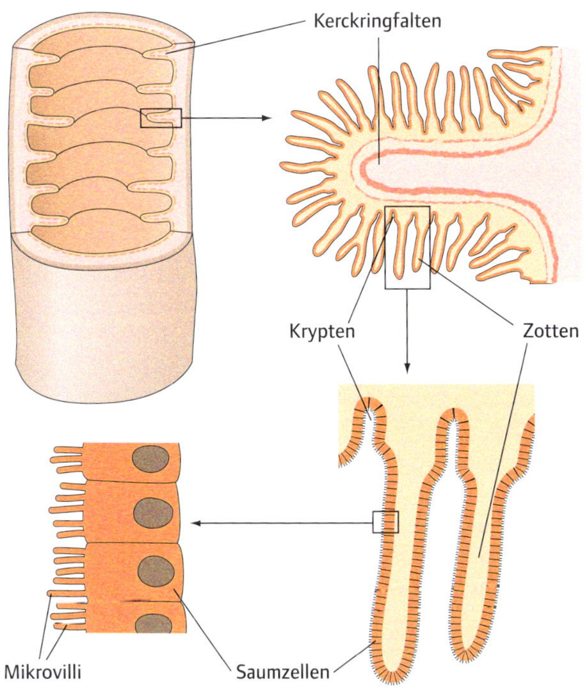

Abb. 2: Oberflächenvergrößerung des Dünndarms

Durch Kerckring-Falten, Darmzotten und Krypten sowie Mikrovilli ist die Oberfläche so stark vergrößert, dass der Dünndarm die Nährstoffe aus dem Chymus (Saft, hier: schleimiger Speisebrei) effizient aufnehmen kann.

5.1.4 ZELLEN DER DÜNNDARMSCHLEIMHAUT

Hauptsächlich besteht die Schleimhaut des Dünndarms aus **Saumzellen** (Enterocyten). Diese Saumzellen haben feine Fortsätze, die in das Darmlumen zeigen – die Mikovilli. Entsprechend des Aussehens dieser Zellen werden sie auch Bürstensaum genannt. Im Bürstensaum findet die Resorption der Nährstoffe statt.

Neben den Saumzellen gibt es auch in der Dünndarmschleimhaut **Becherzellen**, die Sekret bilden (› Kap. A6, S. 27). Das Sekret schützt einerseits die Schleimhaut des Dünndarms, andererseits sorgt es für die Gleitfähigkeit des Nahrungsbreis. Dementsprechend nimmt die Anzahl der Becherzellen im Verlauf des Darms zu. In den Krypten des Dünndarms liegen die Ausführgänge der **Brunner'schen Drüsen**. Diese Drüsen kommen ausschließlich im Duodenum vor und produzieren sowohl Schleim als auch Enzyme zur Spaltung der Nahrungsproteine. Außerdem geben sie ein weiteres Enzym ab, dass die inaktiven Vorstufen der Pankreasenzyme aktiviert. Die sogenannten **Paneth-Körnerzellen** liegen ebenfalls in den Lieberkühn-Krypten und produzieren proteinspaltende Enzyme. Insgesamt bilden die verschiedenen Zellen der Dünndarmschleimhaut täglich 2–3 l Sekret und geben es dem Chymus hinzu.

Außerdem liegen in den Krypten **Regenerationszellen**. Sie teilen sich und bilden so neue Schleimhautzellen. Diese benötigen rund 36 Stunden, um bis zur Spitze der Dünndarmzotten zu gelangen. Dort leben sie nur 48 Stunden. Nach dieser Zeit sterben sie ab und werden über den Stuhl ausgeschieden.

Neben den sekretbildenden Zellen gibt es Zellen in der Dünndarmschleimhaut, die endokrine Funktionen erfüllen. **Gelbe Zellen** produzieren den Botenstoff Serotonin und geben ihn in das Blut ab. Serotonin sorgt für die Kontraktion von Ring- und Längsmuskulatur und somit für den Transport des Chymus. Weitere Zellen in der Dünndarmschleimhaut produzieren andere Botenstoffe, die das Zusammenspiel der vielen Verdauungsorgane koordiniert (› Kap. A9, S. 37). Außerdem liegen **Abwehrzellen** in der Schleimhaut. Sie schützen den Dünndarm vor der Besiedlung mit pathogenen Keimen. Die Abwehrzellen werden im Kindesalter besonders geprägt. Nahrungsmittel sowie Erkrankungen können die Abwehrzellen der Schleimhaut beeinflussen und sogar absterben lassen.

5.2 PHYSIOLOGIE DES DÜNNDARMS

Der eigentliche Teil der Verdauung, die Zerteilung der Nährstoffe in ihre Bausteine, wird zum größten Teil im Duodenum abgeschlossen. Jejunum und Ileum sind vorrangig für die Resorption der Nährstoffe zuständig.

5.2.1 VERDAUUNG UND RESORPTION DER NÄHRSTOFFE

Für die Aufspaltung der Nährstoffe wirken im Dünndarm Enzyme aus dem Pankreas und Enzyme des Dünndarms auf den Chymus ein.

Im Duodenum wird der pH-Wert des sauren Chymus aus dem Magen durch basisches Pankreassekret und den Gallensaft erhöht. Er liegt im Dünndarm zwischen 5 und 8. Die inaktiven Vorstufen der Pankreasenzyme werden durch Enzyme der **Brunner'schen Drüsen** aktiviert. Trypsinogen wird in Trypsin umgewandelt, Chymotrypsinogen in Chymotrypsin, Pro-Elastase in Elastase. Die kohlenhydratspaltenden Enzyme α-Amylase, Maltase und Ribonuklease sowie die fettspaltende Pankreaslipase müssen nicht aktiviert werden.

VERDAUUNG UND RESORPTION DER KOHLENHYDRATE

Die in der Nahrung enthaltenen Kohlenhydrate werden bereits im Mund mit Hilfe der Speichel-Amylase zerlegt. Die Salzsäure im Magen zerstört das Enzym, sodass die Kohlenhydratverdauung unterbrochen ist und erst im Dünndarm fortgesetzt wird. Hier spaltet die **Pankreas-Amylase** Kohlenhydrate in kleinere Bestandteile. Aus Polysacchariden (Mehrfachzuckern) werden Oligo- und Disaccharide (Vielfach- und Zweifachzucker). Diese bauen Pankreas-Amylase und -Maltase weiter ab zu Monosacchariden (Einfachzucker) wie Glucose (Traubenzucker), Galactose, Mannose und Fructose (Fruchtzucker). Nur diese kleinesten Bausteine werden über die Darmwand ins Blut aufgenommen. Außerdem sind die Enzyme **Glucosidase** und **Lactase** aus der Dünndarmschleimhaut an der Aufspaltung der Kohlenhydrate zu Monosacchariden beteiligt. Auch die DNA der Nahrungsbestandteile besteht zum Teil aus Kohlendhydratverbindungen und wird durch das Pankreasenzym Ribonuklease in Monosaccharide gespalten.

Da Glucose und Galactose für den Menschen eine wichtige Energiequelle sind, nehmen Dünndarmzellen diese Stoffe aktiv auf und geben sie weiter in das Blut ab. Für diesen Transport wenden die Dünndarmzellen Energie auf. Andere Monosaccharide werden passiv durch Diffusion in die Darmzellen aufgenommen und ebenfalls in das Blut abgegeben.

Ballaststoffe gehören auch zu den Kohlenhydraten. Sie besitzen eine andere chemische Verbindung, sodass weder Speichel-Amylase noch die Pankreasenzyme sie spalten können. Aus diesem Grund werden Ballaststoffe unverändert mit dem Stuhl ausgeschieden.

PATHOLOGIE

Liegt in den Gefäßen des Mesenteriums ein Thrombus vor, der zu einer Unterbrechung der Versorgung des Dünndarms führt, so spricht man von einem **Darminfarkt (Mesenterialinfarkt)**. Das Leitsymptom ist ein heftiger, kolikartiger Schmerz im Bauchraum, der nach einigen Stunden abklingt. Ohne Behandlung entwickelt sich eine Bauchfellentzündung, die zum Schock führen kann. Wird ein Darminfarkt früh diagnostiziert, kann die Durchblutung wieder hergestellt werden. Ist dies nicht der Fall, stirbt der entsprechende Darmabschnitt ab und muss operativ entfernt werden.

VERDAUUNG UND RESORPTION DER PROTEINE

Die Proteinverdauung beginnt im Magen und wird durch die Pankreasenzyme im Dünndarm fortgesetzt. **Trypsin**, **Chymotrypsin** und **Elastase** zerlegen die Proteine in Poly- und Oligopeptide. Das sind lange Ketten von Aminosäuren. **Peptidasen** aus den Brunner'schen Drüsen und Paneth-Körnerzellen zerlegen die langen Ketten in die einzelnen Aminosäuren. Aminosäuren sind Bausteine, die für alle menschlichen Zellen benötigt werden. Daher sind sie für den menschlichen Körper von großer Bedeutung und werden genau wie Glucose und Galactose aktiv in die Darmzellen aufgenommen und weiter in das Blut abgegeben. Auch hier wendet der Körper Energie auf um die Nahrungsbestandteile in den Körper aufzunehmen.

VERDAUUNG UND RESORPTION DER LIPIDE

Die Verdauung von Nahrungsfetten ist für den Körper komplizierter. Lipide sind im Gegensatz zu anderen Nährstoffen **nicht wasserlöslich**. Dadurch bildet sich ein großer Lipidtropfen, der für die Pankreaslipase nur schwer zugänglich ist. Durch die Galle, die aus der Gallenblase in das Duodenum geleitet wird, entsteht eine Emulsion. Die Gallensalze legen sich als eine Art Bindemittel zwischen Wasser und Lipid, sodass die Lipide in viele feine Tröpfchen verteilt werden. Diese feinen Tröpfchen bieten eine deutlich größere Oberfläche als ein großer Lipidtropfen. So hat die Lipase eine größere Angriffsfläche, um das Fett in seine Bausteine Glycerin und Fettsäuren zu spalten.

Fettsäuren und Glycerin lagern sich zu sogenannten **Mizellen** zusammen. Diese Bausteine gelangen in die Zellen der Dünndarmschleimhaut und werden dort direkt wieder zu Lipiden zusammengebaut. Zusätzlich lagern sich körpereigene Fette und Proteine an die Lipide an. Dadurch entstehen wasserlösliche Kügelchen, die sogenannten **Chylomikronen** (Chylo: Saft, mikro: klein). Dieser Schritt ist notwendig,

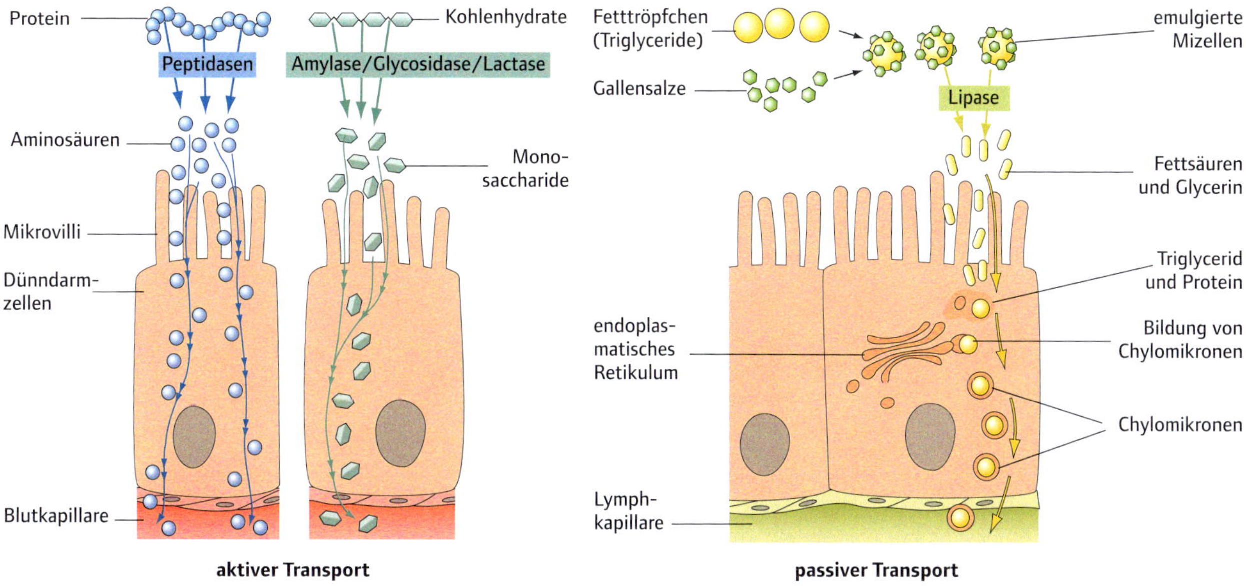

Abb. 1: Überblick über die Aufnahme der Nährstoffe im Dünndarm

da die Fette sich ansonsten in den wässrigen Flüssigkeiten des menschlichen Körpers wie Blut oder Lymphe zu einem großen Lipidtropfen zusammenfinden würden. Das würde die Gefäße verstopfen. Chylomikronen sind also eine Transportform für Lipide. Die Chylomikronen werden von den Darmzellen in die Lymphbahnen abgegeben. Für eine direkte Aufnahme in das Blut sind sie zu groß. Die Lymphbahnen transportieren die Lipide durch den Körper. In Herznähe münden sie in das Blutgefäßsystem, sodass an dieser Stelle auch das Fett aus der Nahrung in den Blutkreislauf eintritt.

Der Transport der Lipide aus dem Darmlumen in die Darmzellen und weiter in die Lymphgefäße erfolgt passiv – also ohne Aufwendung von Energie (Abb. 1).

5.2.2 RESORPTION VON VITAMINEN UND MINERALSTOFFEN

Im Dünndarm werden Vitamine aus der Nahrung resorbiert. Über die Saumzellen des Jejunums werden sie in das Kapillarnetz aufgenommen und so dem Körper zu Verfügung gestellt. Fettlösliche Vitamine werden gemeinsam mit den Fettsäuren in die Saumzellen aufgenommen, in Chylomikronen eingebaut und gehen in das Lymphsystem über. Wasserlösliche Vitamine werden unabhängig vom Beisein anderer Nährstoffe über die Saumzellen aufgenommen und in das Blut abgegeben.

PATHOLOGIE

Das **Kurzdarmsyndrom** bezeichnet das Fehlen größerer Dünndarmabschnitte z. B. durch operative Entfernung in Folge eines Darminfarktes oder einer anderen Darmerkrankung. Dadurch ist die Resorptionsfläche für Nährstoffe und Vitamine vermindert. Insbesondere Fette, fettlösliche Vitamine und Gallensalze werden schlecht resorbiert und stattdessen mit dem Stuhl ausgeschieden. Die Folgen sind Durchfälle, Fettstühle, Gewichtsverlust und Mangelerscheinungen.

Mineralstoffe wie Eisen oder Calcium werden ebenfalls im Dünndarm über die Saumzellen aufgenommen und in das Blut abgegeben.

5.2.3 EIGENBEWEGLICHKEIT DES DÜNNDARMS

Beim Dünndarm sind drei verschiedene Bewegungsmuster zu erkennen: **Mischungsbewegungen, Zottenbewegung, peristaltische Wellen**.

Durch Längs- und Ringmuskulatur der Dünndarmwand sind verschiedene Bewegungen des Dünndarms möglich. Kontraktionen von Ring- und Längsmuskulatur durchmischen den Chymus. Außerdem sorgen Kontraktion von Längs- und Ringmuskulatur auch für den Weitertransport des Chymus durch peristaltische Wellen. Zusätzlich sind die Dünndarmzotten beweglich. So stellen sie einen optimalen Kontakt zum Chymus her und können Nährstoffe besser resorbieren. Dafür besitzt die Schleimhaut der Zotten eine eigene Muskelschicht. Für die Passage des Dünndarms braucht der Chymus zwischen 6 und 10 Stunden. Das enterische Nervensystem steuert die Bewegungen des Dünndarms (› Kap. A9, S. 37).

AUFGABEN

1 Skizzieren Sie den Weg der Kohlenhydrate, Proteine und Lipide von der Aufnahme über den Mund bis zur Verteilung im Körper durch das Blut.
2 Stellen Sie eine Hypothese auf: Was passiert, wenn ein Mensch aufgrund einer Erkrankung stark beschädigte Darmzotten hat?

6 DICKDARM

Der Dickdarm (Interstitium crassum) schließt an das Ileum des Dünndarms an. Es gibt eine klare Abgrenzung der beiden Strukturen durch die Ileozäkalklappe. Diese hat die Funktion, dass der Nahrungsbrei nur vom Dünndarm in den Dickdarm und nicht umgekehrt befördert wird. Der Dickdarm ist ein 1,2–1,4 m langes und 7 cm weites Hohlorgan, in dem vor allem die Rückresorption von Wasser stattfindet.

Der Dickdarm ist in drei Abschnitte gegliedert (Abb. 1):
- Blinddarm (Caecum) mit Wurmfortsatz (Apendix vermiformis)
- Colon (Grimmdarm)
- Rektum (Mastdarm)

6.1 ANATOMIE DES DICKDARMS

6.1.1 ABSCHNITTE UND LAGE IM BAUCHRAUM

Der Dickdarm umrahmt den Dünndarm mit drei Schlingen. Der Übergang zwischen Dünn- und Dickdarm liegt im rechten Unterbauch. Der erste Abschnitt des Dickdarms, der **Blinddarm,** ist etwa 7 cm lang und besitzt eine 2–25 cm lange Ausstülpung, den Wurmfortsatz. Dieser etwa 2 mm schmale Fortsatz kann sich mit Speisebreiresten füllen und entzünden. An den Blinddarm schließt sich das Colon an. Das **Colon** wird wiederum in vier Abschnitte unterteilt (Abb. 1):
- Colon ascendens (aufsteigender Grimmdarm): verläuft an der rechten Bauchwand bis auf Höhe der Leber
- Colon transversum (quer verlaufender Grimmdarm): verläuft von Höhe der Leber bis auf die linke Bauchseite in die Nähe der Milz
- Colon descendens (absteigender Grimmdarm): verläuft an der linken Bauchwand hinab bis zur Darmbeinschaufel
- Colon sigmoideum (Sigmaschleife): verläuft s-förmig von der linken Darmbeinschaufel zum Kreuzbein

Die Bezeichnungen der Abschnitte beschreiben den Verlauf und die Lage des Colons. Das Colon macht mit 1 m Länge den größten Teil des Dickdarms aus. Auf Höhe des Kreuzbeins schließt das **Rektum** an. Es ist 20 cm lang und besteht aus der Ampulle, die den Kot bis zur Ausscheidung speichert, und dem Analkanal. Dieser durchbricht den Beckenboden. Dessen Muskulatur ist für die Kontrolle über die Darmentleerung mit verantwortlich. Der Analkanal geht in den Darmausgang, den After (Anus) über. Auch der After ist von einem Schließmuskel umgeben (› Abb. 1, S. 28).

Ebenso wie der Dünndarm ist der Dickdarm an seiner Außenseite von einer Haut, dem Bauchfell, überzogen. Blinddarm, das Colon transversum und das Colon sigmoideum sind über ein Aufhängeband, dem Mesocolon (Dickdarm-

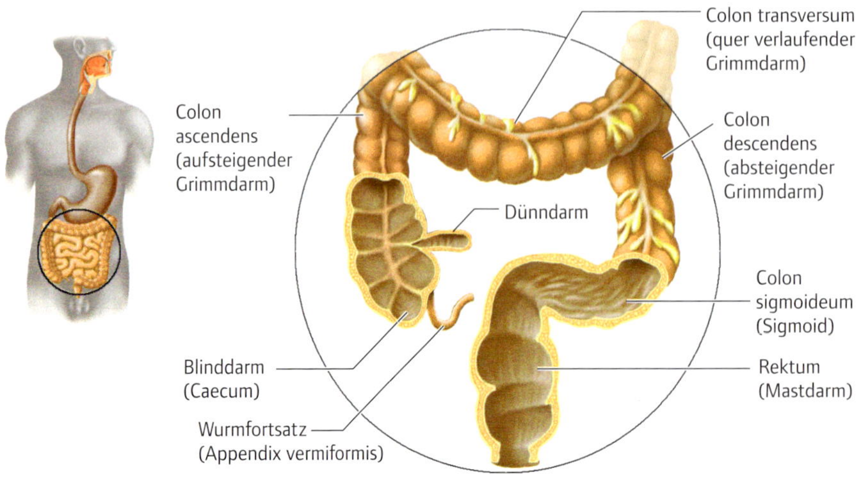

Abb. 1: Lage des Dickdarms im Bauchraum und Übersicht über die Dickdarmabschnitte

gekröse), an der hinteren Bauchwand befestigt und gut beweglich. Über das Mesocolon wird der Dickdarm mit Blut versorgt. Diese Dickdarmabschnitte werden von beiden Seiten vom Bauchfell überzogen und liegen somit intraperitoneal. Colon ascendens und Colon descendens sind fest mit der Leibeshöhle verwachsen und somit nicht im Bauchraum beweglich. Sie liegen hinter dem Bauchfell (retroperitoneal).

PATHOLOGIE

Die Entfernung des Wurmfortsatzes (Appendektomie) aufgrund einer **Appendizitis** (Entzündung des Wurmfortsatzes) ist einer der häufigsten chirurgischen Eingriffe am Magen-Darm-Trakt. Häufig wird diese Entzündung fälschlich als Blinddarmentzündung bezeichnet. Genaugenommen ist es jedoch lediglich der Wurmfortsatz des Blinddarms, der entzündet ist und herausgenommen wird.

6.1.2 WANDAUFBAU

Der Wandaufbau des Dickdarms ist grundsätzlich so wie der des Dünndarms (› Kap. A5.1.2, S. 22). Dennoch ist der Dickdarm schon von außen deutlich vom Dünndarm zu unterscheiden. Das liegt an drei Kennzeichen (Abb. 2):

- Längsmuskelstreifen (Taenien)
- Aussackungen (Haustra coli)
- Fettanhängsel (Appendices omentales)

Außerdem gibt es noch ein weiteres charakteristisches Merkmal des Dickdarms, die Falten (Plica semilunaris), die innen im Dickdarmrohr zu sehen sind.

Die **Längsmuskelschicht** des Dickdarms verläuft nicht kontinuierlich um das gesamte Darmrohr. Sie liegt in drei Streifen vor. Nur der Wurmfortsatz des Blinddarms sowie das Rektum haben keine Längsmuskelstreifen. Hier liegt die Längsmuskulatur gleichmäßig um das gesamte Darmrohr vor. Durch Kontraktion der Längsmuskulatur wird der Dickdarm verkürzt. Die **Aussackungen** werden durch Einschnürungen der Ringmuskulatur gebildet. Wenn sich diese anspannt, schnürt sie einzelne Bereiche ein, sodass in den anderen Bereichen Aussackungen entstehen (Abb. 2). Diese sind nicht starr, sondern je nach Anspannung der Ringmuskulatur in ihrer Form veränderlich. Die Aussackungen finden sich nicht am Rektum. Außerdem hängen in unregelmäßigen Abständen an der Dickdarmwand **Anhängsel**, die vorwiegend aus Fettgewebe bestehen. Sie finden sich vor allem an den Längsmuskelstreifen. Die Fettanhängsel kommen am Rektum nicht vor. Die **Falten**, die nur im inneren des Dickdarmrohrs zu sehen sind, entstehen ebenso wie die Aussackungen durch Kontraktion der Ringmuskulatur. Sie sind die Einschnürungen, die die Aussackungen abgrenzen.

6.1.3 DIE SCHLEIMHAUT DES DICKDARMS

Durch Krypten, tiefe Einstülpungen, wird die Oberfläche der Dickdarmschleimhaut stark vergrößert (Abb. 3). Die oberste Schicht der Schleimhaut besteht vor allem aus zwei Zelltypen. Den Saumzellen und den Becherzellen. Die **Saumzellen** sind mit zahlreichen langen Mikrovilli besetzt, durch die die Oberfläche erneut vergrößert wird. Mit Hilfe der Mikrovilli der Saumzellen kann der Dickdarm einer seiner Hauptfunktionen nachkommen – der Resorption von Wasser. Außerdem liegen in der Schleimhaut viele **Becherzellen** (Abb. 3). Diese produzieren Sekrete, die einerseits die Schleimhaut des Dickdarms schützen, andererseits den Kot geschmeidiger und gleitfähiger machen. Außerdem sind direkt unter der Schleimhaut viele **Lymphozyten** enthalten. Diese Abwehrzellen liegen im gesamten Dickdarm vor, sind jedoch im Bereich des Wurmfortsatzes des Blinddarms in besonders hoher Zahl vertreten. In der Dickdarmschleimhaut gibt es weiterhin **endokrine Zellen**. Sie produzieren Hormone, die die Bewegungen des Darms steuern. Im Analkanal des Rektums geht die Schleimhaut des Dickdarms in die Haut des Afters über. Diese besitzt Haare sowie Talg- und Schweißdrüsen. Außerdem liegt unter der Schleimhaut

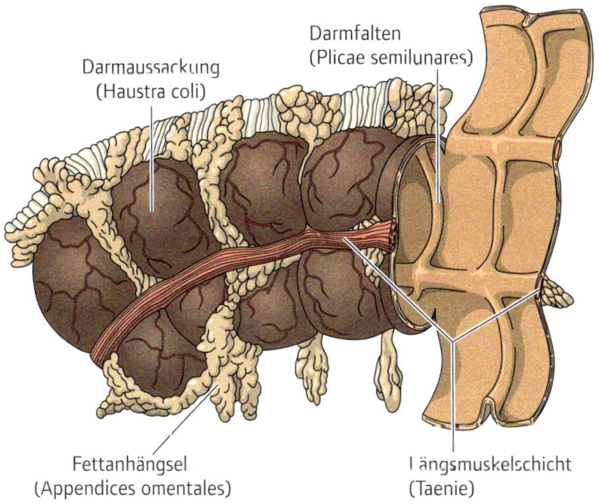

Abb. 2: Charakteristika der Dickdarmwand

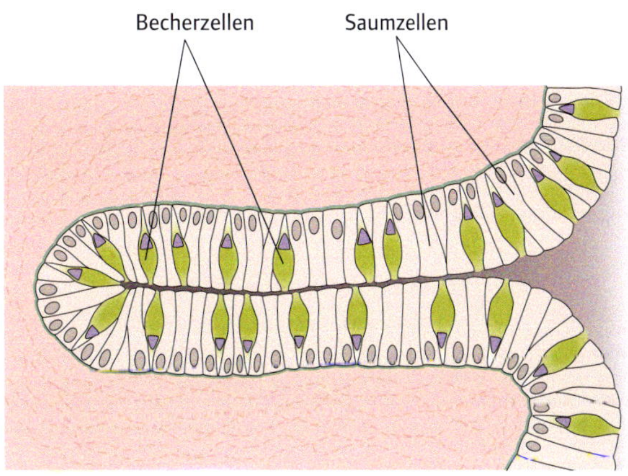

Abb. 3: Längsschnitt einer Dickdarmkrypte

des Rektums ein Geflecht aus Venen und einer Arterie. Diese Gefäße bilden einen Schwellkörper, der den After verschließt (Abb. 1).

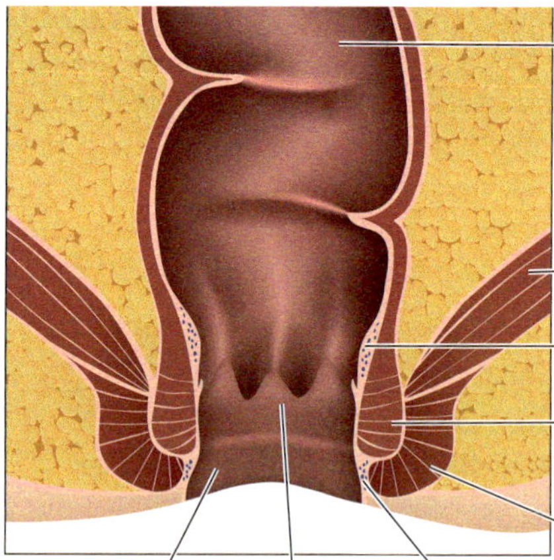

Abb. 1: Das Rektum im Querschnitt

PATHOLOGIE

Durch Bindegewebsschwäche, Verstopfung, Entzündungen der Analregion, vorwiegend sitzende Tätigkeit und Schwangerschaft können **Hämorrhoiden** (Blutfluss) entstehen. Diese knotenartigen Erweiterungen des Analschwellkörpers treten häufig auf. Symptome sind hellrote Blutauflagerungen auf dem Stuhl, ein juckender After sowie Brennen oder Schmerzen beim Stuhlgang. Zunächst können Hämorrhoiden mit entzündungshemmenden und abschwellenden Salben und der Behebung der Ursachen behandelt werden. Werden die Hämorrhoiden stärker, können die Blutgefäße verödet oder entfernt werden.

6.2 PHYSIOLOGIE DES DICKDARMS

Die Hauptaufgaben des Dickdarms liegen in dem Entzug von Wasser aus dem Chymus und der Resorption verschiedener Stoffe.

6.2.1 VERDAUUNGSVORGÄNGE UND RESORPTION

VERDAUUNG DURCH BAKTERIEN

Der Dickdarm gibt dem Chymus keine weiteren Enzyme hinzu. Allerdings finden trotzdem weitere Abbauprozesse statt. Der bei der Geburt keimfreie Dickdarm wird nach der Geburt eines Kindes bis zum zweiten Lebensjahr mit Bakterien, wie z. B. dem Bakterium Echericha coli (E. coli), besiedelt. Die Bakterien des Darms haben zwei wichtige Aufgaben: Sie tragen zur Verdauung bei und sie schützen vor der Besiedelung des Darms mit pathogenen Keimen. Die Bakterien, die physiologisch im menschlichen Darm vorkommen, konkurrieren mit pathogenen Keimen um Nahrung. Dadurch trägt die physiologische Bakterienflora im Dickdarm zur Gesundhaltung des Darms bei. Die Bakterien können durch eine ungesunde, wenig ausgewogene Ernährung oder Medikamente wie Antibiotika abgetötet werden. Die Bakterien im Dickdarm nehmen die im Darminhalt vorhandenen Nahrungsbestandteile auf. Durch Gär- und Fäulnisprozesse entstehen Gase wie Methan oder Schwefelwassserstoff und andere Abbauprodukte, die dem Kot seinen charakteristischen Geruch geben. Durch die Verdauungsvorgänge der Bakterien entstehen aber auch Vitamine. Vitamin K und verschiedene B-Vitamine werden von Bakterien im Darm produziert, an das Darmlumen abgegeben und über die Saumzellen der Dickdarmschleimhaut schließlich ins Blut aufgenommen. Trotz der Verdauungsarbeit der Bakterien bleiben Nahrungsbestandteile im Kot (Faeces) übrig. Diese sogenannten Ballaststoffe werden unverändert ausgeschieden.

RESORPTIONSVORGÄNGE IM DICKDARM

Während der Verdauung geben die Verdauungsorgane bis zu 7 l Sekret dem Chymus hinzu. Diese Sekrete bestehen zu einem Großteil aus Wasser. Damit der menschliche Körper nicht mehrere Liter Wasser täglich ausscheidet, findet im Dünndarm, insbesondere jedoch im Dickdarm, die Resorption des Wassers statt. 70–80 % des Wassers aus dem Kot werden über die Dickdarmwand resorbiert. Aus 500 ml Dünndarminhalte werden 100–200 ml Kot. Auch Elektrolyte werden im Dickdarm resorbiert. Vor allem Natriumionen (Na^+), die für zahlreiche Körperfunktionen wichtig sind, werden von den Saumzellen des Dickdarms aktiv aufgenommen und in das Blut abgegeben. Durch einen Vorgang, der als Osmose bezeichnet wird, ziehen die Natriumionen das Wasser mit bis in das Blut. So muss der Körper keine zusätzliche Energie aufwenden, um das Wasser aus dem Darmlumen zu resorbieren. Neben der wichtigen Rückgewinnung des Wassers werden im Dickdarm auch weiterhin im Chymus enthaltene Monosaccharide und Aminosäuren aufgenommen. Außerdem werden nicht alle Gase, die die Bakterienflora produziert, nach außen in Form von Winden abgegeben. 90 % der Gase werden von den Zellen der Dickdarmschleimhaut resorbiert.

6.2.2 DAS ABWEHRSYSTEM DES DICKDARMS

Im Dickdarm kommt eine hohe Anzahl von Lymphozyten, einer Form der weißen Blutkörperchen, vor. Vor allem im Wurmfortsatz befinden sich viele dieser Abwehrzellen. Daher wird der Wurmfortsatz auch als Darmtonsille (Darmmandel) bezeichnet und gehört zu den Strukturen des Abwehrsystems des menschlichen Körpers. Zusätzlich wehren die physiologisch im Dickdarm vorkommenden Bakterien pathogene Bakterien ab und schützen somit den menschlichen Körper vor Infektionen.

6.2.3 EIGENBEWEGLICHKEIT DES DICKDARMS

Gesteuert werden die beiden Muskelschichten des Dickdarms durch das vegetative Nervensystem, den Sympathikus und den Parasympathikus. Außerdem beeinflussen Hormone aus der Dickdarmschleimhaut die Beweglichkeit des Darms. Im Dickdarm gibt es sogenannte **Massenbewegungen**. Mehrmals täglich kontrahieren mehrere Aussackungen hintereinander, sodass der Chymus zügig in den nächsten Abschnitt weitertransportiert wird. Außerdem gibt es **peristaltische Bewegungen** in beide Richtungen des Dickdarms. Der Chymus wird also nicht konsequent in eine Richtung transportiert. Um ein Rückfluss in den Dünndarm zu verhindern, gibt es die Ileozäkalklappe. Je nach Nahrungsbestandteilen und äußeren Faktoren dauert die Dickdarmpassage unterschiedlich lange. Durch Aufnahme neuer Nahrung, eine Entspannung des Menschen oder den Eintritt von Kot in das Rektum wird die Passage beschleunigt.

6.2.4 STUHLAUSSCHEIDUNG

Am Ende der Dickdarmpassage hat der menschliche Körper alle Bestandteile aus der Nahrung aufgenommen, die er verwerten kann. Kot besteht vor allem aus Wasser, den unverdaulichen Nahrungsbestandteilen, abgestorbenen Schleimhautzellen des Darms, Schleim, Bakterien, dem Sterkobilin (einem Abbauprodukt des Bilirubins), das dem Stuhl seine Farbe gibt, Gär- und Fäulnisprodukte und den Abbauprodukten von Medikamenten und Giften. Wie häufig der Kot entleert wird, ist individuell unterschiedlich und hängt unter anderem von der Nahrungsmenge und -zusammensetzung oder der psychischen Verfassung ab. Normal sind drei Entleerungen täglich bis zu drei Entleerungen wöchentlich. Der Vorgang der Stuhlausscheidung (Defäkation) ist ein Reflex, der willentlich beeinflusst werden kann. Durch die regelmäßigen Massenbewegungen wird der Chymus bzw. Kot vom Ileum durch den Dickdarm bis zum Rektum transportiert. Liegt eine ausreichende Menge Stuhl in der Ampulle des Rektums, wird die Wand der Ampulle gedehnt. Durch Sinneszellen wird dieser Dehnungsreiz einerseits zum inneren Schließmuskel geleitet, der daraufhin erschlafft. Andererseits wird der Impuls zum Gehirn geleitet und dort bewusst als Stuhldrang wahrgenommen. Daraufhin wird der äußere Schließmuskel angespannt und der Stuhl zurückgehalten. Bei der tatsächlichen Stuhlentleerung entspannt auch der äußere Schließmuskel sowie die Beckenbodenmuskulatur, die Längsmuskulatur des Rektums spannt an und schiebt den Stuhl nach außen.

PATHOLOGIE

Kann ein Mensch die Stuhlentleerung nicht mehr willentlich steuern, spricht man von einer **Stuhlinkontinenz**. Ursachen dafür können unter anderem Durchfall, Verletzungen des Beckenbodens und der Schließmuskulatur sowie neurologische Erkrankungen wie einen Schlaganfall sein. Es gibt verschiedene Grade, in die eine Stuhlinkontinenz unterteilt werden kann: vom Unvermögen, Winde zurückzuhalten, bis hin zum unwillkürlichen Abgang von festem Kot. Zur Therapie der Stuhlinkontinenz kommen verschiedene Ansätze in Frage. Neben dem Training des Beckenbodens und somit der Schließmuskulatur durch gezielte Übungen kann die Schließmuskulatur beispielsweise auch operativ wiederhergestellt oder ersetzt werden.

AUFGABEN

1. Vergleichen Sie den Aufbau von Dünn- und Dickdarm miteinander. Stellen Sie Gemeinsamkeiten und Unterschiede heraus.
2. Skizzieren Sie die Auswirkungen einer Antibiotikatherapie (bakterienabtötende Medikamente) auf die Verdauung eines Patienten.
3. Erstellen Sie eine Tabelle, in der Sie die Zellen der Dickdarmschleimhaut auflisten und ihnen ihre Funktion zuordnen.

PATHOLOGIE

Gerät der Dickdarm aus dem Takt, können **Obstipation** (Verstopfung) und **Diarrhö** (Durchfall) die Folge sein. Im Falle der Obstipation ist die Darmpassage, insbesondere die Dickdarmpassage, stark verlangsamt. Eine Obstipation besteht, wenn weniger als drei Stuhlentleerungen wöchentlich vorliegen. Typische Ursachen einer Obstipation sind Stoffwechselerkrankungen, Verlegungen des Darmrohrs durch Tumore und eine verlangsamte Darmbeweglichkeit, z. B. in Folge eines Schlaganfalls oder durch Medikamente. Erhöht wird das Risiko einer Obstipation durch eine ballaststoffarme Ernährung, zu geringer Flüssigkeitsaufnahme, wenig Bewegung oder Schamgefühl beim Toilettengang. Therapiert wird eine Obstipation durch das Verringern der Risikofaktoren, eine therapeutische Colonmassage oder das Verabreichen von Medikamenten oder Einläufen. Eine Diarrhö besteht, wenn mehr als drei dünnflüssige Stühle pro Tag ausgeschieden werden. Hierfür sind häufig Infektionen des Magen-Darm-Traktes, Nervosität oder ein großzügiger Genuss abführender Nahrungsmittel, Nahrungsmittelunverträglichkeiten oder Medikamente verantwortlich. Im Falle der Diarrhö ist die Dickdarmpassage stark verkürzt. Der Körper kann die zugegebenen Verdauungssekrete nicht mehr resorbieren: Der hohe Flüssigkeitsverlust muss über Getränke oder Infusionen ausgeglichen werden.

7 BAUCHSPEICHELDRÜSE

Die Bauchspeicheldrüse (Pankreas) ist ein wichtiges Organ des Verdauungssystems. Es produziert zum einen für den **Verdauungsprozess** wichtige Enzyme und zum anderen Hormone, die für die **Regulation des Blutzuckerspiegels** im Blut verantwortlich sind.

7.1 LAGE UND AUFBAU

Die Bauchspeicheldrüse besteht aus drei Teilabschnitten (Abb. 1):
- Pankreaskopf
- Pankreaskörper
- Pankreasschwanz (seine Form erinnert an die Form eines Fisches)

Die Bauchspeicheldrüse reicht mit 15 cm Länge auf der Höhe des 1. und 2. Lendenwirbels von der rechten Oberbauchseite zur linke Oberbauchseite.

Der **Pankreasschwanz** grenzt linksseitig an die Milz und rechtsseitig an den Dünndarm und die Leber an.

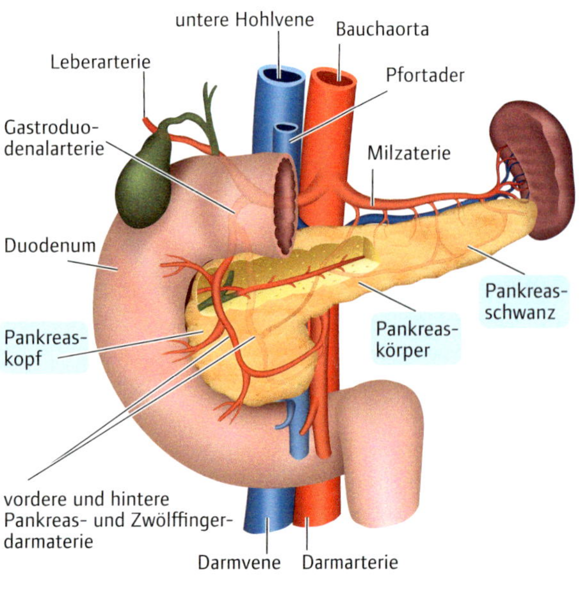

Abb. 1: Bauchspeicheldrüse und ihre Blutversorgung

Der **Pankreaskopf** (Caput pancreatis) wird der von der C-förmigen Schlinge des Zwölffingerdarms umfasst. Über die komplette Länge hinweg zieht sich der Pankreasgang (Ductus pancreaticus), der zum Ende hin im Bereich des Pankreaskopfes im Dünndarm endet. Die Öffnung zum Dünndarm hin wird **Papilla duodeni major** oder auch Vater'sche Papille genannt. Der Gallengang, Ductus choledochus, endet auf derselben Höhe in der Papille duodeni major. Über ihm wird die für die Fettverdauung wichtige Gallenflüssigkeit in den Dünndarm geleitet.

PATHOLOGIE

Durch eine **Gallensteinbildung** in der Gallenblase kann es zu einer Verlegung des Gallenganges kommen. Setzt sich der Gallenstein in der Nähe der Papille duodeni major fest, verhindert dieser einen Weitertransport des Gallensaftes. Eine Gallenblasenentzündung ist die Folge. Zudem stauen sich aber auch die Pankreasenzyme in den Pankreas zurück. Werden die Pankreasenzyme nun schon im Pankreasgang aktiviert, führt dieses zur Selbstverdauung des Pankreas. Durch diesen Vorgang entsteht eine starke Entzündungsreaktion, eine Pankreatitis. Im schlimmsten Fall stirbt das Pankreasgewebe ab (Pankreasnekrose).

7.2 BLUTVERSORGUNG

Die Blutversorgung der Bauchspeicheldrüse wird über die **A. pancreatica** und den **Aa. pancreaticoduodenales** gewährleistet. Das sauerstoffarme Blut wird über **Vv. pancreaticoduodenales** zur **V. mesenterica** abtransportiert. Kleinere Venen der Bauchspeicheldrüse münden in die **V. lienalis.**

7.3 AUFGABEN DER BAUCHSPEICHELDRÜSE

Die Bauchspeicheldrüse lässt sich in einen exokrinen und endokrinen Abschnitt aufteilen. Beide Bereiche übernehmen unterschiedliche Funktionen.

7.3.1 DER EXOKRINE PANKREASANTEIL

Mikroskopisch ist ein läppchenartiger Aufbau des Pankreas zu erkennen. Dieses Gewebe zählt zu den exokrinen Drüsengewebe des Pankreas. Es ist durch einen Ausführungsgang zum Pankreasgang (Ductus pancreaticus) hin gekennzeichnet.

Die exokrinen Drüsenzellen produzieren täglich 2 l eiweißhaltige Flüssigkeit, den Pankreassaft, und setzen diesen frei. Der Pankreassaft gelangt, wie in › Abschnitt 7.1 beschrieben, durch den Pankreasgang in den Zwölffingerdarm. Der Pankreassaft setzt sich aus Wasser, Bikarbonat (HCO_3-Ionen), Elektrolyten und Verdauungsenzymen für die Kohlenhydrat-, Eiweiß- und Fettverdauung, zusammen. Der Pankreassaft ist sehr **alkalisch**. Er hat einen pH-Wert von ca. 8,0.

Alle Pankreasenzyme werden als **inaktive Vorstufe** im Pankreas gebildet. Wären die Verdauungsenzyme schon im Pankreas aktiv, würden sie diesen selbst verdauen. Aus diesem Grund werden die inaktive Enzyme erst im Dünndarm aktiviert. Die Aktivierung erfolgt durch eine Veränderung des pH-Wertes. Die Tabelle 1 stellt die einzelnen Verdauungsenzyme mit deren Wirkung übersichtlich dar.

Der sehr alkalische Bauchspeichel hat zudem noch die Funktion, den aus dem Magen stammenden Speisebrei zu **neutralisieren**.

Die **Bauchspeichelproduktion** wird durch Hormone gesteuert, die im Dünndarmbereich gebildet werden. Das Cholezystokinin und Sekretin aktiviert die Drüsenzellen und bewirkt eine vermehrte Sekretproduktion. Zudem hat auch ein Teil des vegetativen Nervensystems einen Einfluss auf die Bauchspeicheldrüse. Der N. vagus aktiviert die Produktion der Bauchspeichelproduktion.

ENZYM	WIRKUNG
α-Amylase	spaltet Stärke
proteolytische Enzyme (Trypsin, Chymotrypsin, Elastase, Carboxypeptidase A und B)	spalten Proteine
lipolytische Enzyme (Lipase, Cholesterinase, Phospholipase)	spalten unterschiedliche Fette
nukleolytische Enzyme	spalten Phosphordiester von RNA und DNA

Tab. 1: Verdauungsenzyme des Pankreas

PATHOLOGIE

Eine **Mukoviszidose** ist eine nicht heilbare Erbkrankheit des Drüsengewebes und kann unterschiedliche Organe im Körper betreffen. Bei einer Mukoviszidose der Bauchspeicheldrüse kommt es zu einer starken Verdickung des Bauchspeichels und zu einer geringeren Produktion der Enzymproduktion. Das sehr zähflüssige Sekret führt zu einer Verlegung des Pankreasganges. Durch den entstehenden Rückstau des Bauchspeichels mit einer gleichzeitigen Aktivierung der noch vorhandenen Verdauungsenzyme kommt es zu einer Selbstverdauung des Pankreas. Die darauf folgende Entzündungsreaktion (Pankreatitis) führt zu einem Gewebeumbau des Pankreas (Fibrose).

7.3.2 DER ENDOKRINE PANKREASANTEIL

Besonders im Körper- und Schwanzbereich der Bauchspeicheldrüse sind zahlreiche Zellverbände an endokrinem Drüsengewebe lokalisiert. Diese Zellverbände werden als **Langerhans-Inseln** bezeichnet. Die einzelnen Zellen lassen sich klassifizieren:

- A-Zellen produzieren das Hormon Glucagon
- B-Zellen produzieren das Hormon Insulin
- D-Zellen produzieren das Hormon Somatostatin

Insulin und Glucagon beeinflussen den Blutzuckerspiegel (Abb. 2) und spielen somit eine wichtige Rolle beim Gluco-

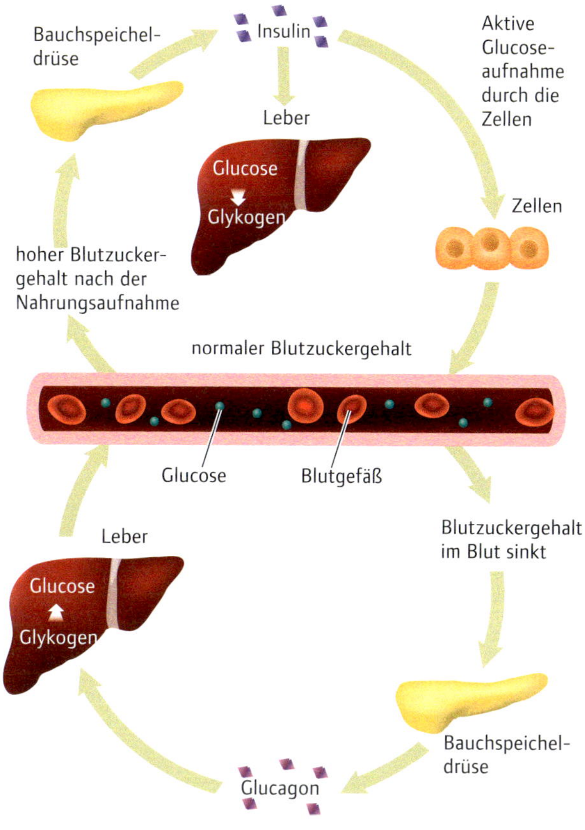

Abb. 2: Regulation des Blutzuckerspiegels

sestoffwechsel. Beide Hormone fungieren als Gegenspieler (Antagonisten). Durch ihr Zusammenspiel ist ein Gleichgewicht des Glucosestoffwechsels und somit ein im Normwert befindlicher Blutzuckerspiegel gewährleistet. Der normale Blutzuckerwert liegt zwischen 80–120 mg/dl.

— INSULIN

Insulin senkt den Blutzuckerspiegel. Es aktiviert, auf den Glucosestoffwechsel bezogen, drei Mechanismen:

1. Steigerung der Glucoseaufnahme in die Zellen sowie den Verbrauch der Glucose in den Zellen selbst, so steht den Zellen zur Energiegewinnung Glucose in ausreichendem Maße zur Verfügung
2. Steigerung der Fettsäuresynthese und damit auch Aktivierung der Fettsäureneinlagerung ins Fettgewebe (Lipoproteinlipasen)
3. Steigerung der Proteinsynthese führt zu vermehrter Aufnahme von Aminosäuren in die Zelle

Die Speicherung der Glucose in den Muskel- und Leberzellen erfolgt in Form des **Glykogens**, die Speicherung der Glucose in den Fettzellen als **Fett**. Dies ist auch der Grund für eine Gewichts- und Körperumfangszunahme.

Die Insulinproduktion erfolgt zwischen den Mahlzeiten zur Konstanthaltung des Blutzuckerspiegels (**Basalsekretion**). Wird Nahrung aufgenommen, erfolgt eine zusätzliche Ausschüttung an Insulin. Unter **sekretionsfördernden Effekten** werden Effekte verstanden, die zusätzliche eine Insulinproduktion fördern. Hierzu zählen z. B. das im Magen gebildete Hormon Gastrin oder im Dünndarm gebildete Hormon GIP oder GLP. Die Aktivierung des Parasympathikus wirkt ebenso eine Insulinproduktion.

Registrieren Messrezeptoren einen Abfall des Blutzuckerspiegels wird die Insulinausschüttung reduziert bzw. gestoppt.

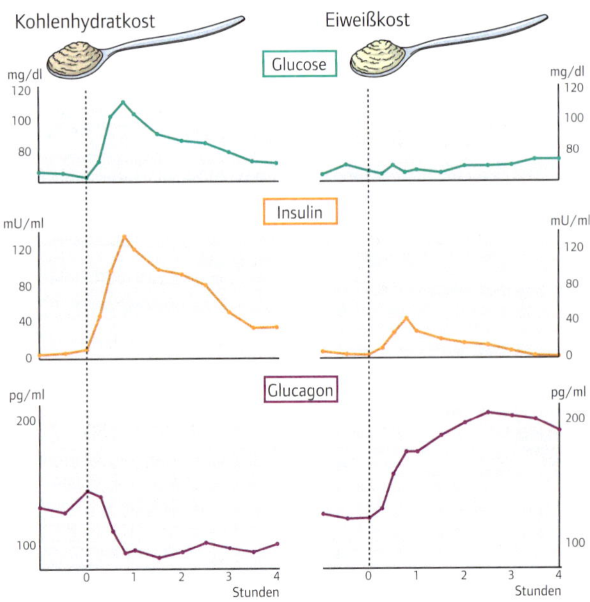

Abb. 1: Insulin- und Glucagonsekretion nach der Nahrungsaufnahme

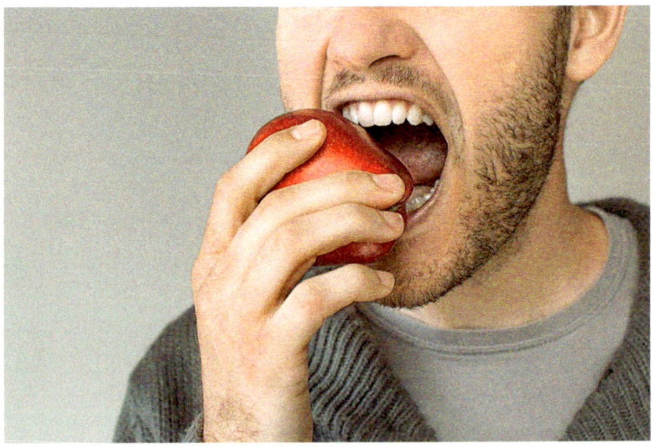

Abb. 2: Wenn wir Nahrung aufnehmen, wird Insulin ausgeschüttet.

— GLUCAGON

Glucagon, der **Gegenspieler des Insulins,** ist für eine Steigerung des Blutzuckerspiegels verantwortlich. Es setzt das in der Leber und den Muskelzellen gespeicherte Glykogen wieder frei. Die nun gewonnene Glucose steht dem Körper zur Energieproduktion wieder zur Verfügung. Des Weiteren wirkt Glucagon auf den Protein- und Fettstoffwechsel ein und gewinnt dadurch zusätzlich Glucose.

Die Glucagonausschüttung wird durch eine Unterzuckerung (Hypoglykämie) und eine Sympathikusaktivierung aktiviert. Insulin sowie eine Überzuckerung (Hyperglykämie) hemmen diese.

Glucagon gibt es auch als Medikament in Form eines Notfallsets. Bei einer starken Unterzuckerung mit einer Bewusstlosigkeit können Angehörige dieses dem unterzuckerten Patienten in den Muskel oder das Unterhautfettgewebe spritzen (› Kap. B2, S. 102).

GUT ZU WISSEN

Misst der Körper Blutzuckerwerte unter ca. 60 mg/dl, wird diese Information an den Hypothalamus weitergeleitet. Dieser veranlasst wiederum eine Aktivierung des Nebennierenmarks. Das Nebennierenmark schüttet **Adrenalin** aus. Adrenalin bewirkt eine Freisetzung von Glykogen und somit eine Freisetzung von Glucose. Eine typische Nebenwirkung von Adrenalin ist ein starkes Zittern sowie eine Schweißbildung. Diese beiden Symptome sind beobachtbar und deuten bei Diabetikern auf eine beginnende starke Unterzuckerung hin.

AUFGABEN

1. Benennen Sie bitte die einzelnen Abschnitte des Pankreas.
2. Stellen Sie bitte die Pankreashormonreaktion grafisch als Flussdiagramm dar.
3. Erläutern Sie die Wirkungsweise und das Handling des Glucagonnotfallsets.

8 LEBER UND GALLENBLASE

8.1 LEBER

Die Leber ist eines der wichtigsten Stoffwechselorgane des Körpers. Sie nimmt mit einer Länge von ca. 30 cm, einer Breite von ca. 20 cm und einem Gewicht von ca. 1 500 g im rechten Oberbauch unterhalb der rechten Zwerchfellkuppel, geschützt unter den rechten unteren Rippen und dem Rippenbogen liegend, die Rolle des größten Organs des menschlichen Körpers ein.

Die wichtigsten **Aufgaben** der Leber sind:
- Entgiftung des Körpers durch Abbau von gefährdenden Stoffen
- Plasmaproteinproduktion
- Produktion von Blutgerinnungstoffen, z. B. Fibrinogen
- Cholesterinbildung
- Speicherfunktion von Zucker
- Speicherung von Glykogen, Vitaminen, Fetten, Eisen und Schwermetallen sowie Blut

Zudem verfügt die Leber auch über **exokrines Drüsengewebe**, das für die Gallenproduktion verantwortlich ist und somit für den Kohlenhydrat-, Fett- und Eiweißstoffwechsel eine wichtige Rolle spielt. Zudem werden über die Galle zahlreiche Stoffe aus dem Körper, wie z. B. Medikamente, ausgeschieden.

PATHOLOGIE

Thrombopoietin wird von der Leber gebildet und regt die Neubildung von Thrombozyten im Knochenmark an. Liegt eine Schädigung des Leberfunktionsgewebes vor, kann es zur Minderproduktion von Thrombopoietin und somit zu einer Blutgerinnungsstörung kommen.

Die Leber dient weiterhin als **Energiespeicher**. Sie speichert Zucker in Form von Glykogen ab. Glykogen ist ein sehr großes Kohlenhydratmolekül, welches aus Hunderten von kleinen Glucoseeinheiten besteht. Benötigt der Körper Energie, kann bei Bedarf das Glykogen in die Blutbahn abgegeben werden, um dort als Glucose zur Verfügung zu stehen. Dieser Prozess wird durch die Glucagonfreisetzung aktiviert. Glucagon ist ein Hormon der Bauchspeicheldrüse. Dieses wird von der Bauchspeicheldrüse bei geringen Blutzuckerwerten abgegeben. Zudem kann dieser Prozess auch durch die Ausschüttung von Adrenalin begünstigt werden.

In Hinblick auf den **Energiestoffwechsel** reguliert die Leber zudem auch die Verteilung von Cholesterin und Fetten im Körper. Für den Transport sind sogenannte Transportvehikel, die Lipoproteine, verantwortlich. Diese, in der Leber gebildeten, Lipoproteine sind im Blutlabor als HDL und LDL messbar.

8.1.1 MAKROSKOPISCHER AUFBAU DER LEBER

Die Leber ist von **Serosa** überzogen, weshalb sie glatt und glänzend aussieht. Makroskopisch betrachtet lässt sich die Leber in vier **Leberlappen** einteilen. In unmittelbarer Nachbarschaft zur Leber liegt die Gallenblase. Die **Leberpforte** bildet das Ein- und Austrittsfenster für die Blutgefäße und Gallengefäße sowie Nerven (Abb. 1).

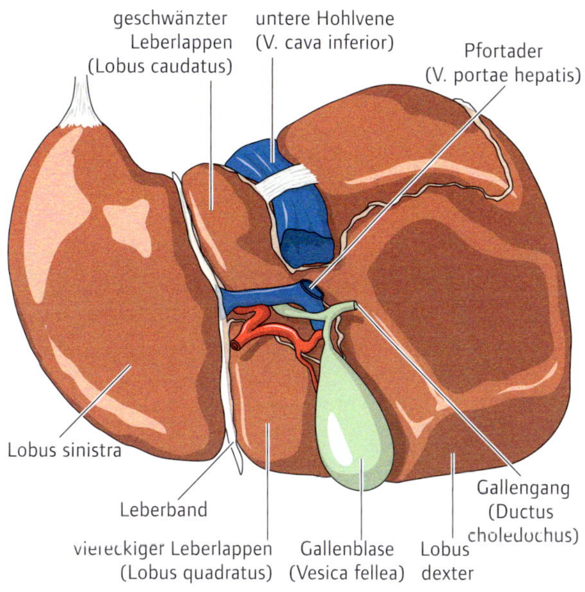

Abb. 1: Ansicht der Leber von kaudal

Von vorne betrachtet sind zwei **Leberlappen**, die von einem Leberband voneinander getrennt sind, zu sehen. Der linke Leberlappen ist kleiner als der rechte Leberlappen.

An der Leberunterseite befindet sich die **Leberpforte** (Leberhilius). Hier führt der Lebergallengang aus der Leber heraus und die Leberarterie, Nerven, Lymphgefäße sowie die Pfortader in die Leber hinein.
Auf der Rückseite der Leber sind zwei weitere Leberlappen lokalisiert. Sie sind nach ihrem äußeren Erscheinungsbild benannt: Sie werden in den geschwänzten und quadratischen Leberlappen eingeteilt.
In eine Furche eingebettet liegt die **Gallenblase** (Vesica fellea).

_8.1.2 MIKROSKOPISCHER AUFBAU DER LEBER

Das Lebergewebe besteht aus Millionen kleinster **Leberläppchen** (Lobuli), die im Querschnitt sechseckig erscheinen und einen Durchmesser von 1–2 mm haben. Die Leberzellen liegen hier strangartig von der Läppchenperipherie zum Zentrum hin angeordnet. Es entsteht die sogenannte Bälkchenstruktur. Im Zentrum eines jeden Läppchens liegt die **Zentralvene** (Vena centralis, Abb. 1).

Zwischen benachbarten Leberläppchen sind unter dem Mikroskop dreieckige Bindegewebsfelder zu erkennen, die als Periportalfelder oder auch Glisson-Dreiecke bezeichnet werden. In ihnen verlaufen jeweils drei Gefäße: ein kleiner Gallengang, ein Ast der Leberarterie (Arteria hepatica propria), ein Ast der Pfortader (Vena portae)

Der Blutfluss erfolgt in den Leberläppchen von der Peripherie zum Zentrum hin: Aus den Ästen der Leberarterie und der Pfortader im Glisson-Dreieck fließt das Blut gemeinsam in weiten Kapillaren, den **Sinusoiden**, in Richtung Zentralvene.

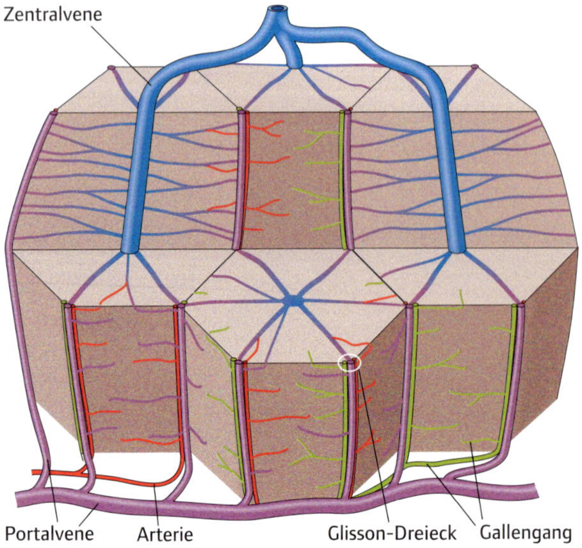

Abb. 1: Aufbau der Leber mikroskopisch

In den Wandungen der Sinusoide befinden sich die **Kupfer'schen Sternzellen**. Sie haben die Fähigkeit, im Blutstrom vorhandene Fremdkörper (alte Erythrozyten, Bakterien, Zelltrümmer, Farbstoffe usw.) zu phagozytieren und dienen somit der körpereigenen Abwehr. Die Zentralvene leitet das Blut dann zur Lebervene (Vena hepatica) ab. Diese führt über die untere Hohlvene (Vena cava superior) zum rechten Herzen.

GUT ZU WISSEN

Durch regelmäßigen **Alkoholkonsum** besteht die Gefahr, dass sich das Leberfunktionsgewebe stark verändert und somit seine Funktion nicht mehr im ausreichenden Maße erfüllen kann. Zu den alkoholbedingten Erkrankungen gehören die Alkoholfettleber (eine Verfettung der Leberzellen von über 50 %), die Alkoholhepatitis (entzündlich-nekrotische Leberveränderungen) und die Leberzirrhose (dauerhafte, nicht heilbare Zerstörung der Leberlappen mit knotigen Umbau zu Bindegewebe).
Neben diesen schwerwiegenden Erkrankungen treten weitere gravierende Organschädigungen auf: Störungen des Gehirns (Korsakow-Syndrom und Wernicke-Enzephalopathie) mit Beeinflussung der Bewusstseinslage und Gedächtnisleistung, Herz-Kreislauf-Erkrankungen (Herzinsuffizienz, makrozytäre Anämie), Stoffwechselstörungen (Diabetes mellitus) und Störungen des Immunsystems (Tuberkulose, Pneumonien).

PATHOLOGIE

Eine akute, infektiöse **Virushepatitis** ist eine durch spezielle Viren verursachte Leberentzündung mit Untergang von Leberzellen (Nekrose). Die Form der Hepatitis ist von der Virenart abhängig. Es gibt die Hepatits A, B, C, D, E und F. Die Viren unterscheiden sich in ihrem Übertragungsweg, der Inkubationszeit und den aus der Infektion resultierenden Folgeerkrankungen. Die virale Hepatitis zählt zu den meldepflichtigen Erkrankungen und wird bei Erkrankung und Tod dem Gesundheitsamt gemeldet.
Gegen Hepatitis-A- und -B-Viren wird eine Schutzimpfung angeboten. Medizinisches Personal wird diese Impfung dringend empfohlen. Eine akute Hepatitisinfektion kann sich zu einer chronischen Hepatitis entwickeln.

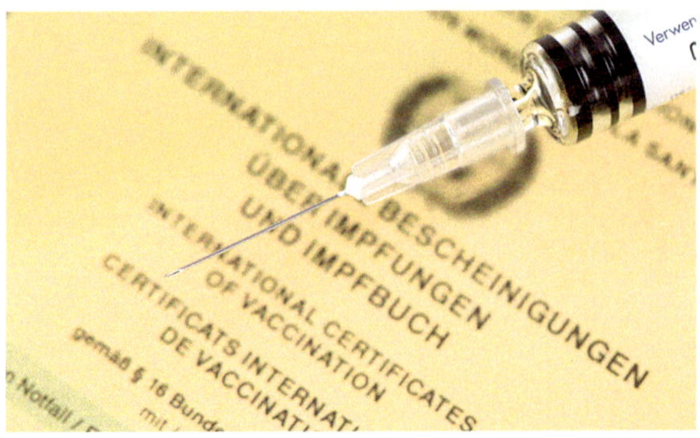

Abb. 2: Vor Hepatitis A und B schützt eine Impfung.

8.2 GALLENBLASE

Die Gallenblase ist ein birnenförmiger Sack, hat ein Fassungsvermögen von rund 30–50 ml und speichert die Galle. Der Gallenflüssigkeit wird in der Galle durch die Wandepithelzellen Wasser entzogen und zusätzlich Bikarbonat hinzugefügt. Die Gallenblase wird durch das Hormon (Cholezystokinin) und Nervenimpulse dazu angeregt, ihre gespeicherte Flüssigkeit an den Dünndarm durch Kontraktion der glatten Muskulatur abzugeben.

8.2.1 PRODUKTION DER GALLE

Die Leber produziert täglich ca. 600 ml Galle. Sie dient zur
- Fettemulgierung sowie Fettresorption im Dünndarm,
- Resorption von fettlöslichen Vitaminen (E,D,K,A) im Ileum,
- Regulation des Cholesterinhaushaltes und sie
- transportiert Abbauprodukte, Schadstoffe und Medikamente aus der Leber in den Dünndarm.

Die Galle wird über den Lebergang in die Gallenblase transportiert. Die Galle ist eine wässrige Flüssigkeit, die sich aus mehreren **Bestandteilen** zusammensetzt:
- Elektrolyte
- Schleimstoffe
- Gallensäure
- Lipide
- Cholesterin
- Lezithin
- Bilirubin

Bilirubin entsteht als Abbauprodukt des Hämoglobins, dem Farbstoff der roten Blutkörperchen, der beim Abbau nicht mehr funktionsfähiger roten Blutkörpchern (Erythrozyten) freigesetzt wird. Im Gefäßsystem wird es an Albumine gebunden zur Leber transportiert und zur Ausscheidung an Glucoronsäure gebunden. Bilirubin verleiht dem Stuhlgang die typische Farbe.

Die Gallensäure hält das Cholesterin durch die Bildung von Mizellen in Lösung. Fehlt Gallensäure, wird vermehrt Cholesterin in der Leber ausgeschieden. Ein erhöhter Cholesterinwert in der Galle führt zur Entstehung von Gallensteinen. Die durch die Gallensäure geförderte Mizellenbildung ermöglicht die Emulgierung und Resorption der Fette im Dünndarm. Etwa 50 % der in der Leber produzierten Galle fließt direkt in den Dünndarm ab. Der Rest der produzierten Galle wird in die Gallenblase geleitet.
Die Gallensäuren werden nach dem Übergang vom Ileum in das Gefäßsystem (Pfortader) wieder zur Leber zurückgeführt und dort erneut von der Leber aufgenommen. Dieser Kreislauf wird auch als **enterohepatischer Kreislauf** bezeichnet (› Abb. 2, S. 36).

8.2.2 TRANSPORT VON GALLE

Der Fluss der Galle erfolgt in der Leber in **entgegengesetzter Richtung** zum Blutfluss: vom Zentrum zur Peripherie des Leberläppchens. Von ihrem Produktionsort, den Leberzellen, fließt die Galle in kleinsten Gallenkanälchen (Ductuli biliferi) in Richtung Glisson-Dreieck. Dort münden die Ductuli biliferi im kleinen Gallengang. Die kleinen Gallengänge vereinigen sich zu immer größeren Gallengängen, die schließlich im Lebergallengang (Ductus hepaticus) münden. Über den Lebergallengang wird die Galle zur Gallenblase transportiert.

Bei Bedarf wird Galle über den Gallenblasengang (Ductus cysticus), der nach seiner Vereinigung mit dem Lebergang als Hauptgallengang (Ductus choledochus) bezeichnet wird, ins Duodenum abgegeben.

Der Ringmuskel des großen Gallenganges (M. sphincter ductus choledochi) reguliert, dass Galle nicht permanent in den Zwölffingerdarm abfließt, sondern in die Gallenblase zurückgestaut wird. Dieser Ringmuskel befindet sich kurz vor der Vater'schen Papille und ist normalerweise kontrahiert. Nur kurz nach der Nahrungsaufnahme erschlafft er, sodass sich die Gallengangsmündung öffnet und Galle in das Duodenum abfließen kann.

PATHOLOGIE

Bei Störungen der Leberfunktion tritt Bilirubin in das Gewebe ein und verursacht eine Gelbfärbung der Haut. Diese Gelbfärbung wird Ikterus genannt. Es werden drei Arten des Ikterus unterschieden.
Der **prähepatische** (vor der Leber liegende) **Ikterus** wird durch einen vermehrten Abbau oder Zerfall (Hämolyse) von roten Blutkörperchen bedingt.
Der **hepatische Ikterus** geht mit einer verminderten Bilirubinausscheidung einher. Hierbei liegt eine Leberschädigung zugrunde.
Die dritte Form des Ikterus ist der **posthepatische Ikterus**. Durch einen Verschluss der abführenden Gallenwege durch einen Gallenstein oder einer Entzündung der Gallenblase bzw.des Gallenganges kommt es zu einem Rückstau der Galle. Dieser Rückstau kann auch durch eine Bauchspeicheldrüsenentzündung verursacht werden.
Kann bei einer Verlegung des Gallenganges kein Bilirubin in den Dünndarm abgegeben werden, färbt sich der Stuhlgang gelblich weiß.

PATHOLOGIE

Gallensteine (Cholelithiasis): Die Bildung von Konkrementen in der Gallenblase wird als **Cholezysthiasis** bezeichnet. Gerade Frauen sind von dieser Erkrankung betroffen. Der Kronkrementbildung liegt ein Lösungsungleichgewicht der Gallenflüssigkeit zugrunde. Es werden drei Arten von Steinen unterschieden: Cholesterinsteine, gemischte Steine und Pigmentsteine. 80 % aller Steinleiden in Europa werden durch Cholesterin und gemischte Steine verursacht. Bei Cholesterinsteinen liegt ein Überschuss an Cholesterin in der Galle vor. Entsteht ein Ungleichgewicht zwischen Gallensäure und Cholesterin, indem das Cholesterin überwiegt, „verklumpt" dieses und bildet somit Steine. Ist das HDL-Cholesterin erniedrigt, steigt die Gefahr der Cholesterinsteinbildung. Ein gestörter enterohepatischer Kreislauf oder eine Hypertriglyzeridämie begünstigen die Entstehung der Cholesterinsteine.
Je nach Größe der Gallensteine kommt es zu einer Abflussstörung der Galle (Choledocholithiasis). Das Leitsymptom dieser Abflussstörung äußert sich in wellenförmigen Schmerzzuständen (Koliken) im rechten Ober- und Mittelbauch, die in den Rücken und die Schulter ausstrahlen können. Zudem ist ein Druckschmerz über der Gallenblase im Rahmen der körperlichen Untersuchung festzustellen. Die Therapie richtet sich nach Lage und Größe der Steine. Neben einer Stoßwellentherapie, die eine Zertrümmerung des Steins bewirken soll, können auch Medikamente zur Auflösung (Ursodexycholsäure) eingesetzt werden. Befindet sich der Stein in einem abführenden Gang, kann auch eine ERCP im schmerzfreien Intervall durchgeführt werden. Eine weitere Option ist die operative Entfernung (Cholezystektomie). Die Entzündungsreaktionen wird mit Antibiotika, Nahrungskarenz und Bettruhe behandelt.

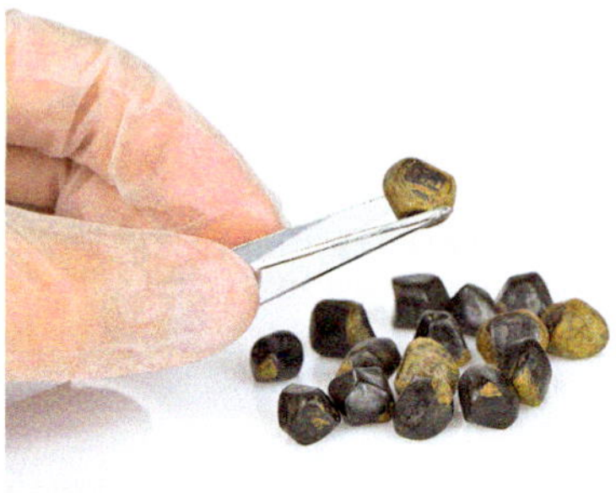

Abb. 1: Gallensteine

8.3 PFORTADERKREISLAUF

Der **Pfortaderkreislauf** ist eine Besonderheit der Leber: Die Pfortader führt das aus Magen, Darm, Milz und Bauchspeicheldrüse kommende venöse Blut zur Leber. Es enthält die resorbierten Nährstoffe und Stoffwechselzwischenprodukte aus Magen und Darm sowie Abbaustoffe der Milz und Hormone der Bauchspeicheldrüse. Dieses Blut gelangt ein zweites Mal in ein Kapillarsystem, bevor es zurück zum Herzen fließt.

Die Leberarterie führt der Leber über den Truncus coeliacus sauerstoffreiches Blut aus der Aorta zu. In den Sinusoiden werden die Kapillarkreisläufe der Pfortader und der Leberarterie miteinander verbunden. Durch Verengung der abführenden Lebervene kann die Leber eine große Blutmenge (bis zu 20 % des Blutvolumens) speichern.

AUFGABEN

1. Analysieren Sie Ihren Lebens- und Berufsalltag. In welchen Situationen besteht eine gesteigerte Infektionsgefahr für Sie, an Hepatitis zu erkranken?
2. Erläutern Sie den Stellenwert der Leber für den Glucosestoffwechsel.
3. Erläutern Sie den Zusammenhang zwischen einem Gallensteinleiden und einer Pankreatitis.

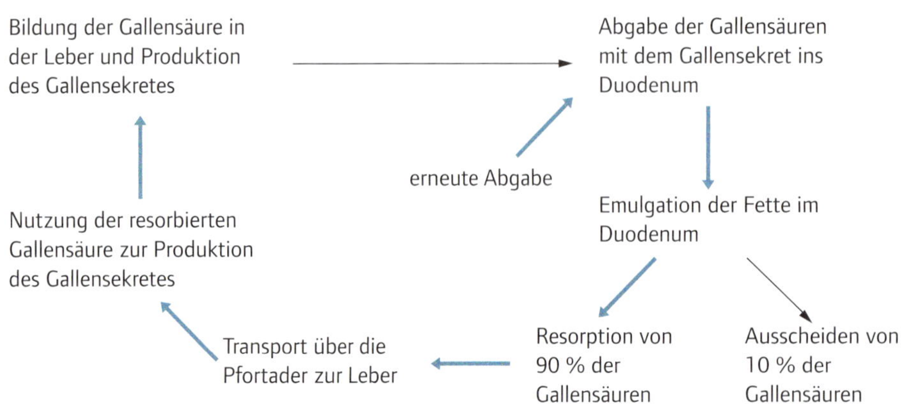

Abb. 2: Enterohepatischer Kreislauf

9 REGULATION DER VERDAUUNG

9.1 REGULATION VON HUNGER UND SÄTTIGUNG

Der menschliche Körper ist mit einem sehr effektiven und komplexen Regulationssystem ausgestattet, das über kurz- und langfristige Signalnetzwerke Hunger und Sättigung steuert. Es ist darauf ausgerichtet, die Versorgung mit essentiellen Nährstoffen zu gewährleisten, die Energiebilanz ausgeglichen und damit das Körpergewicht konstant zu halten.

Hunger ist das durch Energiemangel hervorgerufene Verlangen nach Nahrungsaufnahme, das in der Magengegend lokalisiert ist. Vom Hunger nicht eindeutig abzugrenzen, ist der **Appetit**, worunter der Wunsch verstanden wird, bestimmte Nahrung aufzunehmen oder Nahrung nur zum Lustgewinn zu verzehren, auch wenn kein Hunger auftritt. Hierbei spielen der Geruch und der Geschmack von Nahrungsmitteln eine wichtige Rolle. **Sättigung** ist das fehlende Bedürfnis nach Nahrungsaufnahme.

Die **Wahrnehmung von Hunger und Sättigung** entsteht im zentralen Nervensystem und wird aus der Peripherie durch neurale, hormonelle und metabolische Signale vermittelt. Ein zentraler Regulator ist dabei das Zwischenhirn (Hypothalamus). Ein Kern im lateralen Hypothalamus wurde als Hungerzentrum identifiziert, ein anderer, der ventromediale Kern, als Sattheitszentrum. Darüber hinaus ist auch die Medulla oblongata (der am weitesten unten gelegene Teil des Gehirns) Bestandteil der Regulationszentren.

9.1.1 KURZZEITREGULATION

Die Nahrungsaufnahme führt zu einer Füllung des Magens und damit zu einer Dehnung der Magenwand. Mechanorezeptoren übertragen dieses **mechanische** Signal an den Hypothalamus. Dies führt – neben zahlreichen weiteren Faktoren – zum Gefühl der Sättigung.

Auch verschiedene **chemische** Reize beeinflussen die Nahrungsaufnahme. Solche Signale können verschiedene Nährstoffe, z. B. Glucose, oder aber auch durch Nahrungsbestandteile freigesetzte Botenstoffe (Mediatoren), z. B. Cholezystokinin (CCK, Tab. 1) sein.

REIZ	HERKUNFT	WIRKUNGSWEISE
Glucose	Nahrung	stimuliert das Sattheitszentrum und hemmt das Hungerzentrum
Cholezystokinin (CCK)	endokrine Dünndarmzellen	wirkt hemmend auf die Nahrungsaufnahme
Neuropeptid YY	endokrine Zellen im Ileum und Kolon	wirkt hemmend auf die Nahrungsaufnahme
Ghrelin	endokrine Zellen des Magen-Darm-Trakts	Hungerhormon, stimuliert die Nahrungsaufnahme
Inkretin	endokrine Zellen im Ileum	vermittelt im ZNS ein Sättigungsgefühl

Tab. 1: Chemische Einflussfaktoren auf die Nahrungsaufnahme

9.1.2 LANGZEITREGULATION

Das Fettgewebe stellt die größte Energiereserve des Körpers dar. Zur Einhaltung des Körpersollgewichts und zur langfristigen Regulation der Energiebilanz muss die Fettmasse reguliert werden. Dies erfolgt über das vom Fettgewebe abgegebene (sezernierte) Hormon **Leptin** und über das in den β-Zellen der Bauchspeicheldrüse (Pankreas) produzierte Hormon **Insulin** (› Abb. 1, S. 38). Beide liegen in einem gleichen Verhältnis vor. Sie bewirken bei ausreichend aufgenommener Nahrungsmenge den Aufbau von Körpersubstanz (Anabolismus) sowie die Speicherung von Energiereserven. Gleichzeitig hemmen sie eine weitere Nahrungsaufnahme und den Abbau von Körpermasse und Energievorräten (Katabolismus).

9.1.3 PSYCHOLOGISCHE ASPEKTE

Hunger und Sättigung werden nicht nur über die neuroendokrinen Regulationsmechanismen gesteuert, sondern auch über **verhaltenspsychologische Aspekte**. Eine Vielzahl von vernunftgesteuerten (kognitiven) und geschmacklichen (sensorischen) Mechanismen sind in der Lage, die neuroendokrinen Regulationen zu modifizieren.

Trotz eines mehr oder weniger großen Hunger- oder Sättigungsgefühls können die meisten Menschen diese Signale überspielen. Geschmack, Konsistenz, Portionsgröße, Schmackhaftigkeit, Neuheit und Abwechslung spielen eine wichtige Rolle. Auch die pure Freude und der Genuss am Essen (hedonistische Aspekte) und soziale Faktoren (erfolgt die Nahrungsaufnahme alleine oder in Gemeinschaft) spielen eine wichtige Rolle.

GUT ZU WISSEN

Der in der professionellen Kommunikation gern verwendete **Begriff „Ernährung"** hat für die Bevölkerung eine gänzlich andere Bedeutung als der **Begriff „Essen"**. Der Ernährungspsychologe Prof. Volker Pudel (1944–2009) befragte Personen, worauf sie bei der Ernährung bzw. beim Essen besonders Wert legen. Während die erste Frage ernährungsphysiologisches Wissen aufdeckte, belegten die Antworten auf die Frage nach dem Essen, dass Freude und Genuss am Essen die Verhaltenssteuerung klar dominieren.

Literaturempfehlung:
Abenteuer Nahrung – weißt Du, was Du isst? Dokumentationsband 16. Witzenhäuser Konferenz 02. bis 06. Dezember 2008, Kassel: kassel university press GmbH, 2009

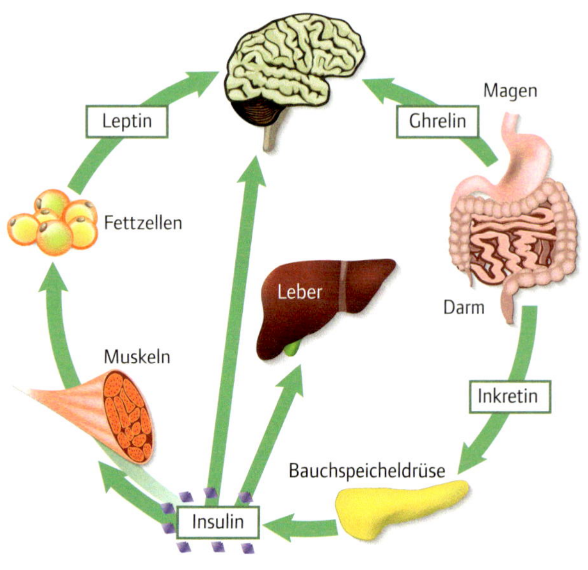

Abb. 1: Hormonelle Regulation von Hunger und Sättigung

9.2 REGULATION DURCH DAS VEGETATIVE NERVENSYSTEM

Die Verdauungsvorgänge im Magendarmtrakt werden über verschiedene Mechanismen reguliert. Dabei spielen das vegetative Nervensystem und eine Vielzahl von Hormonen eine Rolle. Das vegetative Nervensystem wird in drei Bereiche unterteilt:

- **Sympathikus**
- **Parasympathikus**
- **Darmnervensystem**

Hauptfunktion dieses Nervensystems ist es, das innere Gleichgewicht im Körper (Homöosthase) zu regulieren. Dafür ist es unabhängig vom zentralen Nervensystem und entzieht sich der willentlichen Kontrolle durch den Menschen. Aus diesem Grund wird es auch als autonomes Nervensystem bezeichnet. Es ist beispielsweise dafür zuständig, den pH-Wert in den Verdauungsorganen konstant zu halten, dafür zu sorgen, dass im Körper wichtige Stoffe ausreichend zur Verfügung stehen bzw. bei Überschuss ausgeschieden werden oder die Körpertemperatur zu regulieren.

Um die richtige Menge an Nährstoffen, Mineralien und Spurenelementen aufzunehmen, werden die Verdauungsvorgänge gesteuert. Sympathikus und Parasympathikus agieren bei der Regulation der Organfunktionen zumeist als Antagonisten (Gegner). Aktiviert der Sympathikus ein Organ, sorgt der Parasympathikus für die Hemmung dieses Organs. Der Sympathikus ist das System, das entwicklungsgeschichtlich auf Gefahren vorbereitet und den Körper auf die Optionen Kampf oder Flucht (fight or flight) vorbereitet. Der Parasympathikus hingegen ist für Ruhezustände zuständig (rest and digest; Abb. 2)

9.2.1 WIRKUNG DES SYMPATHIKUS

Bei der Regulation der Verdauungsorgane ist der Sympathikus der Nerv, der für die Hemmung der Verdauungsvorgänge verantwortlich ist. Wird der Sympathikus z. B. durch Stress aktiviert, werden die Verdauungsorgane weniger stark durchblutet.

Beim Dünndarm bedeutet das z. B., dass Nährstoffe schlechter resorbiert werden. Außerdem sorgt ein aktivierter Sympathikus dafür, dass die Speicheldrüsen weniger Sekret produzieren und das Sekret muköser ist. Auch die restlichen Verdauungsdrüsen wie Pankreas oder Zellen der Magen- und Dünndarmschleimhaut produzieren jetzt weniger Sekret.

Die Insulinproduktion im Pankreas sinkt. Zusätzlich wird die Peristaltik der Verdauungsorgane (Speiseröhre, Magen, Dünn- und Dickdarm) gehemmt. Die Speisen bleiben also

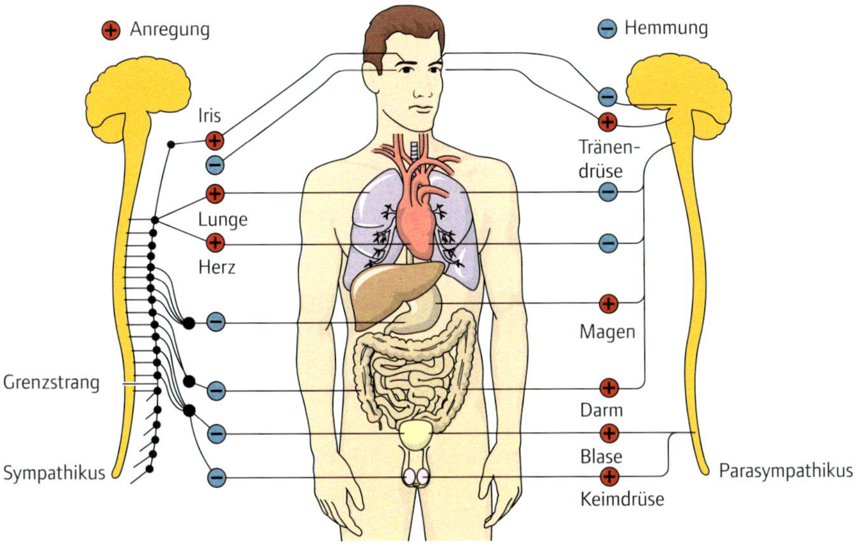

Abb. 2: Einfluss von Sympathikus und Parasympathikus auf verschiedene Organe

länger im Verdauungstrakt. Die Schließmuskeln des Verdauungstraktes hingegen kontrahieren (spannen an).

In der Leber werden Glykogenvorräte abgebaut und die auf diese Weise freie Glucose in das Blut abgegeben. Die Leber stellt somit sofort neue Energie zur Verfügung. Auch die Fettzellen setzen Fettsäuren als Energie in das Blut frei.

9.2.2 WIRKUNG DES PARASYMPATHIKUS

Der Parasympathikus wird in Entspannungszuständen aktiviert. Durch die Aktivierung dieses Systems wird die Durchblutung der Verdauungsorgane verstärkt. Somit können die Nährstoffe besser in das Blut aufgenommen werden. Außerdem steigert der Parasympathikus die Sekretion aller Verdauungsdrüsen. Die Speicheldrüsen im Mund produzieren mehr Speichel. Pankreas und Leber sowie die Schleimhautzellen von Magen und Darm geben mehr Verdauungssaft zum Speisebrei. Aus der Bauchspeicheldrüse wird vermehrt Insulin freigesetzt. Die Peristaltik der Verdauungsorgane wird gesteigert und die Schließmuskeln können erschlaffen. Dabei kontrolliert das vegetative Nervensystem nicht den äußeren Schließmuskel am Rektum. Dieser kann willentlich vom Menschen angespannt oder entspannt werden, wodurch beim gesunden Menschen eine **Kontinenz** (die Kontrolle, den Darminhalt willentlich zurückzuhalten) gewährleistet ist.

9.2.3 WIRKUNG DES DARMNERVENSYSTEMS

Das **Darmnervensystem** (enterisches Nervensystem) hat vor allem einen Einfluss auf die Beweglichkeit des Darmrohrs. Es besteht aus zwei Geflechten: dem Auerbach-Plexus und dem Meißner-Plexus.

GUT ZU WISSEN

Das **Darmnervensystem** besteht aus ca. 100 Millionen Nervenzellen. Das sind ungefähr so viele Nervenzellen wie im Rückenmark. Teilweise wird es daher auch als Darmhirn oder zweites Gehirn bezeichnet.

Wie in Kapitel A5 zum Dünndarm beschrieben ist, liegt der Auerbachplexus zwischen den Gewebeschichten des Darmrohrs und innerviert (lat. versorgt) die Längs- und Quermuskelschicht des Darms. So reguliert er vor allem die Darmperistaltik. Der Meißner-Plexus hingegen innerviert die Mucosa des Dünndarms und reguliert so die Sekretion der Schleimhautzellen. Da das Darmnervensystem die Durchblutung der Darmschleimhaut reguliert, hat die Tätigkeit des Darmnervensystems auch einen Einfluss auf die Resorption von Nähstoffen.

Das Darmnervensytem wird teilweise vom Sympathikus und Parasymapthikus beeinflusst. Neben den regulatorischen Aufgaben des vegetativen Nervensystems, leiten bestimmte Nervenstränge (viszerale Afferenzen) Informa-

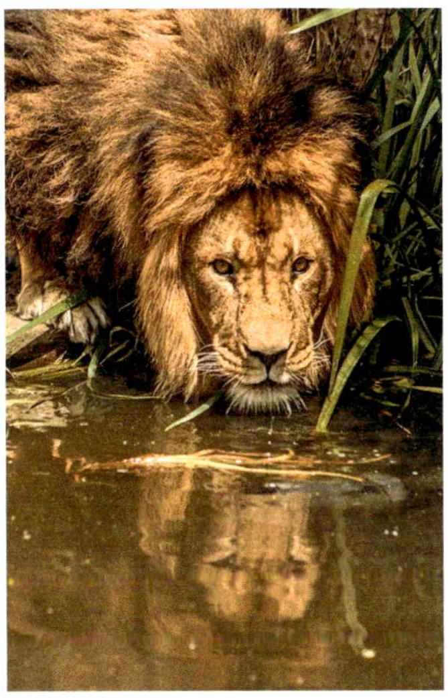

Abb. 3: In Spannungszuständen bzw. Angstzuständen wird der Sympathikus aktiviert und Verdauungsprozesse herabgesetzt.

tionen des Magendarmtraktes zum zentralen Nervensystem (Rückenmark und Gehirn). Diese Informationen werden von verschiedenen Sinneszellen gemessen und umfassen beispielsweise Aussagen über den Füllungszustand einzelner Abschnitte des Verdauungssystems, Aussagen über den pH-Wert oder Schmerzreize. Entsprechend der jeweiligen Information werden die Eindrücke im zentralen Nervensystem verarbeitet. Die Informationen werden durch einen Reflex beantwortet (z. B. Bildung von mehr Darmsekret) oder bewusst wahrgenommen (z. B. Bauchschmerzen)

9.3 REGULATION DURCH HORMONE

Damit die Verdauung reibungslos funktioniert, müssen eine Vielzahl von Vorgängen in den einzelnen Abschnitten des Verdauungstraktes aufeinander abgestimmt werden. Dies kann nicht allein durch die nervale Kontrolle erfolgen. Auch zahlreiche Hormone und hormonartige Stoffe sind an der Regulation beteiligt. Sie sind für die Empfindungen Hunger und Sättigung zuständig (› Kap. A9.1, S. 37) und an der direkten Regulation der Verdauungsvorgänge beteiligt.

Das Hormon **Gastrin** aus Magen und Duodenum beispielsweise wird ausgeschüttet, wenn die Magenwand gedehnt wird, im Magen Proteinabbauprodukte vorkommen oder ein bestimmter Nerv des Parasympathikus (N. vagus) aktiviert wird. Gastrin wird über das Blut im Körper verteilt und sorgt im Magen dafür, dass die Sekretion von Salzsäure und Pepsinogen steigt. Außerdem steigt die Motilität des Magens. Vereinfacht lässt sich sagen, dass Gastrin nach der Ankunft der Nahrung im Magen ausgeschüttet wird und die Verdauungsvorgänge im Magen verstärkt. Ähnlich diesem Regulationsmechanismus funktionieren weitere Hormone. Eine Auswahl ist in Tabelle 1 beschrieben. Auf die Einflüsse der Regulation von Hunger und Sättigung wird dabei nicht eingegangen.

AUFGABEN

1. Nennen Sie die drei Regulationszentren für Hunger und Sättigung im Gehirn.
2. Erläutern Sie die mechanischen und chemischen Reize der Kurzzeitregulation von Hunger und Sättigung.
3. Nennen Sie die beiden Hormone, die bei der Regulation von Fettmasse und Energiebilanz eine Rolle spielen und erläutern Sie ihre Wirkungsweise.
4. Erklären Sie, was unter verhaltenspsychologischen Aspekten der Nahrungsaufnahme zu verstehen ist.
5. Beschreiben Sie vereinfacht, wann die jeweiligen Hormone zur Regulation der Verdauungsvorgänge ausgeschüttet werden und was sie bewirken.
6. Erklären Sie die Aufgaben von Sympathikus, Parasympathikus und Darmnervensystem.
7. Stellen Sie sich Folgendes vor: Sie essen gerade in Ruhe eine Mahlzeit, als Sie plötzlich feststellen, dass Sie für Ihre Abschlussprüfung am kommenden Tag vergessen haben, ein Thema zu lernen. Erklären Sie, was in Ihrem Körper, bezogen auf die nervale Regulation der Verdauung, passiert.

HORMON	ORT DER SYNTHESE	FREISETZUNGSREIZE	HAUPTWIRKUNG
Gastrin	Zellen des Magens und Duodenum	Dehnung der Magenwand, Proteinabbauprodukte, Aktivierung des N. vagus	Steigerung der Sekretion von HCl und Pepsinogen, Steigerung der Magenmotilität
Cholezystokinin (CCK)	Zellen des Duodenum und Jejunum	Proteinabbauprodukte und Fettsäuren im Duodenum	Steigerung der Sekretion von Pankreasenzymen und Gallensäure, Herabsetzung der Magenmotilität, Verzögerung der Magenentleerung
Sekretin	Zellen des Duodenum und Jejunum	niedriger pH-Wert im Duodenum, Gallsensalze im Duodenum	Steigerung der Sekretion von Bicarbonat aus dem Pankreas, Steigerung der Pepsinogensekretion, Senkung der HCl-Sekretion im Magen, Verzögerung der Magenentleerung
GIP (gastric inhibitory peptid)	Zellen des Duodenum und Jejunum	Anstieg von Glucose, Fett- und Aminosäuren im Duodenum	Steigerung der Insulinsekretion, Senkung der Magenmotilität und der HCl-Sekretion
Somatostatin	Zellen des Pankreas, Dünndarms und Magens, Nerven	Anstieg von Fettsäuren, Peptiden und Gallensalze im Dünndarm	Herabsetzung der Magensaftsekretion und Motilität, Freisetzung von Gastrin, CCK und Sekretin

Tab. 1: Ausgewählte Hormone der Verdauungsregulation

10 GRUNDLAGEN DER ERNÄHRUNG

Essen und Trinken gehören zu den körperlichen Grundbedürfnissen genau wie Atmung, Schlaf und Fortpflanzung. Ohne eine regelmäßige Zufuhr von Essen und Trinken sind Menschen nicht lebensfähig. Lebensmittel führen dem Körper Nährstoffe und Energie zu. Diese sind für die Erhaltung aller Lebensvorgänge notwendig.

Ernährung bezeichnet daher die Aufnahme von Stoffen, die dem Körper als Energiequelle dienen und die ihm Material zum Körperaufbau und als Ersatz für verbrauchte Substanzen liefern.

Durch die ernährungswissenschaftliche Forschung liegen vielfältige Erkenntnisse vor, welche Mengen an Nährstoffen und Energie der menschliche Körper für Stoffwechselprozesse benötigt. Durch eine ausgewogene Zufuhr dieser Stoffe soll Ernährung einen Beitrag dazu leisten, die Gesundheit zu erhalten und Krankheiten vorzubeugen. Doch Ernährung ist mehr als nur die Aufnahme von Nährstoffen.

10.1 INNERE EINFLÜSSE AUF DAS ERNÄHRUNGSVERHALTEN

Viele Menschen wissen gut darüber Bescheid, welche Lebensmittel sie für eine gesunde Ernährung auswählen sollten. Doch beim täglichen Essen und Trinken richtet sich kaum jemand nach ernährungsphysiologischen Regeln. Die vorhandenen vernunftgesteuerten Kenntnisse werden nicht angewendet. Nicht der Kopf scheint zu entscheiden, was auf den Teller kommt, sondern der Bauch.

Am Anfang eines Menschenlebens sind **Hunger und Sättigung** noch die bestimmenden Faktoren für die Nahrungsaufnahme. Doch mit zunehmendem Alter gewinnen vermehrt andere innere Einflüsse Bedeutung für das Ernährungsverhalten.

Ein wichtiger Aspekt ist der **Geschmack** der Lebensmittel. Wir wählen bevorzugt die Speisen und Getränke aus, die uns gut schmecken, die für uns einen **Genuss** darstellen. Lebensmittel werden aber auch „zweckentfremdet“, um positive Emotionen oder positives Verhalten zu verstärken. Essen dient dann als **Belohnung**, als Motivationshilfe oder wird als Erziehungsmethode eingesetzt.

Umgekehrt essen Menschen auch, um negative Gefühle, Sorgen oder Stress zu minimieren (**„Frustessen“**). Der leckere Geschmack der Speisen sowie das wohltuende Sättigungsgefühl sollen als positiver Verstärker dienen. Essen als Belohnung oder zum Trost einzusetzen, fördert ungünstige Essgewohnheiten.

10.2 ÄUSSERE EINFLÜSSE AUF DAS ERNÄHRUNGSVERHALTEN

Essen ist unmittelbar mit dem **sozialen Leben** verbunden. Es erfolgt in Gemeinschaft mit anderen, in der Familie, bei Freunden, in der Kita, der Schule, im Büro oder unterwegs auf der Straße. Gemeinsame Mahlzeiten bilden den Rahmen für berufliche oder private Treffen und Feiern. Dabei ist das Essen die Basis für **Kommunikation und Informationsaustausch**. Die Speisenauswahl erfolgt – gerade bei Festen und Feiertagen – nach **kulturspezifischen Traditionen**.

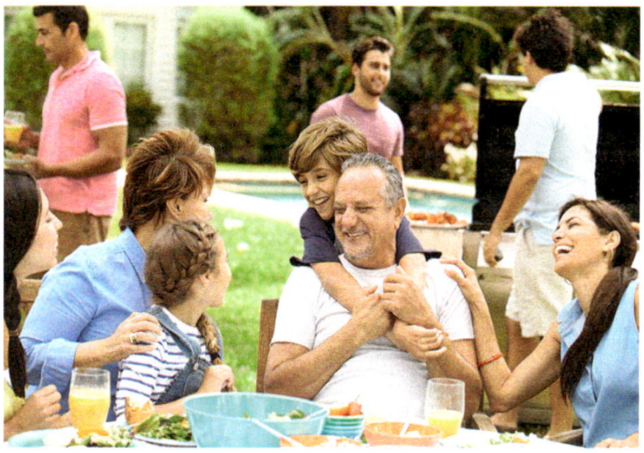

Abb. 1: Essen ist mehr als nur Nahrungsaufnahme, es dient auch dem sozialen Austausch.

Sie kann aber auch nach Vorbildern oder im Vergleich zu anderen getroffen werden und um die Zugehörigkeit zu einer Gruppe oder eine bewusste Abgrenzung zu signalisieren. Die Ernährung stellt also einen wichtigen Teil der sozialen und kulturellen Identität dar.

Zudem nimmt die **Werbung** Einfluss darauf, welche Lebensmittel und Produkte ausgewählt und verzehrt werden. Auch das zur Verfügung stehende **finanzielle Budget** und die Lebensmittelpreise bestimmen die Auswahl dessen, was gegessen und getrunken wird.

10.3 LEBENSMITTEL

Alle vom Körper benötigten Nährstoffe und die Energie nehmen Menschen durch Lebensmittel zu sich. Eine Verordnung der Europäischen Union, die Lebensmittelbasis-Verordnung, definiert Lebensmittel als Stoffe oder Erzeugnisse, die dazu bestimmt sind, vom Menschen in verarbeitetem, teilweise verarbeitetem oder unverarbeitetem Zustand aufgenommen zu werden. Zu den Lebensmitteln gehören Nahrungsmittel, Genussmittel, Lebensmittelzusatzstoffe und Nahrungsergänzungsmittel. Keine Lebensmittel sind Futtermittel, Arzneimittel, Kosmetika und Tabakerzeugnisse.

10.3.1 NAHRUNGSMITTEL

Nahrungsmittel werden nach ihrer Herkunft in **pflanzliche und tierische Nahrungsmittel** eingeteilt.

Pflanzliche Nahrungsmittel sind:
- Getreide und Getreideprodukte, z. B. Brot und Backwaren, Reis, Nudeln, Mehl, Getreideflocken
- Kartoffeln
- Gemüse, z. B. Möhren, Broccoli, Paprika, Pilze
- Hülsenfrüchte, z. B. Erbsen, Bohnen, Linsen
- Kräuter, z. B. Petersilie, Schnittlauch, Dill
- Obst, z. B. Äpfel, Bananen, Kirschen, Kiwis
- pflanzliche Öle, z. B. Raps-, Olivenöl
- Süßwaren, z. B. Honig, Konfitüre, Zucker
- Gewürze, z. B. Salz, Pfeffer

Nahrungsmittel tierischen Ursprungs sind:
- Fleisch, z. B. Rind-, Schweine- oder Geflügelfleisch
- Fleischwaren und Wurst, z. B. Schinken, Salami
- Fisch und Fischwaren, z. B. Seelachs, Hering
- Milch und Milchprodukte, z. B. Joghurt, Quark, Buttermilch, Kefir, Sahne, Käse
- tierische Fette, z. B. Butter, Schmalz, Talg, Tran
- Eier

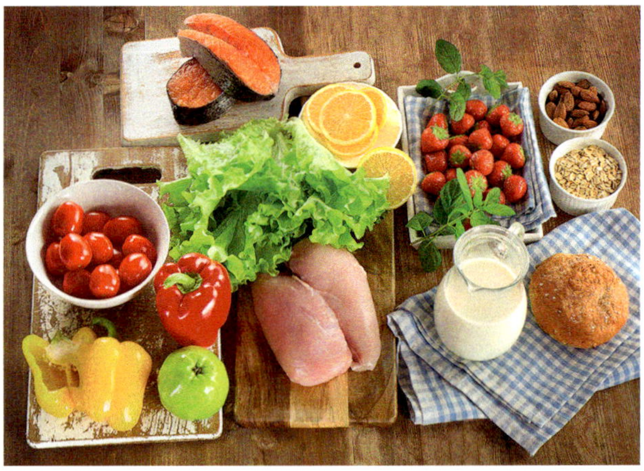

Abb. 1: Für unsere Ernährung können wir auf pflanzliche und tierische Nahrungsmittel zurückgreifen.

10.3.2 GENUSSMITTEL

Kaffee, Tee, Kakao, Alkohol und Tabakwaren werden nicht vorrangig aufgrund ihres Nährstoffgehalts oder zur Sättigung aufgenommen. Sie dienen dem Genuss. Ihr Geschmack und/oder ihre anregende Wirkung sind Gründe, sie zu konsumieren. Daher zählen sie zu den Genussmitteln.

10.3.3 LEBENSMITTELZUSATZSTOFFE

Um die technologischen Eigenschaften von Nahrungsmitteln zu verbessern oder zu verändern, können ihnen Lebensmittelzusatzstoffe hinzugefügt werden. Diese dienen dazu, den Geschmack oder das Aussehen zu beeinflussen, die Haltbarkeit zu verlängern oder die technologischen Verarbeitungseigenschaften zu verbessern.

Stoffe dürfen nur dann als Lebensmittelzusatzstoffe zugelassen werden, wenn internationale Expertengremien ihre gesundheitliche Unbedenklichkeit festgestellt haben.

GUT ZU WISSEN

Das Maß für die Menge eines Zusatzstoffs, die mit großer Wahrscheinlichkeit gesundheitlich unbedenklich ist, ist der **ADI-Wert**. Die Abkürzung steht für „acceptable daily intake" (= „akzeptable tägliche Aufnahmemenge"). Der ADI-Wert gibt die Menge des Stoffes an, die über die gesamte Lebenszeit täglich gegessen werden kann, ohne dass dadurch gesundheitliche Gefahren zu erwarten wären. Die Angabe erfolgt in Milligramm pro Kilogramm Körpergewicht und Tag (mg/kg Körpergewicht/d).
Der ADI-Wert ist nicht als Grenzwert zu verstehen. Wird er ab und zu überschritten, besteht aufgrund eines hohen Sicherheitsfaktors keine Gefahr.

Zurzeit sind in der Europäischen Union sind 320 Zusatzstoffe zugelassen. Diese sind in 26 Funktionsklassen eingeteilt (Tab. 1).

	FUNKTIONSKLASSE		FUNKTIONSKLASSE
1	Antioxidationsmittel	14	Packgase
2	Backtriebmittel	15	Säuerungsmittel
3	Emulgatoren	16	Säureregulatoren
4	Farbstoffe	17	Schaummittel
5	Festigungsmittel	18	Schaumverhüter
6	Feuchthaltemittel	19	Schmelzsalze
7	Füllstoffe	20	Stabilisatoren
8	Geliermittel	21	Süßungsmittel
9	Geschmacks-verstärker	22	Trägerstoffe
10	Komplexbildner	23	Treibgase
11	Konservierungsstoffe	24	Trennmittel
12	Mehlbehandlungs-mittel	25	Überzugsmittel
13	Modifizierte Stärke	26	Verdickungsmittel

Tab. 1: Die 26 Funktionsklassen der Zusatzstoffe

Ob einem Nahrungsmittel Zusatzstoffe zugesetzt sind, muss bei verpackten Produkten auf der **Zutatenliste** gekennzeichnet werden. Dort ist die Funktionsklasse oder die Europa-Nummer (= **E-Nummer**) angegeben. Die E-Nummer eines Zusatzstoffes ist der Code, mit dem jeder Stoff unabhängig von den jeweiligen Landessprachen eindeutig identifiziert werden kann.

Link-Tipp: Eine Datenbank mit Informationen zu allen zugelassenen Zusatzstoffen finden Sie unter unter www.zusatzstoffe-online.de/home/

10.3.4 NAHRUNGSERGÄNZUNGSMITTEL

Ein **Konzentrat von Nährstoffen** oder sonstigen Stoffen mit ernährungsspezifischer oder physiologischer Wirkung, das in Form von Kapseln, Pastillen, Tabletten, Pillen oder Brausetabletten angeboten wird und dazu bestimmt ist, die allgemeine Ernährung zu ergänzen, wird als Nahrungsergänzungsmittel bezeichnet.

Sie ähneln in ihrer Abgabeform Arzneimitteln. Anders als Arzneimittel sind Nahrungsergänzungsmittel jedoch nur dazu bestimmt, dem Körper Vitamine, Mineralstoffe und andere Stoffe zuzuführen, um die normale Ernährung zu ergänzen (Tab. 2). Nahrungsergänzungsmittel dürfen keine arzneiliche Wirkung entfalten. Typische Inhaltsstoffe sind Vitamine und Mineralstoffe.

Nahrungsergänzungsmittel sind für gesunde Personen, die sich ausgewogen und abwechslungsreich ernähren, nicht notwendig. Sie sind auch kein Ersatz für eine entsprechende Ernährungsweise mit viel Obst und Gemüse. Eine einseitige, unausgewogene Ernährungsweise kann nicht durch Einnahme von Nahrungsergänzungsmitteln ausgeglichen werden – ein entsprechender Hinweis auf der Verpackung ist nach der Nahrungsergänzungsmittelverordnung verpflichtend vorgeschrieben.

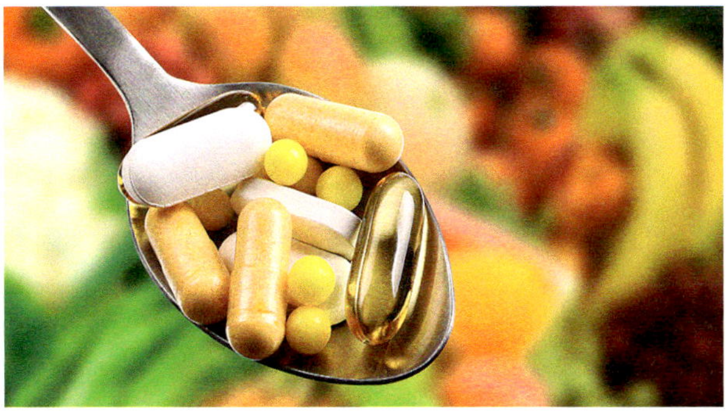

Abb. 2: Fehlende Vitamine und Mineralstoffe können in Form von Nahrungsergänzungsmitteln zusätzlich zugeführt werden, sind bei einem gesunden Menschen aber nicht notwendig.

NAHRUNGSERGÄNZUNGSMITTEL	ARZNEIMITTEL
ergänzen die Ernährung von gesunden Menschen	heilen, lindern oder verhüten Krankheiten/Leiden
gehören zu den Lebensmitteln	sind keine Lebensmittel
Für sie gilt das Lebensmittelrecht.	Für sie gilt das Arzneimittelrecht.
müssen beim Bundesamt für Verbraucherschutz und Lebensmittelsicherheit (BVL) registriert werden	werden durch das Bundesinstitut für Arzneimittel und Medizinprodukte (BfArM) zugelassen
Wirksamkeit muss vorab gegenüber der Behörde nicht nachgewiesen werden (der Hersteller ist für die Sicherheit verantwortlich).	Wirksamkeit und Sicherheit müssen durch Hersteller im Zulassungsverfahren durch klinische Studien belegt werden.
Es sind keine Höchstmengen für die Inhaltsstoffe festgelegt.	Die Dosierungen aller Inhaltsstoffe werden geprüft und exakt festgelegt.

Tab. 2: Unterschiede Nahrungsergänzungsmittel/Arzneimittel

Manche Bevölkerungsgruppen, z. B. Senioren, Menschen mit unausgewogener Ernährungsweise oder Personen, die einen erhöhten Bedarf haben, z. B. Schwangere und Stillende, nehmen einige Nährstoffe, wie Vitamin D, Vitamin E, Folsäure, Vitamin B_{12}, Calcium, Eisen oder Jod, nicht in ausreichenden Mengen auf. Diese Nährstoffe werden als kritische Nährstoffe bezeichnet. In solchen Einzelfällen kann deshalb eine Nahrungsergänzung sinnvoll sein.

_10.4 ENERGIE

Der Körper verbraucht ständig Energie, um alle lebenserhaltenden Funktionen wie Atmung, Blutkreislauf, Temperaturregulation, Ausscheidungsfunktionen von Lunge, Haut, Nieren sowie Auf- und Abbauvorgänge aufrechtzuerhalten. Diese wird ihm über die Ernährung zugeführt.

Der Energiegehalt der Nahrung wird als physiologischer **Brennwert** bezeichnet. Er gibt die Menge an Energie an, die dem Körper durch die Verstoffwechselung von Nahrungsmitteln zur Verfügung gestellt wird.

Die Maßeinheiten für die in der Nahrung enthaltene Energie sind **Kilokalorien (kcal)** oder **Kilojoule (kJ)**.

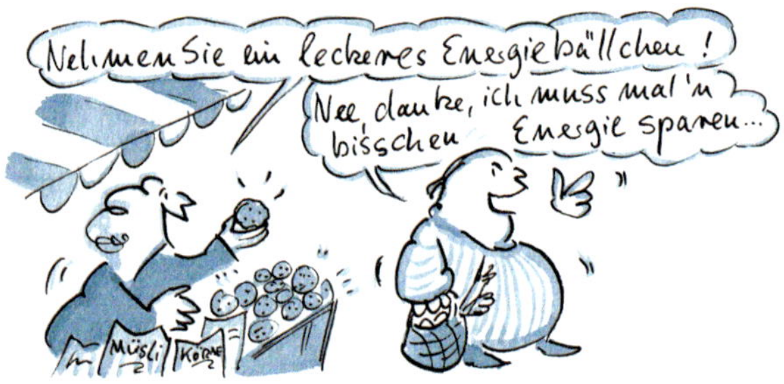
Nehmen Sie ein leckeres Energiebällchen!
Nee, danke, ich muss mal 'n bisschen Energie sparen...
Müsli
Korn

Abb. 1: Abnehmen durch geringere Energieaufnahme.

_10.4.1 KALORIEN

Eine **Kalorie** (cal) ist die Energiemenge, die notwendig ist, um die Temperatur von 1 g Wasser um 1 °C zu erhöhen. Die Kalorie ist daher eigentlich eine Wärmeeinheit (lateinisch calor = Wärme, Hitze).

1000 Kalorien (cal) entsprechen 1 Kilokalorie (kcal).

Im allgemeinen Sprachgebrauch wird häufig für die Energiemenge verkürzend der Begriff Kalorien verwendet, obwohl mengenmäßig Kilokalorien gemeint sind.

Ein **Joule** ist die Menge an Energie, die benötigt wird, um mit der Kraft von 1 Newton ein Objekt einen Meter in Richtung der Kraft zu bewegen.

1000 Joule (J) entsprechen 1 Kilojoule (kJ).

Seit 1969 ist die Verwendung der Einheit Joule offiziell vorgeschrieben. Die Einheit cal sollte als ältere Maßeinheit durch sie abgelöst werden. Doch bis heute sind Kilokalorien die gängige Maßeinheit für die Energie. Bei Lebensmitteln erfolgt die Angabe des Energiegehalts in Kilojoule. Die Angabe in kcal darf ergänzend in Klammern erfolgen.

GUT ZU WISSEN

Die Energieeinheiten können ineinander umgerechnet werden:
1 kcal = 4,186 kJ
Beispiel: 1000 kcal × 4,186 = 4186 kJ
1 kJ = 0,24 kcal
Beispiel: 1000 kJ (= 1 Megajoule MJ) × 0,24 = 240 kcal

_10.4.2 ENERGIEBEDARF DES MENSCHEN

Der **Energiebedarf** ist die Menge an Energie, die vom Körper aufgenommen werden muss, um den **Energieverbrauch**, der durch alle Körperfunktionen, Stoffwechselvorgänge und Aktivitäten entsteht, zu decken.

Bei einer **bedarfsgerechten Energiezufuhr** ist die Menge der aufgenommenen Energie genauso groß wie die verbrauchte Menge (isokalorische Ernährung). Zufuhr und Verbrauch gleichen sich gegenseitig aus. Es wird nicht zu viel und nicht zu wenig Energie zugeführt. Die Energiebilanz ist ausgeglichen. Ziel einer ausgewogenen Ernährung ist eine bedarfsgerechte Energiezufuhr.

Wird mit der Nahrung mehr Energie aufgenommen, als der Körper verbrauchen kann, liegt eine Überernährung (hyperkalorische Ernährung) vor. Die Energiebilanz ist positiv. Über einen längeren Zeitraum führt eine hyperkalorische Energiezufuhr zu einer Zunahme von Körpergewicht und kann Übergewicht bedingen.

Werden täglich im Durchschnitt 50 kcal zu viel aufgenommen, führt das auf ein Jahr hochgerechnet zu einer Gewichtszunahme von etwa vier Kilogramm.

Ist die Energiezufuhr niedriger als der Bedarf, ist der Mensch **unterernährt** (hypokalorische Ernährung). Die Energiebilanz ist negativ. Eine hypokalorische Ernährung führt zu einer Gewichtsabnahme. Diese kann einerseits durch Appetitlosigkeit und Krankheiten bedingt ungewollt eintreten. Andererseits wird eine hypokalorische Ernährung bei übergewichtigen Menschen bewusst zum Abnehmen eingesetzt.

Der Energiebedarf eines jeden Menschen ist individuell verschieden. Er hängt vom aktuellen Körpergewicht, dem Alter, dem Geschlecht, dem Gesundheitszustand, der Körperzusammensetzung, der Umgebungstemperatur und ganz wesentlich von der körperlichen Aktivität ab.

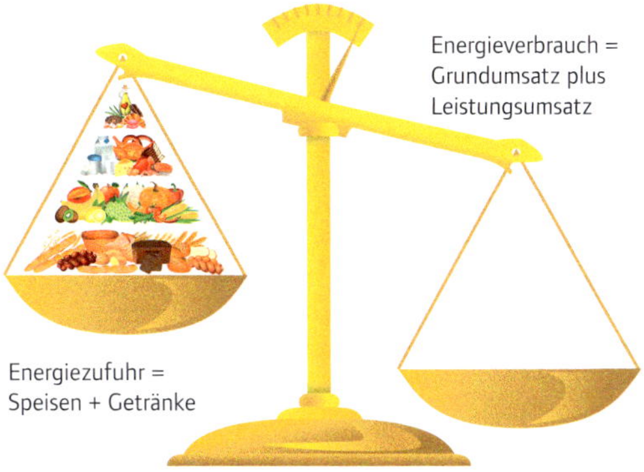

Abb. 2: Energiebilanz = Energiezufuhr – Energieverbrauch

Der Gesamtenergiebedarf setzt sich zusammen aus
- dem **Grundumsatz** (auch Ruheumsatz, BMR = Basal Metabolic Rate),
- der nahrungsinduzierten **Thermogenese** und
- dem **Leistungsumsatz** (Energiebedarf für die körperliche Aktivität).

Der **Grundumsatz** ist der Mindestenergiebedarf (Minimalbedarf), der erforderlich ist, um die lebensnotwendigen Körperfunktionen aufrechtzuerhalten. Er wird in völliger Ruhe, im Liegen, 12 Stunden nach der letzten Nahrungsaufnahme und bei einer Umgebungstemperatur von 20 °C gemessen. Der Grundumsatz macht den Hauptanteil am Gesamtenergiebedarf aus.

Nach einer Mahlzeit benötigt der Körper Energie für die Verdauung, die Nährstoffaufnahme vom Darm ins Blut, den Transport, die Umwandlung und die Speicherung von Nährstoffen. Dieser Energiebedarf, der auf der Intensivierung von Stoffwechselprozessen beruht, wird als nahrungsinduzierte **Thermogenese** (oder thermischer Effekt) bezeichnet. Im Durchschnitt hat der thermische Effekt der Nahrung einen Anteil von etwa 10 % am Gesamtenergieverbrauch. In der praktischen Diätetik wird dieser meist vernachlässigt.

Der **Leistungsumsatz** ist der Energiebedarf für die körperliche Aktivität. Das Ausmaß der körperlichen Aktivität wird als Faktor zur Multiplikation des Grundsatzes angegeben. Dieser Multiplikationswert heißt **physical activity level (PAL)**. Der PAL-Wert hängt von der Schwere der beruflichen Tätigkeit und der Häufigkeit und Intensität der Freizeitaktivitäten ab. Je intensiver ein Mensch in seinem Beruf und in seiner Freizeit körperlich tätig ist, desto höher ist der PAL-Wert. Die Deutsche Gesellschaft für Ernährung e. V. (DGE) gibt für die Berechnung des Gesamtenergiebedarfs Richtwerte für die PAL-Werte bei unterschiedlicher körperlicher Aktivität an (Tab. 1).

Um den Gesamtenergiebedarf eines Menschen zu berechnen, wird der Grundumsatz mit dem PAL-Wert multipliziert.

Beispiel: Mann, 20 Jahre alt, Student

GU 1730 kcal × PAL 1,6 = ~ 2800 kcal Gesamtenergiebedarf

Link-Tipp: Richtwerte für die Energiezufuhr von Kindern, Jugendlichen und Erwachsenen sind zu finden unter https://www.dge.de/wissenschaft/referenzwerte/energie

10.5 NÄHRSTOFFE

Nahrungsbestandteile, die Energie liefern und/oder für die Aufrechterhaltung der Körperfunktionen gebraucht werden, heißen **Nährstoffe**. Entsprechend ihres Energiegehalts werden energieliefernde und nicht energieliefernde Nährstoffe unterschieden.

Die **energieliefernden Nährstoffe** sind Eiweiß, Fette und Kohlenhydrate. Sie besitzen jeweils einen unterschiedlichen Energiegehalt:
- 1 Gramm Eiweiß enthält 4,1 kcal.
- 1 Gramm Fett enthält 9,3 kcal.
- 1 Gramm Kohlenhydrate enthält 4,1 kcal.

Eiweiß, Fette und Kohlenhydrate werden als Hauptnährstoffe (**Makronährstoffe**) bezeichnet, weil sie mengenmäßig die hauptsächlichen Nahrungsbestandteile darstellen.

Vitamine, Mineralstoffe und Spurenelemente liefern zwar keine Energie, sind aber wichtige Substanzen für zahlreiche Stoffwechselvorgänge. Da diese **nicht energieliefernden**

ARBEITSSCHWERE	PAL-WERT	BEISPIELE
ausschließlich sitzende oder liegende Lebensweise	1,2–1,3	alte, gebrechliche Menschen
ausschließlich sitzende Tätigkeit mit wenig oder keiner anstrengenden Freizeitaktivität	1,4–1,5	Büroangestellte, Feinmechaniker
sitzende Tätigkeit, zeitweilig auch zusätzlicher Energieaufwand für gehende und stehende Aktivitäten	1,6–1,7	Studierende, Fließbandarbeiter, Laboranten, Kraftfahrer
überwiegend gehende oder stehende Tätigkeiten	1,8–1,9	Hausfrauen, Kellner, Verkäufer, Handwerker, Mechaniker
körperlich anstrengende berufliche Arbeit	2,0–2,4	Bau-, Wald-, Bergarbeiter, Landwirte, Sportler

Tab. 1: PAL-Werte für Berufs- und Freizeitaktivitäten

Nährstoffe im Körper und in der Nahrung nur in geringen Mengen vorkommen, heißen sie **Mikronährstoffe**.

Neben dieser Einteilung nach Energiegehalt und dem mengenmäßigen Vorkommen in der Nahrung und im Körper können Nährstoffe auch nach ihrer Funktion in **Baustoffe, Brennstoffe und Wirkstoffe** unterschieden werden. Unter chemischen Gesichtspunkten lassen sich Nährstoffe in **organische und anorganische Nährstoffe** einteilen. Organische Verbindungen bestehen hauptsächlich aus Kohlenstoff und Wasserstoff, anorganische Verbindungen enthalten keinen Kohlenstoff.

1. MENGE DES NÄHRSTOFFS (IN DER NAHRUNG UND IM KÖRPER)	
– Makronährstoffe	Eiweiß, Fette, Kohlenhydrate, Wasser
– Mikronährstoffe	Vitamine, Mineralstoffe, Spurenelemente
2. ENERGIEGEHALT DES NÄHRSTOFFS	
– energieliefernd	Eiweiß, Fette, Kohlenhydrate
– nicht energieliefernd	Vitamine, Mineralstoffe, Spurenelemente, Wasser
3. FUNKTION/AUFGABE DES NÄHRSTOFFS	
– Baustoffe	Eiweiß, Wasser, Mineralstoffe
– Brennstoffe	Fette, Kohlenhydrate
– Wirkstoffe	Vitamine, Mineralstoffe, Spurenelemente
4. CHEMISCHE ZUSAMMENSETZUNG DES NÄHRSTOFFS	
– organisch	Eiweiß, Fette, Kohlenhydrate, Vitamine
– anorganisch	Wasser, Mineralstoffe, Spurenelemente

Tab. 1: Einteilung der Nährstoffe

Die verschiedenen Lebensmittel, die täglich verzehrt werden, liefern dem Körper unterschiedliche Mengen der einzelnen Nährstoffe sowie Energie. Dabei enthält kein einzelnes Lebensmittel **alle** benötigten Nährstoffe in ausreichender Menge.

GUT ZU WISSEN

Die **Nährstoffrelation** beschreibt das anteilige Mengenverhältnis der Hauptnährstoffe an der Gesamtenergiezufuhr. Die Gesamtenergiezufuhr eines Tages beträgt immer 100 %. Bei einer vollwertigen Ernährung sollte der Anteil von Eiweiß etwa 15 % der zugeführten Energie, der Anteil von Fett etwa 30 % der Energie und der Kohlenhydratanteil etwa 55 % der Tagesenergie ausmachen.

Es kommt darauf an, jeden Tag eine ausgewogene und vielfältige Mischung verschiedener Lebensmittel zu sich zu nehmen, um möglichst viele Nährstoffe in bedarfsdeckender Menge zu erhalten (siehe auch vollwertige Ernährung).

10.6 VOLLWERTIGE ERNÄHRUNG

Eine vollwertige Ernährung liefert die vom Körper benötigten Nährstoffe, Flüssigkeit, Ballaststoffe und Energie in ausreichender Menge und in einem ausgewogenen Verhältnis. Sie soll dazu beitragen, Wachstum, Entwicklung und Leistungsfähigkeit sowie die Gesundheit des Menschen ein Leben lang zu fördern und zu erhalten.

Die vollwertige Ernährung basiert auf den ernährungswissenschaftlichen Empfehlungen der Deutschen Gesellschaft für Ernährung e. V. (DGE). Aufgrund der Wortähnlichkeit ist die vollwertige Ernährung nicht mit der Vollwerternährung (› Kap. 18.2.5, S. 85) zu verwechseln.

Da wissenschaftliche Zahlenwerte für den Nährstoffbedarf sehr abstrakt sind, wurden sie für die praktische Umsetzung in handlungsorientierte Empfehlungen übersetzt. Mithilfe der „10 Regeln für eine vollwertige Ernährung", dem DGE-Ernährungskreis und der dreidimensionalen Lebensmittelpyramide stehen drei aufeinander aufbauende und sich ergänzende Medien zur Verfügung.

10.6.1 ZEHN REGELN DER DGE

Die Deutsche Gesellschaft für Ernährung e. V. (DGE) hat auf Grundlage aktueller ernährungswissenschaftlicher Erkenntnisse **zehn Regeln** formuliert, die dabei helfen, eine ausgewogene Ernährung zusammenzustellen:

1. Vielseitig essen
2. Reichlich Getreideprodukte und Kartoffeln
3. Gemüse und Obst – Nimm „5 am Tag"
4. Täglich Milch und Milchprodukte, ein- bis zweimal in der Woche Fisch, Fleisch, Wurstwaren sowie Eier in Maßen
5. Wenig Fett und fettreiche Lebensmittel
6. Zucker und Salz in Maßen
7. Reichlich Flüssigkeit
8. Schmackhaft und schonend zubereiten
9. Sich Zeit nehmen und genießen
10. Auf das Gewicht achten und in Bewegung bleiben

Link-Tipp: Eine genaue Erläuterung aller zehn Regeln findet sich unter www.dge.de/ernaehrungspraxis/vollwertige-ernaehrung/10-regeln-der-dge/

10.6.2 ERNÄHRUNGSKREIS

Der Ernährungskreis zeigt optisch, wie sich eine vollwertige Ernährung mit allen lebensnotwendigen Nährstoffen zusammensetzt. In einem Kreismodell sind **sieben Lebensmittelgruppen** dargestellt:

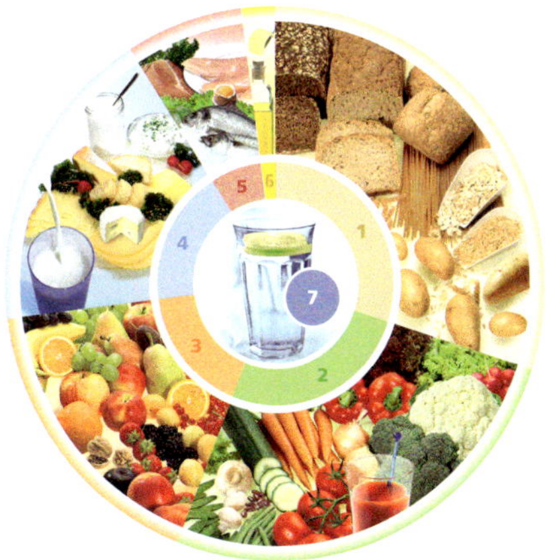

Der **Ernährungskreis** der Deutschen Gesellschaft für Ernährung e. V. (DGE) dient als Wegweiser für eine vollwertige Ernährung. Er teilt das reichhaltige Lebensmittelangebot in sieben Gruppen ein und erleichtert so die tägliche Lebensmittelauswahl. Je größer ein Kreissegment ist, desto größere Mengen sollten täglich aus der Gruppe verzehrt werden. Lebensmittel aus kleinen Segmenten sollten sparsam verwendet werden. Für eine abwechslungsreiche Ernährung sollte die Lebensmittelvielfalt der einzelnen Gruppen genutzt werden.

Da die Getränke eine zentrale Rolle bei der Ernährung spielen, sind sie in der Mitte des Ernährungskreises abgebildet. Sie bilden mengenmäßig die größte Lebensmittelgruppe (auch wenn das Segment für die Getränke optisch nicht als das Größte dargestellt ist). Danach folgen die pflanzlichen Lebensmittel (Gruppen 1 bis 3) wie Getreideprodukte, Kartoffeln, Gemüse und Obst. Sie stellen die Basis einer vollwertigen Ernährung dar. Tierische Lebensmittel (Gruppe 4 und 5) wie Milch und Milchprodukte, Fleisch, Wurst, Fisch und Eier ergänzen mit kleineren Portionen die tägliche Lebensmittelauswahl. Da Speisefette (Gruppe 6) wie Butter und Pflanzenöle sehr energiereiche Lebensmittel sind, sollten sie nur sehr sparsam verzehrt werden. Der Ernährungskreis zeigt die **Optimalform** der Ernährung und bildet daher **nur empfehlenswerte Lebensmittel** ab.

Die Kernaussagen des Ernährungskreises lauten:
- Wählen Sie täglich aus allen sieben Lebensmittelgruppen aus.
- Berücksichtigen Sie das dargestellte Mengenverhältnis.
- Nutzen Sie die Lebensmittelvielfalt der einzelnen Gruppen.

Auf diese Weise kann täglich recht einfach eine vollwertige und abwechslungsreiche Ernährung unter Berücksichtigung der Saison und von individuellen Geschmacksvorlieben zusammengestellt werden.

10.6.3 DREIDIMENSIONALE LEBENSMITTELPYRAMIDE

Auf Basis des Ernährungskreises stellt die dreidimensionale Lebensmittelpyramide eine Erweiterung des grafischen Modells dar. Die sieben Lebensmittelgruppen des Ernährungskreises werden in **vier übergeordnete Gruppen** (pflanzliche Lebensmittel, tierische Lebensmittel, Fette und Öle, Getränke) zusammengefasst, die auf jeweils einer der Pyramidenseiten dargestellt sind:

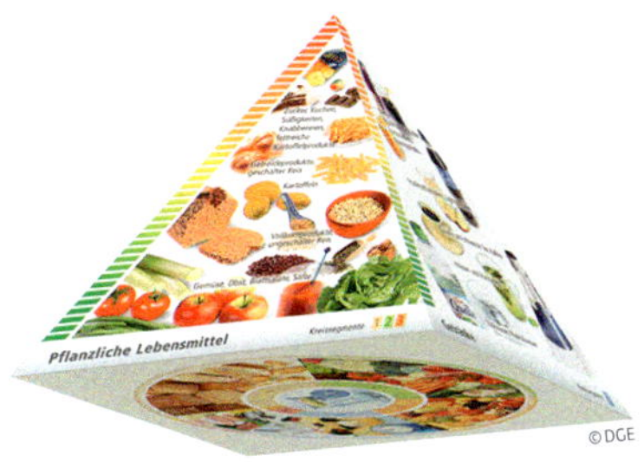

Die **dreidimensionale Lebensmittelpyramide** der Deutschen Gesellschaft für Ernährung e. V. (DGE) veranschaulicht die Prinzipien einer vollwertigen Ernährung. Auf der Unterseite der Pyramide ist der DGE-Ernährungskreis abgebildet. Er teilt das reichhaltige Lebensmittelangebot in sieben Gruppen ein und erleichtert so die tägliche Lebensmittelauswahl. Je größer ein Kreissegment ist, desto größere Mengen sollten täglich aus der Gruppe verzehrt werden. Lebensmittel aus kleinen Segmenten sollten sparsam verwendet werden.
Die Seitenflächen der dreidimensionalen DGE-Lebensmittelpyramide geben durch die räumliche Anordnung der Lebensmittel die zusätzliche Information, welche Lebensmittel innerhalb der jeweiligen Gruppen zu bevorzugen sind: Lebensmittel an der Basis der Pyramidenseite gelten als besonders empfehlenswert, Lebensmittel in der Spitze als weniger empfehlenswert.

Eine Farbleiste von Grün nach Rot verdeutlicht diese **Bewertung der ernährungsphysiologischen Qualität** der einzelnen Lebensmittel.

Die dreidimensionale Lebensmittelpyramide verbindet die mengenbezogenen (quantitativen) Aussagen des Ernährungskreises mit Angaben zur ernährungsphysiologischen Qualität (qualitative Aussagen).

Eine vollwertige Ernährung wird wesentlich durch die geeignete Mengenrelation innerhalb der Lebensmittelgruppen und die vielfältige, abwechslungsreiche Auswahl bestimmt.

AUFGABEN

1. Überlegen Sie sich, in welcher Weise innere und äußere Einflüsse Ihr Ernährungsverhalten beeinflussen.
2. Eine 52-jährige Verkäuferin hat einen Grundumsatz von 1220 kcal pro Tag. Berechnen Sie den Gesamtenergiebedarf.
3. Beschreiben Sie, wie sich eine vollwertige Ernährung zusammensetzt.

11 PROTEINE

„Protein" leitet sich vom griechischen Wort „protos" ab, das „das Erste, das Wichtigste" bedeutet. Damit wird der besondere Stellenwert der Proteine als wichtige biochemische Funktionsträger in lebenden Organismen deutlich. Ihr Gesamtbestand macht etwa 15 bis 17 % der Körpermasse eines Erwachsenen aus:

- 50 % der Körperproteine finden sich im Muskelgewebe
- 25 % im Bindegewebe
- 25 % in den inneren Organen und im Blut

Proteine werden in der deutschen Sprache auch als „Eiweiß" bezeichnet. Dies ist darauf zurückzuführen, dass vor etwa 100 Jahren Proteine in Eiklar (das Weiße vom Ei) nachgewiesen und isoliert wurden. Da man damals noch davon ausging, dass alle Eiweißstoffe in ihrem chemischen Aufbau identisch sind, wurde der Begriff „Eiweiß" verwendet. Eiweiße finden sich aber keineswegs nur im Eiklar und weisen einen unterschiedlichen Aufbau auf. Daher ist der Begriff „Protein" zutreffender und eindeutiger.

11.1 FUNKTIONEN DER PROTEINE

Proteine haben eine Vielzahl von Funktionen im Körper. Sie sind **Baustoffe** und Bestandteile von Zellen, Geweben und Organen. Proteine dienen der **Synthese von Körpermasse**, insbesondere während der Phase des schnellen Wachstums bei Säuglingen, (Klein-)Kindern, Jugendlichen und während der Schwangerschaft. Proteine werden als **Kontraktionselemente** für Bewegungsvorgänge (Myosin und Actin in der Muskulatur) gebraucht. Sie spielen eine wichtige Rolle für zahlreiche **Transportvorgänge** innerhalb des Körpers. Proteine transportieren Sauerstoff im Blut (Hämoglobin) und fungieren als Kanalproteine (Carrier) in Zellmembranen, um Moleküle durch die Zellmembran zu bringen. Als **Enzyme** wirken Proteine als Biokatalysatoren, als **Hormone** regulieren sie vielfältige Stoffwechselprozesse. Proteine wirken als **Neurotransmitter** bei der Signalübertragung in Nervenbahnen und im Gehirn mit. **Abwehrproteine** (Antikörper, Immunglobuline) schützen den Körper vor Infektionen. Proteine dienen auch als **Puffer** im Säure-Basen-Haushalt. Proteine können zwar auch Energie liefern, sie werden jedoch nur in Notzeiten (Hungersnot, Fasten) dazu herangezogen. In diesem Fall kann aus einigen Bausteinen der Proteine Traubenzucker (Glucose) hergestellt werden.

PROTEIN	FUNKTION/ WIRKUNGSWEISE
kontraktile Proteine	wichtig für die Muskelkontraktion
Strukturproteine (Kollagen, Elastin)	Bestandteil von Bindegewebe in Sehnen, Knorpeln
Keratin	Bestandteil von Haut, Haaren
Membranprotein	beteiligt am Aufbau von Zellmembranen
Antikörper, Immunglobuline	dienen der Immunabwehr
Fibrinogen, Thrombin	zur Blutgerinnung
Enzyme, z. B. Protease	sind Biokatalysatoren
Hormone, z. B. Insulin	sind Bioregulatoren
Neurotransmitter, z. B. Serotonin, Dopamin	Erregungsübertragung an Synapsen der Nervenzellen
Transportproteine:	transportieren im Blut …
– Hämoglobin	… Sauerstoff
– Serumalbumin	… Fettsäuren
– Lipoprotein	… Fettsäuren

Tab. 1: Funktionen und Wirkungsweisen von Proteinen

11.2 AUFBAU VON PROTEINEN

Proteine sind aus verschiedenen „Bausteinen", den Aminosäuren, aufgebaut.

Die einzelnen Aminosäuren verbinden sich unter Abspaltung eines Wassermoleküls zu Ketten (Peptidbindung). Proteine sind also unterschiedlich lange, unverzweigte Ketten von verschiedenen Aminosäuren.

11.2.1 AMINOSÄUREN

Alle Aminosäuren sind Aminocarbonsäuren und besitzen die gleiche chemische Grundstruktur. An ein zentrales α-C-Atom sind eine Aminogruppe (NH_2), eine Carboxylgruppe (COOH), ein Wasserstoffatom sowie eine Seitenkette (organischer Rest) gebunden (Abb. 1).

Die Seitenkette (R = Rest) ist bei allen Aminosäuren unterschiedlich. Dadurch unterscheiden sich die einzelnen Aminosäuren in ihren physikalischen und chemischen Eigenschaften.

PROTEINOGENE AMINOSÄUREN

Es gibt weit über 100 bekannte Aminosäuren. Nur 20 dieser Aminosäuren werden zum Aufbau von Proteinen benötigt. Diese werden als proteinogene Aminosäuren bezeichnet. Aus ernährungsphysiologischer Sicht werden die proteinogenen Aminosäuren unterteilt in nicht entbehrliche (essentielle), semiessentielle und entbehrliche (nicht essentielle) Aminosäuren (Abb. 2).

Essentielle Aminosäuren kann der Körper nicht selbst herstellen. Sie müssen deshalb mit der Nahrung aufgenommen werden. Es gibt neun essentielle Aminosäuren (Valin, Leucin, Isoleucin, Lysin, Methionin, Phenylalanin, Threonin, Trytophan, Histidin).

Semiessentielle Aminosäuren kann der Körper prinzipiell selbst herstellen. Aber unter bestimmten Bedingungen, wie in Wachstumsphasen oder bei starker körperlicher Belastung, können sie essentiell werden, da die körpereigene Synthese nicht ausreichend ist. Eine Zufuhr durch die Ernährung ist dann notwendig. So sind beispielsweise beim Neugeborenen während der ersten Lebenstage die Aminosäuren Arginin, Cystein und Tyrosin essentiell.

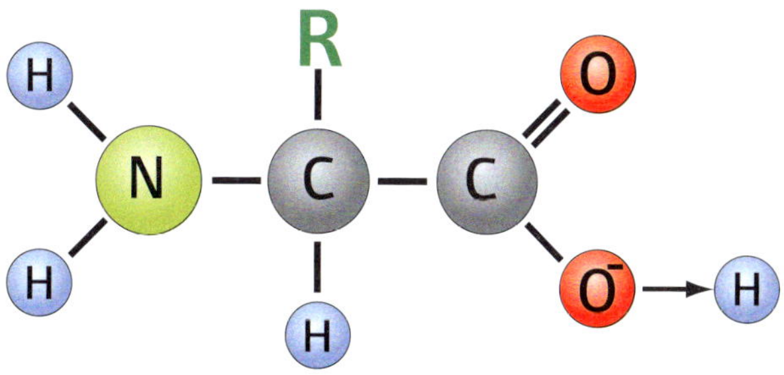

Abb. 1: Grundstruktur der Aminosäure

Nicht essentielle Aminosäuren sind solche, die der Körper immer in ausreichender Menge selbst herstellen kann (Alanin, Serin, Glycin, Prolin, Asparagin, Asparaginsäure, Glutamin, Glutaminsäure).

GUT ZU WISSEN

Unter **Nomenklatur** versteht man die Benennung oder Fachbezeichnung von Stoffen. Die meisten Aminosäuren tragen keine funktionelle Bezeichnung, sondern einen **Trivialnamen**. Dieser leitet sich häufig von dem tierischen oder pflanzlichen Gewebe ab, in dem die Aminosäure (unter anderem) zu finden ist. Glutamin wurden nach dem Weizenprotein Gluten benannt, Tyrosin nach dem griechischen Wort für Käse, Asparagin nach dem lateinischen Begriff für Spargel. Glycin erhielt seinen Namen aufgrund seines süßlichen Geschmacks.

NICHT PROTEINOGENE AMINOSÄUREN

Neben den proteinogenen Aminosäuren finden sich im Körper noch zahlreiche weitere Aminosäuren, die nicht in Proteine eingebaut werden. Diese heißen nicht proteinogene Aminosäuren. Sie haben wichtige Funktionen im Stoffwechsel.

Thyroxin ist ein Hormon, das in der Schilddrüse gebildet wird. Es ist bedeutend im Energiestoffwechsel und als Partner für andere Hormone (Insulin, Glucagon). Thyroxin wird zur Behandlung der Schilddrüsenunterfunktion eingesetzt.

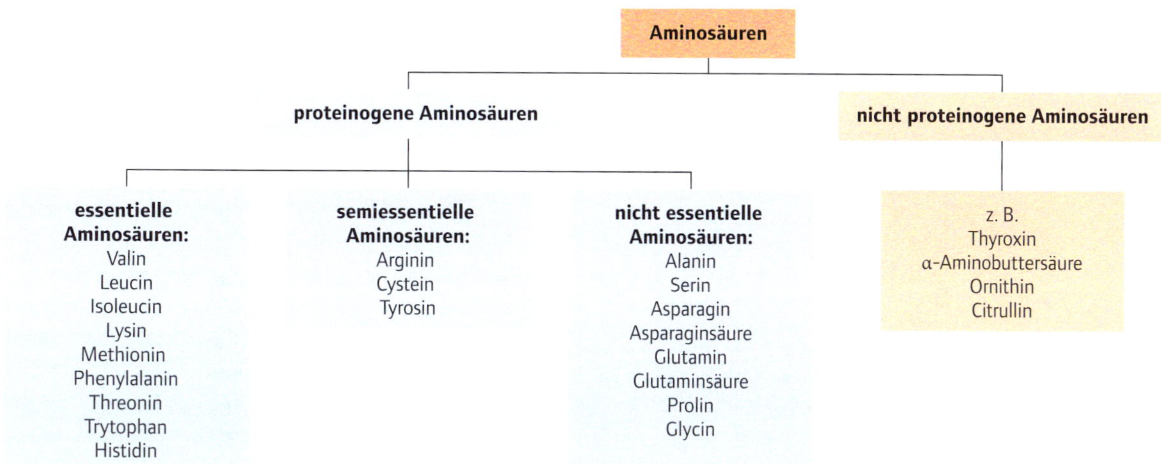

Abb. 2: Einteilung der Aminosäuren in proteinogene und nicht proteinogene Aminosäuren

γ-**Aminobuttersäure (GABA)** ist ein wichtiger hemmender (inhibitorischer) Neurotransmitter im zentralen Nervensystem. GABA setzt die Erregbarkeit der Nervenzellen herab. GABA-Rezeptoren befinden sich vorwiegend im Gehirn und der Bauchspeicheldrüse. Im Gehirn sind sie unter anderem an der Einleitung und Aufrechterhaltung des Schlafes beteiligt. In der Bauchspeicheldrüse hemmen sie die Produktion von Glucagon.

Ornithin und **Citrullin** sind Stoffwechselzwischenprodukte im Harnstoffwechsel.

_ 11.2.2 PEPTIDE

Durch die Verbindung von zwei oder mehreren Aminosäuren entstehen Peptide. Ein **Dipeptid** ist ein Peptid aus zwei Aminosäuren, ein **Tripeptid** besteht aus drei Aminosäuren. **Oligopeptide** haben bis zu zehn Aminosäuren (oligo = wenige), **Polypeptide** bis 100 Aminosäuren (poly = viele). Aneinanderreihungen von über 100 Aminosäuren werden als Proteine (Eiweiße) bezeichnet.

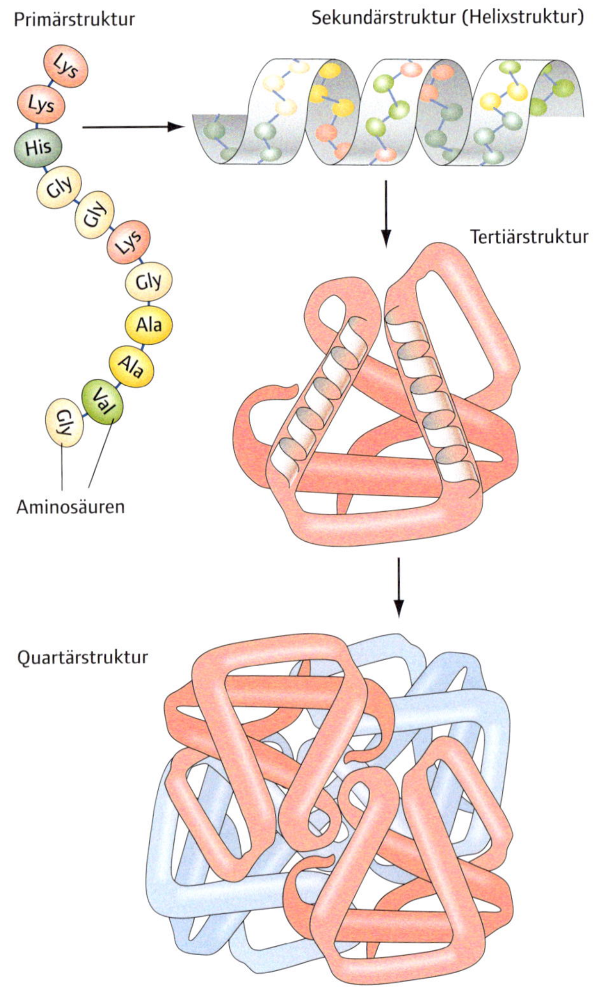

Abb. 1: Vier Strukturebenen von Polypeptiden und Proteinen

Da es 20 proteinogene Aminosäuren gibt, ergeben sich bei einer Kettenlänge von 100 Aminosäuren 20^{100} Möglichkeiten der Verknüpfung, wodurch eine riesige Anzahl von verschiedenen Proteinen entsteht. Der Aufbau der Polypeptide und Proteine kann mit dem Alphabet verglichen werden. Aus 26 verschiedenen Buchstaben können durch deren unterschiedliche Aneinanderreihung zahllose verschiedene Wörter gebildet werden.

AMINOSÄURE	DREI-BUCHSTABEN-CODE	EIN-BUCHSTABEN-CODE
Alanin	Ala	A
Arginin	Arg	R
Asparagin	Asn	N
Asparaginsäure	Asp	D
Cystein	Cys	C
Glutamin	Gln	Q
Glutaminsäure	Glu	E
Glycin	Gly	G
Histidin	His	H
Isoleucin	Ile	I
Leucin	Leu	L
Lysin	Lys	K
Methionin	Met	M
Phenylalanin	Phe	F
Prolin	Pro	P
Serin	Ser	S
Threonin	Thr	T
Tyrosin	Glu	Y
Tryptophan	Tyr	W
Valin	Val	V

Tab. 1: Nomenklatur der Aminosäuren mit Drei- und Ein-Buchstaben-Code

_ 11.2.3 STRUKTUREN VON PROTEINEN

Polypeptide und Proteine zeichnen sich jedoch nicht nur durch die Anzahl und Reihenfolge der Aminosäuren sowie die Kettenlänge aus. Ihre spezifischen Funktionen können sie erst aufgrund einer bestimmten **dreidimensionalen Anordnung** (Konformation) übernehmen. Die räumliche Struktur von Polypeptiden und Proteinen lässt sich hierarchisch in vier Ebenen gliedern, die als Primär-, Sekundär-, Tertiär- und Quartärstruktur bezeichnet werden.

Die **Primärstruktur** ist die lineare Anordnung (Sequenz) der Aminosäuren in einem Peptid oder Protein.

Die **Sekundärstruktur** geht aus der Primärstruktur hervor. Die Polypeptidketten ordnen sich räumlich in einer bestimmten Molekülform an, die durch Wasserstoffbrückenbindungen zustandekommt. Bei der Sekundärstruktur werden die Schraubenstruktur (α-Helixstruktur) und die β-Faltblattstruktur unterschieden. Bei der α-Helixstruktur ist die Polypeptidkette wie eine gedrehte Spirale angeordnet. Bei der β-Faltblattstruktur sind die Peptidketten verschiedener Moleküle nebeneinander und zickzackförmig angeordnet. Die Helix- und Faltblattstrukturen können nebeneinander in einem Proteinmolekül vorkommen.

Häufig sind die Sekundärstrukturen noch zusätzlich gedreht, geschraubt, gefaltet oder anderweitig geformt. Eine solche Raumanordnung wird als **Tertiärstruktur** bezeichnet. Sie kann außer durch Wasserstoffbrückenbindungen noch durch Elektronenpaar- und Ionenbindungen sowie durch hydrophobe Wechselwirkung (van der Waals-Kräfte) stabilisiert werden. Das Keratin in Haar und Wolle, Fibroin in der Seidenfaser und das Muskelprotein (Myoglobin) weisen eine Tertiärstruktur auf.

Sind mehrere in ihrer Tertiärstruktur vorliegende Polypeptidketten am Aufbau eines Proteinmoleküls beteiligt, wird diese **Quartärstruktur** genannt. Die Einzelmoleküle werden als Untereinheiten bezeichnet. Diese Struktur gibt es z.B. beim roten Blutfarbstoff (Hämoglobin). Das Hämoglobinmolekül besteht aus vier Polypeptidketten.

11.2.4 EINFACHE UND KOMPLEXE PROTEINE

Eiweißstoffe können nicht nur aufgrund ihrer räumlichen Struktur, sondern auch aufgrund von anderen Strukturmerkmalen (z.B. Löslichkeit) eingeteilt werden. Es werden hier einfache und komplexe Proteine unterschieden (Abb. 2).

Einfache Proteine bestehen ausschließlich aus Aminosäuren. Die Gruppe der einfachen Proteine wird nochmals unterteilt in

- **Sphäroproteine** (= globuläre Proteine) und
- **Skleroproteine** (= fadenförmige (fibrilläre) Proteine).

Komplexe Proteine besitzen einen Proteinanteil und einen Nichtproteinanteil (prosthetische Gruppe) und werden als Proteide bezeichnet.

11.3 PROTEINQUALITÄT

Proteine werden durch pflanzliche und tierische Nahrungsmittel aufgenommen. Dabei haben die in der Nahrung enthaltenen Proteine aufgrund der unterschiedlichen **Verwertbarkeit** im Körper eine verschiedene Wertigkeit. Ein Protein kann umso vollständiger verwertet werden, je besser das Aminosäuremuster mit der Aminosäurezusammensetzung des Körperproteins übereinstimmt.

Um die Qualität von Nahrungsproteinen zu bewerten und zu vergleichen, wurde Anfang des 20. Jahrhunderts die **biologische Wertigkeit** als theoretische Größe entwickelt. Die biologische Wertigkeit gibt an, wieviel Gramm Körperprotein aus 100g Nahrungsprotein gebildet werden kann. Da Volleiprotein eine hohe Proteinqualität aufweist, wurde es als Referenzprotein mit einer biologischen Wertigkeit von 100 festgelegt. Die Angaben zur biologischen Wertigkeit aller anderen Proteine erfolgen im Vergleich zu Vollei. Der Referenzwert 100 des Volleis entspricht jedoch keiner 100-prozentigen Umsetzung. Die tatsächliche Menge an körpereigenem Eiweiß, die aus Volleiprotein hergestellt werden kann, liegt unter 100%.

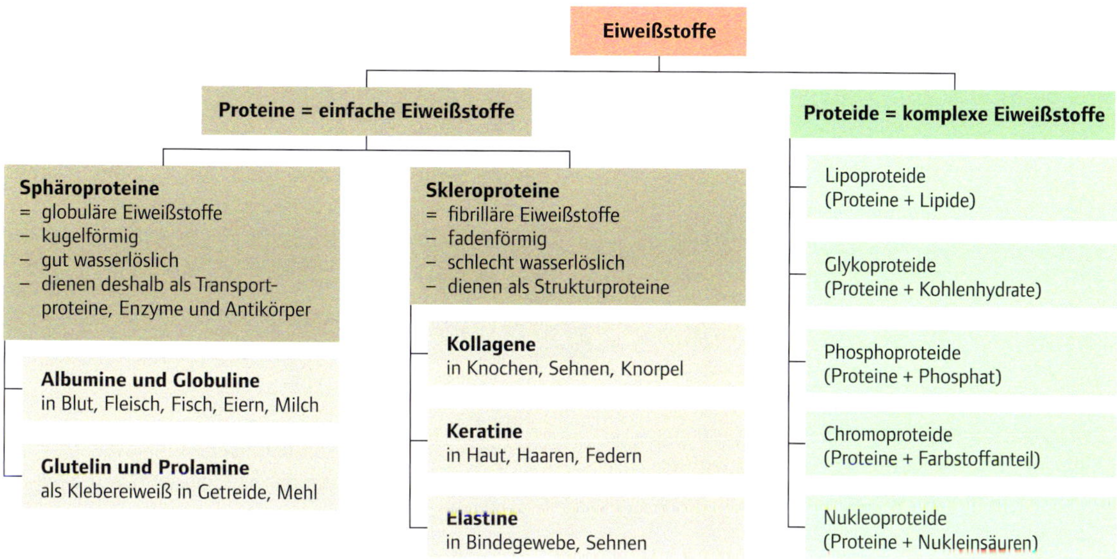

Abb. 2: Einteilung der einfachen und komplexen Proteine

Durch die Kombination mehrerer Proteinarten aus Nahrungsmitteln tierischer und pflanzlicher Herkunft kann insgesamt eine höhere biologische Wertigkeit als die Wertigkeit der einzelnen Nahrungsmittel erzielt werden. Die Nahrungsmittel ergänzen sich in ihrer biologischen Wertigkeit. Daher spricht man auch von der **Ergänzungswirkung**.

NAHRUNGSMITTEL	BIOLOGISCHE WERTIGKEIT
Vollei	100
Kartoffel	96
Rindfleisch	87
Kuhmilch	85
Sojamehl	84
Bohnen	83
Reis	82
Bohnen	73
Reis	59

Tab. 1: Biologische Wertigkeit von Nahrungsmitteln

So ergibt sich aus 64 % Kartoffelprotein und 36 % Protein aus Vollei (Hühnerei) eine biologische Wertigkeit von 136. Dies ist die höchste biologische Wertigkeit aller untersuchten Proteinmischungen. Sie wird bei proteinarmen Diäten (z. B. bei Niereninsuffizienz) eingesetzt. Die Patienten erhalten Speisen mit Kombinationen von Kartoffeln mit Ei, beispielsweise Kartoffeln mit Rührei, Kartoffelauflauf.

Aber auch Getreide und Hülsenfrüchte (z. B. Erbseneintopf mit Brot), Getreide und Milchprodukte (z. B. Vollkornbrot mit Käse) oder Kartoffeln und Milchprodukte (z. B. Pellkartoffeln mit Quark) sind empfehlenswerte Proteinkombinationen.

11.4 PROTEINBEDARF

Die empfohlene Zufuhr an Protein beträgt **0,8 g/kg Körpergewicht am Tag** für Jugendliche und Erwachsene. Das entspricht 50–60 g Protein. Bei männlichen Jugendlichen im Alter von 15–19 Jahren beträgt der tägliche Bedarf 0,9 g/kg Körpergewicht.

Die tatsächliche tägliche Aufnahme von Protein liegt im Durchschnitt deutlich über der empfohlenen Zufuhr. Da nur wenige wissenschaftliche Daten über ungünstige Wirkungen einer zu hohen Proteinzufuhr vorliegen, wurde aus Sicherheitsgründen ein **oberer Grenzwert von 2,0 g/kg Körpergewicht pro Tag** festgelegt. Das entspricht etwa 120 g Protein für Frauen und 140 g für Männer.

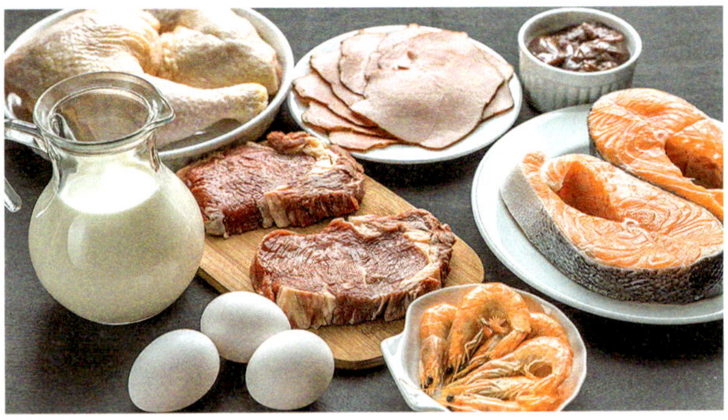

Abb. 1: Eine Vielzahl an Lebensmitteln enthält Proteine.

11.5 PROTEINMANGEL

Ein Proteinmangel verursacht schwerwiegende Erkrankungen. Bei Erwachsenen führt eine dauerhafte **Protein-Energie-Mangelernährung** (PEM) zu Gewichtsverlust, zur Verringerung der Muskel- und Fettmasse, zur Abnahme der Albuminkonzentration im Blutplasma und zum Auftreten von Ödemen.

Kleinkinder mit einer **Proteinmangelernährung**, aber ausreichender Energiezufuhr in Form von Kohlenhydraten, erkranken an **Kwashiokor**. Die Erkrankung tritt vor allem in Entwicklungsländern auf. Symptome sind starke Wassereinlagerungen am Bauch (Hungerödem), Vergrößerung der Leber, Entfärbung der Haare, Muskelabbau und Durchfall.

Säuglinge, die von der Muttermilch entwöhnt werden und dann nicht ausreichend Proteine und Energie erhalten, erkranken an **Marasmus**. Um Energie zu gewinnen, baut der Körper Muskelmasse ab. Weitere Symptome sind Durchfälle, Infektanfälligkeit und Apathie.

11.6 PROTEINE IN NAHRUNGSMITTELN

Proteine kommen Nahrungsmitteln tierischen und pflanzlichen Ursprung vor.

- Tierische Proteinlieferanten sind Fleisch, Fleischwaren, Wurst, Fisch, Eier, Milch, Milchprodukte.
- Pflanzliche Eiweißlieferanten sind Getreide und Getreideprodukte, Kartoffeln, Hülsenfrüchte.

AUFGABEN

1. Nennen Sie fünf Funktionen von Proteinen im Körper.
2. Nennen Sie die nicht entbehrlichen Aminosäuren.
3. Erläutern Sie, was unter der biologischen Wertigkeit zu verstehen ist.
4. Errechnen Sie den Proteinbedarf einer 65 kg schweren Person.

12 FETTE

Fette werden auch Lipide genannt. Der Begriff „Lipide" leitet sich vom griechischen Wort „lipos" ab, was Speck bedeutet. Die Stoffklasse der Fette umfasst zahlreiche, in ihrem strukturellen Aufbau sehr unterschiedliche (heterogene) Stoffe. Gemeinsam ist allen Fetten, dass sie aus den chemischen Elementen Wasserstoff, Sauerstoff und Kohlenstoff aufgebaut sind. Darüber hinaus sind alle Fette **wasserunlöslich**. In unpolaren, organischen Lösungsmitteln (Benzol, Ether, Chlorophorm, Azeton) sind Fette gut löslich.

12.1 KLASSIFIKATION DER FETTE

Um eine Übersicht über die verschiedenen Fette zu erhalten, können diese nach unterschiedlichen Gesichtspunkten strukturiert werden. Mögliche Einteilungskriterien sind:

- die Herkunft der Fette
- ihre Beschaffenheit (Konsistenz)
- die Art der Verwendung
- die chemische Systematik

Nach Herkunft: Nach ihrem Ursprung werden tierische und pflanzliche Fette unterschieden. **Tierische Fette** sind Butter, Schmalz (Schwein, Gans, Ente), Rindertalg und Fischöl (Lebertran). Zu den **pflanzlichen Fetten** zählen Öle (z. B. Rapsöl, Olivenöl, Sonnenblumenöl), Margarine, Palmkernfett und Kokosfett.

Nach Konsistenz: Speisefette können eine **feste, halbfeste oder flüssige** Beschaffenheit aufweisen. Wenn sie bei Raumtemperatur fest oder halbfest sind, heißen sie **Fette**, sind sie bei Raumtemperatur flüssig, werden sie **Öle** genannt. Die Konsistenz von Fetten wird von ihrem Schmelzpunkt/Schmelzbereich bestimmt. Der Temperaturbereich, in dem Fette schmelzen, hängt von der Kettenlänge der Fettsäuren und der Anzahl der Doppelbindungen zwischen den Kohlenstoffatomen ab. Je länger die Fettsäureketten sind und je geringer die Anzahl der Doppelbindungen ist, desto höher ist die Temperatur, bei der die Fette schmelzen.

Nach Verwendung: Bei der Herstellung von Speisen werden Fette zu unterschiedlichen küchentechnischen Zwecken verwendet. Zu unterscheiden sind Streichfette und Kochfette. **Streichfette** dienen als Brotbelag (Butter, Margarine). **Kochfette** werden für die Zubereitung, beispielsweise zum Braten oder Frittieren (Öle, Schmalz), aber auch als Geschmackszutat (Butter) verwendet.

Nach chemischer Systematik: Nach ihrer unterschiedlichen chemischen Zusammensetzung werden Fette in einfache und komplexe Lipide eingeteilt. Zu den **einfachen Lipiden** gehören die mit einem Anteil von etwa 98 % aller Fette vorkommenden Neutralfette (Triglyceride; › Kap. 12.3). Auch Wachse, beispielsweise Bienenwachs, zählen zu den einfachen Lipiden. Sie dienen bei Pflanzen und Tieren als Beschichtungsmaterial (Schutzfunktion). Für die menschliche Ernährung sind sie ohne Bedeutung. **Komplexe Lipide** sind zusammengesetzte Fettstoffe. Das in Neutralfetten vorkommende Glycerin ist durch andere Stoffe ausgetauscht. Phospholipide enthalten neben dem Fettsäureanteil noch Phosphorsäure (anstatt von Glycerin), Glykolipde haben neben Fettsäuren auch noch einen Kohlenhydratanteil (Glucose und Galactose). Bei den Sphingolipiden ist Glycerin gegen einen Aminoalkohol (Sphingosin) ausgetauscht. Komplexe Lipide sind als Membranlipide wichtige Bestandteile der Zellmembran.

12.2 FUNKTIONEN DER FETTE

Der physiologische Brennwert von Fett ist mit 9,3 kcal pro Gramm doppelt so hoch wie der Energiegehalt von Proteinen und Kohlenhydraten mit jeweils 4,1 kcal pro Gramm. Damit ist Fett ein wichtiger **Energielieferant** und eignet sich gut als **Energiespeicher**. Durch Fett ist es möglich, auf kleinstem Raum große Energiemengen „zu lagern" und in den Zellen des Fettgewebes, den Adipozyten, Energiereserven für Notzeiten anzulegen (Depotfett). Gesunde, normalgewichtige Erwachsene lagern zwischen 10 und 20 kg Fett ein, das entspricht 12–24 % der Körpermasse. Übergewichtige und Adipöse weisen erheblich größere Fettspeicher auf.

Fette, insbesondere das Unterhautfettgewebe, bilden eine **isolierende Schicht**, die den Verlust von Körperwärme reduziert. Darüber hinaus dienen sie als **Polsterung** von Organen (z. B. Nieren, Augäpfel). Lipide sind wichtige Bestandteile der Doppellipidschicht in **Zellmembranen**. Sie dienen als Ausgangssubstanz für eine Reihe von Gewebs-

hormonen (**Eicosanoide**), die im Körper vielfältige, wichtige Wirkungen haben. Durch Fette wird der Körper mit Fettsäuren versorgt, die er nicht selbst synthetisieren kann (**essentielle Fettsäuren**). Fette sind **Träger der fettlöslichen Vitamine** (A, D, E, K) und sorgen dafür, dass diese in den Körper aufgenommen werden können. In Speisen und Getränken dienen Fette als **Geschmacksträger** und bewirken ein länger anhaltendes **Sättigungsgefühl**.

12.3 AUFBAU VON FETTEN

Fette bestehen aus zwei Komponenten: dem Alkohol Glycerin (Glycerol) und (verschiedenen) Fettsäuren. Glycerin bindet die Fettsäuren unter Abspaltung von Wasser. Es entsteht ein Ester (Glycerinester). Fette sind also Glycerinester des dreiwertigen Alkohols Glycerin mit Fettsäuren. Bei den natürlich vorkommenden Fetten handelt es sich überwiegend um **Triglyceride**. Das bedeutet, dass Glycerin **drei** Fettsäuren an sich bindet (Abb. 1). Verbindungen von Glycerin mit einer oder zwei Fettsäuren (Mono- und Diglyceride) kommen in der Natur nur in geringer Menge vor.

Bei den Triglyceriden werden ein-, zwei- und dreisäurige Triglyceride unterschieden, je nachdem ob eine, zwei oder drei verschiedene Fettsäurearten an Glycerin gebunden sind. Die Fettsäuren bestimmen die Eigenschaften der Fette und damit ihre Wirkungsweise im Körper.

Die natürlich vorkommenden Fettsäuren sind **unverzweigte Monocarbonsäuren** mit vier bis 24 Kohlenstoffatomen (C-Atomen). Sie werden nach ihrer **Kettenlänge** und ihrem **Sättigungsgrad** eingeteilt. Fettsäuren mit einer Kettenlänge von bis zu vier C-Atomen heißen **kurzkettige** Fettsäuren. **Mittelkettige** Fettsäuren haben zwischen sechs und zehn C-Atome und **langkettige** Fettsäuren besitzen mehr als zehn Kohlenstoffatome. Die Anzahl der in der Kohlenstoffkette vorhandenen Doppelbindungen bestimmt den Sättigungsgrad von Fettsäuren. Fette können **gesättigt** oder **ungesättigt** sein.

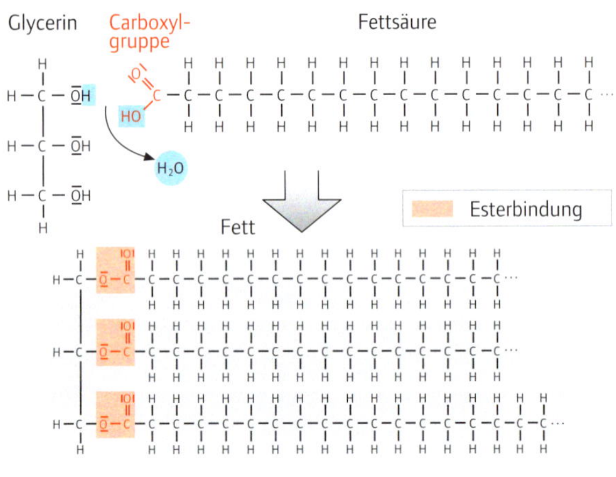

Abb. 1: Bildung eines Fettmoleküls aus Fettsäuren und Glycerin

12.3.1 GESÄTTIGTE FETTSÄUREN (GFS)

Befinden sich in der Kette der C-Atome **nur Einzelbindungen** und keine Doppelbindungen, handelt es sich um eine gesättigte Fettsäure (C–C). Die C-Atome binden die maximal mögliche Anzahl von Wasserstoffatomen und sind „abgesättigt".

Beispiele: Buttersäure, Laurinsäure, Myristinsäure, Palmitinsäure, Stearinsäure

Vorkommen: Gesättigte Fettsäuren kommen vor allem in tierischen Fetten vor. Ausnahmen sind Kokos- und Palmkernfett, die als pflanzliche Fette ebenfalls einen hohen Gehalt an GFS aufweisen.

Wirkung: Ein (zu) hoher Anteil von gesättigten Fettsäuren erhöht mit überzeugender Evidenz (Gewissheit) das Risiko für eine Erhöhung des Cholesterinspiegels im Blut (Hypercholesterinämie, › Kap. B5, S. 129) und für Herz-Kreislauf-Krankheiten. Daher empfiehlt die Deutsche Gesellschaft für Ernährung, dass maximal 10 % der Gesamtenergie pro Tag aus gesättigten Fettsäuren stammen sollte. Bei einer Tagesenergiezufuhr von 2 000 kcal entspricht das 21,5 g.

12.3.2 EINFACH UNGESÄTTIGTE FETTSÄUREN (EUFS)

Einfach ungesättigte Fettsäuren enthalten an **einer** Stelle in der Kohlenstoffkette **eine** Doppelbindung (C = C). Sie sind bezüglich ihrer Wasserstoffatome, die gebunden werden können, nicht gesättigt (= ungesättigt).

Beispiel: Ölsäure

Vorkommen: EUFS sind vor allem in Olivenöl, Rapsöl sowie einigen Nüssen (Haselnüsse, Macadamianüsse, Pekanüsse und Mandeln) enthalten.

Wirkung: Einfach ungesättigte Fettsäuren haben positive Wirkungen im Körper, denn sie senken das Risiko für Fettstoffwechselstörungen. Sie sollten etwa 10–15 % der zugeführten Tagesenergie ausmachen. Bei einem Energiebedarf von 2 000 kcal entspricht dies 21,5–32 g.

Link-Tipp: Eine evidenzbasierte Leitlinie zur Fettzufuhr und Prävention ausgewählter ernährungsmitbedingter Krankheiten ist zu finden unter www.dge.de/wissenschaft/leitlinien/leitlinie-fett/

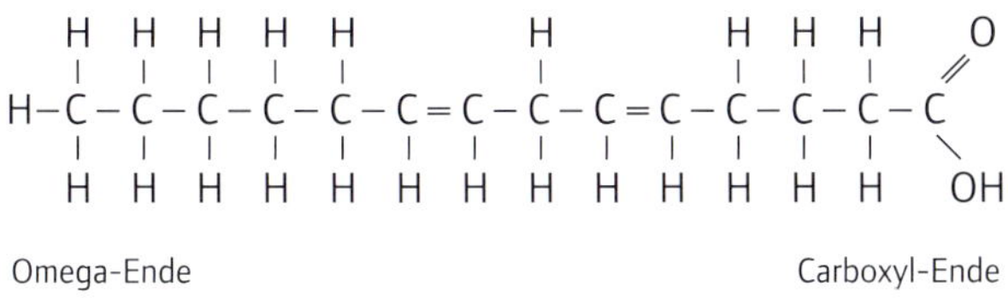

Abb. 2: Aufbau einer mehrfach ungesättigten Fettsäure

12.3.3 MEHRFACH UNGESÄTTIGTE FETTSÄUREN (MUFS)

Enthält die Kohlenstoffkette **mehr als eine** Doppelbindung, wird die Fettsäure als mehrfach ungesättigt bezeichnet (Abb. 2). Je mehr Doppelbindungen eine ungesättigte Fettsäure enthält, desto weicher/flüssiger ist das Fett/Öl bei Raumtemperatur.

Beispiele: Linolsäure, Arachidonsäure, ϒ-Linolensäure, α-Linolensäure, Eicosapentaensäure, Docosahexensäure

Vorkommen: MUFS sind in Nüssen, einigen Pflanzenölen (Distelöl, Sonnenblumenöl, Weizenkeimöl) und fettreichen Fischarten (Hering, Lachs) enthalten.

Wirkung: Mehrfach ungesättigte Fettsäuren können dazu beitragen, das Risiko für Fettstoffwechselstörungen und koronare Herzkrankheiten zu senken. Etwa 10 % der Gesamtkalorien eines Tages sollten aus MUFS stammen. Bei 2 000 kcal entspricht das einer Menge von 21,5 g.

OMEGA-3- UND OMEGA-6-FETTSÄUREN

Die Gruppe der mehrfach ungesättigten Fettsäuren wird in zwei weitere Untergruppen unterteilt: die **Omega-3-Fettsäuren** und die **Omega-6-Fettsäuren**. Die Ziffern in diesen Fettsäurebezeichnungen benennen die **Position der ersten Doppelbindung** in der Kohlenstoffkette. Dabei wird vom „Omega-Ende" ausgehend gezählt. Dieses liegt gegenüber der Carboxylgruppe (COOH; Abb. 2).

Bei Omega-**3**-Fettsäuren befindet sich folglich die erste Doppelbindung zwischen dem **3**. und 4. C-Atom. Omega-**6**-Fettsäuren besitzen ihre erste Doppelbindung zwischen dem **6**. und 7. Kohlenstoffatom.

Beispiele: Zu den Omega-3-Fettsäuren gehören α-Linolensäure, Eicosapentaensäure und Docosahexaensäure. Omega-6-Fettsäuren sind Linolsäure, Arachidonsäure und ϒ-Linolensäure.

Vorkommen:
- α-Linolensäure: Leinöl, Rapsöl, Sojaöl, Walnussöl
- Eicosapentaensäure und Docosahexaensäure: fettreicher Seefisch (Hering, Lachs, Makrele)
- Linolsäure: Getreidekeimöle wie Sonnenblumenöl, Maiskeim-, Weizenkeim-, Distelöl

ESSENTIELLE FETTSÄUREN

Einige der mehrfach ungesättigten Fettsäuren kann der Körper nicht selbst synthetisieren. Sie müssen über die Nahrung aufgenommen werden. Diese Fettsäuren heißen **essentielle Fettsäuren**. Sowohl bei den Omega-3- als auch bei den Omega-6-Fettsäuren gibt es essentielle Fettsäuren.

	OMEGA-3-FS	OMEGA-6-FS
essentiell	α-Linolensäure	Linolsäure
nicht essentiell	Eicosapentaensäure Docosahexaensäure	Arachidonsäure ϒ-Linolensäure

Tab. 1: Essentielle Omega-3- und Omega-6-Fettsäuren

Werden über die Ernährung nicht ausreichend essentielle Fettsäuren aufgenommen, kann sich ein Mangel entwickeln. Die Symptome für einen Mangel an essentiellen Fettsäuren sind vielfältig und oft unspezifisch. Es können eine erhöhte Infektanfälligkeit (geschwächtes Immunsystem), schlechte Wundheilung, eine gestörte Sehkraft oder Muskelschwäche begleitet von Zittern auftreten.

12.3.4 TRANS-FETTSÄUREN

Ungesättigte Fettsäuren liegen in der Natur überwiegend mit einem „Knick" von etwa 30° in der Kohlenstoffkette vor. Durch diesen befinden sich die Wasserstoffatome auf der gleichen Seite. Diese Anordnung wird **cis-Konfiguration** genannt. Durch verschiedene Prozesse kann es zu einer Veränderung der Konfiguration der Doppelbindungen kommen. Es entstehen trans-Fettsäuren, d. h., die Wasserstoffatome an den durch Doppelbindungen verknüpften Kohlenstoffatomen befinden sich auf entgegengesetzten Seiten (Abb. 3).

Trans-Fettsäuren entstehen in der Natur durch Mikroorganismen, die vor allem im Pansen von Wiederkäuern vorkommen. Daher sind sie natürlicher Bestandteil von Milch, Butter, Rind-, Schaf- und Ziegenfleisch. In der Lebensmitteltechnologie entstehen trans-Fettsäuren beim Prozess der Fetthärtung. In diesem werden aus flüssigen Ölen streichfähige Produkte, z. B. Margarine, hergestellt. Auch durch das starke Erhitzen von Ölen und Fetten, z. B. beim Braten bei hohen Temperaturen, können trans-Fettsäuren entstehen.

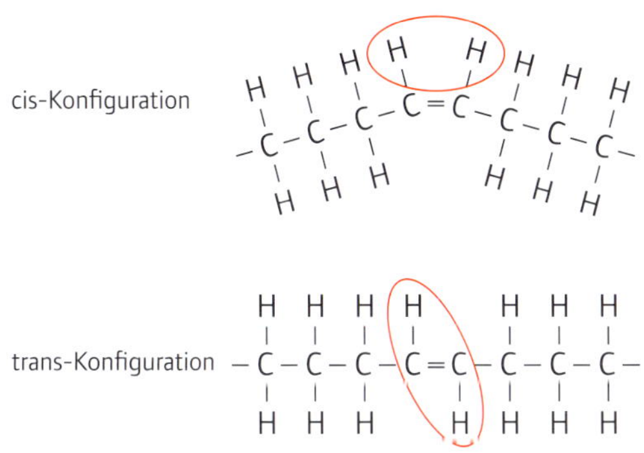

Abb.3: Cis- und Trans-Fettsäuren

Industriell hoch verarbeitete Nahrungsmittel wie Backwaren, Frühstücksflocken mit Fettzusatz, Pommes frites, Trockensuppen, Fertiggerichte sowie Süßwaren und Snacks können einen hohen Anteil von trans-Fettsäuren ausweisen. Studien zeigen mit überzeugender Evidenz (Gewissheit), dass trans-Fettsäuren das Risiko für Fettstoffwechselstörungen und koronare Herzkrankheit erhöhen. Daher ist ihre Zufuhr stark zu begrenzen. Ihr Anteil sollte nicht mehr als 1 % der aufgenommen Tagesenergie betragen. Bei 2 000 kcal entspricht das etwa 2 g.

12.4 CHOLESTERIN

Cholesterin ist ein Fettbegleitstoff, der vom Körper in Leber und Darm selbst synthetisiert (endogenes Cholesterin) oder über die Nahrung aufgenommen (exogenes Cholesterin) wird. Cholesterin kommt in Zellen und Körperflüssigkeiten vor, ist ein lebenswichtiger Bestandteil von Zellmembranen und am Aufbau der Myelinscheiden im Nervengewebe beteiligt. Es ist auch Ausgangssubstanz für die Herstellung von Gallensäuren und Vitamin D. Die Konzentration von Cholesterin im Blut wird individuell unterschiedlich durch Nahrungscholesterin beeinflusst. Dabei reagiert etwa die Hälfte der Menschen auf Nahrungscholesterin. Diese bezeichnet man als „Responder“, im Gegensatz zu den „Non-Respondern“, bei denen die Zufuhr von Nahrungscholesterin nicht mit einer Erhöhung des Serumcholesterins einhergeht. Da Cholesterin die negativen Wirkungen der gesättigten Fettsäuren verstärken kann, empfiehlt die Deutsche Gesellschaft für Ernährung – gerade bei einer Erhöhung des Gesamtcholesterinspiegels im Blut – eine Begrenzung der Cholesterinzufuhr durch die Nahrung auf 300 mg am Tag.

Cholesterin ist vor allem in fettreichen, tierischen Nahrungsmitteln wie Innereien (Leber, Niere, Herz), Schalen- und Krustentieren (Krabben, Krebs, Hummer) und Eiern enthalten. Besonders Patienten mit erhöhten Serumcholesterinwerten sollten fett- und cholesterinreiche Nahrungsmittel reduzieren und pflanzliche Produkte (Gemüse, Obst, Getreide, pflanzliche Öle) bevorzugen.

12.5 LIPOPROTEINE

Lipide und Cholesterin werden, da sie wasserunlöslich sind, im Blut an Trägerproteine gebunden transportiert. Diese Trägerproteine heißen Lipoproteine und es werden – nach aufsteigender Dichte – verschiedene Klassen unterschieden:
- Chylomikronen
- Very Low Densitiy Lipoproteine (VLDL)
- Low Density Lipoproteine (LDL)
- High Densitiy Lipoproteine (HDL)

Lipoproteine übernehmen beim Transport von Lipiden und Cholesterin unterschiedliche Funktionen (Tab. 1). Dadurch haben sie bei der Entstehung von Arteriosklerose eine gefäßverkalkende (arteriosklerotische) oder gefäßschützende Wirkung.

LIPOPROTEIN	TRANSPORT VON ...
Chylomikronen	Triglyceriden aus dem Darm in Leber-, Muskel-, Fettzellen
VLDL	Triglyceriden aus der Leber zu den Körperzellen
LDL	Cholesterin aus der Leber zu den Körperzellen (= „schlechtes Cholesterin“)
HDL	Cholesterin aus den Körperzellen in die Leber (= „gutes Cholesterin“)

Tab. 1: Funktionen der Lipoproteine

12.6 FETTBEDARF

Die von der Deutschen Gesellschaft für Ernährung empfohlene Fettzufuhr für Erwachsene beträgt **30 % des Gesamtenergiebedarfs**. Bei einem Energiebedarf von 2 000 kcal entspricht dies einer Menge von 64,5 g pro Tag. Die tatsächliche tägliche Aufnahme von Fett liegt im Durchschnitt mit etwa 35–40 % der Energie deutlich über der empfohlenen Zufuhr. Eine zu hohe Aufnahme von Fett kann zur Entstehung von Übergewicht, Fettstoffwechselstörungen und Herzkrankheiten beitragen.

12.7 FETTE IN NAHRUNGSMITTELN

Fette kommen sichtbar und „versteckt“ in Nahrungsmitteln vor. **Sichtbare** Fettträger sind tierische und pflanzliche Streich- und Zubereitungsfette wie Butter, Schmalz, Öle und Margarine.

Versteckte Fette sind Fette, die von außen unsichtbar in Nahrungsmitteln enthalten sind. Dazu zählt das Fett in Milch und Milchprodukten sowie Käse, Fleisch, Fleischwaren, Wurst, Eiern und Fisch. Auch viele Süßwaren, Fertig- und Convenienceprodukte enthalten versteckte Fette.

AUFGABEN

1 Nennen Sie fünf Funktionen von Fetten im Körper.
2 Beschreiben Sie den Aufbau von Triglyceriden.
3 Erklären Sie, was essentielle Fettsäuren sind und nennen Sie zwei Beispiele.

13 KOHLENHYDRATE

Kohlenhydrate (KH) werden auch als **Saccharide** (Zucker) bezeichnet. Sie sind mengenmäßig der wichtigste Nährstoff der menschlichen Ernährung. Über 50 % der täglich mit der Nahrung zugeführten Energie stammt aus Kohlenhydraten. Die Namen der Kohlenhydrate enden mit der Silbe „-ose", z. B. Gluc**ose**, Fruct**ose**, Lact**ose**.

Die **Bezeichnung „Kohlenhydrate"** stammt aus früheren Zeiten, als die Auffassung vorherrschte, dass Kohlenhydrate Verbindungen aus gleichen Teilen Kohlenstoff und Wasserstoff seien, also eine hydratisierte (griech. hýdror = Wasser) Form des Kohlenstoffs. Heute ist bekannt, dass dieses Verständnis vom Aufbau der Kohlenhydrate nicht richtig war.

Pflanzen und Mikroorganismen (einige Bakterien, Pilze) bilden Kohlenhydrate unter Ausnutzung der Sonnenenergie durch Fotosynthese aus Kohlendioxyd (CO_2) und Wasser (H_2O).

In tierischen Organismen entstehen sie als Stoffwechselprodukte (Gluconeogenese, Glykogensynthese). Kohlenhydrate sind also in jeder pflanzlichen und tierischen Zelle vorhanden. Sie sind aus **Kohlenstoff, Wasserstoff, Sauerstoff** aufgebaut. Im Allgemeinen entsprechen sie der Zusammensetzung $C_n(H_2O)_n$.

13.1 KLASSIFIKATION DER KOHLENHYDRATE

Es existieren verschiedene Einteilungskriterien, um die Vielzahl von Kohlenhydraten zu strukturieren. Ihnen liegen unterschiedliche (bio)chemische Gesichtspunkte zugrunde. Daher werden Kohlenhydrate – neben einer Einteilung nach Verdaulichkeit und Funktion – auch nach der Art der funktionellen Gruppen, nach ihrer Kettenlänge oder nach der Anzahl der enthaltenen „Bausteine" (Monomere) klassifiziert.

Nach ihrer Verdaulichkeit: Alle Kohlenhydrate müssen durch die Verdauung in ihre Einzelbestandteile zerlegt werden, damit sie in der Darmschleimhaut in den Körper aufgenommen werden können. Die Spaltung wird durch spezifische Enzyme durchgeführt. Kohlenhydrate, die vollständig in Monosaccharide zerlegt werden können, sind verwertbare/**verdaubare Kohlenhydrate**.

Können die Bindungen nicht gespalten werden, sind die Kohlenhydrate biologisch **nicht verwertbar/verdaubar**. Die Art der Bindung zwischen den Kohlenstoffatomen bestimmt, ob Kohlenhydrate verdaulich oder nicht verwertbar sind. Nicht verwertbare Kohlenhydrate heißen **Ballaststoffe** (› Kap. A14, S. 62).

Nach ihrer Funktion: Anhand der Aufgaben, die Kohlenhydrate im Körper erfüllen, lassen sie sich einteilen in
- **Nährstoffe** (Glucose, Glykogen, Stärke),
- **Baustoffe** (Zellulose, Chitin, Proteoglykane [95 % KH und 5 % Proteinen]),
- **Signalstoffe** (Glykoproteine) und
- **Bestandteile der Erbsubstanz** (Desoxyribose in der DNA, Ribose in der RNA).

Nach ihren funktionellen Gruppen: Funktionelle Gruppen sind Atomgruppen in organischen Verbindungen, die die Stoffeigenschaften und das Reaktionsverhalten der sie tragenden Verbindungen maßgeblich bestimmen. Zu den funktionellen Gruppen gehören unter anderem die **Aldehydgruppe** (CHO) und die **Ketogruppe** (C=O).

Aldosen sind Kohlenhydrate, die am **ersten** Kohlenstoffatom der Kohlenstoffkette eine **Aldehydgruppe** tragen. Zu dieser Gruppe gehören unter anderem Glucose und Galactose.

Ketosen sind Saccharide, die am **zweiten** C-Atom der Kohlenstoffkette eine **Ketogruppe** tragen. Zu dieser Gruppe gehört unter anderem Fructose (Abb. 1).

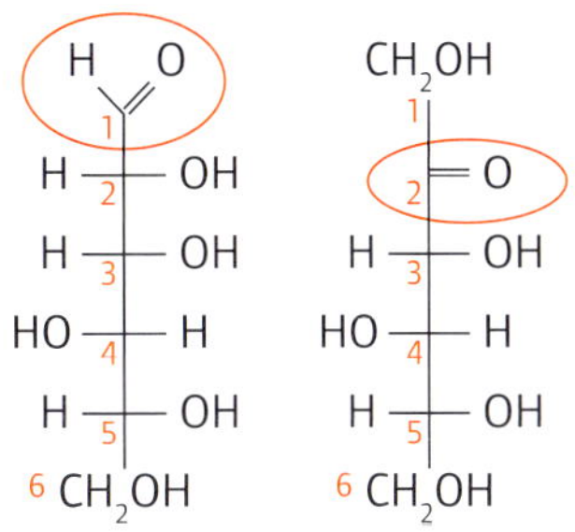

Abb. 1: Beispiel für Aldose (links) und Ketose (rechts)

Nach der Kettenlänge: Entsprechend der Anzahl der Kohlenstoffatome, die in der Kette der Kohlenhydrate vorkommen, werden sie in

- **Triosen** (3 C-Atome),
- **Tetrosen** (4 C-Atome),
- **Pentosen** (5 C-Atome) und
- **Hexosen** (6 C-Atome)

unterteilt. Ernährungsphysiologisch sind hauptsächlich die Hexosen von Bedeutung. Die wichtigsten Vertreter der Hexosen sind Glucose, Galactose und Fructose.

Nach Monomer-Anzahl: Monomere sind die einzelnen „Bausteine", aus denen Stoffe bestehen. Ein einzelnes Monomer in Kohlenhydraten heißt Einzelzucker/Einfachzucker (**Monosaccharid**). Die Verbindung von zwei Monomeren, also zwei Monosacchariden, wird Zweifachzucker (**Disaccharid**) genannt. Mehrfachzucker (**Oligosaccharide**) bestehen aus drei bis neun Monosacchariden und Vielfachzucker (**Polysaccharide**) sind Makromoleküle, die aus mehreren hundert Monomeren zusammengesetzt sind. Kohlenhydrate sind also entweder einfache Zucker oder Verbindungen von einfachen Zuckern.

13.2 FUNKTIONEN VON KOHLENHYDRATEN

Obwohl Kohlenhydrate mit 4,1 kcal pro Gramm nur etwa halb so viel Energie enthalten wie der Nährstoff Fett (9,3 kcal pro Gramm), sind Saccharide die wichtigsten **Energielieferanten** für den menschlichen Körper. Über die Hälfte des täglichen Energiebedarfs wird über Kohlenhydrate gedeckt. Da sie biologisch schnell verwertbar sind, spielen sie eine wichtige Rolle bei der **Energieversorgung** des Organismus. Das Hormon Insulin reguliert die Aufnahme von Kohlenhydraten in die Körperzellen. Einige Gewebe können für ihre Energieversorgung ausschließlich Traubenzucker (Glucose) verwenden. Dazu gehören die roten Blutkörperchen, die Zellen des Nierenmarks und die Gehirnzellen. Das Gehirn benötigt täglich etwa 120 g Glucose, um seinen Energiebedarf zu decken.

Bei einer übermäßigen Zufuhr von Kohlenhydraten werden diese als **Glykogen** in Leber- und Muskelzellen gespeichert. Glykogen stellt somit die Speicherform von Kohlenhydraten im menschlichen Körper dar. In der Leber sind etwa 150 g Glykogen gespeichert, in der Muskulatur sogar bis zu 250 g. Das in der Leber gespeicherte Glykogen hält den Blutzuckerspiegel möglichst konstant, um eine kontinuierliche Versorgung des Gehirns, der Erythrocyten und der Nervenzellen mit Glucose sicherzustellen. Die Glykogenspeicher der Muskeln tragen nicht zur Blutzuckerregulierung bei. Sie stellen Energie für die Muskelkontraktion bereit. In pflanzlichen Organismen dient **Stärke** als Reservestoff.

Neben diesen Funktionen als Energielieferant und Energiespeicher dienen Kohlenhydrate auch als Ausgangsstoff für die Bildung von **Fettsäuren** und **Aminosäuren**. Als **Stützsubstanz** sind sie in Knochen, Sehnen und Bindegewebe vorhanden. Kohlenhydrate sind ebenso Bestandteil von **Blutgruppensubstanzen** und gerinnungshemmenden Stoffen. Auch die **Nukleinsäuren** (RNA, DNA) enthalten Kohlenhydrate. In Verbindung mit einem Fettmolekül sind Kohlenhydrate in **Zellmembranen** vorhanden (Glykolipide).

In der Ernährung des Menschen beeinflussen **Art und Qualität** der zugeführten Kohlenhydrate die **Sättigung** sowie **Stoffwechselparameter** im Blut (Blutglucose-, Blutinsulin- und Lipoproteinkonzentration). Aufgrund ihrer Süßkraft sind sie ausschlaggebend für den **Geschmack** von Nahrungsmitteln und Speisen.

SACCHARID	SÜSSKRAFT
Saccharose (Haushaltszucker)	1
Glucose (Traubenzucker)	0,8
Fructose (Fruchtzucker)	1,2
Maltose (Malzzucker)	0,6
Lactose (Milchzucker)	0,3

Tab. 1: Süßkraft verschiedener Saccharide im Vergleich zu Saccharose

13.3 AUFBAU VON KOHLENHYDRATEN

In der Ernährungswissenschaft ist die Einteilung der Kohlenhydrate nach der Anzahl der Monomere sehr verbreitet. Daher wird diese Klassifizierung auch bei der Beschreibung des Aufbaus der verschiedenen Kohlenhydrate verwendet.

13.3.1 MONOSACCHARIDE

Die kleinsten Einheiten, die am Aufbau der Kohlenhydrate beteiligt sind, heißen Einzelzucker bzw. **Einfachzucker** (= Monosaccharide). Sie stellen die nicht weiter aufspaltbaren **Grundeinheiten** der Kohlenhydrate dar. Zu den Monosacchariden gehören **Traubenzucker** (Glucose), **Fruchtzucker** (Fructose) und **Schleimzucker** (Galactose).

Glucose = 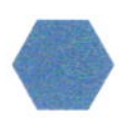 Fructose = 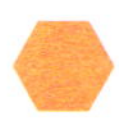 Galactose = 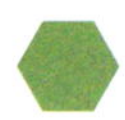

13.3.2 DISACCHARIDE

Durch die Verbindung von zwei gleichen oder zwei verschiedenen Monosacchariden entstehen **Zweifachzucker** (Disaccharide). Zu den Disacchariden gehören **Haushaltszucker** (Saccharose), **Milchzucker** (Lactose) und **Malzzucker** (Maltose). Saccharose und Lactose sind aus ver-

schiedenen Monosacchariden aufgebaut, Maltose besteht aus nur einer Einzelzuckerart.

Saccharose = Glucose + Fructose 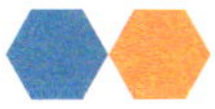

Lactose = Glucose + Galactose 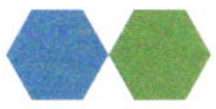

Maltose = Glucose + Glucose 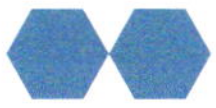

Saccharose wird auch als Kristall-, Rohr- oder Rübenzucker bezeichnet. Sie wird aus Zuckerrüben, Zuckerrohr oder Ahornsaft gewonnen.

Lactose wird in den Milchdrüsen von Säugetieren gebildet und ist daher in Muttermilch, Kuh-, Ziegen- und Schafsmilch enthalten. Lactose wird in der Darmschleimhaut durch das Enzym Lactase gespalten. Ein Mangel an Lactase ist die Ursache der Milchzuckerunverträglicheit (Lactoseintoleranz).

GUT ZU WISSEN

Lactulose ist ein Disaccharid, das synthetisch hergestellt wird. Sie entsteht aber auch beim Erhitzen von Milch. Lactulose hat diättherapeutische Bedeutung bei der Bekämpfung von Verstopfung sowie bei der Vorbeugung und Behandlung von Hyperammonämie (erhöhter Ammoniakspiegel im Blut) bei dekompensierter Leberzirrhose.

13.3.3 OLIGOSACCHARIDE

Mehrfachzucker (Oligosaccharide) bestehen aus drei bis maximal neun Monosacchariden. Zu den Oligosacchariden gehört **Raffinose**, die als **Tri**saccharid aus drei Monosacchariden aufgebaut ist und in Zuckerrüben und Honig enthalten ist. Auch das **Tetra**saccharid (vier Monosaccharide) **Stachyose**, das in Hülsenfrüchten und Artischocken vorkommt, ist ein Oligosaccharid.

Raffinose = Glucose + Fructose + Galactose

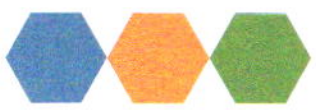

Stachyose = Glucose + Glucose + Fructose + Galactose

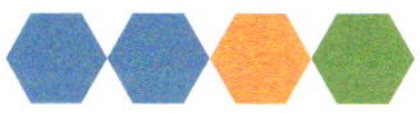

13.3.4 POLYSACCHARIDE

Bilden mehr als zehn Monosaccharide eine Kohlenhydratkette, wird dies als **Vielfachzucker** (Polysaccharid) bezeichnet. Wichtigster Grundbaustein aller Polysaccharide ist Glucose. Die Gruppe der Polysaccharide wird in zwei weitere Untergruppen aufgeteilt.

Homoglykane bestehen aus nur **einer** Monosaccharidart, **Heteroglykane** sind aus **mehreren** Monosaccharidarten aufgebaut. Zu den Homoglykanen gehören Stärke, Glykogen und Zellulose. Xylane, Alginsäuren und Galactomanane sind Heteroglykane.

Stärke ist häufigster Reservestoff für Pflanzen, Glykogen ist die Speicherform von Glucose im menschlichen Körper. Zellulose ist der Hauptbestandteil von Zellwänden.

GUT ZU WISSEN

Im allgemeinen Sprachgebrauch werden Mono- und Disaccharide auch als **einfache Kohlenhydrate** und Polysaccharide als **komplexe Kohlenhydrate** bezeichnet.

13.4 GLYKÄMISCHER INDEX

Durch den Verzehr von kohlenhydrathaltigen Nahrungsmitteln steigt der Blutzuckerspiegel an. Einfache Kohlenhydrate (z. B. Trauben- oder Haushaltszucker) lassen den Blutzuckerspiegel recht schnell ansteigen. Durch komplexe Kohlenhydratträger (z. B. Vollkornprodukte) steigt der Blutglucosespiegel langsam an. Diese unterschiedlichen Effekte lassen sich messen und mithilfe des **glykämischen Index (GI)** bewerten.

Der glykämische Index trifft eine Aussage über die Blutzuckerwirksamkeit verschiedener Kohlenhydratträger (Kohlenhydratqualitäten) im Vergleich zu einem Standard. Als Referenzlebensmittel werden Glucose oder Weißbrot verwendet. Bei der Messung des glykämischen Index wird die blutzuckersteigernde Wirkung von 50 g Glucose oder 50 g Weißbrot mit der Wirkung des Testlebensmittels in einer Menge, die ebenfalls 50 g Kohlenhydrate enthält, gemessen.

Hat das Testlebensmittel, beispielsweise Cornflakes, einen glykämischen Index von 81, besagt dies, dass seine blutzuckersteigernde Wirkung 81 % der Wirkung von Glucose oder Weißbrot ausmacht.

Pro Gramm Kohlenhydrate führen Lebensmittel mit einem hohen GI zu einem rascheren Anstieg der Blutglucosekonzentration und einem höheren Maximalwert des Blutglukoseanstiegs als solche mit einem niedrigen glykämischen Index. Der GI ist ein Maß für die ernährungsphysiologische Qualität der verzehrten Kohlenhydrate.

niedriger GI 0–55	mittlerer GI 56–75	hoher GI ab 76

Kritisch zu betrachten ist, dass mit dem glykämischen Index ausschließlich die Wirkung der **Kohlenhydratqualität** bewertet wird, nicht aber die zugeführte **Menge**. Es ist daher nur sehr bedingt möglich, alleine vom GI eines Lebensmit-

LEBENSMITTEL	GLYKÄMISCHER INDEX
Weizenvollkornbrot (fein gemahlen)	74
Roggenbrot (ganze Körner)	41
Kartoffeln, gekocht	82
Spaghetti (weiß) gekocht	49
Karotten	39
Bananen	47
Naturjoghurt	19

Tab. 1: Glykämischer Index ausgewählter Lebensmittel

tels auf das Ausmaß des Blutzuckeranstiegs einer ganzen Mahlzeit zu schließen.
Daher wurde zusätzlich der Begriff der **glykämischen Last (GL)** eingeführt. Die glykämische Last berücksichtigt die Kohlenhydratmenge pro 100 g Lebensmittel.

$$GL = \frac{GI \times \text{Kohlenhydratmenge}}{100\,g}$$

niedrige GL bis 10	mittlere GL 11–19	hohe GL ab 20

Für eine Portion (30 g) der im oben genannten Beispiel angeführten Cornflakes wird die glykämische Last wie folgt berechnet:
- Cornflakes haben einen GI von 81.
- 30 g Cornflakes enthalten 25 g Kohlenhydrate.

$$GL = \frac{81 \times 25}{100} = 20{,}25 \text{ (gerundet 20)}$$

Cornflakes haben also einen glykämischen Index von 81 und eine glykämische Last von 20.

Die glykämische Last gilt als Indikator für den ausgelösten Insulinbedarf. Experten sehen daher nicht den GI, sondern die glykämische Last als eigentlich relevanten Parameter. Bisher ist jedoch auf wissenschaftlicher Basis weder die Bedeutung des GI noch des GL für eine gesunde Ernährung und für die Vorbeugung bestimmter Erkrankungen geklärt.

13.5 KOHLENHYDRATBEDARF

Entsprechend des von der Deutschen Gesellschaft für Ernährung genannten Richtwerts für die Kohlenhydratzufuhr sollte diese mehr als 50 % der täglich zugeführten Energie ausmachen. Es sind ballaststoffreiche Nahrungsmittel mit **komplexen Kohlenhydraten** (Vollkornprodukte, Gemüse, Hülsenfrüchte) zu bevorzugen. Sie enthalten neben den Kohlenhydraten noch weitere wichtige Nährstoffe wie Vitamine, Mineralstoffe, Spurenelemente sowie sekundäre Pflanzenstoffe. Da Mono- und Disaccharide (Zucker, Weißmehlprodukte) keine weiteren essentiellen Nährstoffe liefern, sollte die Zufuhr an **einfachen Kohlenhydraten** pro Tag unter 10 % der Gesamtenergiezufuhr liegen. Bei einem Energiebedarf von 2 000 kcal pro Tag bedeutet dies eine Aufnahme von mindestens 244 g Kohlenhydraten, wobei davon nur 49 g aus einfachen Kohlenhydratträgern stammen sollten. Bereits durch ein bis zwei Portionen an zuckerreichen Nahrungsmitteln wird die Maximalmenge für einfache Kohlenhydratträger erreicht (Abb. 1).

13.5.1 KOHLENHYDRATMANGEL

Sind im Hungerzustand, z. B. nach längerem Fasten, alle Kohlenhydratreserven aufgebraucht, können Proteine und Fette als Energielieferanten dienen. Für eine begrenzte Zeit werden Proteine, genauer gesagt glucogene Aminosäuren, abgebaut (Proteolyse), um daraus Glucose für das Zentralnervensystem zu bilden. Allerdings wird aus 100 g Protein nur 50 g Glucose hergestellt.

Auch die Körperfettreserven dienen der Energiegewinnung. Durch Fettspaltung (Lipolyse) werden Fettsäuren aus dem Fettgewebe freigesetzt. Verschiedene Stoffwechselprozesse überführen die Fettsäuren in eine wasserlösliche Form (Ketonkörper). Sie sind leicht im Blut zu transportieren und

50 g einfache Kohlenhydrate stecken in ...

65 g Gummibärchen | 470 ml Cola | 70 g Schokoriegel | 1 großem Becher Caramel Macchiato

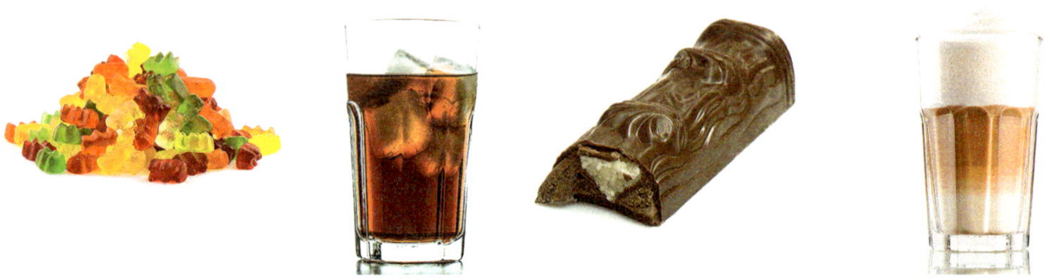

Abb. 1: Die täglich maximal empfohlene Menge an Zucker steckt in diesen Lebensmittelmengen.

können den verschiedenen Organen wie Herz- und Skelettmuskulatur, Nieren, aber auch dem Nervensystem, anstelle von Glucose als Energiequelle zur Verfügung gestellt werden.

13.5.2 KOHLENHYDRATÜBERSCHUSS

Sobald die Glykogenspeicher vollständig gefüllt sind, werden bei einer (weiterhin) bestehenden Überernährung Kohlenhydrate in Fett umgewandelt und als Depotfett im Fettgewebe gespeichert. Eine Gewichtszunahme ist die Folge.

Link-Tipp: Die Leitlinie der DGE zur Kohlenhydratzufuhr und Prävention von ernährungsbedingten Krankheiten finden Sie frei zugänglich hier: www.dge.de/wissenschaft/leitlinien/leitlinie-kohlenhydrate/

13.6 KOHLENHYDRATE IN NAHRUNGSMITTELN

In der Natur gehören die Kohlenhydrate zu den am meisten verbreiteten organischen Verbindungen. Sie sind in zahlreichen Pflanzen enthalten, die dem Menschen für die Ernährung dienen. Kohlenhydrate werden also überwiegend durch **pflanzliche Nahrungsmittel** aufgenommen. Zucker besteht zu 100 % aus Kohlenhydraten. Einen hohen Kohlenhydratgehalt haben auch Honig sowie Getreide und Getreideprodukte (Stärke, Mehl, Brot, Nudeln, Haferflocken). Kartoffeln, frisches und getrocknetes Obst sowie Fruchtsaft, aber auch Gemüse, Gemüsesaft und Hülsenfrüchte enthalten ebenfalls Kohlenhydrate.

Viele verarbeitete Lebensmittel haben einen sehr hohen Gehalt an Kohlenhydraten, der überwiegend auf die hohe Menge des enthaltenen Zuckers zurückzuführen ist. Dazu gehören Süßwaren (Bonbons, Lakritz, Schokolade), Konfitüre, Nuss-Nougat-Creme, Cola und Limonade, Fruchtsaftgetränke, aber auch Fruchtjoghurt, Konservenobst, gesüßtes Müsli und Müsliriegel sowie Speiseeis.

In Nahrungsmitteln tierischer Herkunft sind Kohlenhydrate in Form von Lactose (Milchzucker) in Milch und Milchprodukten enthalten. Das in Muskeln und Leber von Tieren enthaltene Speicherkohlenhydrat Glykogen ist nach der Schlachtung und Fleischreifung weitestgehend abgebaut und trägt nicht zur Deckung des Kohlenhydratbedarfs bei.

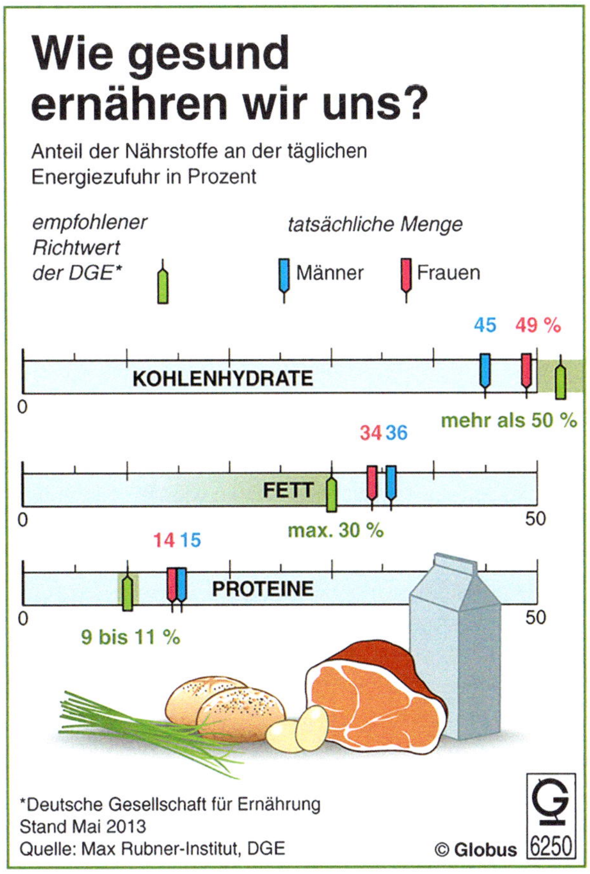

Abb. 2: Aufnahme der täglichen Nährstoffe im Vergleich zu den empfohlenen Richtwerten der DGE

GUT ZU WISSEN

Auch Lebensmittel, die nicht süß schmecken, können durch den herstellungsbedingten Zusatz von Zucker einen hohen Kohlenhydratgehalt haben.

Eine Portion …
… 25 g Ketchup enthält 5,8 g Kohlenhydrate, das entspricht zwei Würfeln Zucker.

… 25 g Currysauce (Fast Food) enthält 9,3 g Kohlenhydrate, das entspricht drei Würfeln Zucker.

… 200 g Rotkraut (Glas) enthält 17 g Kohlenhydrate, das entspricht sechs Würfeln Zucker.

AUFGABEN

1 Erklären Sie, was Monomere sind. Nennen Sie die Kohlenhydratgruppen, die anhand der Monomerzahl unterschieden werden, und geben Sie pro Gruppe zwei Beispiele an.
2 Erläutern Sie die Aufgaben von Kohlenhydraten.
3 Erklären Sie, was der glykämische Index aussagt.
4 Wie hoch ist der tägliche Bedarf an Kohlenhydraten und mit welchen Lebensmitteln kann dieser Bedarf gedeckt werden?

14 BALLASTSTOFFE

Ballaststoffe sind schwer oder unverdauliche Kohlenhydrate, die als Gerüst- und Speichersubstanzen aus pflanzlichen Nahrungsmitteln stammen. Sie können von den körpereigenen Enzymen des Magen-Darm-Trakts nicht abgebaut werden und liefern daher keine Energie. Ballaststoffe erreichen unverdaut den Dickdarm. Dort haben sie verschiedene physiologische Wirkungen und erfüllen dadurch wichtige Funktionen im Körper. Trotz ihrer Bezeichnung sind Ballaststoffe daher auf keinen Fall eine unnütze Belastung. Wichtige Ballaststoffe sind Zellulose, Hemizellulose, Pektine, Guar, Inulin, Pflanzengummis, Schleimstoffe und resistente Stärke.

14.1 KLASSIFIKATION DER BALLASTSTOFFE

Anhand der verschiedenen Eigenschaften können Ballaststoffe klassifiziert werden.

Nach chemischem Aufbau: Bei den Ballaststoffen werden je nach chemischem Aufbau **Saccharide** (Kohlenhydrate) und **Nichtsaccharide** unterschieden. Der überwiegende Anteil der Ballaststoffe gehört zu den Sacchariden. Daher können diese nach der Anzahl der in ihrer Kette vorhandenen Monomere klassifiziert werden. Es werden **Di-, Oligo- und Polysaccharide** unterschieden (› Kap. A13.3, S. 58). Dies wird auch als **Polymerisationsgrad** bezeichnet. Die Polysaccharide machen mengenmäßig den Hauptanteil der Ballaststoffe aus. Zu den Polysacchariden gehören Zellulose, Hemizellulose, Pektine, Guar, Inulin. Schwer verdauliche Oligosaccharide sind Fructo- und Galactooligosaccharide, Raffiose und Stachyose.

Zu den Nichtsacchariden zählen die **Lignine** (latein. lignum = Holz). Da sie einen anderen chemischen Aufbau aufweisen, gehören sie nicht zu den Kohlenhydraten. Sie spielen aber in der Ernährung keine wesentliche Rolle.

Nach Quellfähigkeit: Das Wasserbindungsvermögen beruht auf der Fähigkeit mancher Ballaststoffe, Wasser aufzunehmen und festzuhalten. Es steht in einem direkten Zusammenhang zu der Quellfähigkeit des Ballaststoffs. Die meisten Ballaststoffe (Ausnahme: Lignin) haben das Potenzial, Wasser zu binden – wenn auch in unterschiedlichem Maße. Während Zellulose nur geringe Mengen Wasser anlagert, ist das Wasserbindungsvermögen von Hemizellulose deutlich ausgeprägter. Besonders stark ist die Wasserbindungskapazität von Pektin.

Nach Löslichkeitsverhalten: Je nachdem, ob sich Ballaststoffe in Wasser (auf)lösen oder nicht, heißen sie **lösliche Ballaststoffe** (= Quellstoffe) oder **unlösliche Ballaststoffe** (= Füllstoffe). Lösliche Ballaststoffe verlieren durch die Aufnahme von Wasser ihre Struktur und bilden zähflüssige (visköse) Gele. Zu den löslichen Ballaststoffen gehören z. B. Pektine, Meeresalgenextrakte (Agar, Carrageen), Pflanzengummis und Samenschleime (Johannesbrotkernmehl, Guarkernmehl, Leinsamenschleim). Unlösliche Ballaststoffe können viel Wasser binden und nehmen dabei an Volumen zu (z. B. Hemizellulose). Sie bleiben aber als Partikel erhalten. Lösliche Ballaststoffe findet man vor allem in Obst, Gemüse, Kartoffeln und Haferprodukten, unlösliche Ballaststoffe in Vollkornprodukten, z. B. Vollkornbrot.

GUT ZU WISSEN

Aufgrund ihrer funktionellen Eigenschaften wie Quellfähigkeit und Gelbildung werden Ballaststoffe auch vielfach als **Gelier- und Verdickungsmittel** in der Lebensmittelindustrie genutzt. Da sie in der Lage sind, viel Wasser zu binden, bilden sie Gele und geben dadurch Lebensmitteln eine stabile Konsistenz. So machen sie z. B. Suppen, Soßen, Cremes und Puddings dickflüssig und cremig. Da das gebundene Wasser keine Energie enthält, geben Gelier- und Verdickungsmittel Lebensmitteln Volumen/Masse, ohne Kalorien zu liefern. Daher werden sie häufig in energiereduzierten Produkten („Lightprodukten“) eingesetzt. Carrageen, Johannisbrotkern- und Guarkernmehl sind Beispiele für Ballaststoffe, die als Gelier- und Verdickungsmittel eingesetzt werden.

Nach der Fermentierbarkeit: Die verschiedenen Ballaststoffe werden auch in unterschiedlicher Weise von Darmbakterien fermentiert. Fermentation bezeichnet die chemische Umwandlung von organischem Material durch Bakterien, Pilze oder Enzyme. Es werden **fermentierbare und nicht fermentierbare Ballaststoffe** unterschieden. Lösliche Ballaststoffe werden von den Darmbakterien zu Gasen (Kohlendioxid, Wasserstoff, Methan) und kurzkettigen Fettsäuren abgebaut, unlösliche Ballaststoffe werden kaum fermentiert.

14.2 FUNKTIONEN DER BALLASTSTOFFE

Die Funktionen und Wirkungsweisen von Ballaststoffen unterscheiden sich grundlegend von denen der anderen Nährstoffe. Während Makro- und Mikronährstoffe (› Kap. A10.5, S. 45) zunächst in den Körper aufgenommen werden und dann ihre Wirkungen entfalten, sind die Wirkungen der Ballaststoffe auf den Magen-Darm-Trakt beschränkt und primär physikalischer Art. Über ihre Abbauprodukte beeinflussen sie jedoch sekundär den gesamten Organismus.

Der Verzehr ballaststoffhaltiger/ballaststoffreicher Nahrungsmittel erfordert im Mund eine **erhöhte Kautätigkeit**, um die Faserbestandteile zu zerkleinern. Dadurch wird die **Speichelsekretion** angeregt. Das im Speichel enthaltene Bikarbonat wirkt als Puffer und kann in der Mundhöhle durch Bakterien gebildete Säuren neutralisieren. Dies beugt Karies vor und dient der **Zahngesundheit**.

Im Magen quellen Ballaststoffe durch ihr Wasserbindungsvermögen auf und bewirken eine **Volumenzunahme** des Speisebreis. Dies führt zu einem länger anhaltenden **Sättigungsgefühl** und es wird nicht so viel und so häufig gegessen. Auf diese Weise können Ballaststoffe dazu beitragen, das **Körpergewicht** zu halten oder zu senken. Gleichzeitig steigert sich durch das Quellen der Ballaststoffe die Zähflüssigkeit (Viskosität) des Speisebreis, was die Verdauung der Nahrungsbestandteile verzögert. Dies ist besonders bei der Verdauung von Kohlenhydraten erwünscht. Die Monosaccharide werden langsamer ins Blut aufgenommen, der **Blutzuckerspiegel** steigt gleichmäßiger an und Blutzuckerspitzen werden vermieden. Dieser Effekt ist generell wünschenswert, wird aber insbesondere bei der Ernährungstherapie von Personen mit Zuckerkrankheit (Diabetes mellitus › Kap. B2, S. 94) eingesetzt.

Im Darm führt der gequollene Speisebrei zu einer vermehrten Stuhlmasse, was die **Darmbeweglichkeit** (Peristaltik) erhöht und die Passagezeit des Darminhalts reduziert. Auf diese Weise fördern Ballaststoffe die Verdauung und wirken Verstopfung (Obstipation) und einer Reihe von **Darmerkrankungen**, z. B. Hämorrhoiden und Divertikulose, entgegen. Voraussetzung ist allerdings eine ausreichende Aufnahme von Trinkflüssigkeit, sodass die Ballaststoffe quellen können.

Außerdem binden Ballaststoffe im Darm **Gallensäuren**. Diese stehen dann im Darm-Leber-Kreislauf (enterohepatischer Kreislauf, S. 36) nicht mehr zur Verfügung und müssen neu gebildet werden. Da Gallensäuren aus Cholesterin gebildet werden, führt dies zu einem **Absinken des Cholesterinspiegels** im Serum. Neben den Gallensäuren werden noch weitere Bestandteile des Darminhalts gebunden. Bei toxischen **Schwermetallionen** (z. B. Blei und Cadmium) ist dieser Effekt erwünscht. Es können aber auch erwünschte **Mineralstoffe** wie Calcium oder Spurenelemente wie Eisen und Zink gebunden werden. Eine ballaststoffreiche Ernährung enthält jedoch in ihrer Zusammensetzung höhere Mineralstoff- und Spurenelementkonzentrationen, sodass die verminderte Aufnahme ausgeglichen wird.

Besonders verschiedene Oligosaccharide haben die Fähigkeit, die Vermehrung **nützlicher Darmbakterien** (z. B. Milchsäurebakterien) zu steigern. Sie leisten daher einen wichtigen Beitrag zur Aufrechterhaltung einer ausgeglichenen Zusammensetzung der Bakterien im Darm (Mikrobiom).

14.3 BALLASTSTOFFBEDARF

Als Richtwert für die Zufuhr von Ballaststoffen gilt bei Erwachsenen eine Menge von mindestens 30 g pro Tag. Um eine ausgewogene Zufuhr von löslichen und unlöslichen Ballaststoffen sicherzustellen, sollen je 50 % der Ballaststoffe aus Getreideprodukten und aus Gemüse und Obst stammen.

14.4 BALLASTSTOFFE IN NAHRUNGSMITTELN

Ballaststoffe sind ausschließlich in pflanzlichen Nahrungsmitteln enthalten. Getreide und Getreideprodukte aus Vollkorn sind die wichtigste Quelle für Ballaststoffe. Da sich die meisten Ballaststoffe in den Randschichten des Getreidekorns befinden, weisen Vollkornprodukte die höchsten Ballaststoffgehalte auf. Auch Gemüse, Obst, Hülsenfrüchte sowie Nüsse und Samen enthalten reichlich Ballaststoffe.

Der Richtwert von mindestens 30 g Ballaststoffen kann beispielsweise mit folgenden Lebensmitteln erreicht werden:

LEBENSMITTEL	BALLASTSTOFFE
3 Scheiben Vollkornbrot (150 g)	12,2 g
3 Kartoffeln (250 g)	3,0 g
1 Portion Broccoli (150 g)	4,5 g
1 Portion Paprika (150 g)	5,4 g
1 Apfel (125 g)	2,5 g
1 Portion Beerenobst (125 g)	2,5 g
Ballaststoffzufuhr, gesamt	**30,1 g**

Tab. 1: Bedarfsdeckende Ballaststoffzufuhr

AUFGABEN

1 Definieren Sie den Begriff Ballaststoffe.
2 Nennen Sie vier Funktionen von Ballaststoffen.
3 Nennen Sie Lebensmittel, die Ballaststoffe enthalten.

15 WASSER

Wasser ist lebensnotwendig. Ohne eine regelmäßige und ausreichende Wasserzufuhr ist der Mensch nicht lebensfähig. Wasser ist mengenmäßig der wichtigste Bestandteil des menschlichen Körpers. Sein Anteil am Körpergewicht variiert je nach Alter, Geschlecht und Körperzusammensetzung. Mit zunehmendem Lebensalter nimmt der Wasseranteil ab. Frauen weisen aufgrund des höheren Körperfettanteils einen um etwa 10 % geringen Wasseranteil als Männer auf. Übergewichtige und Adipöse haben einen geringeren Wasseranteil als muskulöse Menschen.

15.1 KÖRPERWASSERVERTEILUNG

Das Wasser verteilt sich im Körper auf zwei Kompartimente (Teilbereiche). Zwei Drittel befinden sich als Körperwasser in den Zellen gebunden (**intrazelluläres Wasser**), ein Drittel liegt außerhalb der Zellen (**extrazelluläre Flüssigkeit**) vor. Die extrazelluläre Flüssigkeit umfasst das Plasmawasser des Blut- und Lymphgefäßsystems (**intravasale Flüssigkeit**) und das Wasser der Zellzwischenräume (**interstitielle Flüssigkeit**). Ferner wird auch das Wasser der Hohlräume, z. B. in der Harn- und Gallenblase (**transzelluläre Flüssigkeit**) zur extrazellulären Flüssigkeit gezählt.

Die extrazelluläre Flüssigkeit weist einen hohen Gehalt an Natrium- und Chloridionen auf, in der intrazellulären Flüssigkeit dominieren hingegen Kaliumionen. Die Wasserverteilung zwischen den Kompartimenten erfolgt entlang eines osmotischen Gradienten, der durch die unterschiedlichen Mengen an gelösten Ionen und Substanzen hervorgerufen wird.

15.2 FUNKTIONEN DES WASSERS

Wasser (H_2O) übernimmt vielfältige physiologische Funktionen. Es ist **Zellbaustein** in jeder Körperzelle (z. B. in Biomembranen und Nukleinsäuren). Wasser ermöglicht als **Lösungsmittel** den **Transport** von Nährstoffen und Sauerstoff zu den Zellen („Versorgung") und den Abtransport von harnpflichtigen Substanzen und Kohlendioxid („Entsorgung"). Wasser reguliert den **Säure-Basen-Haushalt** und ist an der **Regulation der Körpertemperatur** (Thermoregulation) beteiligt.

15.3 WASSERBILANZ

Die Aufrechterhaltung der physiologischen Funktionen erfordert einen konstanten Wasseranteil am Körpergewicht, also eine ausgeglichene Wasserbilanz. Diese ergibt sich aus der Differenz der täglichen **Wasseraufnahme** und **Wasserabgabe**.

Täglich werden etwa 2 bis 3 l Wasser über Getränke sowie feste und flüssige Lebensmittel aufgenommen. Auch Lebensmittel, die nicht zu den Getränken zählen, z. B. Gemüse, Obst, Milchprodukte, haben einen hohen Wassergehalt und tragen mit zur Wasserversorgung des Körpers bei. Darüber hinaus entsteht bei der Oxidation der Nährstoffe in den Mitochondrien Wasser (Oxidationswasser). Bei einer üblichen Mischkost werden etwa 335 ml Oxidationswasser gebildet. Das zugeführte Wasser wird zu 65 % im Dünndarm und zu 35 % im Dickdarm absorbiert.

Der Wasserzufuhr steht die Wasserausscheidung über Nieren, Fäzes (Stuhlgang), die Haut und die Lunge gegenüber. Unter normalen physiologischen Bedingungen übersteigt die Wasseraufnahme den Wasserbedarf. Die Wasserbilanz wird durch die Ausscheidung des Überschusses über die Nieren konstant gehalten.

WASSERAUFNAHME	ml/TAG	WASSERAUSSCHEIDUNG	ml/TAG
Getränke	1 440	Urin	1 440
Wasser in fester Nahrung	875	Stuhl	160
Oxidationswasser	335	Haut	550
		Lunge	500
Gesamtaufnahme	2 650	Gesamtabgabe	2 650

Tab. 1: Wasserbilanz eines Erwachsenen pro Tag

15.4 WASSERBEDARF

Der Richtwert für die über den Tag verteilte Aufnahme von **Trinkflüssigkeit** beträgt für Jugendliche und Erwachsene 1,5 l. Bei Hitze, trockener, kalter Luft, starker körperlicher Aktivität, hohem Kochsalz- und Proteinverzehr sowie bei Erkrankungen (z. B. Fieber, Erbrechen, Durchfall) liegt der Wasserbedarf deutlich über diesem Richtwert.

GUT ZU WISSEN

Gesamtflüssigkeitszufuhr = Wasser aus Getränken + Speisen
Trinkflüssigkeitszufuhr = Wasser aus Getränken

15.4.1 WASSERINTOXIKATION

Bei einer sehr hohen Wasserzufuhr kann es zu einer Überwässerung des Organismus (Wasserintoxikation) kommen, da die Nieren nicht in der Lage sind, die hohen Flüssigkeitsmengen auszuscheiden. Der Wasserüberschuss führt zu einer verminderten Salzkonzentration im Blut (Verdünnungshyponatriämie). Gefährdet sind vor allem Säuglinge und Kleinkinder. Auch eine übermäßige Zufuhr hypotoner Getränke bei intensiver körperlicher Aktivität stellt ein Risiko für eine Wasserintoxikation dar.

15.4.2 WASSERMANGEL

Bereits ab einer Verminderung des Gesamtkörperwassers um 0,5 % entsteht ein **Durstgefühl**. Erhält der Körper weiterhin kein Wasser, wird dem Blut und dem Gewebe Wasser entzogen und die **Fließeigenschaften des Blutes** sind beeinträchtigt. **Harnpflichtige Substanzen** (Harnstoff, Harnsäure, Kreatinin) werden nicht mehr in ausreichendem Maße ausgeschieden. Zugleich wird die **Sauerstoff- und Nährstoffversorgung** der Muskel- und Gehirnzellen herabgesetzt.

Bei Flüssigkeitsverlusten von etwa 3 % des Körperwassers kommt es zu geistigen und körperlichen Leistungseinbußen, insbesondere des **Konzentrations- und Reaktionsvermögens**. Werden die Defizite nicht ausgeglichen, können eine beschleunigte **Herzfrequenz** (Tachykardie), eine erhöhte **Körpertemperatur** und **Kreislaufschwäche** bis hin zu **Verwirrtheitszuständen** auftreten. Ein Verlust von mehr als 20 % der Körperflüssigkeit hat einen lebensbedrohlichen Zustand durch Kreislauf- und Nierenversagen zur Folge.

15.5 GETRÄNKEAUSWAHL

Getränke machen einen großen Teil der gesamten Nahrungsmittelzufuhr eines Tages aus. Daher ist es im Hinblick auf die Prävention von Übergewicht und Adipositas wichtig, den **Energiegehalt** von Getränken zu beachten.

Die besten Durstlöscher sind **kalorienfreie** oder **kalorienarme Getränke**. An erster Stelle stehen hier Mineral- und Trinkwasser sowie (ungesüßte) Kräuter- und Früchtetees. Kaffee, schwarzer und grüner Tee sind (ohne Zusatz von Milch oder Zucker) ebenfalls kalorienfrei. Sie enthalten jedoch Koffein, gegen dessen Aufnahme bei Erwachsenen in moderaten Mengen (etwa drei bis vier Tassen Kaffee pro Tag) nichts einzuwenden ist.

Saftschorlen (ein Teil Saft, drei Teile Wasser) sowie Getränke, die mit Süßstoff gesüßt sind, können in Maßen zum Durstlöschen verwendet werden.

Reine Fruchtsäfte und mit **Zucker gesüßte Getränke** (z. B. Nektare, Fruchtsaftgetränke, Limonaden, Colagetränke) sind als Durstlöscher nicht geeignet. Sie liefern viel Energie und erhöhen das Risiko für Übergewicht und Diabetes mellitus Typ 2.

Alkohol gehört zu den energieliefernden Nährstoffen mit einem Energiegehalt von 7 kcal pro Gramm. 96,4 % der Bevölkerung im Alter zwischen 18 und 64 Jahren trinken Alkohol.

Die Deutsche Gesellschaft für Ernährung nennt eine Menge von 10 g Alkohol pro Tag für Frauen und 20 g pro Tag für Männer als eine akzeptable Menge. Die Angabe ist jedoch nicht als Empfehlung zu verstehen, jeden Tag Alkohol zu trinken. In Bezug auf das Suchtpotenzial und unter Berücksichtigung der schädigenden Wirkung auf alle Gewebe und Organe kann **keine** regelmäßige Alkoholdosis als gesundheitlich unbedenklich bezeichnet werden.

Link-Tipp: Vielfältige Informationen mit Filmen, Selbsttests und Beratungsangeboten rund um das Thema Alkohol sind auf einer Internetseite der Bundeszentrale für gesundheitliche Aufklärung zu finden: www.kenn-dein-limit.de/

AUFGABEN

1 Nennen Sie die Kompartimente, in die sich Wasser im Körper aufteilt.
2 Nennen Sie vier Funktionen von Wasser im Körper.

16 VITAMINE

Vitamine (vita = Leben) sind organische Substanzen, die dem Körper regelmäßig in kleinen Mengen mit der Nahrung zugeführt werden müssen, da sie der Körper nicht selbst synthetisieren kann. Es handelt sich um **essentielle Mikronährstoffe**, die, obwohl sie keine Energie liefern und ihr Bedarf nur im Bereich weniger Milligramm (mg) oder Mikrogramm (µg) liegt, lebensnotwendig sind. Sie werden für zahlreiche biochemische Stoffwechselvorgänge benötigt. Insgesamt gibt es **13 verschiedene Vitamine**, die – bis auf einige Ausnahmen – sowohl in pflanzlichen als auch in tierischen Lebensmitteln vorkommen.

Vorkommen: Fast alle 13 Vitamine kommen in pflanzlichen und tierischen Lebensmitteln vor. Ausnahmen bilden Vitamin A und Vitamin B_{12}, die nur in tierischen Lebensmitteln vorkommen, und Vitamin C, das sich nur in pflanzlichen Nahrungsmitteln findet.

Aufgrund ihrer Löslichkeit in hydrophilen (wasserliebenden) oder lipophilen (fettliebenden) Substanzen werden Vitamine in **wasserlösliche und fettlösliche Vitamine** eingeteilt.

Vitamine sind chemisch unterschiedlich und sehr komplex aufgebaut. Allen gemeinsam ist ihre **Empfindlichkeit gegenüber äußeren Einflüssen** wie Hitze, UV-Strahlung, Sauerstoff und Säuren. Dies hat Auswirkungen auf den Umgang mit vitaminhaltigen Nahrungsmitteln, da es bei ungeeigneter Aufbewahrung und Zubereitung zu erheblichen Vitaminverlusten kommen kann.

FETTLÖSLICHE VITAMINE	WASSERLÖSLICHE VITAMINE
Vitamin A (Retinol, β-Carotin)	Vitamin B_1 (Thiamin)
Vitamin D (Calciferole)	Vitamin B_2 (Riboflavin)
Vitamin E (Tocopherole)	Vitamin B_3 (PP, Niacin)
Vitamin K (Phyllochinone)	Vitamin B_5 (Pantothensäure)
	Vitamin B_6 (Pyridoxin)
	Vitamin B_7 (Biotin)
	Vitamin B_9 (Folate)
	Vitamin B_{12} (Cobalamin)
	Vitamin C (Ascorbinsäure)

Tab. 1: Wasserlösliche und fettlösliche Vitamine (PP= Pellagra-Preventing-Faktor)

Der **Vitaminbedarf** ist individuell und hängt von Alter, Geschlecht, körperlicher Belastung, Gesundheitszustand, Stressbelastung sowie Versorgungsstatus ab. Raucher, Personen mit hohem Alkoholkonsum und Frauen, die orale Antikontrazeptiva („Pille“) einnehmen, haben einen erhöhten Bedarf bei einigen Vitaminen. Auch Menschen, die unter gesundheitlichen Beeinträchtigungen leiden, z. B. Diabetes mellitus, Lebererkrankungen, Nierenerkrankungen oder Resorptionsstörungen, benötigen eine erhöhte Vitaminmenge.

In der praktischen Umsetzung wird für Gesunde mit den Zufuhrempfehlungen der Deutschen Gesellschaft für Ernährung e. V. (DGE) gearbeitet. Sie gibt in ihren **D-A-CH-Referenzwerten für die Nährstoffzufuhr** an, wie hoch der tägliche Bedarf an Vitaminen, Mineralstoffen und Spurenelementen ist. Die Werte sind experimentell ermittelt und enthalten eine Sicherheitsspanne von 20 bis 60 %.

Link-Tipp: Die D-A-CH-Referenzwerte für die Nährstoffzufuhr für Frauen und Männer verschiedener Altersstufen sind einzusehen unter www.dge.de/wissenschaft/referenzwerte/

Das Speicherpotenzial von Vitaminen im Körper ist sehr unterschiedlich. Die wasserlöslichen Vitamine werden kaum gespeichert. Bei ihnen kann, auch bei einer überhöhten Zufuhr, keine Überdosierung (Hypervitaminose) erfolgen. Da die fettlöslichen Vitamine vermehrt gespeichert werden, kann es bei einer Überdosierung zu Vergiftungserscheinun-

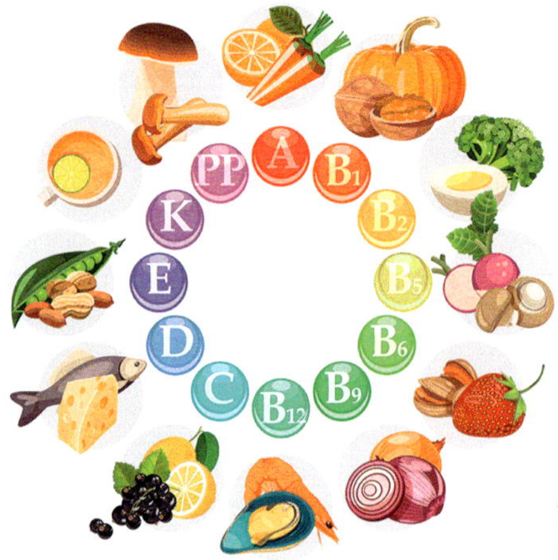

Abb. 1: Wichtige Vitamingruppen im Überblick

gen kommen. Ein **Vitaminmangel** (Hypovitaminose) aufgrund einer zu niedrigen Zufuhr oder durch einen erhöhten Bedarf kann bei wasser- und fettlöslichen Vitaminen auftreten. Die Mangelerscheinungen sind je nach Ausmaß und Dauer des Mangels sehr unterschiedlich.

16.1 FETTLÖSLICHE VITAMINE

Vier der 13 Vitamine, nämlich Vitamin A, D, E und K, sind fettlöslich.

16.1.1 VITAMIN A/β-CAROTIN

Vitamin A (Retinol) ist kein einzelnes Vitamin. Es handelt sich um eine ganze Stoffgruppe, die verschiedene Substanzen umfasst, die alle die gleiche biologische Wirkung haben.

Nur in tierischen Lebensmitteln kommt Vitamin A vor. Allerdings ist es möglich, dass der Körper aus Pflanzenfarbstoffen (Carotinoiden) dieses Vitamin selbst aufbauen kann. Die Carotinoid-Vorstufen werden als **Provitamine** bezeichnet. Das wirksamste Provitamin ist β-Carotin. Es kann aber nur in begrenztem Umfang zu Vitamin A gespalten werden, sodass der Vitamin-A-Bedarf nicht allein mit β-Carotin gedeckt werden kann. β-Carotin kommt neben seiner Funktion als Provitamin A auch eine Bedeutung als **Antioxidans** zu.

Vitamin A ist für die Entwicklung und das Wachstum von Zellen und Geweben unterschiedlichster Art von Bedeutung. Es erhält den Aufbau von Haut und Schleimhäuten und deren Funktion. Bedeutend ist Vitamin A auch für die Sehfähigkeit, denn das Sehpigment in den Lichtrezeptoren der Netzhaut (Rhodopsin) kann nur mit Vitamin A aufgebaut werden.

Bedarf: Da es sich bei Vitamin A um eine Stoffgruppe verschiedener Substanzen handelt, wurden entsprechende Umrechnungsfaktoren entwickelt, die als **Rentinoläquivalente** bezeichnet werden. Äquivalent bedeutet „gleichwertig". Die Umrechnungsfaktoren ermöglichen es also, die Zufuhr von Stoffen aus der Vitamin-A-Gruppe gleichwertig einer Zufuhr von Vitamin A anzugeben.

Erwachsene Männer haben einen täglichen Bedarf von 1,0 mg Retinol-Äquivalent, Frauen einen Bedarf von 0,8 mg Retinol-Äquivalent. Bei Schwangeren ab dem 4. Monat ist der Bedarf erhöht (1,1 mg Rentinol-Äquivalent/Tag), ebenso bei Stillenden (1,5 mg Retinol-Äquivalent/Tag). Bei den üblichen Ernährungsgewohnheiten ist die Vitamin-A-Bedarfsdeckung in aller Regel gut gesichert.

Mangel: Eine Vitamin-A-Unterversorgung äußert sich in vermindertem Dämmerungssehen und **Nachtblindheit**. Im fortgeschrittenen Stadium kommt es zur Geschwürbildung der Hornhaut, Austrocknung der Tränendrüsen und der Augenbindehaut und zur Erblindung. Darüber hinaus ist auch die Funktionsfähigkeit des Immunsystems gestört, sodass auch leichte Infekte zum Tod führen können. In den Industrieländern sind Vitamin-A-Mangelzustände sehr selten. In den Entwicklungsländern treten sie hingegen noch häufig auf und sind eine Hauptursache für Erblindung und eine hohe Kindersterblichkeit.

Eine **Vitamin-A-Überdosierung** äußert sich in Kopfschmerzen, Hautveränderungen, chronischen Skelettveränderungen, Gelbsucht und Leberschädigungen bis hin zur Leberzirrhose. Besonders Schwangere sollten eine Überdosierung von Vitamin A vermeiden, da sie zu Entwicklungsschäden beim Ungeborenen führen kann. Der Verzehr von Leber in der Schwangerschaft ist zu vermeiden. Die Aufnahme von größeren Mengen an β-Carotin ist unbedenklich. Der Körper nutzt nur die Menge an β-Carotin, die er auch umsetzen kann. Eine Überdosierung ist daher nicht möglich.

Vorkommen: Eine besonders ergiebige Vitamin-A-Quelle ist Leber. Sonstige tierische Lebensmittel (z. B. Butter, Eier, Fleisch) enthalten vergleichsweise geringe Vitamin-A-Mengen. Farbintensive Gemüse (Karotten, Tomaten, tiefgrünes Blattgemüse wie Spinat, Grünkohl, Feldsalat) weisen einen hohen β-Carotingehalt auf. Für die bessere Verwertung von Carotinoiden soll man Gemüse immer **zusammen mit etwas Fett** verzehren, damit die fettlöslichen Provitamine gut aufgenommen werden können (Salatdressing mit etwas Öl, Butterbrot oder Glas Milch, Karotten in etwas Fett dünsten).

GUT ZU WISSEN

Antioxidantien sind Stoffe, die vor **freien Radikalen** schützen. Freie Radikale sind Atome, Ionen oder Moleküle, die ein oder mehrere ungepaarte Elektronen aufweisen. Sie sind bestrebt, sich ein weiteres Elektron von anderen Molekülen zu beschaffen. Dadurch sind freie Radikale sehr reaktionsfreudig.
Freie Radikale versetzen biologisches Gewebe in **oxidativen Stress** und können es zerstören. Hauptentstehungsort sind die Mitochondrien. Aber auch von außen (exogen) können freie Radikale durch Umweltgifte (Schwermetalle, Pestizide), starken Konsum von Alkohol oder Zigaretten sowie durch übermäßige körperliche Belastung (im Leistungssport) entstehen.
Antioxidantien sind körpereigene Enzyme, aber auch mit der Nahrung zugeführte Stoffe, die den Körper vor der zerstörenden Wirkung (Oxidation) schützen. Das enzymatische Schutzsystem ist auf die Anwesenheit der Spurenelemente Selen, Zink, Kupfer und Mangan angewiesen. Zu den mit der Nahrung aufgenommenen Antioxidantien gehören β-Carotin, Vitamin C, Vitamin E sowie sekundäre Pflanzenstoffe.

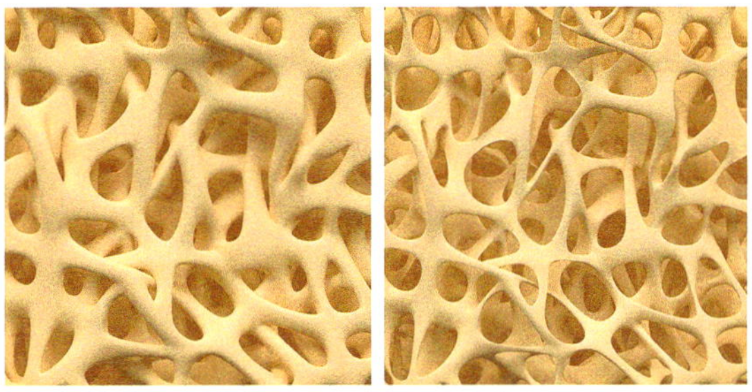

Abb. 1: Vergleich gesunde Knochensubstanz und Knochensubstanz mit Osteoporose

16.1.2 VITAMIN D (CALCIFEROLE)

Während alle anderen Vitamine für den Körper essentiell sind, also mit der Nahrung zugeführt werden müssen, ist Vitamin D nur bedingt unentbehrlich. Der Körper kann in der Haut mithilfe von UVB-Licht Vitamin D selbst synthetisieren und ist daher nicht zwingend auf die Zufuhr mit der Nahrung angewiesen. Vitamin D kommt in zwei Formen vor, das pflanzliche Vitamin D_2 (Ergocalciferol) und das tierische Vitamin D_3 (Cholecalciferol). Beide zusammen werden als Calciferole bezeichnet.

Vitamin D reguliert die Serumkonzentration von Calcium und Phosphat (Calciumhomöostase) und fördert dadurch die Mineralisierung der Knochen. Darüber hinaus nimmt das Vitamin Einfluss auf das Zellwachstum und die Zelldifferenzierung sowie auf die Zellen des Immunsystems (Infektabwehr) und spielt eine wichtige Rolle bei der Muskelentwicklung.

Der **Vitamin-D-Bedarf** liegt für Jugendliche und Erwachsene bei 20 µg pro Tag. Der Beitrag der körpereigenen Synthese zur Bedarfsdeckung muss ernährungswissenschaftlich genauer untersucht werden. Abhängig vom Breitengrad, der Jahres- und Tageszeit, der Witterung und Kleidung sowie der Aufenthaltsdauer im Freien bildet der Mensch unterschiedlich viel Vitamin D in der Haut. In Deutschland reicht die Stärke der Sonneneinstrahlung nur in etwa sechs Monaten des Jahres aus, um eine ausreichende Vitamin-D-Bildung zu gewährleisten.

Ein **Vitamin-D-Mangel** verursacht Störungen im Calcium- und Phosphatstoffwechsel. Im Kindesalter bleiben aufgrund von Mineralisierungsstörungen die Knochen weich und verformen sich (O-Beine, weiche Schädelknochen, verzögerter Fontanellenschluss). Dieses Krankheitsbild heißt **Rachitis**. Bei Erwachsenen führt ein Vitamin-D-Mangel zur **Osteomalazie**, die durch eine Demineralisierung und spezifische Umbauvorgänge des voll entwickelten Knochens gekennzeichnet ist. Eine unzureichende Vitamin-D-Versorgung trägt zur Entstehung von **Osteoporose** im Alter bei. Anders als bei der Osteomalazie kommt es hierbei zu einer Verminderung der Knochensubstanz mit gleichzeitiger Vergröberung ihrer Mikroarchitektur.

Überdosierung: Eine Vitamin-D-Hypervitaminose ist nicht durch die körpereigene Synthese durch Sonnenexposition möglich. Sie kann durch die Überdosierung von Vitamin-D-Präparaten (Nahrungsergänzungsmittel) entstehen und verursacht die Einlagerung von Calcium in die innerste und mittlere Schicht der Blutgefäße, die Nieren, das Herz und die Lunge (Hypercalcämie-Syndrom). Im fortgeschrittenen Stadium kann es zu Nierensteinen, Nierenverkalkungen oder Niereninsuffizienz bis hin zum Tod kommen.

Vorkommen: Vitamin D ist nur in wenigen Lebensmitteln enthalten. Dazu gehören insbesondere Fettfische (Hering, Makrele) und in deutlich geringerem Maße Leber, Margarine (mit Vitamin D angereichert), Eigelb und Steinpilze.

16.1.3 VITAMIN E (TOCOFEROLE)

Auch Vitamin E ist nicht nur eine Substanz. Unter dieser Bezeichnung werden acht verschiedene Verbindungen (Tocopherole) zusammengefasst. Natürlich vorkommende Tocopherole werden ausschließlich von Pflanzen synthetisiert. Sie schützen in Pflanzen, aber auch im menschlichen Organismus, als natürliches **Antioxidans** vor freien Radikalen. Sie wehren mögliche Schädigungen von reaktivem Sauerstoff an den mehrfach ungesättigten Fettsäuren in den Membranlipiden ab. Vitamin E wirkt also, wie auch Vitamin C und β-Carotin sowie antioxidative Enzyme, als wichtigstes Schutzsystem vor Lipidperoxidation. Über diesen Mechanismus wird Arteriosklerose vorgebeugt. Darüber hinaus beeinflusst Vitamin E die Eicosanoidsynthese (Botenstoffe in Geweben) und das Immunsystem, die Beweglichkeit von biologischen Membranen (Membranfluidität) und spielt eine indirekte Rolle bei der Zellatmung.

Der **Bedarf** liegt bei Jugendlichen und Erwachsenen zwischen 11 und 15 mg Tocopherol-Äquivalent pro Tag.

Mangelerscheinungen treten sehr selten auf, denn die Speicherkapazität für Vitamin E im Fettgewebe ist groß. Unter physiologischen Bedingungen und bei einer ausgewogenen Ernährung wurde bisher noch kein Vitamin-E-Mangel

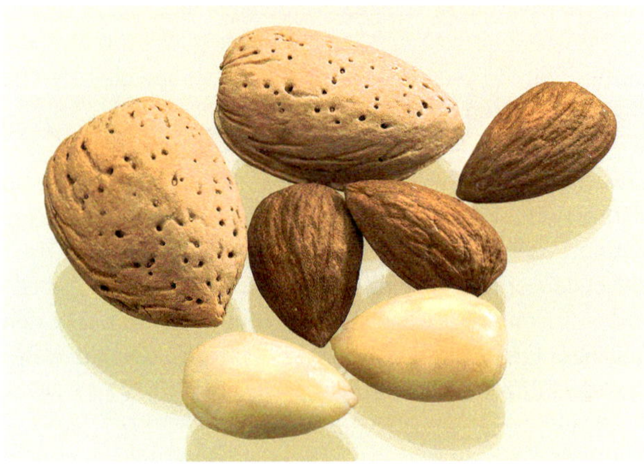

Abb. 2: Vitamin-E-haltige Lebensmittel

beobachtet. Manifeste Mangelzustände können durch **Störungen der Fettverdauung und Fettverwertung**, z. B. nach Darmresektionen, bei schweren Lebererkrankungen (biliäre Zirrhose) oder bei Mukoviszidose (› Kap. B13.1, S. 167) auftreten. Durch den Vitamin-E-Mangel kommt es durch eine Anhäufung von freien Radikalen zu verschiedenen Ausfallerscheinungen, die die Membranfunktion, den Muskelstoffwechsel und das Nervensystem betreffen.

Es besteht keine Gefahr der **Überdosierung**, da Vitamin E auch in hohen Dosen nicht toxisch ist.

Vorkommen: Gute Lieferanten für Vitamin E sind hochwertige pflanzliche Öle (z. B. Weizenkeim-, Maiskeim-, Sonnenblumen-, Soja- und Rapsöl), Diätmargarine, Weizenkeime und Haselnüsse.

16.1.4 VITAMIN K (PHYLLOCHINONE)

Bei Vitamin K handelt sich um die Stoffgruppe der Chinone, die verschiedene Substanzen umfasst. Vitamin K ist ein wichtiger Baustein für die Bildung von Proteinen der Blutgerinnung (**Gerinnungsfaktoren**) sowie für die Biosynthese weiterer Proteine, die im Plasma, in den Nieren und im Knochen gefunden werden. Chinone sind auch an der **Gewebsmineralisierung** und am Skelettstoffwechsel beteiligt und spielen somit eine wichtige Rolle bei der Regulation der Knochenbildung. Im Alter kann eine ausreichende Zufuhr von Vitamin K und von Vitamin D vorbeugend vor schnellem Knochenabbau (Osteoporose) schützen.

Erwachsene Männer haben einen **Bedarf** von 70–80 µg Vitamin K pro Tag, erwachsene Frauen benötigen täglich 60–65 µg Vitamin K.

Bei gesunden Erwachsenen besteht keine Gefahr für einen **Vitamin-K-Mangel**. Bei Erwachsenen tritt ein Vitamin-K-Mangel nur im Zusammenhang mit anderen Grunderkrankungen wie chronische Leberkrankheiten, Magen-Darm-Krankheiten, Störungen der Fettabsorption oder bei lang andauernder Einnahme von bestimmten Medikamenten (Antikoagulantien, Antibiotika, Antiepileptika) auf. Es kommt zu Störungen des Blutgerinnungssystems in Form von sichtbaren und unsichtbaren (okkulten) Blutungen in verschiedenen Organen (Magen-Darm-Trakt, Haut und Schleimhaut, Gehirn, Leber, Nebenniere).

Bedingt durch einen unzureichenden Vitamin-K-Transport durch die Plazenta kann es bei Neugeborenen zu einem Vitamin-K-Mangel kommen, der sich durch das Auftreten von Blutungen äußert. Da Neugeborene noch keinen ausreichenden Vitamin-K-Speicher besitzen, sind sie auf eine schnelle Vitamin-K-Zufuhr nach der Geburt angewiesen. Daher wird von der Ernährungskommission der Deutschen Gesellschaft für Kinder- und Jugendmedizin (DGKJ) bei Säuglingen eine orale Vitamin-K-Gabe von 3 × 2 mg in Form von Tropfen im Rahmen der Vorsorgeuntersuchungen U1 bis U3 empfohlen.

Eine **Überversorgung** mit Vitamin K ist bei Jugendlichen und Erwachsenen nicht schädlich. Allerdings können hohe Dosen Vitamin K beim Neugeborenen einen Zerfall der roten Blutkörperchen (Hämolyse) auslösen.

Vorkommen: Nahrungsmittel, die viel Vitamin K enthalten, sind grüne Gemüsearten (z. B. Kopfsalat, Feldsalat, Spinat, einige Kohlsorten). Darüber hinaus ergänzen Milch und Milchprodukte, Fleisch, Eier, Getreide und Obst die Vitamin-K-Versorgung.

GUT ZU WISSEN

Patienten, die blutgerinnungshemmende Medikamente (**Antikoagulantien**), z. B. zur Vorbeugung von Thrombosen einnehmen, müssen den **Verzehr von Vitamin-K-reichen Lebensmitteln nicht einschränken**. In klinischen Untersuchungen wurde nachgewiesen, dass der Vitamin-K-Gehalt einer abwechslungsreichen und vollwertigen Ernährung nicht oder nur unwesentlich die Wirksamkeit einer Antikoagulantientherapie beeinflusst.

16.2 WASSERLÖSLICHE VITAMINE

Neun der 13 Vitamine, nämlich die Vitamine des B-Komplexes sowie Vitamin C, sind wasserlösliche Vitamine.

16.2.1 VITAMIN B_1 (THIAMIN)

Vitamin B_1 wurde bereits im Jahre 1895 nachgewiesen und ist damit das am längsten bekannte Vitamin. Es ist Bestandteil von Enzymen und übernimmt wichtige **Funktionen im Energie- und Kohlenhydratstoffwechsel**. Thiamin entfaltet besonders dort seine Wirkungen, wo im Körper große Mengen an Kohlenhydraten verstoffwechselt werden. Besonders thiaminreich sind Herz, Leber, Niere, Gehirn und Skelettmuskulatur. Vitamin B_1 kann nur in begrenztem Maße gespeichert werden, sodass es regelmäßig mit der Nahrung aufgenommen werden muss.

Bedarf: Aufgrund seiner zentralen Bedeutung im Energiestoffwechsel ist der Vitamin-B_1-Bedarf eng mit der Energiezufuhr verknüpft. Je mehr Energie benötigt wird, beispielsweise von Leistungssportlern, desto mehr Vitamin B_1 muss die Nahrung enthalten. Die empfohlene Zufuhr für Thiamin liegt bei erwachsenen Männern zwischen 1,1 und 1,3 mg pro Tag, bei Frauen bei 1,0 mg pro Tag. Schwangere und Stillende haben einen erhöhten Bedarf von 1,2–1,3 mg pro Tag.

Mangel: Symptome eines leichten Thiaminmangels sind unspezifisch und äußern sich durch Müdigkeit, Übelkeit, Erbrechen, Appetitlosigkeit und Störungen der Konzentrationsfähigkeit.

Ein schwerer Vitamin-B_1-Mangel wird **Beri-Beri** genannt. Dabei werden drei Formen unterschieden, die sich durch unterschiedliche Symptomenkomplexe darstellen. Die feuchte Form betrifft das Herz- und Gefäßsystem, es kommt zur Ödembildung. Die trockene Form äußert sich durch periphere Nervenschädigungen. Die dritte Form betrifft gestillte Säuglinge von Frauen mit einem Thiaminmangel. Sie ist gekennzeichnet durch Trinkschwäche, Erbrechen und in der akuten Form auch durch eine lebensbedrohliche Herzschwäche.

Neben einer unzureichenden Zufuhr mit der Nahrung können auch Krankheiten, die die Absorption oder den Stoffwechsel von Thiamin beeinträchtigen, die Ursache des Mangels sein. Dazu gehören chronischer Alkoholismus, Infektionskrankheiten, Magen-Darm- und Leberkrankheiten.

Überdosierung: Unerwünschte gesundheitliche Wirkungen bei einer zu hohen Thiaminzufuhr sind nicht bekannt.

Vorkommen: Gute Vitamin-B_1-Quellen sind Fleisch, vor allem Schweinefleisch, Vollkornprodukte (besonders Haferflocken), Weizenkeime, Hülsenfrüchte, Samen (Sonnenblumenkerne) und Nüsse (Erdnüsse, Pinienkerne).

16.2.2 VITAMIN B_2 (RIBOFLAVIN)

Vitamin B_2 ist Bestandteil von Coenzymen im **Protein- und Energiestoffwechsel** (z. B. Atmungskette, Oxidation von Fettsäuren und Aminosäuren). Es spielt eine wichtige Rolle für eine normale Zellfunktion, für Wachstum und Entwicklung.

Bedarf: Erwachsene Männer benötigen 1,3–1,4 mg Riboflavin pro Tag, Frauen haben einen Bedarf von 1,0–1,1 mg pro Tag. Bei körperlicher Aktivität, schweren Krankheiten, nach Operationen, bei chronischem Alkoholmissbrauch und durch Wechselwirkungen mit verschiedenen Medikamenten steigt der Riboflavinbedarf.

Ein **Vitamin-B_2-Mangel** kommt sehr selten vor. Meist ist er dann mit weiteren Nährstoffdefiziten kombiniert. Er äußert sich durch Hautrisse in den Mundwinkeln (**Mundwinkelrhagaden**) und der Mundschleimhaut, Entzündungen der Zunge, Bindehautentzündung an den Augen sowie Wachstumsstörungen. Ein schwerer Mangel führt zu Blutarmut (**Anämie**).

Symptome einer **Vitamin-B_2-Überdosierung** sind nicht bekannt, da überschüssiges Riboflavin mit dem Urin ausgeschieden wird.

Vorkommen: Besonders reich an Vitamin B_2 sind Innereien wie Schweine- oder Kalbsleber und Nieren. Aber auch Milch und Milchprodukte (z. B. Camembert, Bergkäse, Emmentaler), Fleisch, Eier und Fisch (Seelachs, Makrele) sowie Vollkornprodukte sind gute Riboflavinlieferanten. Bei der Zubereitung ist zu berücksichtigen, dass große Mengen des wasserlöslichen Vitamin B_2 in das Kochwasser übergehen, was daher möglichst mitverwendet werden sollte.

16.2.3 NIACIN

Niacin ist eine Sammelbezeichnung für Nicotinsäure und Nicotinamid. Niacin gehört zur Gruppe der B-Vitamine. Es wird über Nahrungsmittel zugeführt, kann aber auch im menschlichen Körper in der Leber aus der nicht entbehrlichen Aminosäure Tryptophan (› Kap. A11.2.1, S. 49) gebildet werden. Niacin ist Bestandteil wichtiger Coenzyme, die den **Auf- und Abbau von Kohlenhydraten, Fetten und Aminosäuren** unterstützen. Niacin wird auch für wichtige Schritte bei der Zellteilung benötigt. In pharmakologischer Dosierung senkt Nicotinsäure die Konzentration des Gesamt-, des LDL- und VLDL-Cholesterins (› Kap. A12.5, S. 56) sowie der Triglyceride und steigert die HDL-Konzentration. Darüber hinaus wirkt Nicotinsäure auch entzündungshemmend.

Erwachsene Männer haben je nach Alter einen **Bedarf** von 14–16 mg Niacin pro Tag. Für Frauen liegt die empfohlene Zufuhr zwischen 11–13 mg pro Tag.

Mangel: Die Niacinmangelkrankheit **Pellagra** (= raue Haut) tritt auf, wenn bestimmte Hirsesorten die Hauptnahrungsquellen sind, die zu wenig nutzbares Niacin liefern. Erste Anzeichen sind unspezifisch, wie z. B. körperliche Schwäche, Appetitmangel und Verdauungsstörungen. Im späten Mangelstadium treten an den der Licht ausgesetzten Hautstellen (Gesicht, Hände) typische Hautveränderungen auf. Weitere Symptome sind Durchfälle, Depression und Demenz sowie Schleimhautveränderungen. Unbehandelt hat die Pellagra einen tödlichen Verlauf durch Multiorganversagen, da der gesamte Energiestoffwechsel gestört ist.

Überdosierung: Durch eine ausgewogene Ernährung kann es nicht zu einer Überdosierung von Niacin kommen. Werden durch die Einnahme von Nahrungsergänzungsmitteln hohe Niacinmengen aufgenommen, zeigen sich gastrointestinale Symptome, Leberschädigung und eine Glucoseintoleranz.

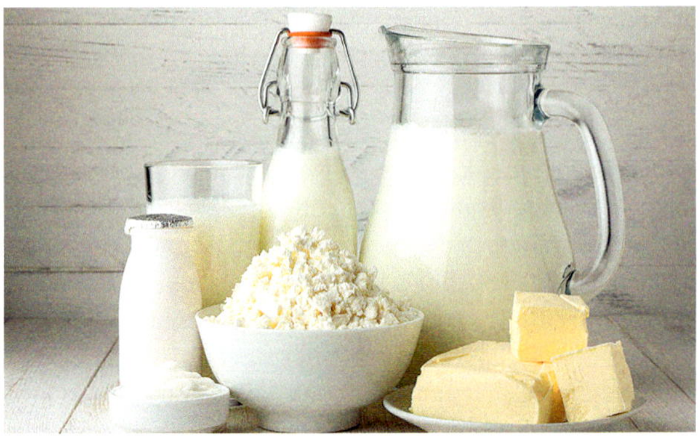

Abb. 1: Milchprodukte sind gute Vitamin-B_2-Lieferanten

Vorkommen: Niacin ist in vielen Lebensmitteln enthalten. Besonders reich sind Innereien (Leber), mageres Fleisch (von Rind, Kalb, Schwein, Geflügel), Fisch (Hering), Milch, Eier, Vollkorngetreide und Kartoffeln.

16.2.4 VITAMIN B_6 (PYRIDOXIN)

Auch hinter der Bezeichnung Vitamin B_6 verbirgt sich nicht nur ein einzelnes Vitamin, sondern eine ganze Stoffgruppe. Diese wird auch Pyridoxin genannt. Sie ist als Coenzym an mehr als 100 enzymatischen Reaktionen in den verschiedensten Bereichen beteiligt. Besonders aktiv ist das Vitamin bei Auf-, Um- und Abbauprozessen im **Aminosäurestoffwechsel**. Es unterstützt auch Funktionen des Nervensystems und die Immunabwehr und ist an der Bildung des roten Blutfarbstoffs (Hämoglobin) beteiligt.

Bedarf: Wegen seiner zentralen Rolle im Aminosäurestoffwechsel orientiert sich der Bedarf von Vitamin B_6 an der Höhe der Proteinzufuhr. Gemäß den Zufuhrempfehlungen für erwachsene Männer von 1,4–1,6 mg pro Tag und für Frauen von 1,2 mg pro Tag entspricht dies einer wünschenswerten Zufuhr von 0,02 g Vitamin B_6 pro Gramm Protein. Eine dauerhafte Einnahme von Medikamenten gegen epileptische Erkrankungen (Antikonvulsiva) und Arzneimitteln gegen Tuberkulose (Tuberkulostatika) erhöht den Vitamin-B_6-Bedarf.

Bei einer vollwertigen Ernährung tritt ein **Vitamin-B_6-Mangel** nicht auf. Ein Pyridoxinmangel äußert sich durch entzündliche Veränderungen der Haut im Nasen-Augen-Mund-Bereich (seborrhoische Dermatitis), einer eisenresistenten Blutarmut (Anämie) sowie in neurologischen Störungen (z. B. Sensibilitätsstörungen).

Eine **Überdosierung** tritt im Rahmen einer ausgewogenen Ernährung nicht auf. Der Mensch scheint orale Dosen von 4–20 mg problemlos zu vertragen. Bei der monate- bis jahrelangen Einnahme von Megadosen (> 500 mg/d), wie sie bei Bodybuildern anzutreffen ist, kann es zu einer peripheren sensorischen Neuropathie, Reflexausfällen sowie Störungen des Tast- und Temperaturempfindens kommen. Die Symptome sind nach Absetzen von Pyridoxin reversibel.

Vorkommen: Vitamin B_6 ist nahezu überall vorkommend (ubiquitär). Zahlreiche Lebensmittel enthalten Pyridoxin. Besonders gute Quellen sind Schweine- und Geflügelfleisch, Fisch, einige Gemüsesorten (Kohl, grüne Bohnen, Linsen, Feldsalat), Kartoffeln und Bananen. Empfehlenswert sind darüber hinaus Vollkornprodukte, Weizenkeime und Sojabohnen.

16.2.5 FOLAT

Folat ist ein Überbegriff für zahlreiche Verbindungen, die für dessen Vitaminwirkung verantwortlich sind. **Folat** kommt **natürlicherweise** in Nahrungsmitteln und im Körper vor. Nahrungsergänzungsmittel, Medikamente oder angereicherte Lebensmittel enthalten die synthetisch hergestellte Form des Vitamins, die **Folsäure**. Diese wird im Stoffwechsel in Folat umgewandelt.

Folat ist wesentlich an der **Purin- und Pyrimidinsynthese** beteiligt und dadurch für die RNS- und DNS-Synthese sowie für Prozesse der Zellteilung, -differenzierung und -regeneration von entscheidender Bedeutung. Daher kann eine Unterversorgung während einer Schwangerschaft zu Komplikationen, wie z. B. Früh- und Fehlgeburten oder schweren Fehlbildungen des Säuglings (offener Rücken = Neuralrohrdefekt), führen.

GUT ZU WISSEN

Neuralrohrdefekte sind Fehlbildungen des Gehirns und des Rückenmarks, die auf einen unvollständigen oder fehlenden Verschluss des Neuralrohrs zurückzuführen sind.

Darüber hinaus spielt Folat zusammen mit Vitamin B_{12} eine wichtige Rolle beim Reifungsprozess der roten Blutkörperchen (Erythrocyten) im Knochenmark. Ein Zusammenhang zwischen Folat und einer Senkung des Risikos für koronare Herzkrankheiten sowie für Schlaganfälle wird aktuell diskutiert.

Der **Folsäurebedarf** liegt bei Erwachsenen bei 300 µg pro Tag. Frauen, die schwanger werden wollen oder könnten, sollen zusätzlich zu einer folatreichen Ernährung 400 µg synthetische Folsäure pro Tag in Form eines Präparates einnehmen, um Neuralrohrdefekten vorzubeugen.

Mangel: Eine einseitige Ernährung, die Einnahme von Medikamenten sowie ein hoher Alkoholkonsum können einen Folatmangel verursachen. Die Symptome zeigen sich stufenweise. Zunächst ist der Serumfolatspiegel erniedrigt, dann

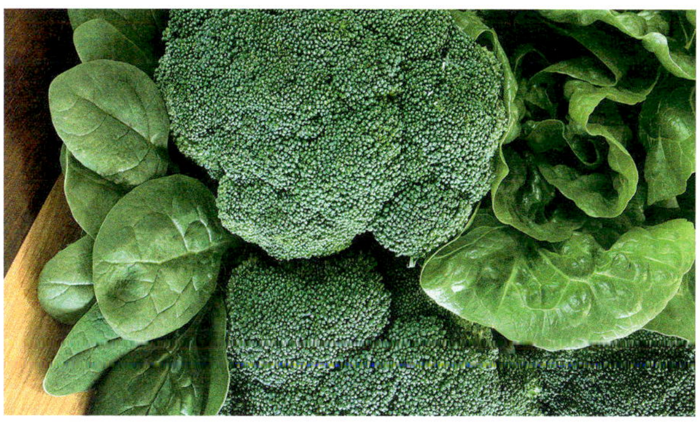

Abb. 2: Grünes Blattgemüse ist ein wichtiger Folatlieferant.

ist die Folatkonzentration in den roten Blutkörperchen vermindert. Im weiteren Verlauf kommt es zu Störungen des Blutbilds und zum Auftreten einer Blutarmut (Anämie).

Überdosierung: Bei einer hohen Zufuhr von natürlicherweise in Nahrungsmitteln vorkommenden **Folaten** wurden keine unerwünschten gesundheitlichen Wirkungen beobachtet. Die Auswirkungen einer hohen Folsäurezufuhr wurden bisher nicht untersucht.

Vorkommen: Grünes Blattgemüse (Spinat, Salate), aber auch Tomaten, Kohlsorten, Hülsenfrüchte, Sprossen, Orangen, Nüsse, Weizenkeime, Vollkornprodukte sowie Kartoffeln, Milchprodukte, einige Käsesorten, Leber und Eier sind gute Folatlieferanten.

16.2.6 PANTOTHENSÄURE

Pantothensäure hat im menschlichen Stoffwechsel vielfältige Aufgaben, denn sie ist in fast allen Geweben an Auf- und Abbaureaktionen im **Kohlenhydrat-, Fett- und Aminosäurestoffwechsel** beteiligt. Außerdem wird sie zur Synthese von Fettsäuren, Cholesterin, Hormonen und der Neurotransmitter Azetylcholin und Taurin benötigt.

Erwachsene haben einen **Bedarf** von 6 mg Pantothensäure.

Mangel: Da Pantothensäure in vielen Nahrungsmitteln vorkommt, ist ein Mangel äußerst selten. Nur unter einer extrem einseitigen Ernährung sind Mangelerscheinungen bekannt geworden. Diese sind unspezifisch und äußern sich in Kopfschmerzen, Müdigkeit, Herzklopfen oder Hautkribbeln. Bei fortgeschrittenem Mangel zeigen sich eine schlechte Wundheilung, niedriger Blutdruck und unkoordinierte Bewegungsabläufe.

Überdosierung: Eine Hypervitaminose durch Pantothensäure ist beim Menschen nicht bekannt.

Vorkommen: Pantothensäure ist in fast allen Lebensmitteln enthalten. Besonders gute Lieferanten sind Leber, Muskelfleisch, Fisch, Milch, Vollkornprodukte und Hülsenfrüchte.

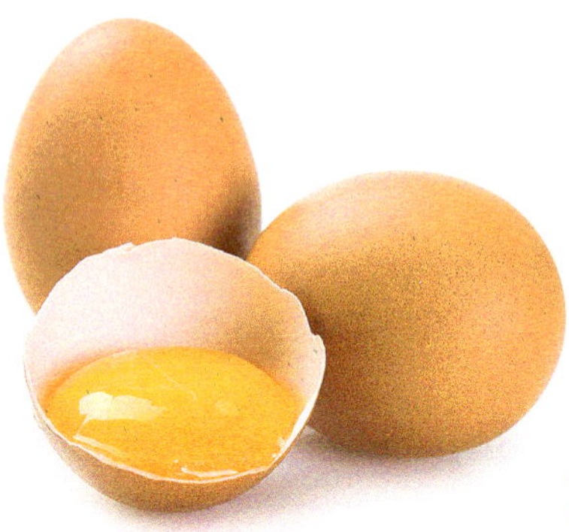

Abb. 1: Im Eigelb ist Biotin enthalten.

16.2.7 BIOTIN

Biotin wirkt als Coenzym im Stoffwechsel beim **Aufbau von Kohlenhydraten und Fettsäuren** sowie beim **Abbau von Aminosäuren**.

Bedarf: Der Schätzwert für die tägliche Zufuhr liegt bei Erwachsenen bei 30 bis 60 µg.

Ein **Biotinmangel** wurde unter üblichen Ernährungsgewohnheiten bei Erwachsenen bisher nicht beobachtet. Bei einer fehlerhaften parenteralen Ernährung sowie bei Kindern mit einem angeborenen Biotinidasemangel (Enzym, das Biotin aus Proteinen freisetzt) kann eine Biotinunterversorgung auftreten. Mangelsymptome sind entzündliche Veränderungen der Haut im Nasen-Augen-Mund-Bereich, Bindehautentzündung, Schwäche, Anorexie und Depression.

Überdosierung: Es wurden auch bei hoher Dosierung keine Nebenwirkungen beobachtet.

Vorkommen: Besonders gute Quellen für Biotin sind Leber, Sojabohnen, Eigelb, Nüsse, Haferflocken, Spinat, Champignons und Linsen.

16.2.8 VITAMIN B_{12} (COBALAMIN)

Vitamin B_{12} ist durch die Aktivierung von Folat wesentlich an der **Blutbildung** (Hämatopoese) beteiligt und fördert den Reifungsprozess der roten Blutkörperchen im Knochenmark. Es ist auch an der Myelinsynthese und der Synthese von epithelialen Gewebe beteiligt. Als Coenzym ist Cobalamin ein wichtiger Bestandteil des Fettsäure-, Kohlenhydrat- und Nukleinsäurestoffwechsels.

Vitamin B_{12} kann im unteren Dünndarm (terminales Ileum) nur mit Hilfe des in den Belegzellen der Magenschleimhaut gebildeten **Intrinsic Factor** aufgenommen werden. Obwohl

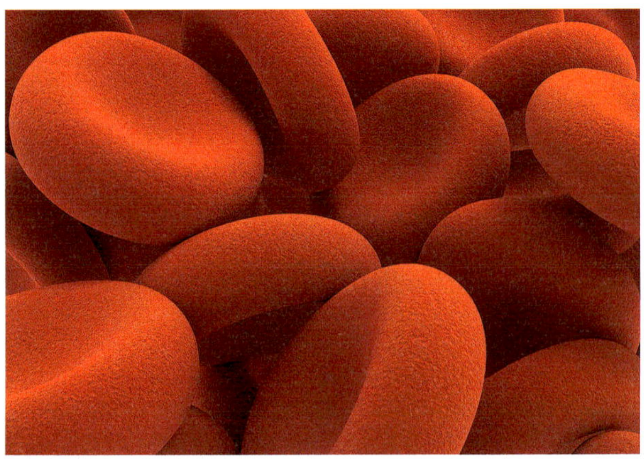

Abb. 2: Vitamin B_{12} ist wesentlich an der Bildung von roten Blutkörperchen beteiligt.

Darmbakterien große Mengen von Vitamin B_{12} bilden, ist der Mensch auf die Vitamin-B_{12}-Aufnahme über die Nahrung angewiesen, da die bakterielle Bildung hinter dem Resorptionsort stattfindet.

Erwachsene haben einen **Cobalaminbedarf** von 3,0 µg.

Mangel: Chronische Magenschleimhautentzündungen (atrophe Gastritis), eine zu geringe Produktion von Intrinsic Factor oder eine operative Entfernung des Magens führen zu einem Vitamin-B_{12}-Mangel. 30 % aller über 65-Jährigen entwickeln eine atrophische Gastritis, die dazu führt, dass Absorption und Reabsorption gestört sind, woraus längerfristig eine unzureichende Vitamin-B_{12}-Versorgung resultiert. Älteren Menschen mit atrophischer Gastritis kann daher die zusätzliche Zufuhr von Vitamin B_{12} empfohlen werden.

Da Vitamin B_{12} nur in tierischen Nahrungsmitteln enthalten ist, kann ein Mangelzustand auch bei mehrjähriger Ernährung ohne Fleisch, Fisch, Milchprodukte und Eier (› vegane Ernährung, Kap. A18.1.2, S. 82) auftreten. Das gelegentliche und sehr geringe Vorkommen in Pflanzen (besonders nach bakterieller Gärung, z. B. in Sauerkraut) leistet nur einen unzureichenden Beitrag zur Bedarfsdeckung.

Durch den engen Zusammenhang mit dem Folatstoffwechsel äußert sich auch ein Vitamin-B_{12}-Mangel in einer Blutarmut mit charakteristischen, übernormal großen Blutkörperchen (**perniziöse Anämie**). Darüber hinaus kann es zu Dauerschädigungen des Rückenmarks kommen. Mangelerscheinungen machen sich, da die Leber große Mengen an Vitamin B_{12} speichern kann, oft erst nach Jahren bemerkbar.

Überdosierung: Auch die 1 000-fache Überschreitung des Bedarfs hat im Tierexperiment nicht zu Nebenwirkungen geführt.

Vorkommen: Vitamin B_{12} kommt nur in tierischen Lebensmitteln vor. Leber, Fleisch, Fisch, Milch oder Eier sind gute Quellen. Bei einer Ernährung, die hauptsächlich Lebensmittel tierischer Herkunft enthält, sind die zugeführten Vitamin-B_{12}-Mengen deutlich über dem Tagesbedarf.

16.2.9 VITAMIN C (ASCORBINSÄURE)

Vitamin C greift in zahlreiche intra- und extrazelluläre Stoffwechselprozesse ein. Dabei wirkt Vitamin C als **Reduktionsmittel** (Substanz, die Elektronen an einen Reaktionspartner abgibt) und hat eine **antioxidative Wirkung**. Es schützt Zellen und Gewebe vor Schädigungen durch freie Radikale. Vitamin C ist am Aufbau von Bindegewebe (Kollagen) sowie von Knochen und Zähnen beteiligt. Es fördert die Heilung von Wunden und Verletzungen. Beim Verzehr von eisenhaltigen pflanzlichen Lebensmitteln verbessert die gleichzeitige Zugabe von Ascorbinsäure, beispielsweise in Form von Zitronensaft, die Eisenverwertung. Darüber hinaus hemmt Vitamin C die Reaktion von Nitrit mit Aminen, die im Magen zur Bildung von krebsauslösenden (kanzerogenen) Nitrosaminen führen kann.

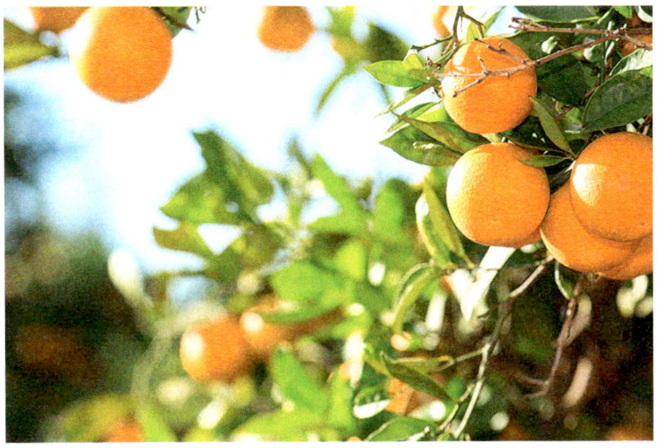

Abb. 3: Zitrusfrüchte wie Orangen liefern das wichtige Vitamin C.

Bedarf: Erwachsene Männer benötigen 110 mg, Frauen 95 mg Vitamin C pro Tag. Ein erhöhter Vitamin-C-Bedarf besteht bei starker körperlicher Belastung, anhaltendem geistig-seelischem Stress, bei Alkohol- oder Medikamentenmissbrauch sowie bei Krankheiten wie Diabetes mellitus, Nierenkrankheiten und Infektionen. Für starke Raucher (> 20 Zigaretten pro Tag) gilt sogar eine um 40 % erhöhte Zufuhrempfehlung.

Vitamin-C-Mangelzustände sind beim Säugling die Moeller-Barlow-Krankheit und bei Erwachsenen **Skorbut**. Sie äußern sich beim Kind durch Störungen der Knochenbildung und des Wachstums. In späteren Lebensphasen treten eine schlechte Wundheilung, Infektanfälligkeit, Gelenkschmerzen, Infektionen, Blutungsneigung in Haut und Schleimhäuten oder Muskulatur und inneren Organen sowie Zahnausfall auf. In den westlichen Industrieländern treten Vitamin-C-Mangelzustände nicht auf.

Überdosierung: Für Vitamin C sind keine Hypervitaminosen bekannt.

Vorkommen: Gemüse und Obst sowie aus ihnen hergestellte Produkte sind besonders Vitamin-C-haltig. Beispiele sind Paprika, Rosenkohl, Broccoli, Blumenkohl, Fenchel sowie Zitrusfrüchte, Erdbeeren, Himbeeren und Stachelbeeren.

AUFGABEN

1. Nennen Sie die fettlöslichen und die wasserlöslichen Vitamine.
2. Erklären Sie, was Antioxidantien sind, und nennen Sie drei antioxidativ wirksame Vitamine.
3. Erläutern Sie, warum bei älteren Menschen ein Vitamin-B_{12}-Mangel häufig ist und welche Gegenmaßnahmen getroffen werden können.

17 MINERALSTOFFE

Genau wie die Vitamine sind auch die Mineralstoffe **essentielle Nährstoffe**, die dem Körper täglich mit der Nahrung zugeführt werden müssen, weil er diese nicht selbst herstellen kann. Da Mineralstoffe keine Energie enthalten, zählen sie zu den **nicht energieliefernden Nährstoffen**.

Mineralstoffe erfüllen im Körper **vielfältige Aufgaben**. Sie sind für den reibungslosen Ablauf zahlreicher Stoffwechselprozesse unentbehrlich. Alle Mineralstoffe enthalten in ihrem chemischen Aufbau keinen Kohlenstoff, d. h., sie sind **anorganische Substanzen**. Ihre Empfindlichkeit gegen äußere Einflüsse wie Hitze oder Sauerstoff ist daher gering. Da Mineralstoffe aber wasserlöslich sind, können sie beim Garen von Nahrungsmitteln in viel Wasser ausgeschwemmt werden.

Mineralstoffe werden entsprechend ihres mengenmäßigen Vorkommens im Körper in **Mengen- und Spurenelemente** eingeteilt. Mengenelemente kommen mit einer Konzentration von mehr als 50 mg pro kg Körpergewicht im Organismus vor. Spurenelemente enthält der Körper nur in sehr kleinen Mengen. Diese liegen unter 50 mg pro kg Körpergewicht. Eine Ausnahme stellt Eisen dar, das – obwohl es in einer Menge von etwa 60 mg pro kg Körpergewicht vorkommt – trotzdem zu den Spurenelementen zählt.

Der tatsächliche Gehalt der einzelnen Mineralstoffe im Körper ist sehr unterschiedlich (Tab. 1). Mengenmäßig am bedeutsamsten ist Calcium mit einem Gehalt von etwa 14 g pro kg Körpergewicht.

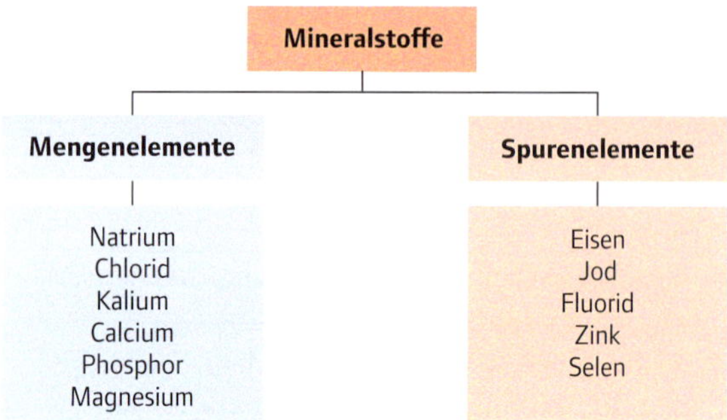

Abb. 1: Mengen- und Spurenelemente

MENGEN-ELEMENTE	MENGE	SPUREN-ELEMENTE	MENGE
Calcium (Ca)	980 g	Eisen (Fe)	4,2 g
Phosphor (P)	490 g	Fluorid (F)	2,5 g
Kalium (K)	140 g	Zink (Zn)	2,1 g
Natrium (Na)	70 g	Selen (Se)	0,01 g
Chlorid (Cl)	70 g	Jod (J)	0,01 g
Magnesium (Mg)	25 g		

Tab. 1: Mineralstoffgehalt im Körper einer 70 kg schweren Person

17.1 MENGENELEMENTE

Im Folgenden werden Bedeutung, Bedarf, Symptome einer Unter- und Überdosierung sowie das Vorkommen in Lebensmitteln von wesentlichen Mengenelementen dargestellt.

17.1.1 NATRIUM

Bedeutung und Funktion: Natrium kommt überwiegend in der **extrazellulären** Flüssigkeit vor und bestimmt weitgehend deren Volumen und osmotischen Druck. Es ist an der Regulation des Wasserhaushalts beteiligt und hat dadurch Einfluss auf den Blutdruck. Nur ein kleiner Teil des körpereigenen Natriums befindet sich in der intrazellulären Flüssigkeit. Es ist dort für die Aufrechterhaltung des Membranpotenzials, das für die Erregbarkeit von Muskel- und Nervenzellen von Bedeutung ist, verantwortlich. In Verbindung mit Chlorid bildet Natrium Kochsalz (NaCl).

Bedarf: Erwachsene haben einen Minimalbedarf von 550 mg Natrium pro Tag. Als empfehlenswerte Maximalmenge gibt die Deutsche Gesellschaft für Ernährung e. V. (DGE) 2 400 mg Natrium pro Tag (entspricht 6 g Kochsalz) an. Diese Zufuhrmenge wird in der täglichen Ernährung häufig um ein Vielfaches überschritten.

GUT ZU WISSEN

1 g **Kochsalz** enthält 400 mg Natrium und 600 mg Chlorid.

Mangel: Eine Unterversorgung mit Natrium wird **Hyponatriämie** genannt. Ursachen können Durchfall, Erbrechen, starkes Schwitzen oder Harnausscheidung (Diurese) sein. Symptome sind Übelkeit, niedriger Blutdruck (Hypotonie), hohe Herzfrequenz (Tachykardie), Apathie oder Tetanie (Muskelkrämpfe).

Überdosierung: Die Ursache einer erhöhten Natriumzufuhr ist ein zu hoher Verzehr von Kochsalz und salzhaltigen Lebensmitteln. Im Durchschnitt werden pro Tag etwa 9 g Salz (entspricht 3600 mg Natrium) aufgenommen. Je nach Veranlagung kann eine überhöhte Kochsalzzufuhr zu Bluthochdruck führen. Umgekehrt wirkt eine speisesalzarme Kost bei vielen Hochdruckpatienten blutdrucksenkend.

Vorkommen: Natrium ist Bestandteil von Kochsalz und allen Lebensmitteln, die Salz enthalten, wie Brot, Käse, Wurst, Konservengemüse, Salzgebäck und Fertigprodukte.

17.1.2 CHLORID

Chlorid ist das häufigste Anion (negativ geladenes Ion) in der **extra**zellulären Flüssigkeit und von großer Bedeutung für die Aufrechterhaltung der extrazellulären Osmolarität sowie des Membranpotenzials. Es beeinflusst fast alle Stoffwechselvorgänge, beispielsweise den Wasserhaushalt, die Reizweiterleitung an den Nerven und den Herzrhythmus. Außerdem spielt es eine Rolle in der Regulation des Säure-Basen-Haushalts. Chlorid findet sich in hohen Konzentrationen im Liquor sowie in den Verdauungssekreten, insbesondere in der Salzsäure im Magen. In Verbindung mit Natrium bildet Chlorid Kochsalz (NaCl).

Der **Minimalbedarf** an Chlorid liegt bei Jugendlichen und Erwachsenen bei 830 mg pro Tag.

Ein **Chloridmangel** kann bei lang anhaltendem Erbrechen oder Durchfall auftreten. Er führt zu Störungen im Säure-Basen-Haushalt (Alkalose), die mit flacher Atmung, Muskelkrämpfen und Herzfunktionsstörungen verbunden sind.

Überdosierung: Die Nahrung enthält als Bestandteil von Speisesalz und salzhaltigen Lebensmitteln eine große Menge Chlorid. Die Chloridaufnahme liegt bei den meisten Menschen daher weit über dem Bedarf. Überschüssiges Chlorid wird durch den Urin und durch Schwitzen wieder ausgeschieden.

Vorkommen: Chlorid ist Bestandteil von Kochsalz und allen Lebensmitteln, die Salz enthalten, wie Brot, Käse, Wurst, Konservengemüse, Salzgebäck und Fertigprodukte.

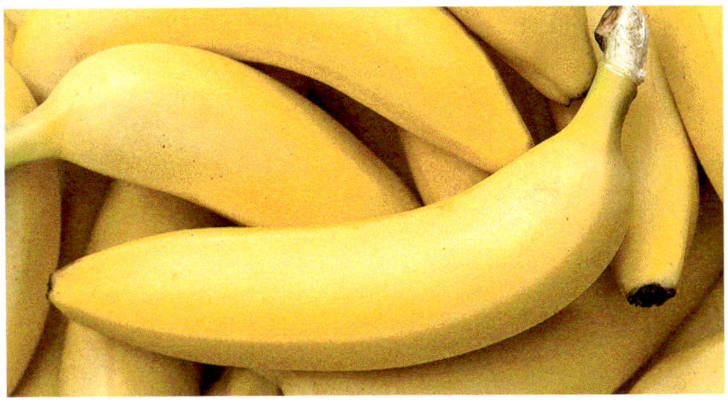

Abb. 2: Kalium ist besonders viel in Bananen enthalten.

17.1.3 KALIUM

Kalium ist das häufigste Kation (positiv geladenes Ion) in der **intra**zellulären Flüssigkeit. Etwa 98 % des gesamten Kaliumbestandes im menschlichen Körper befinden sich innerhalb der Zellen. Seine extrazelluläre Konzentration ist dagegen sehr niedrig. Eine der wichtigsten physiologischen Funktionen von Kalium ist die Aufrechterhaltung des Membranpotenzials. Störungen im Kaliumhaushalt beeinflussen daher die neuromuskuläre Erregbarkeit und können z. B. Herzrhythmusstörungen verursachen.

Der **Minimalbedarf** liegt bei Jugendlichen und Erwachsenen bei 2 000 mg Kalium pro Tag.

Kaliummangel verursacht neuromuskuläre Symptome wie Schwäche der Skelettmuskulatur, Erschlaffung der glatten Muskulatur bis hin zur Darmlähmung und Herzfunktionsstörungen.

Überdosierung: Eine Kaliumintoxikation kann durch eine Niereninsuffizienz mit gestörter Kaliumausscheidung bedingt sein. Es kommt zu Herzrhythmusstörungen, die bis zum Herzstillstand führen können.

Vorkommen: Besonders kaliumreich sind Gemüse (Spinat, Champignons), Obst (Bananen, Trockenobst) und Kartoffeln.

17.1.4 CALCIUM

Calcium ist mengenmäßig der wichtigste Mineralstoff des menschlichen Körpers. Er ist Baustein von Knochen und Zähnen. 99 % des im Körper vorhandenen Calciums sind in Kochen und Zähnen lokalisiert. Bis etwa zum 30. Lebensjahr werden 90 % der Knochenmasse aufgebaut (peak bone mass). Einen entscheidenden Einfluss auf die Knochenfestigkeit hat dabei die Zugbeanspruchung durch die Muskulatur. Ab dem 40. Lebensjahr beginnt der physiologische Knochenabbau. Dieser beschleunigt sich bei Frauen mit dem Eintritt der Menopause und kann eine Osteoporose bedingen. Darüber hinaus stabilisiert Calcium Zellmembranen, ist ein wichtiger Faktor bei der Blutgerinnung sowie an der

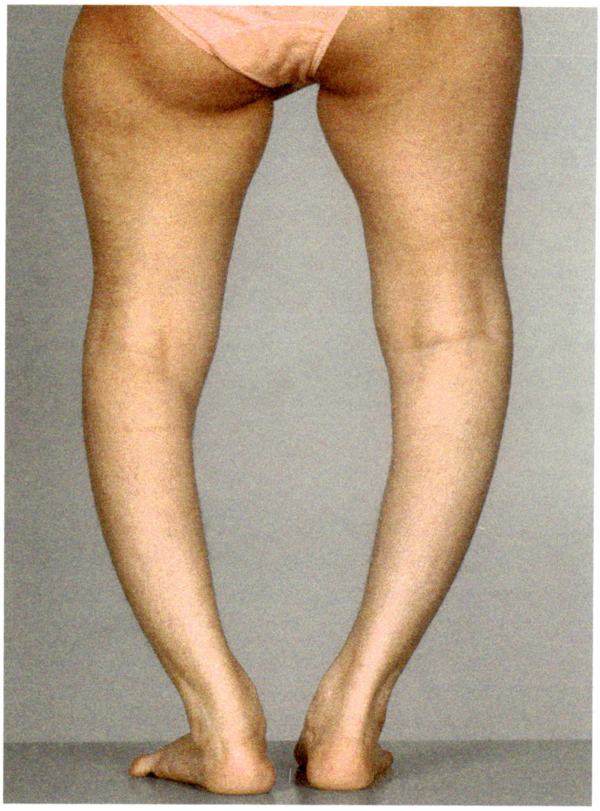

Abb. 1: O-Beine aufgrund von Calciummangel

Reizweiterleitung im Nervensystem und in der Muskulatur beteiligt.

Erwachsene haben einen **Bedarf** von 1 000 mg Calcium pro Tag.

Mangel: Über das in den Knochen gespeicherte Calcium wird bei einer zu geringen Calciumzufuhr die Serumcalciumkonzentration über lange Zeit im Normalbereich gehalten. Dadurch kommt bei einem lang anhaltenden Calciummangel zum Abbau von Knochenmasse (Demineralisierung).

Im Kindesalter bleiben aufgrund von Mineralisierungsstörungen die Knochen weich und verformen sich (O-Beine, weiche Schädelknochen, verzögerter Fontanellenschluss). Dieses Krankheitsbild heißt **Rachitis** (Abb. 1). Bei Erwachsenen führt ein Calciummangel zur Knochenerweichung **(Osteomalazie)**. Eine unzureichende Calciumversorgung trägt zur Entstehung von **Osteoporose** im Alter bei.

Überdosierung: Durch eine ausgewogene Ernährung kann es nicht zu einer Calciumüberdosierung kommen. Eine erhöhte Calciumkonzentration im Blut (Hypercalcämie), die durch die Einnahme von Calciumpräparaten (Nahrungsergänzungsmittel) verursacht werden kann, kann zu Nierensteinen oder einer Niereninsuffizienz führen.

Vorkommen: Die beste Calciumquelle sind Milch und Milchprodukte, besonders Käse. Aber auch einige Gemüse (Grünkohl, Broccoli, Rucola) enthalten nennenswerte Mengen an Calcium. Auch calciumreiches Mineralwasser (> 150 mg Calcium pro Liter) kann einen wesentlichen Beitrag zur Calciumversorgung leisten.

17.1.5 PHOSPHOR

Phosphor ist gemeinsam mit Calcium Hauptbestandteil von Knochen und Zähnen und sorgt für deren Stabilität. Phosphorverbindungen sind Bausteine von Membranen (Phospholipide) und Nukleinsäuren. Energiereiche Phosphate dienen als Energiequelle für viele Stoffwechselprozesse der Zelle. Darüber hinaus wirkt Phosphat als Puffersystem bei der Aufrechterhaltung des pH-Wertes mit.

Bedarf: Die empfohlene Phosphorzufuhr für Erwachsene liegt bei 700 mg pro Tag.

Da viele Lebensmittel Phosphor enthalten, ist ein **Mangel** nicht bekannt.

Überdosierung: Eine erhöhte Phosphorzufuhr bewirkt ein Absinken der Serumcalciumkonzentration. Allerdings verschlechtert sich die Calciumbilanz dadurch nicht. Es kommt auch nicht zu vermehrten Knochenabbauprozessen.

Vorkommen: Phosphor ist in fast allen Lebensmitteln enthalten. Besonders phosphatreich sind Leber, Fleisch, Wurst, Milch und Milchprodukte, Brot und Eier. Phosphate werden auch als Zusatzstoffe (› Kap. A10.3.3, S. 42) in Lebensmitteln verarbeitet, beispielsweise als Schmelzsalze bei der Schmelzkäseherstellung oder als Lockerungsmittel für Backwaren.

17.1.6 MAGNESIUM

Magnesium aktiviert, insbesondere im Energiestoffwechsel, zahlreiche Enzyme. Es ist von großer Bedeutung bei der Stabilisierung von Membranen sowie bei der Aufrechterhaltung der Membranpermeabilität. Damit hat es Einfluss auf die zelluläre Erregbarkeit (Erregungsleitung, Muskelkontraktion). Darüber hinaus ist es an der Synthese von Nukleinsäuren beteiligt und ist bedeutsam für die Knochenmineralisierung.

Erwachsene Männer haben einen täglichen **Bedarf** von 350 mg Magnesium und Frauen benötigen 300 mg Magnesium. In Stresssituationen, bei großer Hitze und bei regelmäßiger, intensiver körperlicher Tätigkeit (Leistungssport) kann der Magnesiumbedarf erhöht sein.

Mangel: Neben einer magnesiumarmen Ernährung führen vor allem Alkoholismus, Abführmittelmissbrauch und Magen-Darm-Krankheiten (Durchfall, entzündliche Darmerkrankungen) zu einem Magnesiummangel. Folgen eines Magnesiummangels sind Funktionsstörungen der Herz- und Skelettmuskulatur und die Neigung zu Muskelkrämpfen.

Überdosierung: Bei Menschen, die an Niereninsuffizienz oder einer Unterfunktion der Nebennierenrinde (Morbus Addison) leiden, besteht ein Risiko, dass es zu einem Magnesiumüberschuss im Körper kommt. Symptome einer Überdosierung sind Lähmungen, Übelkeit, Erbrechen, Durchfälle, Hypotonie und Herzrhythmusstörungen.

Vorkommen: Vollkornprodukte, Milch und Milchprodukte, Leber, Fisch, Geflügel, Kartoffeln, viele Gemüsesorten sowie Beerenobst, Orangen und Bananen sind gute Magnesiumquellen.

17.2 SPURENELEMENTE

Spurenelemente werden auch Mikroelemente genannt. Sie gehören zu den essentiellen Mikronährstoffen (› Kap. A10.5, S. 45).

17.2.1 EISEN

Eisen ist mengenmäßig das bedeutendste Spurenelement. Es kann in zwei unterschiedlichen Wertigkeitsstufen vorliegen. **Zweiwertiges** Eisen ist das Zentralatom der Hämgruppe des roten Blutfarbstoffs (Hämoglobin, Abb. 2) in den Erythrocyten und des Myoglobins der Muskeln. **Dreiwertiges** Eisen ist die Speicherform von überschüssigem Eisen in der Leber, Milz und im Knochenmark. Eisen wirkt bei der Blutbildung mit und übernimmt als Bestandteil von Enzymen Schlüsselfunktionen bei der Synthese von DNS, Neurotransmittern und Steroidhormonen. Es ist auch an der Aufrechterhaltung der Immunfunktion beteiligt. Eisen ist unentbehrlich für eine optimale Gehirnentwicklung von Kindern und Jugendlichen.

Männliche Erwachsene sowie Frauen nach der Menopause haben einen **Eisenbedarf** von 10 mg pro Tag, weibliche Jugendliche und Erwachsene benötigen täglich 15 mg Eisen.

Mangel: Eine ungenügende Eisenaufnahme, ein geringer Eisengehalt der Nahrung oder erhöhte Verluste (gesteigerte Menstruation, versteckte Blutungen im Magen-Darm-Bereich) sind mögliche Ursachen eines Eisenmangels. Durch eine erniedrigte Eisenzufuhr verringert sich die Zahl der roten Blutkörperchen und es kann weniger Sauerstoff im Blut transportiert werden. Dadurch sind die körperliche Leistungsfähigkeit sowie die Wärmeregulation gestört und die Infektanfälligkeit ist erhöht. Eine dauerhaft erniedrigte Eisenzufuhr führt zur Blutarmut (Anämie).

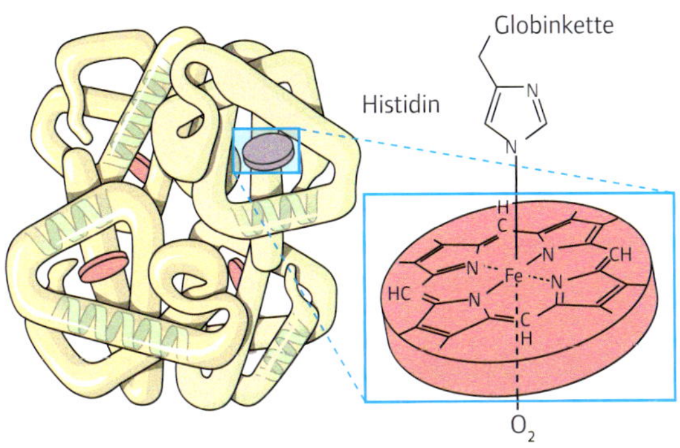

Abb. 2: Zweiwertiges Eisen bildet das Zentralatom des Hämoglobins.

Überdosierung: Chronischer Alkoholmissbrauch und die angeborene Stoffwechselkrankheit Hämochromatose (Eisenspeicherkrankheit) können eine Eisenüberladung des Körpers bedingen. Schädigungen von Leber, Bauchspeicheldrüse und Herzmuskel sind die Folge. Ohne ärztliche Behandlung verläuft die Hämochromatose tödlich.

Vorkommen: Eisen kommt in tierischen Lebensmitteln (Leber, Fleisch, Wurst) als zweiwertiges Eisen vor, in pflanzlichen Lebensmitteln (Pfifferlinge, Spinat, Schwarzwurzeln, Haferflocken) als dreiwertiges Eisen.

Der Körper kann zweiwertiges Eisen wesentlich besser verwerten als dreiwertiges. Die Verwertung von dreiwertigem Eisen ist durch die Bindung an andere Pflanzenbestandteile (z. B. Phytinsäure, Lignin oder Oxalsäure) gehemmt. Die Eisenaufnahme aus pflanzlichen Lebensmitteln kann durch die Zugabe von Vitamin C, z. B. als Orangen- oder Zitronensaft, wesentlich verbessert werden. Das ist besonders für Vegetarier (› Kap. A18.1, S. 81) wichtig.

17.2.2 JOD

Jod wird in der Schilddrüse als Baustein der Schilddrüsenhormone Thyroxin und Trijodthyronin benötigt. Diese aktivieren den Energiestoffwechsel (Grundumsatz, › Kap. A10.4.2, S. 44). Bei einer Überfunktion der Schilddrüse ist der Grundumsatz erhöht, bei einer Unterfunktion erniedrigt. Darüber hinaus regen Schilddrüsenhormone die Wärmeproduktion an und sorgen für eine gleichbleibende Körpertemperatur. Auch die Herztätigkeit, der Blutdruck und die geistige Leistungsfähigkeit werden über sie mitgesteuert. In der Schwangerschaft ist eine ausreichende Jodversorgung von besonderer Bedeutung, da der Versorgungszustand der Mutter die Jodversorgung des Fötus bestimmt. Im ungünstigsten Fall kommt der Säugling bereits mit einem Kropf auf die Welt und es treten dauerhafte Entwicklungsstörungen des Skelett- und Nervensystems (Kretinismus) auf.

Bedarf: Erwachsene Männer benötigen 180–200 µg Jod pro Tag, Frauen haben einen Bedarf von 150 µg.

Mangel: Zwar hat sich die Jodversorgung in Deutschland durch den Einsatz von jodiertem Speisesalz verbessert. Sie ist aber noch nicht optimal. Jodmangel bewirkt zunächst eine Absenkung der Schilddrüsenhormone im Blut. Darauf reagiert die Schilddrüse mit vermehrtem Wachstum, um

mehr Jod aus der Nahrung aufnehmen zu können und die Hormonproduktion zu stärken. Sichtbares Zeichen ist die Kropfbildung (Struma). Durch einen Kropf kann es zu Einengungen der Luft- und Speiseröhre sowie zur Bildung von Knoten in der Schilddrüse kommen. Operative Eingriffe, lebenslange ärztliche Kontrolle und die regelmäßige Einnahme von Medikamenten können die Folge sein.

Link-Tipp: Auf der Internetseite des Bundesinstituts für Risikobewertung finden sich Fragen und Antworten zur Jodversorgung und Jodmangelvorsorge www.bfr.bund.de/de/fragen_und_antworten_zur_jodversorgung_und_zur_jodmangelvorsorge-128626.html

Eine **Jodüberdosierung** kann durch eine normale Ernährung nicht entstehen. Einem Kilo Salz dürfen laut Gesetz nicht mehr als 25 mg Jod zugesetzt werden. Eine Jodüberdosierung entsteht durch die Verwendung von jodhaltigen Kontrastmitteln und jodhaltigen Medikamenten oder durch den Verzehr von jodreichen Meeresalgen.

In Abhängigkeit von der Dosis und der Empfindlichkeit der Personen kann es aufgrund eines Jodexzesses zu folgenden Krankheitsbildern kommen:

- Schilddrüsenüberfunktion
- Morbus Basedow (Autoimmunkrankheit der Schilddrüse)
- Hashimoto-Thyreoditis (autoimmune Schilddrüsenentzündung mit Über- oder Unterfunktion)
- akute Blockade der Jodaufnahme in der Schilddrüse (Wolff-Chaikoff-Effekt)

Vorkommen: Der Jodgehalt von Lebensmitteln hängt vom Jodgehalt des Bodens und der Jodversorgung landwirtschaftlicher Nutztiere ab. Dadurch können sehr große Schwankungen beim Jodgehalt von Lebensmitteln auftreten.

Die beste Jodquelle ist Seefisch. Je nach Fischsorte und Portionsgröße deckt eine Fischmahlzeit den Jodbedarf für mehr als einen Tag. Milch und Eier sind inzwischen durch eine entsprechende Fütterung der Tiere wichtige Jodlieferanten geworden. Eine ausreichende Jodversorgung ist aber nur dann sichergestellt, wenn jodiertes Speisesalz verwendet wird.

17.2.3 FLUORID

Fluorid wird zur Festigung von Knochen und Zähnen benötigt. Es trägt zur Härtung des Zahnschmelzes bei und verbessert dadurch die Widerstandfähigkeit der Zähne gegen Karies.

Erwachsene Männer haben einen **Bedarf** von 3,8 mg Fluorid pro Tag, Frauen benötigen täglich 3,1 mg.

Im Kindesalter zeigt sich ein **Fluoridmangel** durch eine schlechte Zahnhärtung und eine dadurch bedingte hohe Kariesanfälligkeit.

Um eine ausreichende Fluoridversorgung sicherzustellen, wurde in zahlreichen Ländern eine allgemeine Trinkwasserfluoridierung durchgeführt. Diese ist in Deutschland durch die Trinkwasserverordnung verboten. Deshalb erhalten Säuglinge und Kinder regelmäßig Fluoridtabletten. Jugendliche und Erwachsene sollten fluoridiertes Jodsalz für die Zubereitung von Speisen verwenden.

Überdosierung: Fluorid kann bei einer Aufnahme von mehr als 1 mg pro kg Körpergewicht toxisch wirken. Übelkeit, Erbrechen und Bauchschmerzen sind die ersten Folgeerscheinungen.

Eine chronisch wenig erhöhte Zufuhr in den ersten acht Lebensjahren, z. B. mit dem Doppelten des Richtwertes, verursacht geringe, meist bandförmige weißliche Flecken im Zahnschmelz (Dentalfluorose). Eine noch stärkere chronische Überdosierung kann zu deutlichen braunen Zahnverfärbungen führen. Jenseits eines Alters von acht Jahren spielt die Dentalfluorose keine Rolle mehr, da die Schmelzbildung im Wesentlichen abgeschlossen ist.

Vorkommen: Nur wenige Lebensmittel sind fluoridreich. Dazu gehören Seefisch (Sprotten, Sardinen) und Schwarztee. Auch Getreideprodukte, Leber und Fleisch tragen zur Versorgung bei.

17.2.4 ZINK

Zink übernimmt vielfältige Aufgaben als Bestandteil oder Aktivator zahlreicher Enzyme des Protein-, Fett- und Kohlenhydratstoffwechsels, von Hormonen, bei der Insulinspeicherung, zur Aktivierung des Immunsystems und des körpereigenen antioxidativen Schutzsystems (› Kap. A16.1.1, S. 67).

Bedarf: Erwachsene Männer benötigen täglich 10 mg Zink, Frauen haben einen Bedarf von 7 mg pro Tag.

Bei schwerem **Zinkmangel** treten Verminderungen der Geschmacksempfindung, Appetitlosigkeit, Dermatitis, Haarausfall, Durchfall sowie neuropsychische Störungen auf. Darüber hinaus werden Störungen der männlichen Sexualentwicklung, schlechte Wundheilung und eine erhöhte Infektanfälligkeit beobachtet.

Überdosierung: Zinkvergiftungen können nach dem Verzehr säurehaltiger Lebensmittel oder von Wasser aus verzinkten Gefäßen auftreten. Die akute Vergiftung verursacht Magen-Darm-Störungen und Fieber. Bei einer chronischen Vergiftung treten Blutarmut (Anämie) und eine verminderte Anzahl der weißen Blutkörperchen (Neutropenie) auf.

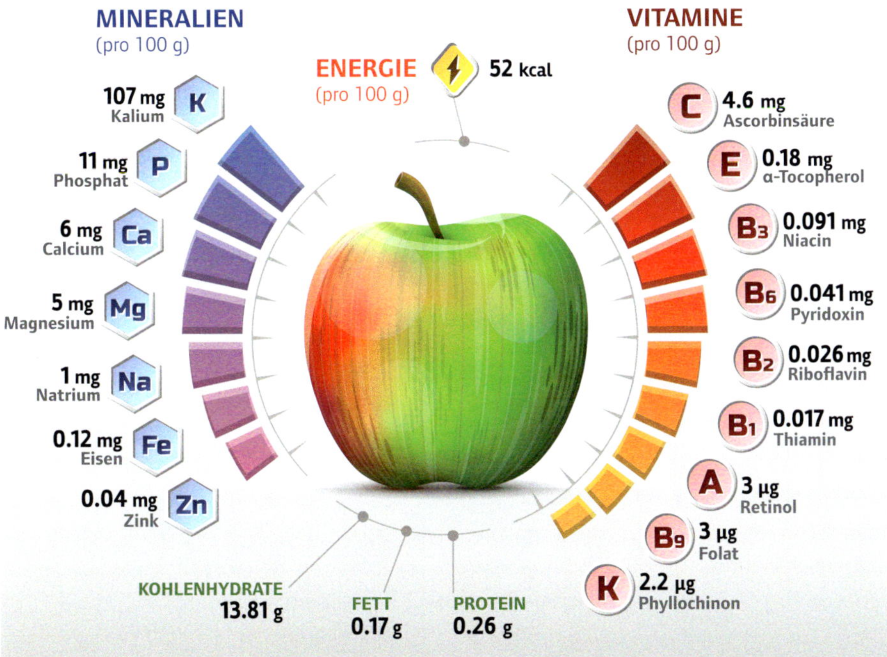

Abb. 1: Mineralstoffe und Vitamine in einem Apfel

Vorkommen: Da die Zinkspeicher im Körper sehr begrenzt sind, können sie eine Unterversorgung nur schlecht ausgleichen. Zink sollte daher möglichst täglich mit der Nahrung zugeführt werden. Gute Zinklieferanten sind Fleisch, Eier, Milch, Käse, Hülsenfrüchte und Vollkornprodukte. Allgemein kann Zink besser aus tierischen als aus pflanzlichen Lebensmitteln aufgenommen werden.

17.2.5 SELEN

Es erfüllt als Bestandteil von Enzymen, den Selenoproteinen, lebenswichtige Funktionen. Selen schützt als Antioxidans Zellmembranen und Zellbestandteile vor freien Radikalen. Darüber hinaus fördert es den Aufbau von Schilddrüsenhormonen.

GUT ZU WISSEN

Selen ist nach der griechischen **Mondgöttin Selene** (Selene = Mond) benannt.

Erwachsene Männer haben einen **Bedarf** von 70 µg Selen, Frauen benötigen 60 µg pro Tag.

Ein **Selenmangel** ist selten. Er entsteht nur bei Krankheiten mit verminderter Selenverwertung oder vermehrtem Selenverlust, z. B. chronisch entzündliche Darmerkrankungen. Ein Selenmangel äußert sich durch Störungen der Muskelfunktion, des Immunsystems und der Spermienbildung.

Überdosierung: Im Übermaß aufgenommenes Selen ist toxisch. Eine Selenintoxikation zeigt sich durch einen knoblauchartigen Atemgeruch, Unwohlsein, Verdauungsstörungen, Verlust von Haaren und Nägeln sowie neurologischen Symptomen.

Vorkommen: Abhängig vom Selengehalt der Böden unterliegen die Selengehalte der Lebensmittel großen Schwankungen. Prinzipiell kommt Selen in vielen Lebensmitteln vor, wenn auch oft nur in kleinen Mengen. Gute Selenquellen sind Fleisch, Fisch und Eier, aber auch Pilze, Kohl- und Zwiebelgemüse, Spargel, Linsen und Paranüsse.

AUFGABEN

1. Definieren Sie die Begriffe Mengen- und Spurenelemente.
2. Nennen Sie jeweils vier Mengen- und Spurenelemente.
3. Aus welchen Mengenelementen ist Kochsalz zusammengesetzt? Welche Folgen hat eine übermäßige Natriumzufuhr?
4. Erläutern Sie, wie sich ein Calciummangel bei Kindern und bei Erwachsenen zeigt.
5. Nennen Sie die antioxidativ wirksamen Spurenelemente.
6. Erläutern Sie die Funktionen von Jod im Körper.

18 ALTERNATIVE ERNÄHRUNGSFORMEN

Grundlage für die in westlichen Ländern übliche Ernährungsweise, die sogenannte **Mischkost**, ist eine Auswahl von Lebensmitteln tierischer und pflanzlicher Herkunft in unterschiedlichen Mengenanteilen.

Bei der Zusammenstellung von Nahrungsmitteln für die Ernährung bieten sich sehr viele Möglichkeiten. Neben dem Prinzip der Mischkost existieren noch zahlreiche weitere, alternative Optionen, Nahrungsmittel auszuwählen. All diese Ernährungsweisen werden unter dem Begriff „**alternative Ernährungsformen**" zusammengefasst. Daher ist diese Gruppe sehr vielfältig und uneinheitlich. Sie beinhaltet höchst unterschiedliche Ernährungsweisen. Darunter sind einerseits Ernährungskonzepte, die ernährungswissenschaftlich fundiert sind. Andererseits basieren viele alternative Ernährungsformen auf wissenschaftlich nur unzureichend untersuchten Aussagen und Annahmen und sind daher aus gesundheitlicher Sicht kritisch zu bewerten.

Gemeinsam ist den meisten der alternativen Ernährungsformen eine **vegetarische Ausrichtung**. Darüber hinaus wird meist großen Wert auf die Qualität der Lebensmittel gelegt. Diese wird bestimmt durch
- die Art des Anbaus (ökologische Landwirtschaft),
- die werterhaltende Verarbeitung,
- die regionale und saisonale Auswahl sowie
- eine nährstoffschonende Zubereitung.

Alternative Ernährungsformen sind langfristig praktizierbare **Dauerernährungsformen**. Sie sind nicht mit Reduktionsdiäten oder Ernährungskuren zu verwechseln, die nur für eine begrenzte Zeit durchgeführt werden.

Die Gründe, die Ernährung nach alternativen Gesichtspunkten zusammenzustellen, können sehr vielfältig sein (Tab. 1). Eine alternative Ernährungsweise ist damit ein Bestandteil eines ganzheitlich (holistisch) ausgerichteten Lebensstils.

BEWEGGRÜNDE	ERLÄUTERUNG
gesundheitlich	– Erhaltung der Gesundheit – Prävention oder Heilung von Krankheiten – Steigerung der körperlichen Leistungsfähigkeit – Steigerung der geistigen Leistungsfähigkeit
ethisch/ religiös	– Töten von Tieren als Sünde – Fleischverzehr als Tabu – Lebensrecht für Tiere – Ablehnung von Massentierhaltung
ökologisch	– Verminderung der durch Massentierhaltung ausgelösten Umweltprobleme – Beitrag zur Lösung des Welthungerproblems
toxikologisch, hygienisch	– Verminderung der Schadstoffaufnahme – bessere Küchenhygiene in vegetarischen Küchen
ökonomisch	– begrenzte finanzielle Möglichkeiten – Sparen für andere Werte als Ernährung
ästhetisch	– Ekel vor Fleisch – Abneigung gegen den Anblick toter Tiere – höherer kulinarischer Genuss vegetarischer Speisen

Tab. 1: Gründe zur Auswahl alternativer Ernährungsformen

GUT ZU WISSEN

Der griechische Philosoph **Pythagoras** (570–510 v. Chr.), Pionier in den Bereichen Mathematik und Naturwissenschaft, gilt auch als Begründer der vegetarischen Ernährung. Daher wurde diese in der Zeit vor 1850 als „pythagoräische Ernährung" bezeichnet.

18.1 VEGETARISCHE KOSTFORMEN

Der Begriff „Vegetarismus“ stammt vom lateinischen Wort vegetare, was „beleben, stärken“ bedeutet. Damit fasst die vegetarische Ernährung **verschiedene Kostformen** zusammen, die im ursprünglichen Sinne durch eine „lebende“ Form der Ernährung gekennzeichnet sind.

Als gemeinsames Merkmal haben alle vegetarischen Ernährungsweisen, dass Lebensmittel von **toten** Tieren sowie alle Produkte, die damit und daraus hergestellt werden, **nicht** verzehrt werden. Dazu gehören Fleisch und Fleischwaren aller Tierarten, Wurst, tierische Fette und weitere tierische Produkte wie das Geliermittel Gelatine (› Box, S. 86). Daher sind **Flexitarier**, die ab und zu Fleisch verzehren, keine Vegetarier.

Die Grundlage einer vegetarischen Ernährung sind **pflanzliche Lebensmittel**, also Gemüse und Obst, Getreide, Getreideprodukte und Hülsenfrüchte, Nüsse und Samen.

Unterschiede innerhalb der einzelnen vegetarischen Kostformen ergeben sich bei der Auswahl von Lebensmitteln, die von **lebenden** Tieren stammen. Darunter fallen Milch, Milchprodukte und Käse sowie Eier, aber auch Honig. Bei einigen vegetarischen Kostformen sind diese Bestandteil der Ernährung, bei anderen restriktiveren Formen wird in verschiedenem Maße darauf verzichtet. Unterschieden werden daher die **ovolactovegetarische, lactovegetarische, ovovegetarische, piscovegetarische** sowie die **vegane Ernährung.**

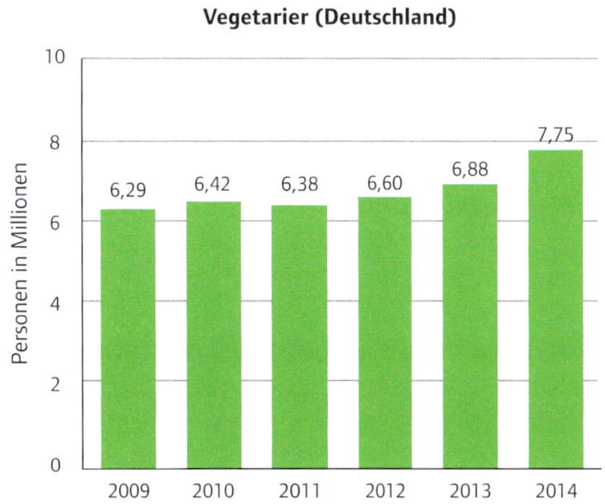

Abb. 2: Anzahl der Vegetarier in Deutschland (Quelle: Institut für Demoskopie Allensbach (IfD) „Anzahl der Vegetarier“, YouGov „Ernährungsweisen in Deutschland, Stand: 2015)

Der Anteil der Menschen, die sich in Deutschland durch eine der vegetarischen Kostformen ernähren, steigt stetig an. Dies zeigen die Ergebnisse verschiedener Untersuchungen und Befragungen, die in den letzten Jahren durchgeführt wurden.

Im Jahre 2014 lag der Anteil der Vegetarier mit rund 7,8 Millionen Personen bei etwa 10 % der deutschen Bevölkerung (13 % der Frauen, 3 % der Männer, Abb. 2). Damit hat Deutschland im Vergleich der europäischen Länder den höchsten Anteil an Vegetariern.

In Großbritannien verzichten 6 % auf Fleisch, in Frankreich und Belgien nur 2 % und Portugal ist mit nur 0,3 % vertreten. Weltweit Spitze ist Indien mit einem Anteil von 40 % Vegetariern (Quelle: www.vebu.de).

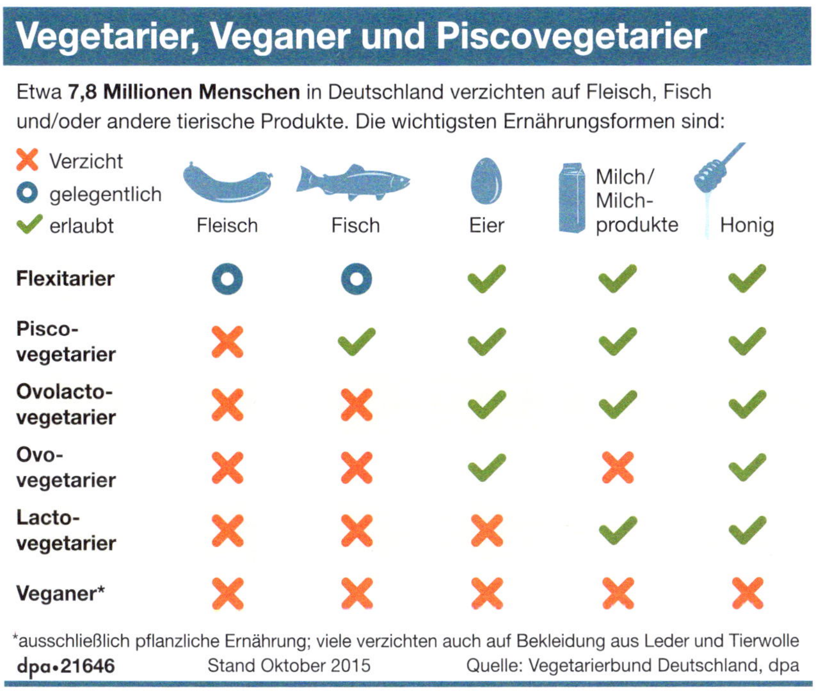

Abb. 1: Verschiedene Ernährungsformen im Vergleich

18.1.1 OVO-, LACTO-, PISCOVEGETARISCHE ERNÄHRUNG

Die **ovolactovegetarische** Ernährung ist die häufigste Form des Vegetarismus. Neben den pflanzlichen Lebensmitteln werden auch Eier (ovo) und Milch (lacto) verzehrt.

Lactovegetarier trinken und essen – neben den pflanzlichen Lebensmitteln – auch Milch und Milchprodukte. Eier kommen in ihrer Ernährung aber nicht vor.

Ovovegetarier verzehren – außer Eier – keine Lebensmittel tierischer Herkunft.

Piscovegetarier verzichten auf alle tierischen Lebensmittel. Fisch und Fischprodukte werden allerdings verzehrt.

Die Vorzüge einer vegetarischen Ernährung gegenüber der von „Allesessern" (Omnivoren) umfassen eine niedrigere Aufnahme von gesättigten Fettsäuren, Cholesterin und Purinen sowie eine höhere Zufuhr an komplexen Kohlenhydraten, Ballaststoffen, Magnesium, Kalium, Folsäure, Antioxidantien (Vitamine A, C, E) und sekundären Pflanzenstoffen. Der weitgehende Verzicht auf Nikotin und Alkohol sowie eine höhere körperliche Aktivität sind oft Teil einer vegetarischen Lebensweise.

Allerdings ist zu beachten, dass pflanzliche Proteine im Vergleich zu tierischen Proteinen meist eine geringere Konzentration an unentbehrlichen Aminosäuren besitzen. Durch die geschickte Kombination verschiedener pflanzlicher und tierischer Proteinträger kann die gesamte Speise insgesamt eine höhere biologische Wertigkeit (› Kap. A11.3, S. 51) aufweisen als die Wertigkeit der einzelnen Bestandteile. Gute Zusammenstellungen sind Milch + Getreide, Milch + Ei, Getreide + Ei oder Getreide + Hülsenfrüchte.

Durch das Weglassen von Fisch enthält die Kost weniger Jod und Omega-3-Fettsäuren. Ohne Fleisch und Fleischprodukte entfällt ein wesentlicher Eisenlieferant. Bei einer abwechslungsreich zusammengestellten vegetarischen Ernährung können aber durch Vollkornprodukte, Blattgemüse und auch durch mit Eisen angereicherte Lebensmittel (z. B. Saft) relativ hohe Eisenmengen zugeführt werden. Durch die Zugabe von Vitamin C wird die Eisenabsorption zusätzlich gefördert.

Ernährungswissenschaftliche Beurteilung: Eine abwechslungsreiche (ovo)lactovegetarische Ernährung ist dazu geeignet, alle Nährstoffe in ausreichender Menge zu liefern und somit als Dauerernährung den Nährstoffbedarf des Menschen zu decken. Umfangreiche wissenschaftliche Untersuchungen belegen zahlreiche positive Effekte der vegetarischen Ernährung auf die Gesundheit. So haben Vegetarier seltener Übergewicht und hohen Blutdruck. Ihre Serum-Cholesterinwerte sind häufig günstiger als bei Personen mit einer Mischkost. Als Folge ihrer gesünderen Ernährungs- und Lebensweise ist das Risiko von Vegetariern für Diabetes mellitus, Herz-Kreislauf-Krankheiten, Gicht und Krebs niedriger.

18.1.2 VEGANE ERNÄHRUNG

Veganer verzichten in ihrer Ernährung vollständig auf **alle** Lebensmittel von toten, aber auch von lebenden Tieren. Das bedeutet, dass Fleisch, Geflügel, Fisch, Meerestiere, Eier, Milch und Milchprodukte und auch Honig nicht Bestandteil des Speiseplans sind. Ihre Ernährung besteht **vollständig aus pflanzlichen Lebensmitteln**. Außerdem verwenden viele Veganer auch keine von Tieren stammenden Gebrauchsgegenstände und Materialien wie Leder, Wolle, Reinigungsmittel mit Molke.

Die vollwertige Zusammenstellung einer veganen Ernährung benötigt umfangreiches Ernährungswissen und große Sorgfalt. Zum einen müssen die Lebensmittel so ausgewählt werden, dass trotz des Verzichts auf wesentliche Lebensmittelgruppen eine bedarfsdeckende Ernährung erzielt wird und es nicht zum Nährstoffmangel kommt. Genaue Kenntnisse der Nährstoffgehalte von Lebensmitteln und deren sinnvolle Kombination sind dazu erforderlich.

Zum anderen ist bei vielen (Fertig-)Produkten die Transparenz hinsichtlich der Inhaltsstoffe tierischer Herkunft durch den Einsatz zahlreicher **Zusatz- und technischer Hilfsstoffe** tierischen Ursprungs erschwert. Auf der Zutatenliste ist nicht genau erkennbar, ob das Produkt tierische Zutaten enthält. Oft sind Ausdauer und Genauigkeit erforderlich, um die Zusammensetzung eines Produkts zu recherchieren.

> **Link-Tipp:** Ein **Zutatencheck** für PC und Smartphones, mit dem überprüft werden kann, was sich hinter Zusatzstoffen und E-Nummern verbirgt, findet sich unter www.zutatencheck.de

Einige Firmen kennzeichnen ihre veganen Produkte freiwillig mit der **Veganblume** (vergeben durch die Vegan Society England) oder mit dem **V-Label** (vergeben durch den Vegetarierbund Deutschland e. V., Abb. 1).

Abb. 1: Logo des V-Labels und der Veganblume

Ernährungswissenschaftliche Beurteilung: Da Veganer hauptsächlich Vollkornprodukte, Gemüse, Obst, Kartoffeln und Hülsenfrüchte essen, ist ihre Kost reich an komplexen Kohlenhydraten, Ballaststoffen, Vitaminen, Mineralstoffen und sekundären Pflanzenstoffen. Durch das Meiden tierischer Lebensmittel nehmen Veganer geringe bis keine Mengen an tierischem Fett, Cholesterin und Purinen auf. Dies ist ernährungsphysiologisch positiv zu bewerten.

Allerdings kann es bei veganer Ernährung aufgrund des Verzichts auf jegliche tierische Lebensmittel zu einer Unterversorgung mit Energie, Protein, Eisen, Calcium, Jod, Zink, Vitamin B_2, Vitamin B_{12} und Vitamin D kommen. Die Zufuhr von Omega-3-Fettsäuren ist ebenfalls gering.

Das Risiko für die Entwicklung von Nährstoffmangelzuständen bei veganer Ernährung betrifft aufgrund des hohen Anspruchs an die Nährstoffdichte während des Wachstums bzw. wegen der geringeren Nährstoffspeicher vor allem **Säuglinge, Kleinkinder und Kinder**.

Ernähren sich Stillende vegan und nehmen keine Nahrungsergänzungsmittel (Supplemente) ein, besteht das Risiko schwerer neurologischer Störungen und Entwicklungsverzögerungen für das Kind. Das Risiko ist weiterhin erhöht, wenn die Ernährung beim Kleinkind ohne tierische Lebensmittel fortgeführt wird.

Cave: Säuglinge, Kleinkinder und Kinder sollen laut European Society of Paediatric Gastroenterology, Hepatology and Nutrition (ESPGHAN) nicht vegan ernährt werden!

Für gesunde Erwachsene ist eine vegane Kost nur bei ausreichendem Ernährungswissen und einer wohlüberlegten Nahrungszusammenstellung als Dauerernährung geeignet.

18.2 AUSGEWÄHLTE ERNÄHRUNGSFORMEN

Es existiert eine Vielzahl von unterschiedlichsten alternativen Ernährungsformen. Sie werden im Allgemeinen gemäß ihrer Entstehungsgeschichte in **drei Kategorien** eingeteilt. Die erste Gruppe fasst Ernährungsformen zusammen, die auf jahrtausendalte Erfahrungen aus Gesundheits- und Heilsystemen zurückgreifen. Hierzu gehören der **Vegetarismus**, Ernährung im **Ayurveda** und die **chinesische Ernährungslehre**.

Die zweite Gruppe basiert auf der Reformbewegung, die um die Jahrhundertwende (19./20. Jahrhundert) neue Ernährungsmodelle als Gegenbewegung zur zunehmenden Industrialisierung entwickelt hat. Hier finden sich die **anthroposophische Ernährungslehre** und die **Hay'sche Trennkost**.

Ernährungsformen, die sich erst aus der jüngeren Vergangenheit ableiten lassen, gehören in die dritte Kategorie. Beispiele sind die **Vollwerternährung**, die **Makrobiotik** oder die **Rohkosternährung**.

Im Folgenden werden einige ausgewählte alternative Kostformen exemplarisch vorgestellt.

18.2.1 AYURVEDA-ERNÄHRUNG

Ayurveda ist eine 5000 Jahre alte Heil- und Gesundheitslehre aus Indien. Der Begriff bedeutet „Wissenschaft vom langen, gesunden Leben" (veda = vollständiges Wissen, ayus = Lebensspanne). Ayurveda betrachtet den Menschen als Einheit von Körper, Geist, Verhalten und Umwelt. Danach bleibt der Mensch gesund, solange sich alle Körperfunktionen im Gleichgewicht und sich die Seele im Zustand des inneren Glücks befinden. Krankheit wird als Störung dieser Harmonie angesehen.

Eine besondere Rolle spielt die Lehre von den drei **Doshas** (feinstoffliche Kräfte). Diese heißen Vata, Pitta und Kapha. Sie verleihen den Menschen ihre individuelle Konstitution und regulieren die körperliche und geistige Funktion. Geschmack, physikalischen und thermischen Eigenschaften eines Lebensmittels wird eine besondere therapeutische Bedeutung zugeschrieben. Für die einzelnen Konstitutionstypen findet sich eine vielfältige lactovegetabile Kost.

Ernährungswissenschaftliche Beurteilung: Die Betonung einer lactovegetabilen, fettarmen und frischen Kost ist aus ernährungspräventiven Gründen positiv zu bewerten. Vollkorngetreide ist Hauptbestandteil jeder Mahlzeit und eine gute Quelle für komplexe Kohlenhydrate, Ballaststoffe, Proteine, ungesättigte Fettsäuren, B-Vitamine, Folat, Eisen und Magnesium. Daher kann eine Ernährung nach ayurvedischen Grundsätzen als Dauerernährung empfohlen werden. Positiv ist zu bemerken, dass die ayurvedische Ernährungslehre keine Dogmen aufstellt, sondern lediglich Anregungen gibt, um wieder ein Gespür für die individuellen Ernährungsbedürfnisse zu bekommen.

18.2.2 CHINESISCHE ERNÄHRUNGSLEHRE

Die traditionelle chinesische Ernährung oder **Fünf-Elemente-Ernährung** ist ein Bestandteil der traditionellen chinesischen Medizin (TCM), deren Wurzeln bis 1000 v. Chr. zurückgehen. In der chinesischen Ernährungslehre beeinflusst die Ernährung die polaren Kräfte **Yin und Yang** und stärkt die Lebenskraft **Qi** (sprich: tschi). Ein gestörtes Gleichgewicht dieser beiden Komponenten gilt als Ursache vieler Krankheiten.

Darüber hinaus werden – als weiterführende Differenzierung von Yin und Yang – alle Dinge dieser Welt den fünf Grundelementen (Holz, Feuer, Erde, Metall, Wasser) zugeordnet. Formen, Farben, Geschmack, Eigenschaften, Ma-

terialien, aber auch die Nahrungsmittel sind nach den fünf Elementen eingruppiert.

ELEMENT	GESCHMACK	LEBENSMITTEL-BEISPIELE
Holz	sauer	Essig, Orangen, Limetten, Tomaten, Weizen, Huhn
Feuer	bitter	Rote Bete, Rucola, Roggen, Radicchio, Schafskäse
Erde	süß	Kartoffeln, Mais, Eier, Butter, Rindfleisch, Karotten
Metall	scharf	Zwiebeln, Senf, Pfeffer, Lauch, Meerrettich, Kresse
Wasser	salzig	Salz, Fisch, Hülsenfrüchte, Oliven, Wasser

Tab. 1: Lebensmitteleinteilung der Fünf-Elemente-Ernährung

Die Fünf-Elemente-Ernährung stellt die energetische Wirkung von Speisen auf Körper, Geist und Seele in den Vordergrund und kümmert sich nur zweitrangig um Vitamingehalt und Nährstoffdichte. Das grundsätzliche Ziel ist, das körperlich-seelische Gleichgewicht zu erhalten.

Die Lebensmittelauswahl wird individuell auf jeden Menschen nach Konstitution und Krankheitsbild abgestimmt. Grundlage sind Vollkorngetreide und gekochtes Gemüse. Fleisch und Fisch wird in Maßen verzehrt. Milchprodukte sind aufgrund der in Asien weitverbreiteten Milchzuckerunverträglichkeit (Lactoseintoleranz, › Kap. B11.1, S. 159) nur von untergeordneter Bedeutung.

Ernährungswissenschaftliche Beurteilung: Die Ernährung in der TCM ist überwiegend vegetarisch ausgerichtet. Bei vielseitiger Lebensmittelauswahl, unter Verwendung von Milch und Milchprodukten, wird der Nährstoffbedarf gedeckt. Mit Zwischenmahlzeiten aus Rohkost ist die Ernährung als Dauerkost geeignet.

_18.2.3 ANTHROPOSOPHISCHE ERNÄHRUNG

Die Anthroposophie wurde von Rudolf Steiner entwickelt. Sie begreift den Menschen in einem ganzheitlichen Zusammenhang von stofflichem und belebtem Körper, von Seele, Geist und Persönlichkeit. Nach anthroposophischen Überlegungen befinden sich in allem Lebendigem – Pflanze, Tier und Mensch – sogenannte „Bilde- und Ätherkräfte".

So sollen beim Verzehr eines Lebensmittels nicht nur die Nährstoffe auf den Menschen wirken, sondern auch die im Lebensmittel innewohnenden Kräfte. Grundprinzip der anthroposophischen Ernährungslehre ist die freie Entscheidung des Menschen. Es gibt keine verbotenen Lebensmittel. Es wird lediglich die Wirkung der verschiedenen Lebensmittel dargestellt und jeder Mensch kann frei entscheiden, ob er sie essen oder trinken möchte. Es wird aber empfohlen, nur wenig Fleisch und Kartoffeln zu essen. Nahrungsgrundlage ist Vollkorngetreide. Daneben werden auch Eier sowie Milch und Milchprodukte verzehrt. Biologisch erzeugte Lebensmittel sollen bevorzugt werden, da sie einen besonders hohen Gehalt an Bildekräften aufweisen sollen.

Ernährungswissenschaftliche Beurteilung: Bei Bevorzugung einer überwiegend lactovegetabilen Kost aus ökologischer Erzeugung mit geringem Verzehr von Fleisch, Fett, einfachen Kohlenhydraten und Alkohol gelten aus ernährungsphysiologischer Sicht die Vorteile anderer vegetarisch orientierter Ernährungsformen. Daher ist die anthroposophische Ernährung als Dauerkost geeignet. Die Vorstellungen von ätherischen Bildekräften sind naturwissenschaftlich nicht nachvollziehbar.

_18.2.4 HAY'SCHE TRENNKOST

Diese Ernährungsform geht auf den amerikanischen Arzt Howard Hay (1866–1940) zurück. Hay litt an einer schweren Nierenerkrankung, von der er sich durch die Umstellung seiner Ernährung auf naturbelassene und vollwertige Lebensmittel selbst heilte. Er veröffentlichte danach die These, dass die Ursache aller Zivilisationskrankheiten die Übersäuerung des Körpers sei. Diese würde durch den zu hohen Konsum von Protein und ein Zuviel an raffinierten, denaturierten Kohlenhydraten (Weißmehl, Weißbrot, Zucker) ausgelöst. Außerdem könne der Körper Kohlenhydrate und Proteine nur getrennt verdauen.

Nach Hays Auffassung besteht der Körper zu 80 % aus basenbildenden und zu 20 % aus säurebildenden Elementen. Dementsprechend soll auch die Nahrung zusammengesetzt sein. Basenbildner sind Obst, Gemüse, Salate, Kartoffeln. Säurebildner sind Fleisch, Wurst, Fisch, Käse, Eier, Süßwaren, Getreideprodukte, Alkohol und Kaffee.

Ernährungswissenschaftliche Beurteilung: Die Trennkost ist überwiegend lactovegetabil und damit energie- und fettarm. Die Empfehlung, weniger Fleisch zu verzehren, ist aus ernährungsphysiologischer Sicht von Vorteil. Da nur 20–25 % Säurebildner verzehrt werden sollen, kommen Getreide und Getreideprodukte mit ihren unentbehrlichen Inhaltsstoffen wie B-Vitaminen, Folat, Magnesium, Eisen und Selen, aber auch Käse (Calcium), Fisch (Jod, Omega-3-Fettsäuren) oder Fleisch (Eisen) möglicherweise zu kurz. Die ernährungsphysiologisch wertvollen Hülsenfrüchte werden nicht empfohlen. Das Prinzip der Trennung von kohlenhydrat- und proteinhaltigen Lebensmitteln ist nicht sinnvoll, da der Körper durchaus in der Lage ist, auch beide Nährstoffe bei gleichzeitiger Aufnahme zu verdauen. Eine

durch Ernährung verursachte Übersäuerung des Körpers ist beim Gesunden nicht zu befürchten, da Puffersysteme den Säure-Basen-Spiegel im Blut konstant halten. Als Dauerkost kann die Hay'sche Trennkost nur empfohlen werden mit einer deutlich erhöhten Zufuhr von Getreideprodukten sowie Milch und Milchprodukten.

18.2.5 VOLLWERTERNÄHRUNG

Die Wurzeln der Vollwerternährung lassen sich bis Hippokrates (460–370 v. Chr.) zurückverfolgen. Sie wurden über namhafte Naturmediziner wie Paracelsus (1493–1541) in die Neuzeit weitergetragen. Das moderne Konzept der Vollwerternährung wurde von **Professor Claus Leitzmann** (*1933), Dr. Karl von Koerber (*1955) und Thomas Männle (*1953) formuliert. Es führt neue Forschungsergebnisse mit altbewährten Erkenntnissen und Erfahrungen zusammen. In Anlehnung an den Standort der Autoren wird es **Gießener Konzeption** genannt.

Die Vollwerternährung ist eine überwiegend lactovegetabile Ernährungsweise, bei der gering verarbeitete Lebensmittel bevorzugt werden. Die hauptsächlich verwendeten Lebensmittel sind Gemüse, Obst, Vollkornprodukte, Kartoffeln, Hülsenfrüchte sowie Milch(produkte). Daneben können auch geringe Mengen an Fleisch, Fisch und Eiern enthalten sein. Zusätzlich zum Gesundheitswert der Ernährung werden im Sinne der Nachhaltigkeit auch die Umwelt-, Wirtschafts- und Sozialverträglichkeit des Ernährungssystems berücksichtigt. Das bedeutet, dass Erzeugnisse aus ökologischer Landwirtschaft sowie regionale und saisonale Produkte verwendet werden. Weiterhin wird auf umweltverträglich verpackte Erzeugnisse geachtet. Außerdem werden Lebensmittel aus fairem Handel verwendet. Mit der Vollwerternährung sollen hohe Lebensqualität – besonders Gesundheit, Schonung der Umwelt, faire Wirtschaftsbeziehungen und soziale Gerechtigkeit – weltweit gefördert werden.

Ernährungswissenschaftliche Beurteilung: Die Vollwertkost nach der Gießener Konzeption beruht auf wissenschaftlichen Erkenntnissen und gewährleistet eine ausreichende Nährstoffversorgung. Es gelten alle Vorteile einer vegetarisch ausgerichteten Ernährungsweise. Daher ist die Vollwerternährung als Dauerkost geeignet.

18.3 RELIGIÖSE SPEISEREGELN

In allen Weltreligionen, so z. B. im Christentum, im Judentum und im Islam, existieren Speiseregeln. Diese sind Geoder Verbote, die vorschreiben, welche Lebensmittel für die Ernährung ausgewählt werden dürfen, wie diese zubereitet werden und wie die Mahlzeiten eingenommen werden. Sie gelten dauerhaft oder aber auch nur zu bestimmten Zeiten.

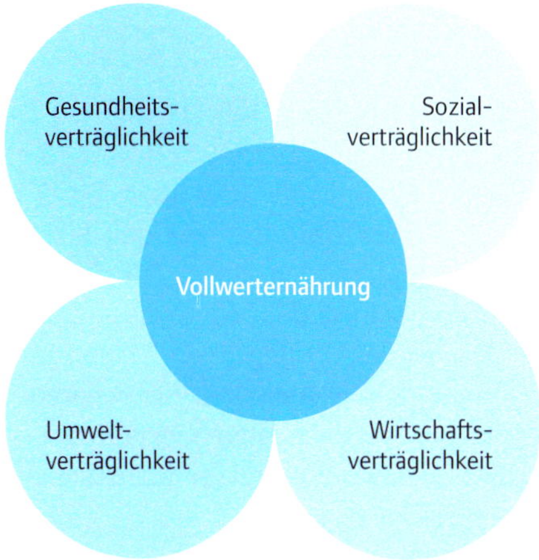

Abb. 1: Aspekte der Vollwerternährung nach dem Gießener Konzept

Die Speiseregeln der Weltreligionen unterscheiden sich deutlich voneinander. Sie sind Ausdruck der Identität und der Tradition der Religionsgemeinschaften. Sie stellen Regeln, Rituale, Tischmanieren und Zeremonien der verschiedenen Religionen dar.

Ob und welche Lebensmittel für die Ernährung verwendet werden, wird durch die religiösen Ansichten geprägt. So werden die Nahrungsmittel in gesund oder schädlich, ethisch korrekt oder verwerflich, in rein und unrein oder in erlaubt und nicht erlaubt eingeteilt. Religiöse Ernährungsrichtlinien und Vorschriften zielen darauf ab, die menschliche Gesundheit zu erhalten und zu fördern.

Für einen respektvollen und verständnisvollen Umgang mit Menschen anderer Kulturen und Religionen sind grundlegende Kenntnisse über wesentliche Ansichten und Wertvorstellungen sowie der Speisegesetze wichtig. Dies kann Unsicherheiten und Missverständnisse im beruflichen und privaten Kontakt verringern. Als Beispiel kann die Verpflegung von Patienten in Krankenhäusern angeführt werden. Patienten, die den Wunsch äußern, die Speisegesetze einzuhalten, sollten entsprechend verpflegt werden.

18.3.1 SPEISEREGELN IM CHRISTENTUM

Im Christentum gibt es, im Vergleich mit den anderen Weltreligionen, nur wenige Speisevorschriften. Diese beziehen sich in erster Linie auf Fastenregeln. **Fasten** ist ein freiwilliger Verzicht auf Nahrung. Zu früheren Zeiten waren der Mittwoch und der Freitag typische Fastentage, auch der Advent war eine Fastenzeit. Mit der neuen kirchlichen Bußordnung für die Fastenzeit und die Freitage kennt die katholische Kirche – neben der 40-tägigen Fastenzeit als „große Bußzeit des Kirchenjahres" – nur noch den Karfreitag und den Aschermittwoch als strenge Fasten- und Abstinenztage. An diesen Tagen soll auf den Verzehr von Fleisch verzichtet werden. Neben dem Fasten ist zu berücksichtigen, dass im Christentum viele Nahrungsmittel einen Symbolgehalt aufweisen, z. B. Brot und Wein; sie stehen für den Leib und das Blut Christi.

18.3.2 SPEISEREGELN IM JUDENTUM

Basis für das Judentum ist die hebräische Bibel. Die Thora („das Buch der Bücher") ist einer von drei Teilen der jüdischen Bibel und umfasst den ersten Teil des Alten Testaments. Im **Talmud**, einem der bedeutendsten Schriftwerke des Judentums, werden die Regeln der Thora für die alltägliche Praxis auslegt. Die jüdischen Speisegesetze werden **Kaschrut** genannt und beinhalten Regeln für

- die Auswahl der Lebensmittel (erlaubte und verbotene Lebensmittel),
- die Zubereitung der Speisen (Trennung von Fleischigem und Milchigem) sowie
- das rituelle Töten der Tiere (Schächten).

Eine besondere Bedeutung im Bereich der jüdischen Speisegesetze hat der Begriff „**koscher**". Koscher bedeutet erlaubt, (rituell) rein. Koschere Lebensmittel unterliegen der Aufsicht eines Rabbiners, der erlaubten, reinen Lebensmitteln ein Koscher-Zertifikat vergibt, das auf der Lebensmittelverpackung angebracht wird. Das Gegenteil von koscher ist **treife**. Treife Lebensmittel gelten als unrein. Besonders wichtig ist, dass Milch („milchig") und Fleisch („fleischig") nicht zusammen zubereitet und gegessen werden sollen.

18.3.3 SPEISEREGELN IM ISLAM

Die islamischen Speisegesetze beruhen auf dem **Koran**, der heiligen Schrift des Islam. Auch bei den Muslimen gibt es die Einteilung der Lebensmittel in erlaubte (= **halal**) und verbotene (= **haram**).

Verboten ist der Verzehr von Schweinefleisch und allen Produkten, die daraus hergestellt werden, z. B. Gelatine. Erlaubt ist hingegen Fleisch von Rind, Kalb, Schaf, Lamm und Geflügel. Berücksichtigt werden muss, dass die Tiere rituell geschlachtet werden müssen (geschächtet = Kehle aufschneiden, damit das Blut vollständig ausfließen kann). Ebenfalls verboten ist der Konsum von Alkohol.

GUT ZU WISSEN

Gelatine ist ein Geliermittel tierischer Herkunft und kommt bei der Herstellung zahlreicher Produkte zum Einsatz (z. B. Sülze, Aspik, Götterspeise, Tortenguss, Gummibärchen). Sie wird aus Kollagen, das aus Knochen von Schweinen, Rindern sowie Schweineschwarten gewonnen wird, hergestellt. Als geschmacksneutrales Ersatzprodukt kann **Agar-Agar** verwendet werden, das rein pflanzlich ist, da es aus Rotalgen hergestellt wird.

Das Fasten bildet die dritte der fünf Säulen des Islam. Fastenmonat ist der Ramadan oder Ramasan. Das Fasten dauert von der Morgendämmerung bis zum Sonnenuntergang. Dabei wird auf jegliche Form von fester und flüssiger Nahrung verzichtet. Der Ramadan richtet sich nach dem Mondkalender. Vom Fasten ausgenommen sind Kranke, Reisende, Kinder bis zur Pubertät, alte Menschen, Schwangere und stillende Frauen. Das Fasten endet mit dem Zuckerfest (Ramasanfest).

AUFGABEN

1 Erläutern Sie, was unter alternativen Ernährungsformen zu verstehen ist, und nennen Sie mögliche Gründe für die Durchführung einer solchen Kostform.
2 Nennen Sie alle vegetarischen Ernährungsformen und erläutern Sie die Unterschiede ihrer Zusammensetzung.
3 Erläutern Sie, wie eine vegane Ernährung ernährungsphysiologisch für gesunde Erwachsene, für Schwangere und Stillende sowie für Säuglinge und Kleinkinder zu beurteilen ist.
4 Beschreiben Sie die drei Kategorien, in die alternative Ernährungsformen eingeteilt werden, und nennen Sie pro Gruppe jeweils zwei Beispiele.

	KOSCHERE TIERARTEN	TREIFE TIERARTEN
Säugetiere	alle Tiere, die gespaltene Hufe haben und Wiederkäuer sind, z. B. Rind, Schaf, Ziege	Schwein (haben zwar gespaltene Hufe, aber sind keine Wiederkäuer), Pferd, Esel, Hase, Kaninchen
Vögel	Huhn, Gans, Ente, Taube, Fasan	Strauß, Raubvögel, Raben, Fledermäuse
Wassertiere	Tiere mit Schuppen und Flossen, z. B. Hering, Forelle, Kabeljau, Seelachs	Tiere ohne Schuppen und Flossen, z. B. Aal, alle Schalen- und Krustentiere, Muscheln
tierische Produkte	Kuh-, Ziegenmilch, Käse aus o. g. Milch, Honig	Stuten-, Eselsmilch, Käse: keine Verwendung von Kälberlab und Gelatine

Tab. 1: Einteilung der Tierarten in koscher und treife nach den jüdischen Speiseregeln

PATHOLOGIE

B

1 DIAGNOSTISCHE METHODEN

Für die Diagnosestellung von gastrointestinalen oder metabolischen Erkrankungen ist es wichtig, dass Mediziner und Pflegende eng zusammenarbeiten. Im Rahmen von Pflegehandlungen erfassen Pflegende wichtige Symptome (Krankenbeobachtung), die für eine Diagnosestellung von Bedeutung sind. Bei der Unterstützung der Nahrungsaufnahme, der Ausscheidung, der Erfassung von Vitalparametern (lebenswichtigen Körperfunktionen) wie der Atmung oder der Kontrolle des Körpergewichts können wichtige Informationen gesammelt werden, die im Zusammenhang mit dem ärztlichen Untersuchungsgespräch und apparativen Untersuchungen zu einer Diagnosestellung beitragen.

1.1 ANAMNESE UND KLINISCHE UNTERSUCHUNG

Eine gut geführte Anamnese (Untersuchungsgespräch) kann bei vielen Krankheitsbildern eine klare Diagnosestellung zur Folge haben und muss daher bei jeder Neuaufnahme im Krankenhaus oder in der Arztpraxis durchgeführt werden. Die Anamnese wird in eine Kurzanamnese und eine Allgemeinanamnese unterteilt.

Die **Kurzanamnese** umfasst die medizinische Vorgeschichte des Patienten, die aktuellen Symptome (Beschwerden und Anzeichen im Zusammenhang mit einer Krankheit) und für die Akutsituation wichtige Details. Dazu gehören:
- Symptome
- Allergien
- Medikamente, die aktuell eingenommen werden
- Provokation: Was war der Auslöser der aktuellen Symptome?
- letzte Mahlzeit und letzter Stuhlgang
- Erkrankungen, die bereits diagnostiziert wurden

Gibt der Patient Schmerzen als Symptom an, müssen diese explizierter beschrieben werden. Hierzu wird eine gezielte **Schmerzanamnese** durchgeführt:
- Onset (Beginn der Schmerzen)
- Provokation (Auslöser der Schmerzen)
- Qualität (z. B. stechender, ziehender, drückender, zerreißender Schmerz)
- Region (genaue Lokalisation des Schmerzortes)
- Stärke, hier wird eine Skalenabfrage genutzt: 1–10, (1 geringe und 10 stärkste Schmerzen)
- Time (Dauer der Schmerzen)

Die **Allgemeinanamnese** dient dazu, sich einen umfassenden Einblick in das Leben des Patienten zu verschaffen. Neben der familiären Situation wird z. B. auch die berufliche Situation erfasst. Weiterhin werden Verhaltensweisen wie der Konsum von Alkohol, Nikotin oder anderen Suchtmitteln, Schwangerschaften, Leistungsfähigkeit oder Impfungen abgefragt. Im Überblick zusammengefasst, wird die Allgemeinanamnese wie folgt unterteilt:
- Eigenanamnese
- Familienanamnese
- Berufsanamnese
- Sozialanamnese

Alle gewonnen Daten werden auf einem Anamnesebogen handschriftlich oder digital dokumentiert.

Bei Patienten die aufgrund ihres Bewusstseinszustandes nicht mehr in der Lage sein sollten, Fragen gezielt zu beantworten, wird eine Fremdanamnese durchgeführt. Hierzu werden z. B. nahe Familienangehörige befragt.

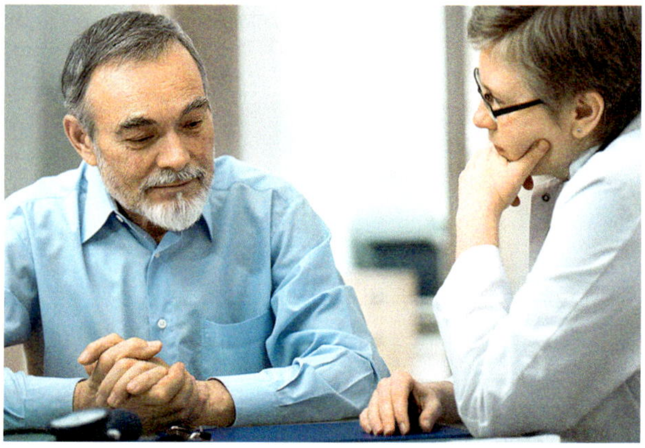

Abb. 1: Bei einem Anamnesegespräch erfragt der Arzt die aktuellen Beschwerden.

VERFAHREN	GRUND
Blutlabordiagnostik	Entzündungsdiagnostik, erregerspezifische Diagnostik, organspezifische Diagnostik
Stuhldiagnostik	mikrobiologische Infektionsdiagnostik, okkulter Blutnachweis, organspezifische Diagnostik
Urinlabordiagnostik	Keton- und Glucosenachweis
Sonografie	organspezifische Diagnostik mit Brightness Scan (Helligkeitsscan) oder Dauerschallverfahren wie Doppler- und Farbdoppler
Endoskopie	organspezifische Diagnostik, innere Bildgebung und Gewebsanalyse
Röntgenuntersuchung und Computertomografie	organspezifische Diagnostik
Magnetresonanztomografie	organspezifische Diagnostik
Angiografie	organspezifische Diagnostik

Tab. 1: Diagnostische Verfahren bei gastrointestinalen oder metabolischen Erkrankungen

Klinische Untersuchung: Neben der Anamnese sammeln der Arzt und die Pflegekraft noch weitere, für die Diagnosestellung wichtige Daten in Form von Beobachtungen oder Messwerten. Die klinische Untersuchung umfasst folgende Analysen:

- Inspektion (Betrachtung) von z. B. Körperbau, Haltung, Mimik, Hautveränderungen, Fehlstellungen
- Palpation (Abtasten) von z. B. dem Abdomen (Bauch) zur Beurteilung der Größe, Festigkeit und dem Schmerzempfinden von in der Tiefe liegenden Organen (Leber, Milz, Darm)
- Auskultation (Abhorchen mit einem Stethoskop) z. B. der Darmgeräusche
- Perkussion (Beklopfen) der Bauchdecke, um so z. B. vermehrte Luftansammlungen im Darmbereich feststellen zu können
- Erfassung der Körpergröße und des Körpergewichts zur Bestimmung des Body-Mass-Index (BMI)
- Messung der Körpertemperatur, der Herzfrequenz mittels Pulsmessung, des Blutdrucks und der Sauerstoffsättigung mit einem Pulsoxymeter
- Beurteilung des Wachheitszustandes und der Orientierung zur Einschätzung der Gehirnleistungen

Da einige gastrointestinalen Erkrankungen ähnliche Symptome aufweisen wie ein Myokardinfarkt (Herzinfarkt), ist es erforderlich, zudem noch ein EKG (Elektrokardiogramm) zu schreiben, um diesen auszuschließen.

1.2 APPARATIVE DIAGNOSTIK

Um die auf Grundlage der Anamnese und klinischer Untersuchung festgestellte Verdachtsdiagnose zu bestätigen, sind häufig noch weitere Untersuchungen notwendig. Die Tabelle 1 stellt die in der gastrointestinalen oder metabolischen Erkrankungsdiagnostik zur Anwendung kommenden Diagnostikverfahren dar.

1.2.1 BLUTLABORDIAGNOSTIK

ENTZÜNDUNGSDIAGNOSTIK

Mit Hilfe von Blutuntersuchungen lassen sich Entzündungsreaktionen im Körper nachweisen. So deutet z. B. eine Leukozytose (erhöhte Anzahl an Leukozyten, weiße Blutkörperchen) auf eine akute Entzündungsreaktion im Körper hin. Ergänzende Laborwerte wie ein CRP-Wert (CRP = C-reaktives Protein) höher als 40 mg/l oder ein gesteigerter Blutsenkungsgeschwindigkeitswert größer als 25 mm/h deuten auf eine Organentzündungsreaktion hin. Alle drei erhöhten Blutwerte weisen auf eine Entzündungsreaktion hin, geben jedoch nicht den genauen Ort der Entzündung an.

ORGANSPEZIFISCHE DIAGNOSTIK

Die an dem Verdauungsprozess beteiligten Organe Bauchspeicheldrüse (Pankreas) und Leber produzieren entsprechend ihrer Funktion Stoffe und geben diese in das Blut ab. Diese Stoffe können durch eine Blutuntersuchung nachgewiesen werden. Erhöhte oder erniedrigte Werte sind Anzeichen für eine Funktionseinschränkung des jeweiligen Organs und geben einen Hinweis auf bestimmte Erkrankungen. Die ›Tab. 1, S. 4 stellt die relevanten Laborparameter dar.

Bei Patienten mit einem **Verdacht auf einen Diabetes mellitus** werden nachfolgende Untersuchungen standardmäßig durchgeführt:

- Nüchternblutzuckerkontrolle
- HbA1c-Test
- oGTT (oraler Glucosetoleranztest) bei Anfangsverdacht

LABORWERT	ERKLÄRUNG	ABWEICHUNGEN
Gamma-GT	Enzym, das sich an der Membran der Leberzellen haftet	Erhöhung bei leichten Leberzellschäden: z. B. Alkoholkonsum
GOT (Glutamat-Oxalacetat-Transaminase)	Enzym aus dem Leberzellenzytoplasma, genauer aus den Mitochondrien	starke Erhöhung bei Leberzellschäden: Alkoholkonsum, Leberzirrhose, Hepatitis, Krebs
GPT (Glutamat-Pyruvat-Transaminase)	Enzym aus dem Leberzellenzytoplasma	Starke Erhöhung bei Leberzellschäden: Alkoholkonsum, Leberzirrhose, Hepatitis, Krebs
Bilirubin	Abbauprodukt (gelber Farbstoff) der Erythrozyten, genauer des Hämoglobins (roter Farbstoff)	Erhöhung bei: Hepatitis, Rückstau von Gallenflüssigkeit bei Verschlüssen der Gallenwege, Hämolyse (vermehrter Blutabbau)
Cholinesterase, Fibrinogen, PTT (partielle Thromboplastinzeit)	in der Leber gebildete Proteine, die Auskunft über die Produktionsleistung der Leber betreffend der Blutgerinnung geben	stark erniedrigte Werte bei schweren Leberschäden: z. B. Leberzirrhose
INR (International Normalized Ratio, Quick)	beschreibt die Zeitdauer, ab wann das Blut gerinnt	Anstieg bei verspätet einsetzender Blutgerinnung: z. B. Leberzirrhose
Amylase	spaltet Stärke während des Verdauungsprozesses auf	Erhöhung bei einer Pankreatitis (Bauchspeicheldrüsenentzündung)
Lipase	spaltet Fett während des Verdauungsprozesses auf	Erhöhung bei einer Pankreatitis (Bauchspeicheldrüsenentzündung)
HbA1c	Hämoglobin, an das sich ein Molekül Glucose bindet	Erhöhung bei dauerhaft hohen Blutzuckerwerten in den letzten acht bis zwölf Wochen
Glucose	Zucker, der für Zelltätigkeit benötigt wird	< 80 mg/dl Hypoglykämie (Unterzuckerung) > 120 mg/dl erhöhte Werte bei Diabetes mellitus
C-Peptit	Abspaltprodukt aus 31 Aminosäuren, das dem Peptid Proinsulin abgespaltet wird, aus dem Insulin entsteht	erniedrigte Werte < 0,5 mg/dl deuten auf einen stark ausgeprägten Insulinmangel hin (Insulinpflichtiger Diabetes mellitus)
ICA (Inselzell-Antikörper)	zytplasmatische Inselzell-Antikörper	nachweisbar schon Jahre vor dem Ausbruch des Diabetes mellitus
IAA (Insulin-Antikörper)	Insulin-Autoantikörper	nachweisbar schon Jahre vor dem Ausbruch des Diabetes mellitus
Antikörper gegen das Enzyym GADA (Glutamat-Decarboxylase)	hemmender Neurotransmitter	nachweisbar schon Jahre vor dem Ausbruch des Diabetes mellitus
Antikörper gegen IA-2A (Tyrosin-Kinase)	Tyrosinkinasen sind intrazelluläre Proteindomänen für Wachstumsfaktor-Rezeptoren	nachweisbar schon Jahre vor dem Ausbruch des Diabetes mellitus

Tab. 1: Nachweisbare Produkte von Leber und Bauchspeicheldrüse im Blut

GUT ZU WISSEN

Der **orale Glucosetoleranztest** wird zur Diagnostik einer gestörten Glucoseverwertung und somit zur Frühdiagnostik des Diabetes mellitus durchgeführt. Dem seit zwölf Stunden nüchternen Patienten, wird in den Morgenstunden zwischen 08:00 und 09:00 Uhr zur Bestimmung des Blutzuckerspiegels Blut abgenommen. Danach trinkt er 75 g Glucose in 250 ml Wasser gelöst. Nach 120 min. wird erneut der Blutzuckerspiegel bestimmt.
Wichtig ist, dass der Patient sich in den letzten drei Tagen vor der Untersuchung normal ernährt und mindestens 150 g Kohlenhydrate pro Tag zu sich genommen hat. Liegt der Nüchternblutzuckerwert unter 110 mg/dl und der nach 120 min durchgeführte Blutzuckertestwert unter 140 mg/dl, ist davon auszugehen, dass keine Störung des Glucosestoffwechsels, insbesondere der Insulinproduktion, vorliegt. Blutzuckerwerte zwischen 140 mg/dl und 200 mg/dl deuten auf eine vorliegende Insulinresistenz und einen anbahnenden Diabetes mellitus.

1.2.2 STUHLDIAGNOSTIK

Stuhldiagnostik findet im Rahmen von Krankenbeobachtung durch Pflegende sowie im Rahmen der labortechnischen Untersuchung statt. Beimengungen des Stuhls, die Farbe, der Geruch und die Konsistenz lassen Rückschlüsse auf vorliegende Krankheiten zu.

STUHLPROBENENTNAHME

Bei einem Verdacht auf infektiösen Darmerkrankungen wird in der Regel eine Stuhlprobe zur bakteriologischen Untersuchung an ein Hygieneinstitut bzw. Labor eingeschickt. Zudem wird dieses Untersuchungsverfahren bei Symptomen wie unklaren Diarrhöen (Durchfall), Meteorismus (Blähneigungen), Flatulenzen (Blähungen), Reizdarm und Verstopfungen durch den Arzt veranlasst. Im Labor wird die Stuhlprobe auf einem Träger platziert. Dieser wird in einem Wärmeschrank für eine bestimmte Dauer bei 37 °C gelagert, damit Bakterien sich idealerweise vermehren können und so nachweisbar sind. Weiterhin kann der Säuregrad (pH-Wert), die Fettverdauung (Gallensäure und Pankreaselastase), die Immunabwehr sowie die Verdauungsfunktion im Allgemeinen durch den Nachweis von Verdauungsrückständen untersucht werden.

NACHWEIS OKKULTEN BLUTES IM STUHL

Blutbeimengungen im Stuhl können auf zwei Arten vorkommen: mit dem Auge sichtbare und mit dem Auge nicht sichtbare Blutbeimengungen. Nicht sichtbare Blutbeimengungen (okkultes Blut) können mit einem speziellen Testverfahren, dem Haemoccult-Test, nachgewiesen werden. Hierzu wird ein Teil des Stuhlganges auf zwei kleine Testfelder aufgetragen. Dieses Testverfahren wird unter anderem im Zuge der Darmkrebsvorsorge ab dem 50. Lebensjahr einmal jährlich und ab dem 55. Lebensjahr alle zwei Jahre eingesetzt. Um ein aussagekräftiges Ergebnis zu erzielen, wird bei der Darmkrebsdiagnostik der Patient gebeten, an drei aufeinanderfolgenden Tagen eine Stuhlprobe durchzuführen.

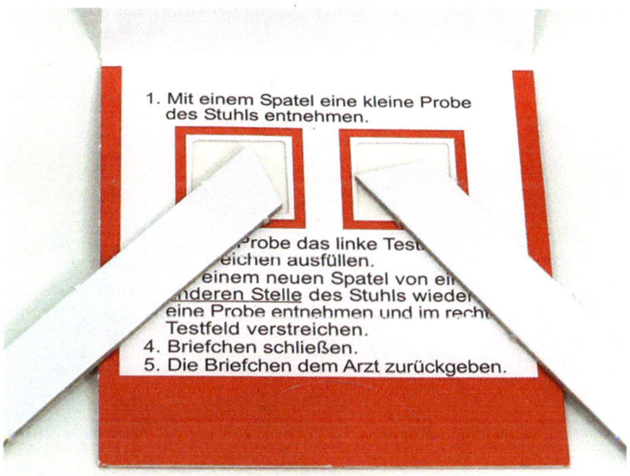

Abb. 1: Haemoccult-Test

KRANKENBEOBACHTUNG STUHL

KONSISTENZ UND GERUCH

Im Normalfall ist der Stuhl klar geformt, wobei die Konsistenz von Patient zu Patient etwas abweichend sein. Grundsätzlich verändert sich die Form und Konsistenz bei einer unzureichenden Verdauung. Bei zu schneller Dünndarmpassage oder zu hoher Kohlenhydratzufuhr kommt es zum Gärungsstuhl, eine schaumige große Ausscheidungsmenge. Bei Funktionsstörungen der Bauchspeicheldrüse kann es zu einer unvollständigen Verdauung von Proteinen kommen, was sich durch einen faulig stinkenden, eher dünnen Stuhl bemerkbar macht (Fäulnisdyspepsie [Fäulnisstuhl]). Wird Fett nicht richtig verdaut, kommt es zu einem lehmartigen, klebrigen, glänzenden Stuhl (Steatorrhö [Fettstuhl]). Weitere krankhafte Stuhlveränderungen sind in der Tabelle 2 aufgeführt.

AUSSEHEN	URSACHE
breiiger, schleimiger, blutiger Stuhl	„himbeergeleeartiger Stuhl" Amöbenruhrbefall
mehlsuppenähnlicher Stuhl	„Reiswasserstuhl" Cholerainfektion
erbsenbreiähnlich	Typhus abdominalis
extrem eingedickter, harter Stuhl	Kotsteine, Obstipation (Verstopfung)
bleistiftförmig	Stenosen (Verengungen) im Enddarmbereich
sehr feste, bis ca. 3 cm große Stuhlbrocken	Verengungen im oberen Darmabschnitt

Tab. 2: Krankhafte Stuhlveränderungen

FARBE

Die regelrechte Stuhlfarbe ist mittelbraun. Bestimmte Lebensmittel verändern die Stuhlfarbe. So färbt sich der Stuhl bei vermehrtem Fleischkonsum dunkler ein. Rote Bete kann den Stuhlgang z. B. leicht rötlich oder Spinat leicht grünlich einfärben.

Farbliche Veränderungen lassen aber auch, ebenso wie die Konsistenzveränderungen, Rückschlüsse auf vorliegende Krankheitsbilder zu (› Tab. 1, S. 92)

BEIMENGUNGEN

Zu den normalen Stuhlbestandteilen können krankheitsbedingt Beimengungen im Stuhl sichtbar vorhanden sein. So tritt bei einem Reizkolon z. B. vermehrt Schleim auf. Blut-, Schleim- und Eiterauflagerungen treten bei Colitis ulcerosa und Morbus Crohn aus (› Kap. B10, S. 154).

FARBVERÄNDERUNG	KRANKHAFTE URSACHEN
rote Verfärbung	Blutungen im unteren Darmabschnitten durch z. B. Tumore, schwere Entzündungen
Frischblutfilm auf dem Stuhlgang	Hämorrhoiden
schwarz	„Teerstuhl" Blutungen im oberen Verdauungstrakt (Magensäure färbt Blut schwarz)
weiß – grauweiß	„acholischer Stuhl" Gallensteine mit Verschluss des Gallengangs
gelb	Durchfall, Antibiotikaeinnahme

Tab. 1: Krankheitsbedingte Farbveränderungen des Stuhls

1.2.3 URINDIAGNOSTIK

Die Urindiagnostik gehört in der Urologie, Nephrologie und in der hausärztlichen Versorgung zu einer Standarddiagnostikmaßnahme. Die häufigste Untersuchungsmethode für Urin ist die Schnelluntersuchung mit Hilfe von **Teststäbchen**, auch Stix genannt (Abb. 1). Sie bestehen aus mehreren Testfeldern mit einem mehrschichtigen saugfähigen Vlies, welche mit chemischen Stoffen getränkt sind. Bei metabolischen Erkrankungen reagiert der Urin mit einigen chemischen Bestandteilen und die Testfelder ändern daraufhin ihre Farbe. Diese Farbveränderungen werden mit einer Farbskala verglichen. So verändert sich z. B. ab einer Menge von ca. 180 mg/dl Glucose im Urin das Testfeld für Glucose. Dieser Glucosenachweis wird unter anderem auch zur Früherkennung von Diabetes mellitus genutzt. Ein weiteres wichtiges Testfeld ist das Ketonfeld. Bei fehlenden Insulin werden vermehrt Ketonkörper durch den Umbau von Fett zu Glucose erzeugt.

Im Rahmen der sekundären Prävention wird bei Patienten mit Diabetes mellitus Patienten der **Micral-Test** angewendet. Er dient dazu, Mikroalbumin im Urin nachzuweisen, welches bei einer gestörten Nierentätigkeit die Niere passieren kann. Somit lassen sich z. B. durch Diabetes mellitus verursachte Nierenschäden frühzeitig erkennen. Bei bereits vorhandenen Nierenschäden reagiert das Testfeld für Proteine auf dem Urinstix. Ist dies der Fall sollte mittels einer 24-Stunden-Urinsammlung die Kreatinin-Clearance exakt bestimmt werden.

1.2.4 BILDGEBENDE VERFAHREN

SONOGRAFIE

Die Sonografie (Ultraschalluntersuchung) ist eine häufig angewendete Untersuchungsmethode bei abdominellen Beschwerden. Mit Hilfe von sehr hohen, vom Menschen nicht wahrnehmbaren Schallwellen werden Organe und Flüssigkeiten ohne gesundheitliche Belastung dargestellt. Der Ultraschall dringt in das zu untersuchende Gewebe mittels Schallkopf tief ein und wird von einzelnen Organstrukturen zurückgeworfen. Der Ultraschallkopf empfängt diese Echowellen und leitet diese an das Sonografiegerät weiter. Im Gerät selbst entsteht daraus ein Bild des Organs. Durch eine besondere Technik lassen sich auch bewegte Bilder erzeugen, die es ermöglichen, die Peristaltik des Darms zu beurteilen.

Mit Hilfe der Sonografie kann die Größe, Dichte und Struktur der Leber sowie die Beschaffenheit der Gallenwege und die Füllung der Gallenblase beurteilt werden. So können z. B. eine Leberzirrhose, Gallensteine, ein Gallengangsstau oder Krebs diagnostiziert werden.

Bei der Betrachtung der Bauchspeicheldrüse kann eine Abflussstauung der Verdauungsenzyme, eine Pankreatitis und Strukturveränderungen, wie z. B. bei Krebs, vorliegen und diagnostiziert werden.

ENDOSKOPIE

Die Endoskopie ermöglicht einen Blick ins Innere eines Hohlorgans mittels Endoskop. Sie wird in der Regel in einem Schlaf-Dämmer-Zustand oder einer Kurznarkose durchgeführt. Dazu werden Medikamente zur Sedierung (z. B. Valium), zur Analgesie (Schmerzbekämpfung) und Hypnose (z. B. Propofol) eingesetzt. Unter bestimmten Umständen finden auch Spasmolytika (krampflösende Medikamente) Anwendung.

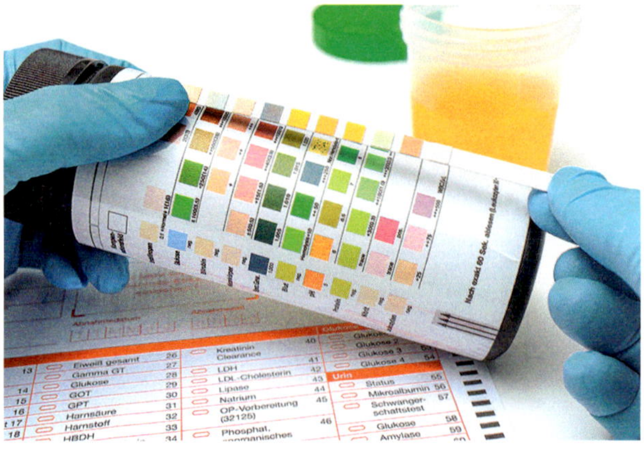

Abb. 1: Urinteststreifen

— GASTROSKOPIE

Die Gastroskopie wird zur Diagnosestellung bei Magenschmerzen, Sodbrennen, Schluckstörungen, anhaltender Übelkeit oder Erbrechen, Bluterbrechen, unklarer Anämie und ungewolltem Gewichtsverlust eingesetzt. Mit einer Biopsiezange kann, neben der optischen Betrachtung der Schleimhäute über das Objektiv, noch zusätzlich Zellmaterial entnommen werden. Das über die Speiseröhre in den Magen eingeführte Endoskop wird mit dem Fachausdruck Gastroskop bezeichnet (Abb. 2).

Sie findet weiterhin Anwendung im Rahmen der Therapie akuter Blutungen im Magen- und Speiseröhrenbereich. Hierzu wird z. B. über den Arbeitskanal Adrenalin zur Sklerosierung (Verödung) gespritzt. Ein weiteres Einsatzgebiet der Gastroskopie ist die Anlage einer PEG, eine Magensonde, die durch die Bauchdecke gelegt wird. Hierbei dient das Endoskop als Lichtquelle, um von außen die richtige Punktionsstelle für die PEG zu finden.

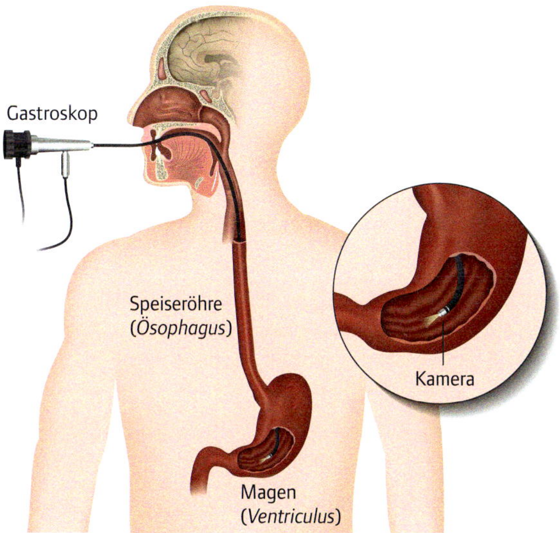

Abb. 2: Gastroskopie

— KOLOSKOPIE

Bei Beschwerden wie unklaren, anhaltenden Durchfällen, Blutabgang mit dem Stuhl oder positiven okkulten Blutnachweis sowie zur Darmkrebserkennung wird eine Koloskopie durchgeführt. Hierzu wird das Endoskop über den Darm eingeführt. Die Koloskopie wird unter anderem auch zur Entfernung von Darmpolypen mittels Elektroschlinge eingesetzt.

— ERCP

Die ERCP (endoskopische retrograde Cholangiopankreatikographie) ist ein endoskopisches Verfahren zur Darstellung und Untersuchung der Gallen- und Pankreasgänge. Die Darstellung erfolgt dabei durch lokale Applikation von Kontrastmittel unter Durchleuchtung mit Röntgenstrahlen oder mit einem zweiten Endoskop direkt optisch.

— KAPSELENDOSKOPIE

Bei unklaren Blutverlusten und Entzündungen des Dünndarms, die bei einer Gastroskopie nicht erfasst wurden, kann eine ca. 11 cm große „Kamer-Pille" eingesetzt werden. Die von der Kamera erfassten Bilder werden an ein Empfangs- und Auswertungsgerät übermittelt.

— KOLON-KONTRASMITTELEINLAUF

Hierbei wird Kontrastmittel und anschließend Luft rektal in den gereinigten Dickdarm eingebracht. Im Anschluss daran werden Röntgenaufnahmen angefertigt. Diese Art der Untersuchung findet bei misslungenen Koloskopien als Alternative Anwendung.

— COMPUTERTOMOGRAFIE

Die Computertomografie (CT) ist ein bildgebendes Verfahren, welches mit hochdosierten Röntgenstrahlen Querschnittsbilder vom menschlichen Körper erstellt. Im Vergleich zum herkömmlichen Röntgen ermöglicht das Schnittbildverfahren nicht nur Aufnahmen von Knochen, sondern auch Weichteilorgangewebe. Im Rahmen von z. B. Darmkrebsvorsorgeuntersuchungen kann dieses Verfahren kostenpflichtig nach vorheriger Darmreinigung genutzt werden.

— MAGNETRESONANZTOMOGRAFIE

Die Magnetresonanztomografie (MRT), oder auch Kernspintomografie ist wie das CT ein bildgebendes Verfahren, welche Schnittbilder des Körpers erzeugt. Im Gegensatz zum CT allerdings arbeitet es nicht mit Röntgenstrahlen. Das MRT arbeitet mit Magnetfeldern und Radiowellen. Hierbei werden Atomkerne der Zellen in Schwingungen gebracht und zu kleinen Magneten. Ähnlich einer Kompassnadel werden diese zum Gerät hin ausgerichtet und erzeugen dadurch Bilder. Gerade sehr wasserhaltiges Gewebe kann differenziert dargestellt werden. Das MRT kann auch im Rahmen von Vorsorgeuntersuchungen genutzt werden. Allerdings sind der Einsatz von MRT und CT in der Regel selbst von den Patienten zu finanzieren.

AUFGABEN

1. Ein Patient kommt mit rechtsseitig betonten, krampfartigen Bauchschmerzen in die Notfallpraxis. Beschreiben Sie das diagnostische Vorgehen.
2. Sie nehmen einen Patienten im Praktikum mit der Verdachtsdiagnose Leberzirrhose auf. Sie sollen einen Laborschein für diesen Patienten ausfüllen. Schreiben Sie alle Laborwerte auf, die Sie auf dem Laborschein ankreuzen würden.
3. Ihr jüngerer Bruder zeigt Symptome eines Diabetes mellitus. Mit dieser Verdachtsdiagnose gehen Sie mit ihm zu ihrem Hausarzt. Ihr Bruder hat Angst. Erklären Sie in einem Rollenspiel Ihrem jüngeren Bruder, womit er bei seinem Hausarztbesuch rechnen muss, um ihn auf diese Situation vorzubereiten.

2 DIABETES MELLITUS

Die Erkrankung Diabetes mellitus (honigsüßer Durchfluss) ist eine Glucosestoffwechselerkrankung, bei der die Regulation des Blutzuckerspiegels gestört ist.

2.1 PATHOGENESE

2.1.1 REGULATION DES BLUTZUCKERS

Glucose, die aus dem Darm in das Blut aufgenommen wird, wird über die Blutbahnen im gesamten Körper verteilt, sodass alle Zellen des Körpers mit Energie in Form von Glucose versorgt werden. Der Körper ist bemüht, den Blutzuckerspiegel relativ konstant zu halten, um einerseits einer Unterversorgung und andererseits einer Schädigung der Blutgefäße und Organe durch zu viel Glucose im Blut vorzubeugen. Für diese Regulation gibt es einige Hormone, die wichtige Schlüsselfunktionen haben: Insulin, Glucagon, Adrenalin und Kortison (Tab. 1).

Neben der Glucose, die im Blut vorkommt, von den Zellen aufgenommen werden kann und direkt in Energie umgewandelt wird, gibt es noch das **Glykogen**. Glykogen ist eine Speicherform der Glucose. In der Leber werden Glucosemoleküle in lange Ketten aneinandergereiht, wodurch Glykogen entsteht. Außerdem kann der Körper Glucose in Fett umwandeln, wenn ein deutliches Überangebot an Glucose besteht. In Abbildung 2 ist dargestellt, wie die Regulation des Blutzuckerspiegels beim gesunden Menschen aussieht. Nimmt der Mensch Nahrung zu sich, steigt nach kurzer Zeit der Blutzuckerspiegel, da die in der Nahrung enthaltende Glucose in das Blut aufgenommen wurde. Rezeptoren (Messfühler) ermitteln ständig den aktuellen Blutzuckerspiegel und bemerken somit dessen Anstieg. Dieser Anstieg führt dazu, dass die β-Zellen des Pankreas das Peptidhormon **Insulin** ausschütten. Insulin wird über das Blut im Körper verteilt und bindet an Rezeptoren der Zellmembranen. Dadurch ermöglicht es den Körperzellen, Glucose aufzunehmen. Ohne Insulin gelangt die Glucose nur sehr schwer in die Körperzellen. Insulin kann man sich wie einen Schlüssel vorstellen, der der Glucose die Tür in die Zelle öffnet (Abb. 1). Außerdem sorgt Insulin dafür, dass überschüssige Glucose in die Leberzellen eingelagert wird und weiter in die Speicherform Glykogen umgewandelt wird. Auch den Umbau von überschüssiger Glucose zu Fett fördert das In-

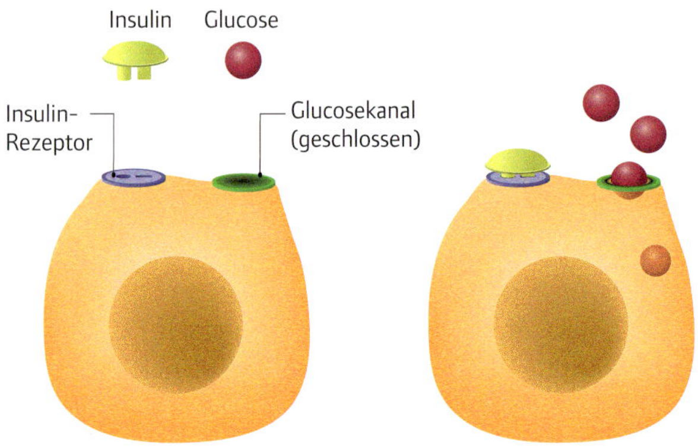

Abb. 1: Insulin öffnet den Kanal für den Glucosetransport in die Zellen.

HORMON	ORT DER SYNTHESE	WIRKUNG	AUSWIRKUNG AUF DEN BLUTZUCKERSPIEGEL
Insulin	β-Zellen des Pankreas	verbindet sich mit Rezeptoren der Körperzellen und bringt so die Glucose in die Zellen	Senkung
Glucagon	α-Zellen des Pankreas	Abbau von Glykogen zu Glucose in den Zellen und deren Freisetzung ins Blut	Erhöhung
Adrenalin und Kortison	Nebennierenrinde	unterstützen die Funktion des Glucagons	Erhöhung

Tab. 1: Hormone, die an der Blutregulation beteiligt sind

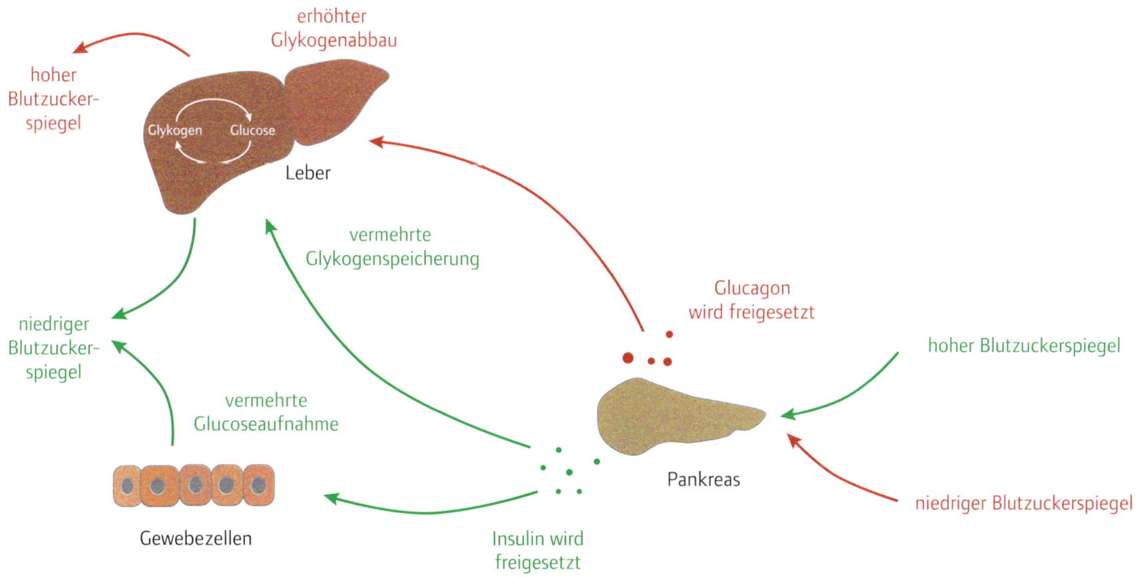

Abb. 2: Die Regulation des Blutzuckerspiegels

sulin. Folge dieser Prozesse ist, dass der Blutzuckerspiegel sinkt. Fällt der Spiegel, z. B. durch körperliche Aktivität, unter einen bestimmten Wert, wird auch das von Rezeptoren gemessen und an das Pankreas weitergeleitet. Es schüttet infolge das Peptidhormon **Glucagon** aus. Glucagon ist ein Gegenspieler des Insulins und sorgt dafür, dass das in der Leber gespeicherte Glykogen zu Glucose abgebaut wird. Des Weiteren lässt Glucagon in der Leber Glucose aus Aminosäuren neu synthetisieren. Die Glucose wird in das Blut abgegeben, wodurch der Blutzuckerspiegel steigt. Dieser Prozess wird von den Hormonen **Adrenalin** und **Kortison** unterstützt. Die beiden Hormone, die zu den Katecholaminen gehören, werden in der Nebennierenrinde gebildet und bei Stress ausgeschüttet. Dieser Mechanismus sorgt dafür, dass in Stresssituation genügend Glucose im Blut verfügbar ist, damit Gehirn und Muskeln leistungsfähig bleiben.

2.1.2 STÖRUNG DER BLUTZUCKERREGULATION

Bei einem Diabetes mellitus kann an zwei Punkten die Regulation des Blutzuckers gestört sein. Erstens kann es vorkommen, dass das Pankreas kein Insulin produziert. Man spricht von einem **absoluten Insulinmangel**. Wird kein Insulin produziert, kann nur wenig Glucose in die Zellen geschleust werden, Folge ist eine Hyperglykämie (erhöhter Blutzuckerspiegel). Dieses Phänomen liegt bei einem **Diabetes mellitus Typ 1** (frühere Bezeichnung: IDDM) vor.

Die zweite Möglichkeit ist ein **relativer Insulinmangel**. Hier wird weiterhin Insulin ausgeschüttet, allerdings sind die Körperzellen stark in ihrer Sensibilität gegenüber Insulin eingeschränkt. Man spricht auch von einer Insulinresistenz der Zellen. Es ist also genügend Insulin vorhanden, die Körperzellen reagieren jedoch nicht darauf, sodass die Glucose im Blut bleibt, Folge ist eine Hyperglykämie. Diese Störung tritt beim **Diabetes mellitus Typ 2** (frühere Bezeichnung: NIDDM) auf.

2.1.3 RISIKOFAKTOREN UND ENTSTEHUNG DES DIABETES MELLITUS

Im Gegensatz zum Typ-1-Diabetes gibt es beim Typ-2-Diabetes eine Vielzahl an Risikofaktoren. Neben **genetischen Faktoren** begünstigt auch das **Alter** von über 65 Jahren, eine **unausgewogene Ernährung** von weniger als einer Portion Obst oder Gemüse täglich und mangelnde Bewegung von unter 30 min täglich die Entstehung eines Diabetes mellitus.

Weitere Risikofaktoren sind **Bluthochdruck**, **Übergewicht** ab einem BMI (Body-Mass-Index) über 25, Fetteinlagerungen am Bauch sowie **in der Vergangenheit erhöhte Blutzuckerwerte**. Das **Fettgewebe am Bauch** schüttet große Mengen des Hormons Leptin aus. Insulin sorgt neben der Senkung des Blutzuckerspiegels auch dafür, dass der Appetit gedämpft wird. Ist im Blut jedoch auch Leptin vorhanden, wird diese Wirkung des Insulins unterdrückt. Dadurch entsteht ein Teufelskreis. Wird der Appetit nicht unterdrückt, nimmt die Person mehr Kalorien zu sich. Die zusätzlichen

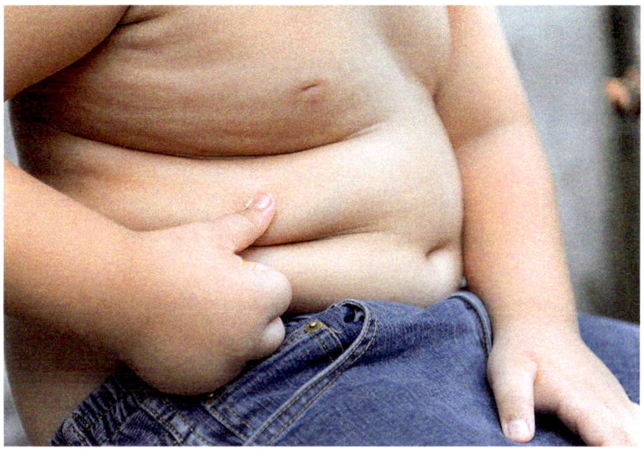

Abb. 3: Übergewicht ist ein Risikofaktor für Diabetes mellitus.

Nährstoffe sorgen dafür, dass mehr Bauchfett aufgebaut wird und folglich auch mehr Leptin ausgeschüttet wird.

Mangelnde Bewegung hat gleich mehrere Auswirkungen, die die Entstehung eines Diabetes mellitus unterstützen. Bewegung sorgt normalerweise dafür, dass auch unabhängig vom Insulin Glucose aus dem Blut in die Muskelzellen gelangt. Bei Bewegungsmangel kann dieser Mechanismus nicht mehr greifen. Außerdem wird die Gewichtszunahme durch mangelnde Bewegung unterstützt. Zusätzlich fördert Bewegungsmangel die Resistenz der Muskelzellen gegenüber Insulin. Die fehlende Sensibilität gegenüber Insulin wird also noch unterstützt. Die Glucose bleibt im Blut, der Blutzuckerspiegel ist erhöht.

Der so entstandene relative Insulinmangel kann eine Zeit lang vom Körper kompensiert werden. Mit der Zeit jedoch produziert das Pankreas immer mehr Insulin, um den Blutzuckerspiegel zu senken, bis die Insulinproduktion des Pankreas erschöpft. Kann kein Insulin mehr produziert werden, entsteht ein absoluter Insulinmangel. Die Folge ist eine dauerhafte Hyperglykämie.

Besteht eine ausgeprägte Hyperglykämie, wird Glucose über den Urin ausgeschieden. Unter physiologischen Bedingungen wird in Niere die gesamte Glucose aus dem Urin herausgefiltert, damit keine wertvolle Energie verlorengeht. Bei einer deutlichen Hyperglykämie jedoch sind die Transporter so überlastet, dass Glucose mit dem Urin ausgeschieden wird. Die Glucose zieht dabei Wasser mit sich. Das erklärt **typische Symptome** des Diabetes: die Polyurie (hohe Harnmengen), der dadurch begründete starke Durst sowie die Glucosurie (Glucose im Urin).

2.2 KLASSIFIKATION

Diabetes mellitus ist keine einheitliche Erkrankung, sondern ein Sammelbegriff für heterogene Störungen des Glucosestoffwechsels, deren Leitbefund ein chronisch erhöhter Blutzuckerspiegel (Hyperglykämie) ist. Dessen Ursache sind

- eine verminderte oder fehlende **Insulinproduktion** als Folge von Schädigungen der β-Zellen in der Bauchspeicheldrüse (Pankreas) oder
- eine nicht ausreichende oder fehlende **Wirksamkeit** des synthetisierten und sezernierten Insulins.

Die Einteilung der verschiedenen Diabetesformen erfolgt nach den zugrundeliegenden Ursachen (Ätiologie). Es werden **vier Formen** unterschieden (Abb. 1).

Die beiden wichtigsten Formen sind der Typ-1-Diabetes, an dem 5–10 % der Menschen mit Diabetes in Deutschland leiden, und der Typ-2-Diabetes, dem etwa 90 % der Menschen mit Diabetes zuzuordnen sind. Daneben gibt es viele seltene Diabetesformen, die zahlenmäßig eher unbedeutend

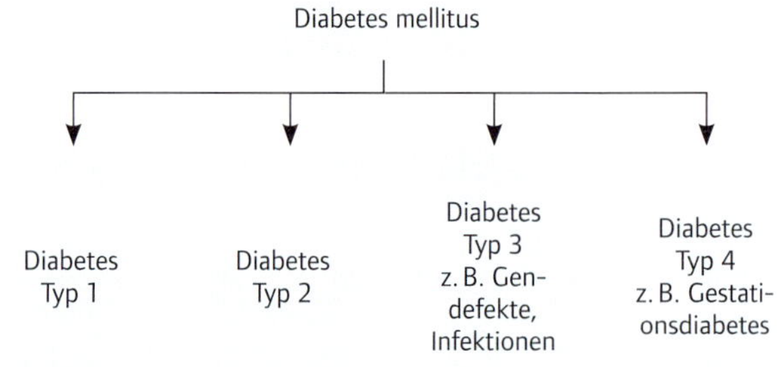

Abb. 1: Formen des Diabetes mellitus

sind, aber häufig diagnostische und therapeutische Probleme bereiten.

2.2.1 DIABETES MELLITUS TYP 1

Diabetes mellitus Typ 1 wurde früher auch als Jugenddiabetes (juveniler Diabetes) bezeichnet. Er tritt bevorzugt im Kindes- und Jugendalter auf, kann aber auch im Erwachsenenalter auftreten. Am höchsten ist die Neuerkrankungsrate bei Kindern zwischen 11 und 13 Jahren.

Ursache ist eine vollständige Zerstörung der insulinproduzierenden β-Zellen in den Langerhans'schen Inseln der Bauchspeicheldrüse (Pankreas) durch einen Autoimmunprozess. Körpereigene Abwehrzellen richten sich gegen die eigenen β-Zellen und lösen so eine chronische Entzündung in den Langerhans'schen Inseln aus – was letztlich zur Zerstörung der β-Zellen führt. Je früher im Leben dieser Entzündungsprozess beginnt, desto schneller verläuft er meistens. Warum sich das Immunsystem gegen den eigenen Körper richtet, ist bisher nicht bekannt. Diskutiert werden Ernährungseinflüsse und Infektionen.

Da nach der Zerstörung der β-Zellen im Pankreas kein Insulin mehr produziert wird, besteht ein **absoluter Insulinmangel**. Dieser muss ausgeglichen werden, weshalb zur Behandlung immer eine Insulintherapie notwendig ist.

2.2.2 DIABETES MELLITUS TYP 2

Diabetes mellitus Typ 2 ist in hohem Maße mit Übergewicht/Adipositas, Bewegungsmangel und anderen Stoffwechsel- und kardiovaskulären Erkrankungen (Fettstoffwechselstörungen, Bluthochdruck, metabolisches Syndrom) verbunden. Früher wurde diese Diabetesform auch als Altersdiabetes bezeichnet, da überwiegend Menschen in höherem Lebensalter daran erkranken. Aufgrund von neuen, veränderten Lebens- und Ernährungsgewohnheiten wird Typ-2-Diabetes heute auch schon bei Kindern und Jugendlichen beobachtet.

Durch das bei Übergewicht und Adipositas vorhandene Überangebot an Nahrung muss die Bauchspeicheldrüse mehr Insulin produzieren, um den Blutzuckerspiegel auf einem normalen Niveau zu halten. Ein hoher Insulinspiegel im Blut wird als **Hyperinsulinämie** bezeichnet.

Die Hyperinsulinämie führt dazu, dass die Anzahl der Insulinrezeptoren („Andockstellen") auf den Zelloberflächen reduziert wird (Downregulation). Das hat zur Folge, dass die Körperzellen eine **verminderte Empfindlichkeit** gegenüber Insulin aufweisen (Insulinresistenz) und weniger Glucose aufnehmen. Der Blutzuckerspiegel sinkt folglich kaum ab und der Bauchspeicheldrüse wird dadurch weiterer Insulinbedarf signalisiert. Das daraufhin ausgeschüttete zusätzliche Insulin führt zu einer weiteren Verminderung der Insulinrezeptoren. Die reduzierte oder fehlende Wirksamkeit von Insulin wird als **Insulinresistenz** bezeichnet.

2.2.3 DIABETES MELLITUS TYP 3

Unter der Bezeichnung Diabetes mellitus Typ 3 werden acht verschiedene Diabetesformen mit verschiedenen Ursachen zusammengefasst. Diese werden mit Typ 3 a bis Typ 3 h bezeichnet (Tab. 1).

Der MODY-Diabetes (Maturity-Onset Diabetes of the Young) ist eine autosomal-dominant vererbte Diabetesform, die vor dem 25. Lebensjahr auftritt. Schätzungen zufolge sind 1–2 % aller Diabeteserkrankungen auf einen MODY zurückzuführen. Es werden verschiedene Subtypen (MODY 1–3) unterschieden.

TYP	URSACHE
3 a	genetischer Defekt der β-Zellfunktion, z. B. MODY-Diabetes
3 b	genetische Defekte der Insulinwirkung
3 c	Krankheiten des exokrinen Pankreas, z. B. Pankreatitis, Eisenspeicherkrankheit
3 d	Störungen der Hormonproduktion, -regulation, -wirkung (Endokrinopathien)
3 e	Medikamente oder Chemikalien
3 f	Infektionen
3 g	seltene immunologisch bedingte Formen
3 h	genetische Syndrome, die gelegentlich mit Diabetes vergesellschaftet sind, z. B. Down-, Klinefelter- oder Turner-Syndrom

Tab. 1: Mögliche Ursachen für Diabetes mellitus Typ 3

2.2.4 DIABETES MELLITUS TYP 4

Eine Störung des Glucosestoffwechsels, die erstmals in der Schwangerschaft auftritt, wird als Schwangerschaftsdiabetes (**Gestationsdiabetes**) bezeichnet. In der Einteilung der Diabetesformen ist er Diabetes mellitus Typ 4.

Infolge der zunehmenden, schwangerschaftsbedingten Sekretion von Plazentahormonen kommt es in der zweiten Schwangerschaftshälfte zu einer verminderten Empfindlichkeit des Körpers auf Insulin (Insulinresistenz). Es wird die zwei- bis dreifache Menge an Insulin benötigt, um die gleiche Wirkung wie vor der Schwangerschaft zu erzielen. Kann diese Mehrproduktion aufgrund einer Sekretionsschwäche nicht erfolgen, entwickelt sich im mütterlichen Organismus eine gestörte Zuckerverwertung (Glucosetoleranzstörung).

Eine genaue Beschreibung des Gestationsdiabetes findet sich in › Kapitel B2.9 auf S. 116.

GUT ZU WISSEN

Bis zum Jahr 1997 wurden die Diabetesformen nicht nach ihrer Ursache, sondern nach ihrer Behandlung (Therapie) eingeteilt. Es wurden der **insulinabhängige Diabetes mellitus** (insulin dependent diabetes mellitus = **IDDM)** und der **nicht insulinabhängige Diabetes mellitus** (non insulin dependent diabetes mellitus = **NIDDM**) unterschieden.
Die Weltgesundheitsorganisation (WHO) und die Amerikanische Diabetesgesellschaft (ADA) verständigten sich auf eine für alle Länder geltende einheitliche Überarbeitung, um Unklarheiten durch die bis dahin geltende Einteilung zu beseitigen.

2.3 EPIDEMIOLOGIE

In Deutschland wird die Gesamtzahl aller Diabetiker auf über 7 Millionen geschätzt. Bei ungefähr 5–10 % aller Diabeteserkrankungen handelt es sich um einen Typ-1-Diabetes. Somit sind mindestens 400 000 Menschen in Deutschland an Diabetes mellitus Typ 1 und etwa 6,6 Millionen Menschen an Typ-2-Diabetes erkrankt.

Meist tritt der Diabetes mellitus Typ 1 im Kindesalter auf, neuere Daten lassen jedoch annehmen, dass nur 50–60 % der Neuerkrankungen im Alter unter 16 Jahren erfolgen, d. h., Typ-1-Diabetes kann jederzeit im Laufe des Lebens auftreten.

Aktuelle Schätzungen aus **bevölkerungsbezogenen Surveys** gehen davon aus, dass bei etwa 7–8 % der erwachsenen Bevölkerung in Deutschland ein Typ-2-Diabetes diagnostiziert wurde. Je nachdem, welche Altersgruppe untersucht

ALTERSGRUPPE	18–39 JAHRE	40–49 JAHRE	50–59 JAHRE	60–69 JAHRE	70–79 JAHRE	GESAMT
GESCHLECHT						
Frauen	3,7 (2,5–5,5)	4,5 (3,0–6,8)	4,0 (2,6–6,0)	10,7 (8,2–13,8)	21,8 (17,6–26,7)	7,4 (6,5–8,5)
Männer	0,9 (0,3–2,3)	2,0 (1,1–3,7)	7,3 (5,3–10,1)	17,0 (13,1–21,7)	22,0 (17,6–27,2)	7,0 (6,0–8,1)
Gesamt	2,3 (1,5–3,4)	3,2 (2,3–4,6)	5,7 (4,4–7,2)	13,8 (11,4–16,6)	21,9 (18,7–25,5)	7,2 (6,5–8,0)

Tab. 1: Lebenszeitprävalenz von Diabetes mellitus nach Alter und Gewicht (Angaben in Prozent, 95%-Konfidenzintervall, N ungewichtet=7080). Quelle: RKI 2013, DEGS1

wird und welche Datenbasis herangezogen wird, können die Ergebnisse unterschiedlich ausfallen. So gaben in der bundesweit angelegten Studie zur Gesundheit Erwachsener in Deutschland (DEGS1) des Robert Koch-Instituts (RKI) 7,2 % der Bevölkerung zwischen 18 und 79 Jahren an, dass bei ihnen ein ärztlich diagnostizierter Typ-2-Diabetes vorliegt (Tab. 1).

In dieser Studie stieg die **Diabetesprävalenz** wie erwartet ab dem 50. Lebensjahr sprunghaft an und betrug in der Altersgruppe zwischen 70 und 79 Jahren über 20 %. In der Altersgruppe ab 80 Jahren ist von einer gleichbleibend hohen Diabetesprävalenz von über 20 % auszugehen.

Für die Beurteilung von Veränderungen der Diabetesprävalenz innerhalb der letzten Jahre ist ein **Vergleich der Schätzungen** aus der DEGS1-Studie mit dem methodengleichen Bundesgesundheitssurvey von 1998 des RKI von besonderem Interesse. Hiernach ist die Diabetesprävalenz in den letzten 14 Jahren von 5,2 auf 7,2 % angestiegen. Hochgerechnet auf die deutsche Bevölkerung bedeutet dies, dass im Laufe der letzten etwa zehn Jahre die Anzahl der Betroffenen um 1,3 Millionen auf 4,6 Millionen angestiegen ist, entsprechend einem relativen Anstieg um 38 %. Die relative Zunahme der Diabetesprävalenz fiel bei Männern mit 49 % stärker aus als bei Frauen mit 30 %.

Ein Teil der relativen Zunahme ist dabei auf die **demografische Alterung** der Bevölkerung zurückzuführen. Der größere Teil des relativen Anstiegs ist jedoch über die demografische Alterung nicht zu erklären und muss daher mit anderen Faktoren der letzten Jahre in Verbindung stehen, wie z. B. Veränderungen des Lebensstils (Ernährung, körperliche Aktivität), des Wohn- und Arbeitsumfelds (z. B. Freizeit- und Erholungsmöglichkeiten, Verfügbarkeit gesunder Lebensmittel, Arbeitslosigkeit) oder anderen Veränderungen der Lebensbedingungen (z. B. Umweltschadstoffe).

2.4 SYMPTOME

Während die Entwicklung zum manifesten Typ-1-Diabetes relativ rasch verläuft, manifestiert sich der Typ-2-Diabetes meist schleichend und unbemerkt.

Häufige Anzeichen für Diabetes mellitus Typ 1 und Typ 2 sind neben erhöhten Blutzuckerwerten **übermäßiger Durst** mit großen Trinkmengen (Polydipsie) und **häufigem Wasserlassen** (Polyurie) sowie **Gewichtsverlust** und **Müdigkeit**.

Bei Diabetes mellitus Typ 2 entwickeln sich die Beschwerden oftmals schleichend über einen langen Zeitraum. Sie werden daher kaum wahrgenommen oder ignoriert. Ein starker Durst wird vor allem in der Sommerzeit nicht als ungewöhnlich empfunden und das verstärkte Wasserlassen wird durch das viele Trinken erklärt. Auch **schlecht heilende Wunden**, **häufige Infektionen oder Juckreiz** können auf einen Diabetes mellitus hinweisen. Meist wird der Diabetes mellitus Typ 2 durch Zufall entdeckt. Bei etwa einem Fünftel der Diabetiker wird die Krankheit erst diagnostiziert, wenn schon Spätschäden vorliegen.

GUT ZU WISSEN

Gesunde Menschen scheiden normalerweise keinen Zucker (Glucose) mit dem Urin aus. Übersteigt der Blutzuckerspiegel eine gewisse Höhe, wird „ausnahmsweise" doch Zucker über die Nieren ausgeschieden, um so den erhöhten Blutzuckerspiegel zu regulieren (Glucosurie). Der Blutzuckerspiegel, ab dem die Niere beginnt, Zucker auszuscheiden, heißt **Nierenschwelle**. Sie liegt bei 180 mg Glucose pro Deziliter Blut. Eine Glucosurie kann durch Harnzuckerkontrollen festgestellt werden.

EXKURS

Diabetes insipidus
Neben den verschiedenen Formen des Diabetes **mellitus** gibt es noch eine weitere Diabetesform, die allerdings nicht durch eine Störung des Glucosestoffwechsels bedingt ist.
Beim **Diabetes insipitus** handelt es sich um eine angeborene oder erworbene Hormonmangelkrankheit, bei der durch eine fehlende oder unzureichende Produktion des **antidiuretischen Hormons (ADH)** im Hypothalamus die Fähigkeit, den Harn zu konzentrieren, gestört ist. Diabetes insipidus ist durch eine extrem hohe Harnausscheidung von 5–25 l pro Tag (Polyurie) und dadurch entstehendes Durstgefühl (Polydipsie) gekennzeichnet. Die Therapie erfolgt mit dem Medikament Desmopressin. Der Wirkstoff aus der Gruppe der Antidiuretika kommt in erster Linie zur Verminderung von übermäßigem Durst, Harndrang und häufigem Wasserlassen zum Einsatz.

	DIABETES MELLITUS TYP 1	DIABETES MELLITUS TYP 2
Kennzeichen	verminderte Insulinabgabe bzw. vollständiger Insulinmangel	verminderte Insulinwirkung, Insulinresistenz, verzögerte Insulinabgabe
Manifestationsalter	meist Kinder, Jugendliche und junge Erwachsene	meist mittleres und höheres Erwachsenenalter
Auftreten/ Beginn	akut, rasch, merkbar	meist schleichend, unbemerkt
Symptome	häufig Polyurie, Polydipsie, Gewichtsverlust, Müdigkeit	häufig keine Beschwerden
Körpergewicht	meist normalgewichtig	meist übergewichtig
Insulinsekretion	fehlend	subnormal bis hoch, qualitativ immer gestört
Insulinrestistenz	keine (oder nur gering)	oft ausgeprägt
Insulintherapie	erforderlich	meist erst nach jahrelangem Verlauf der Erkrankung mit Nachlassen der Insulinsekretion

Tab. 2: Unterschiede zwischen Diabetes mellitus Typ 1 und Typ 2

2.5 DIAGNOSTIK

Das Ziel jeder Diagnostik ist grundsätzlich, Anhaltspunkte und Messwerte für eine Krankheit zu finden. Bei der Diabetesdiagnostik muss abgeklärt werden, ob eine Glucosestoffwechselstörung vorliegt. Weiterhin ist es wichtig, schon bereits vorhandene Begleit- und Folgeerkrankungen festzustellen. Da gerade bei der Diabetesform Typ 2 bei Krankheitsausbruch meist keine oder nur geringe Symptome vorhanden sind, muss gerade im Rahmen des Anamnesegesprächs besonders darauf geachtet werden, Risikofaktoren zu identifizieren. Um ein strukturiertes Gespräch zu führen, werden optimalerweise standardisierte Frage-/Anamnesebögen genutzt.

2.5.1 ANAMNESEGESPRÄCH

Die nachfolgend genannten Aspekte müssen im Rahmen des Untersuchungsgespräches abgeklärt werden:
- Ess- und Trinkverhalten
- Körpergewichtsverlauf
- Infektanfälligkeit
- Körperliche Verfassung
- Gehirn- und Gedächtnisleistung
- Sehleistung
- Medikamenteneinnahme
- Nikotinkonsum
- Sexualverhalten
- Geburten
- Familienanamnese: Schwerpunkt Diabetes mellitus Vorkommen, frühe Sterblichkeit, Herzinfarkt (Myokardinfarkt), Amptutationen, Schlaganfall (Apoplex)
- Fettstoffwechselstörungen
- Bluthochdruck (Hypertonie)

Das **Ess- und Trinkverhalten** gibt einen Aufschluss über eine bereits bestehende Glucosestoffwechselstörung. So ist ein vermehrtes Durstgefühl (Polydipsie) oder eine vermehrte **Ausscheidung von Urin** (Polyurie) ein Zeichen dafür, dass vermehrt Glucose über die Nieren ausgeschieden wird. Wenn im Körper der Blutzuckerspiegel zu hoch ist, versucht dieser über die Nieren den zu hohen Glucoseanteil auszuscheiden. Da Zucker bei der Ausscheidung Wasser an sich bindet, kommt es zu einer vermehrten Urinausscheidung.

Übergewicht ist nicht nur ein Risikofaktor an Diabetes zu erkranken, sondern auch gleichzeitig ein Symptom des Diabetes mellitus Typ II. Ein rascher **Gewichtsverlust** ist unter anderem ein Indiz für einen Typ I, da das fehlende Insulin verhindert, dass Glucose in die Zellen zur Energiegewinnung gelangt oder als Glykogen in der Leber und Muskulatur bzw. in Fettzellen abgespeichert wird.

Häufige Infektionen sind ebenfalls ein Anzeichen für einen Diabetes mellitus. Die erhöhten Blutzuckerwerte

schwächen auf noch nicht vollständig geklärte Weise die Abwehrkraft des Körpers gegen Infektionen. Entzündungen des Atmungstraktes sowie der Haut sind häufig.

Körperliche Schwächesymptome können sowohl auf einen Diabetes Typ 1 als auch auf einen Diabetes Typ 2 deuten. Ursächlich hierfür ist die zu geringe Menge an Glucose in den Zellen und der daraus geringen Energiegewinnung. Tritt eine anhaltende körperliche Schwäche in Kombination mit einer langsam eintretenden Bewusstlosigkeit auf, ist dies ein typisches Symptom für einen Typ 2.

Eine **Medikamenteneinnahme** von Kortisonpräparaten bewirkt einen vermehrten Insulinbedarf. Da bei Diabetes mellitus Betroffenen die Funktion der Bauchspeicheldrüse schon eingeschränkt oder nicht mehr vorhanden ist, ist eine zusätzliche Applikation von Insulin notwendig. Gerade in der Verlaufsdiagnostik ist es wichtig, dass der Betroffene häufiger seinen Blutzuckerwert selbst misst, da es hier zu sehr unterschiedlichem Insulinbedarf kommen kann.

Eine **erektile Dysfunktion** ist ein Anzeichen für eine Spätstörung des Diabetes mellitus. Hier kommt es zu einer Durchblutungsstörung in den blutversorgenden Gefäßen des Penis.

Frauen, die ein Neugeborenes mit mehr als 4 000 g Geburtsgewicht zur Welt gebracht haben, sind statistisch gesehen gefährdet, an einem Diabetes mellitus zu erkranken.

2.5.2 KÖRPERLICHE UNTERSUCHUNG

Im Rahmen der körperlichen Untersuchung werden neben dem Gewicht und der Körpergröße, dem Taillen- und Hüftumfang, die Haut, die Füße sowie das Herz- Kreislauf-System kontrolliert.

KRANKENBEOBACHTUNG HAUT

Bei der Hautinspektion achtet der Untersuchende auf die Durchblutungssituation (Farbe), Wunden und sichtbare Gefäßdarstellungen. Wundheilungsstörungen sind ein Anzeichen für einen schon lange bestehenden Diabetes mellitus Typ 2. Eine blasse Extremität kann ein Anzeichen für eine verminderte Durchblutungssituation (periphere arterielle Verschlusskrankheit; pAVK), eine mögliche Spätfolge des Diabetes mellitus, sein.

GEFÄSSSTATUSKONTROLLEN

Die **Puls-**, **Blutdruck-** und **EKG-Kontrolle** geben Aufschluss über die Herztätigkeit und Durchblutungssituation des Herzmuskelgewebes. Langzeitschäden des Diabetes mellitus können sich auch am Herzen in Form von Durchblutungsstörungen des Herzmuskels (KHK) bemerkbar machen.

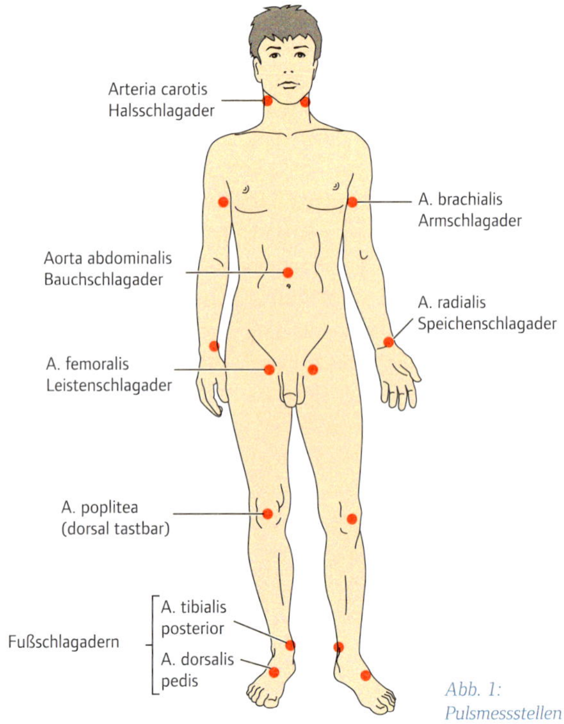

Abb. 1: Pulsmessstellen

Um die Durchblutungssituation der Beingefäße beurteilen zu können, ist eine Pulskontrolle an unterschiedlichen Stellen des Beines, eine Doppleruntersuchung oder Angiografie notwendig.

Unter einer **Doppleruntersuchung** wird eine sonografische Untersuchung verstanden, bei der der Blutfluss durch die Blutgefäße durch Ultraschallwellen hörbar gemacht wird.

Die **Angiografie** ist ein bildgebendes Verfahren. Durch die Verabreichung von Kontrastmittel und gleichzeitiger Aufnahme mit Röntgenstrahlen oder einem MRT können so die Blutgefäße und Engstellen deutlich dargestellt werden.

Bei einem Verdacht auf einen Diabetes mellitus sollte zudem eine **augenärztliche Untersuchung** verordnet werden. Neben der Sehkraft kann eine Augenhintergrundspieglung zur Darstellung der Gefäßdurchblutungssituation durchgeführt werden.

LABORUNTERSUCHUNGEN

Eine endgültige Diagnosestellung darf jedoch nur nach der Auswertung der labortechnischen Untersuchungen erfolgen.

Hierfür muss eine **Plasmaglucosemessung** (Blutzucker) durchgeführt werden. Geräte zur Selbstbestimmung des Blutzuckerspiegels sollten nur zur regelmäßigen Kontrolle des Blutzuckers, aber nicht zur Diagnosestellung des Diabetes mellitus genutzt werden. Sofern die Blutzuckerwerte bei mehreren Messungen im Grenzbereich liegen, sollte ein oraler Glucosetoleranztest durchgeführt werden (› Kap. B1, S. 90).

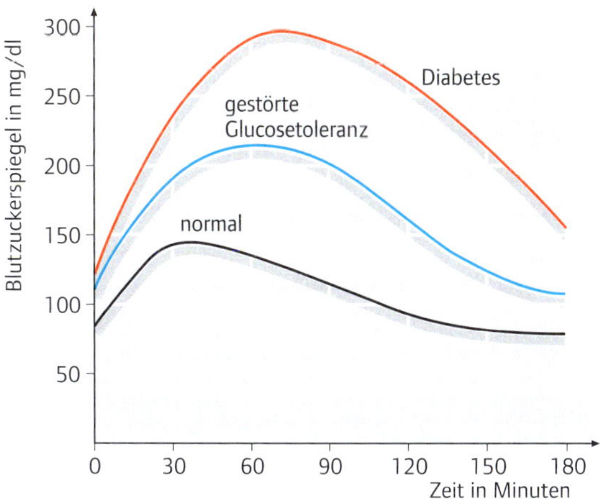

Abb. 2: Verlauf des Glucosetoleranztests bei gesunden Personen und bei Diabetikern

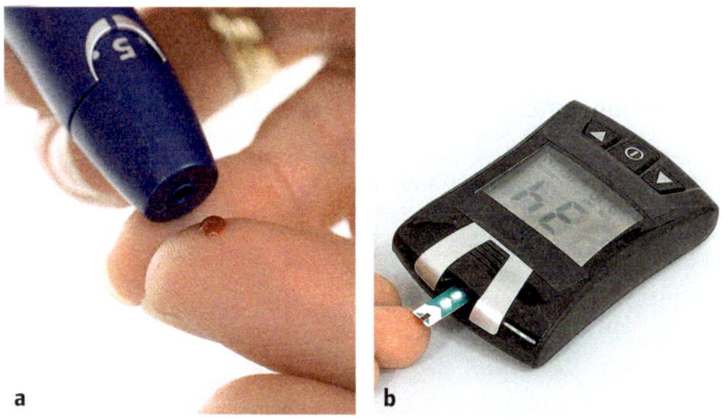

Abb. 3: Blutzuckermessung: Nachdem die Blutentnahmestelle am Finger desinfiziert wurde, erfolgt ein Stich in die Fingerkuppe mit einer Stechhilfe (a). Der Bluttropfen wird an den Teststreifen gehalten, wo er eingezogen wird (b). Das Gerät ermittelt automatisch den Blutzuckerwert und zeigt diesen an.

Neben der Plasmaglucosemessung ist die **Bestimmung des HbA1c-Wertes** ergänzend notwendig. Der HbA1C-Test misst den Anteil des roten Blutfarbstoffes (Hämoglobin), an dem sich Glucose angelagert hat. Die Höhe des mit Glucose besetzten Hämoglobins ist vom Blutzuckerspiegel der vergangen acht bis zwölf Wochen abhängig. Der normale Wert sollte unter 5,7 % liegen. Im Rahmen der Erstdiagnostik des Diabetes mellitus sollten bei Grenzwertmessungen zwischen 5,7 % und 6,4 % eine Nüchternblutzuckermessung sowie ein OGT-Test durchgeführt werden.

Um das Ausmaß der Glucoseausscheidung über die Nieren beurteilen zu können, sind **Uringlucoseuntersuchungen** notwendig (› Kap. B1, S. 92).

— SCREENING VON LANGZEITFOLGEN

Um mögliche Begleit- und Folgeerkrankung zu erfassen, sind weitere Untersuchungen notwendig:

- Patienten mit einem Diabetes mellitus sollten einmal jährlich auf eine Neuropathie untersucht werden.
- Patienten ohne eine Neuropathie sollten einmal jährlich auf Fußläsionen untersucht werden.
- Patienten mit einer Neuropathie sollten drei bis sechs Monate auf Fußläsionen untersucht werden.
- Einmal jährlich sollte labortechnologisch eine Albuminurie und damit eine Nephropathie ausgeschlossen werden. Eine Albuminurie lassen Rückschlüsse auf Herz-Kreislauf- und Nierenfolgeerkrankungen zu.
- Bei Patienten mit schlecht eingestellten Blutzuckerwerten und/oder einem Bluthochdruck sollte der Zeitraum der regelmäßigen Albuminuriekontrollen individuell festgelegt werden.
- Um Netzhautschäden frühzeitig zu erkennen, ist eine jährliche augenärztliche Untersuchung notwendig.
- Zur Einschätzung der generellen Durchblutungssituation ist mindestens alle zwei Jahre eine Untersuchung der Kreislaufparameter (z. B. Pulsmessung an verschiedenen Orten wie Fuß, Kniekehle, Leistenarterie usw.) sowie der Lipide untersucht werden.
- Um frühzeitig depressive Störungen festzustellen, sollte bei entsprechenden Verdachtsmomenten ein fragebogenorientiertes Gespräch durchgeführt werden (z. B. WHO-5-Fragebogen zum Wohlbefinden).

Patienten mit ausgeprägten Fußläsionen sollten zu einer spezialisierten, zertifizierten Fußambulanz überwiesen werden.

— BLUTZUCKERMESSUNG

Die regelmäßige Blutzuckermessung erfolgt in der Regel **durch den Betroffenen selbst** (Abb. 3). In Ausnahmefällen, wie z. B. bei einer schweren Pflegebedürftigkeit, ausgeprägter Demenz oder im Rahmen der Anleitung von Neuerkrankten, wird diese **durch eine Fachkraft** durchgeführt. Führt der Betroffene die Blutzuckermessung selbst durch, müssen keine Handschuhe getragen werden. Eine ausreichende Händehygiene ist wichtig.

Nach der Blutzuckermessung sollte dieser Wert in einem Messbuch dokumentiert werden. Je nach Therapieform berechnet der Patient seine benötigte Insulinmenge z. B. selbst.

Bei Warnhinweisen auf eine starke Unterzuckerung sollte die Messung erst nach der Einnahme von Glucose erfolgen, da eine Unterzuckerung zu einer rasch einsetzen Bewusstlosigkeit führt und diese durch die Einnahme der Glucose verhindert werden soll.

_2.6 KOMPLIKATIONEN BEI DIABETES MELLITUS

Die Glucosestoffwechselerkrankung Diabetes mellitus kann schwerwiegende Folgen für den Betroffenen haben. Je nach Auftreten der Komplikationen werden diese in Langzeit-/Spätfolgen oder akut auftretende Stoffwechselentgleisungen eingeteilt.

2.6.1 AKUTE STOFFWECHSELENTGLEISUNGEN

Der Begriff akute Glucosestoffwechselentgleisung bezeichnet einen körperlichen Zustand, in dem der Blutzuckerspiegel entweder sehr schnell unter dem Normalwert von 80 mg/dl sinkt oder über einen längeren Zeitraum über 200 mg/dl ansteigt. In beiden Fällen besteht die Gefahr der Bewusstlosigkeit und den damit verbunden Risiken eines Sauerstoffdefizites und eines Kreislaufversagen.

HYPOGLYKÄMIE

Die akute Hypoglykämie (Unterzuckerung) zeichnet sich durch einen schnell gesunkenen Blutzuckerwert von <60 mg/dl aus. Ursächlich für einen schnellen Abfall des Blutzuckerspiegels ist die Störung der Regulation der Glucoseabgabe durch die Leber und der Glucoseaufnahme der Organe. In der Regel wird dieses durch eine Überdosierung von Insulin oder oralen Antidiabetika oder/und einer unzureichenden Nahrungsaufnahme nach einer regelrechten Insulinverabreichung, verursacht. Weitere Ursachen sind z. B. Essstörungen wie die Anorexie (› Kap. 4, S. 123), eine Hypophyseninsuffizienz, eine Nebenniereninsuffizienz, eine Hypothyreose oder Tumore wie das Insulinom (gutartiger Tumor des Pankreas).

Bei einem übermäßigen Alkoholkonsum, der z. B. beim Komasaufen praktiziert wird, kommt es durch eine Hemmung der Glucoseneubildung in der Leber zu einer akuten Unterzuckerungssituation. Die durch die starke Unterzuckerung verursachte Bewusstlosigkeit wird häufig nicht erkannt, da Angehörige und Passanten davon ausgehen, dass der Betroffene nur seinen Alkoholrausch ausschläft. Eine anhaltende Unterzuckerung führt zu schweren Organschäden, erhöht die Gefahr der Aspiration (Einatmung von z. B. Mageninhalt in die Lunge) und im schlimmsten Fall zum Tod.

SYMPTOME HYPOGLYKÄMIE

Bei einer zu geringen Konzentration des Blutzuckers schüttet der Körper Adrenalin aus. Dieses soll einen vermehrten Abbau von Fettzellen und damit die Gewinnung von Zucker bewirken. Das freigesetzte Adrenalin ruft allerdings auch weitere Körperreaktionen hervor. Adrenalin bewirkt:

- eine Herzfrequenzsteigerung (Tachykardie), die als Herzrasen und Herzklopfen vom Betroffenen wahrgenommen wird
- Zittern
- eine vermehrte Schweißproduktion
- Heißhunger

Durch die in den Gehirnzellen fehlende Glucose wird bei der Unterschreitung von 60–50 mg/dl die Gehirntätigkeit gestört. Diese Dysfunktion macht sich durch folgende Symptome bemerkbar:

- Konzentrationsprobleme
- Kopfschmerzen
- Sehstörungen (z. B. Doppelbilder)
- Schwindel
- Verwirrtheitszustände, Orientierungsprobleme
- Sprachstörungen
- Gefühlsstörungen
- Bewusstseinsstörungen wie Benommenheit

Bei noch weiter sinkenden Blutzuckerwerten verlieren die Betroffenen das Bewusstsein. Generalisierte (den ganzen Körper betreffende) Krampfanfälle können auftreten.

GUT ZU WISSEN

Es gibt eine Vielzahl von unterschiedlichen **Krampfanfallarten**. Generalisierte Krampfanfälle betreffen den ganzen Körper. Es kommt im Gehirn zu spontanen, unkontrollierten elektronischen Entladungen der Zellen. Diese machen sich äußerlich durch starke Muskelverkrampfungen bemerkbar. Während eines generalisierten Krampfanfalls findet keine ausreichende Bewegung der Atemmuskulatur statt. Das bedeutet, dass der Patient während eines generalisierten Krampfanfalls nicht atmet bzw. nicht ausreichend atmet.
Aus diesem Grund muss bei generalisierten Krampfanfällen, die länger als zwei Minuten andauern, eine medikamentöse Therapie mit Lorazepam eingeleitet werden. Patienten, die regelmäßig generalisierte Krampfanfälle erleiden, führen diese in Form einer schnell auflösbaren Tablette für die Verabreichung in der Wangentasche mit sich.
Bei Patienten mit einer stark ausgeprägten Hypoglykämie hilft die Gabe von Glucose. Diese erfolgt durch den Rettungsdienst über die Vene.

THERAPIE HYPOGLYKÄMIE

Wenn der Betroffene ansprechbar ist, sollte er Traubenzucker im Mund zergehen lassen und anschließend langkettige Kohlenhydrate, z. B. in Form von Vollkornbrot, essen.

Bei einer stark ausgeprägten Unterzuckerung können Angehörige, sofern vorhanden, eine Glucagon-Notfallspritze in das Unterhautfettgewebe (subcutan = s.c.) oder in die Muskulatur (intramuskulär = i.m.) verabreichen (Abb. 1). Glucagon bewirkt die Umwandlung des in der Leber gespeicherten Glykogens, welches dann als Glucose dem Blut zur Verfügung gestellt wird.

Das Notfallset besteht aus einer kleinen Glasstechampulle und einer Fertigspritze mit sterilen Wasser als Lösungsmittel. Dieses Wasser wird mit der integrierten Kanüle in die Glasstechampulle eingespritzt. Die Ampulle sollte in der Hand mehrfach geschüttelt werden, damit sich das in Pulverform befindliche Glucagon auflöst. Danach zieht man die Flüssigkeit (das gelöste Glucagon) in die noch in der Glasstechampulle befindliche Spritze zurück. Danach erfolgt eine direkte Injektion des Glucagons in den Oberarm oder in den Oberschenkel. Dafür wird die Spritze senkrecht in die Haut eingeführt und verabreicht. Der Bewusstlose erwacht

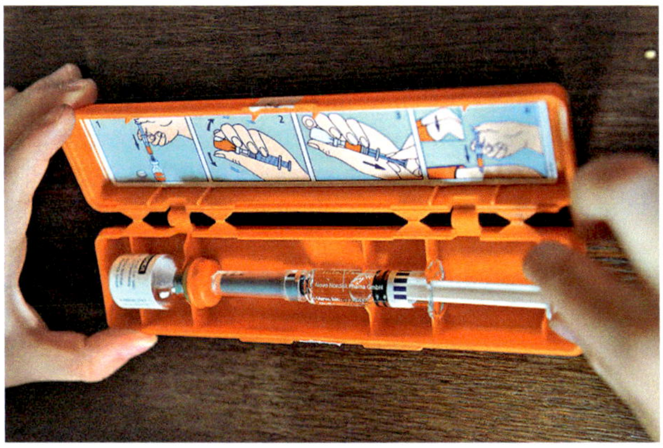

Abb. 1: Glucagon-Notfallset

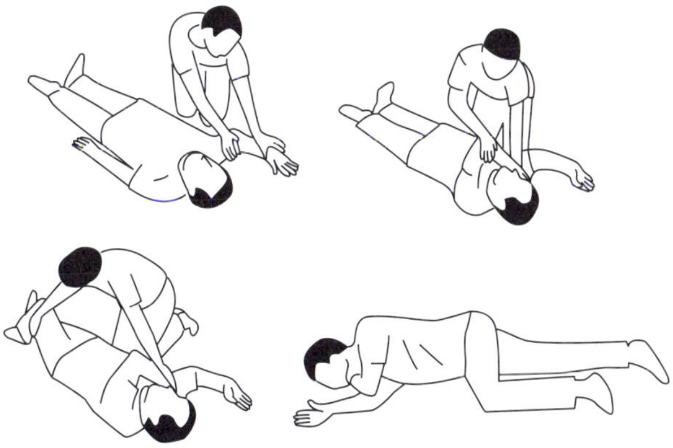

Abb. 2: Durchführung der stabilen Seitenlage

nach wenigen Minuten. Bei vollem Bewusstsein sollte der Betroffene zusätzlich Kohlenhydrate zu sich nehmen.

Die Alarmierung des Rettungsdienstes sollte immer erfolgen. Eine aufwendige Blutzuckerkontrolle sollte bei vorhandenen Warnzeichen nicht stattfinden, da diese viel Zeit in Anspruch nimmt und es wichtiger ist, schnell Glucose aufzunehmen. Nach erfolgreicher Glucoseaufnahme sollte dann eine Blutzuckerkontrolle erfolgen.

Bewusstlose müssen zum Schutz vor einer Verlegung der Atemwege durch die Zunge oder durch das Einatmen von Mageninhalt (Aspiration) bei ausreichender Atmung (2 Atemzüge/10 Sekunden) in die stabile Seitenlage gelegt werden (Abb. 2).

Bei einer anhaltenden Bewusstlosigkeit wird der eintreffende Rettungsdienst 40%ige-Glucose intravenös verabreichen. Hierzu werden 8 g Glucose mit einer Spritze bei einer laufenden Vollelektrolytinfusion verabreicht. Erlangt der Patient dabei nicht das Bewusstsein, erfolgt eine weitere Gabe von 8 g Glucose 40 %.

— HYPERGLYKÄMIE

Die Hyperglykämie (Überzuckerung) führt unbehandelt zur Bewusstlosigkeit und zum Tod des Betroffenen. Eine Überzuckerung mit einer Bewusstlosigkeit wird auch als Coma diabeticum bezeichnet. Hierbei lassen sich zwei Formen unterscheiden:
- hyperosmolares Coma diabeticum
- ketoazidotisches Coma diabeticum

— HYPEROSMOLARES COMA DIABETICUM

Diese Form der Bewusstlosigkeit tritt bei Diabetes-mellitus-Typ-2-Patienten auf. Eine ausbleibende Therapie mit Antidiabetikern sowie ein falsches Essverhalten (übermäßiger Konsum von Kohlenhydraten) erhöht den Blutzuckerspiegel des Patienten. Steigt der Blutzuckerspiegel über 600 mg/dl an, erhöht sich dadurch die Osmolarität im Blut. Der Körper reagiert auf die erhöhte Osmolarität, indem er vermehrt Flüssigkeit aus dem Gewebe und den Zellen in die Blutbahn abgibt. Der reduzierte Flüssigkeitsanteil in den Zellen (z. B. Gehirn) hat eine Funktionsstörung des Organs zur Folge.

Der stark erhöhte Glucoseanteil im Blut führt zudem noch zu einer vermehrten Diurese (Urinproduktion). Die Nieren versuchen, den zu hohen Anteil an Glucose über den Urin auszuscheiden. Durch die vermehrte Ausscheidung der Glucose und damit auch von Wasser kommt es zu einem absoluten Volumenverlust (Exsikkose). Dieser führt zu starken Elektrolytverschiebungen im Blut, die wiederum schwere Herzrhythmusstörungen verursachen können. Die geringe, noch vom Körper produzierte Insulinmenge reicht bei dieser Komaform noch aus, eine Lipolyse (Fettspaltung bzw. -auflösung) zu verhindern.

GUT ZU WISSEN

Die **Osmolarität**, auch osmotische Konzentration genannt, gibt die Stoffmengenkonzentration der osmotisch aktiven Teilchen pro Volumeneinheit in einer Lösung an.

— KETOAZIDOTISCHES COMA DIABETICUM

Im Vergleich zum hyperosmolaren Coma diabeticum tritt das ketoazidotische Coma diabeticum bei Diabetes-mellitus-Typ-1-Patienten auf. Bei einem zu stark erhöhten Blutzuckerspiegel, fehlendem Insulin und gleichzeitig fehlender Glucose in den Zellen kommt es zu einer vermehrten Lipolyse (Abbau von Fettgewebe). Insulin hemmt normalerweise den Abbau von Fettgewebe. Fehlt Insulin jedoch, wird Fettgewebe vermehrt abgebaut. Eine zusätzliche Ausschüttung von Adrenalin begünstigt diesen Prozess.

Im Rahmen dieses Stoffwechselvorganges werden Stoffwechselendprodukte, Ketonkörperchen, freigesetzt. Ketonkörper sind sauer und führen so zu einer Verschiebung des Blut-pH-Wertes. Diese saure Blut-pH-Wert-Verschiebung wird als metabolische (stoffwechselbedingte) Azidose bezeichnet. Der Körper versucht, diesem Zustand entgegenzuwirken, indem er den Atemrhythmus verändert. Es sind tiefe schnelle, regelmäßige Ein- und Ausatemzüge (Kussmaulatmung) zu beobachten und ein fruchtig süßer Geruch (Azetongeruch) wahrzunehmen. Azeton riecht ähnlich wie ein überreifer Apfel oder Nagellackentferner.

Neben der metabolischen Azidose tritt wie beim hyperosmolarem Coma diabeticum eine veränderte Blutosmolari-

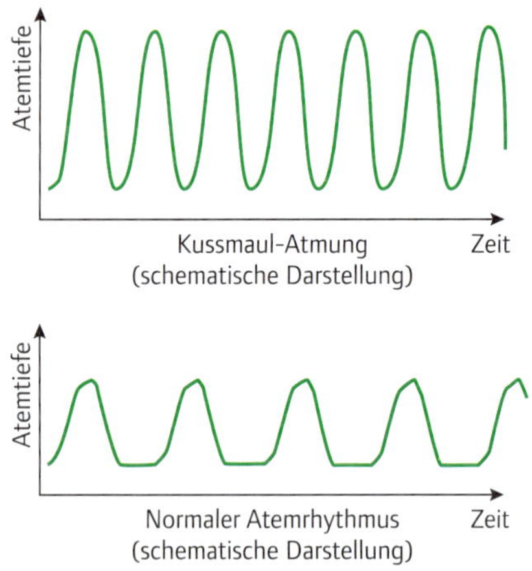

Abb. 1: Vergleich Kussmaulatmung und normale Atmung

tät und, damit verbunden, eine vermehrte Urinproduktion (Diurese) auf.

— SYMPTOME HYPERGLYKÄMIE

Da es sich bei beiden Coma-diabeticum-Formen um einen langsam voranschreitenden Prozess handelt, sind Früh-/Warnsymptome zu erkennen. Durch den stetig ansteigenden Blutzuckergehalt ist eine zunehmende **Appetitlosigkeit** zu beobachten. Durch die veränderte, gesteigerte Osmolarität im Blut und der damit verbundenen vermehrten Ausscheidung von Urin (**Polyurie**) klagt der Patient über ein gesteigertes Durstgefühl (**Polydipsie**). Da es zu einer Abnahme des Wasseranteils und einer geringen Stoffwechselleistung in den Zellen kommt, ist der Patient nicht mehr stark belastbar. Körperliche **Schwäche** und Zeichen des vermehrten Wasserverlustes sind zu beobachten. Ein starker Wasserverlust kann durch eine Kontrolle des Spannungszustandes der Haut (**Hauttugor**) diagnostiziert werden (Abb. 2). Eine zunehmende Verwirrtheit bis hin zu **Schlafdämmerzuständen** ist zu beobachten.

Bei einem ketoazidotischen Coma diabeticum ist wie oben erwähnt eine **Kussmaulatmung** (Abb. 1) beobachtbar und ein **Azetongeruch** in der Atemluft wahrnehmbar.

— THERAPIE HYPERGLYKÄMIE

Eine über einen längeren Zeitraum anhaltende, fortschreitende Überzuckerung muss im Rahmen eines Krankenhausaufenthaltes behandelt werden. Eine eigenmächtige Insulintherapie ist bei diesen ausgeprägten Überzuckerungen nicht sinnvoll bzw. gefährlich. Insulin senkt nicht nur den Blutzuckerspiegel, sondern auch den Kaliumspiegel im Blut. Bei einer zu hohen Insulingabe kann es zu lebensgefährlichen Herzrhythmusstörungen kommen. Bei ausgeprägten Bewusstseinsstörungen bzw. einem vorliegenden Koma muss der Patient auf einer Intensivstation aufgenommen werden.

Sofern eine Bewusstseinsstörung oder Bewusstlosigkeit vorliegt, muss schon der Ersthelfer vor Ort den Patienten bei einer ausreichenden Spontanatmung (2 Atemzüge/10 Sekunden) in die stabile Seitenlage legen und regelmäßig die Atmung kontrollieren, bis der Rettungsdienst eintrifft. Im Rahmen der präklinischen (vor Einlieferung ins Krankenhaus) Versorgung erhält der Patient:

- Sauerstoff über eine Nasen-Rachen-Sonde
- zwei venöse Zugänge
- 1000 ml einer Vollelektrolytlösung intravenös (i.v.)

Die Lagerung in der stabilen Seitenlage wird weiter fortgeführt. Während der Versorgung und des Transportes wird der Patient überwacht. Dabei kontrolliert der Rettungsdienst alle lebenswichtigen Funktionen. Hierzu zählen unter anderem eine Puls-, Blutdruck-, EKG-, Sauerstoffsättigungs- und Blutzuckerüberwachung.

In der Klinik werden Überwachung und Therapie weiter fortgeführt. Zudem wird unter strengen Laborkontrollen eine Blutzuckersenkung mit Insulin über eine Spritzenpumpe durchgeführt. Ziel ist es hier, eine maximale Reduktion des Blutzuckerwertes von 100 mg/dl pro Stunde zu erreichen. Sobald eine Senkung des Blutzuckerwertes auf 250 mg/dl erreicht ist, wird die intravenöse Insulingabe beendet. Ein Ausgleich des Blut-pH-Wertes mit einer Pufferlösung (Natriumbikarbonat) kann ggf. notwendig werden.

GUT ZU WISSEN

Um den Flüssigkeitszustand der Haut und damit verbunden des Körpers zu überprüfen, kann der „**Hautfaltentest**" durchgeführt werden. Hierzu greift man mit dem Daumen und Zeigefinger die Haut des Patienten an der Handoberfläche. Vorsichtig ziehend, wird die Haut angehoben, bis eine deutlich sichtbare Falte entsteht. Danach wird diese schnell losgelassen. Bleibt die Hautfalte stehen oder bildet sie sich nur ganz langsam zurück, besteht ein Flüssigkeitsdefizit im Körper. Zieht sich die Haut ganz schnell wieder in ihre Ausgangsposition zurück, ist ausreichend Flüssigkeit im Körper vorhanden.

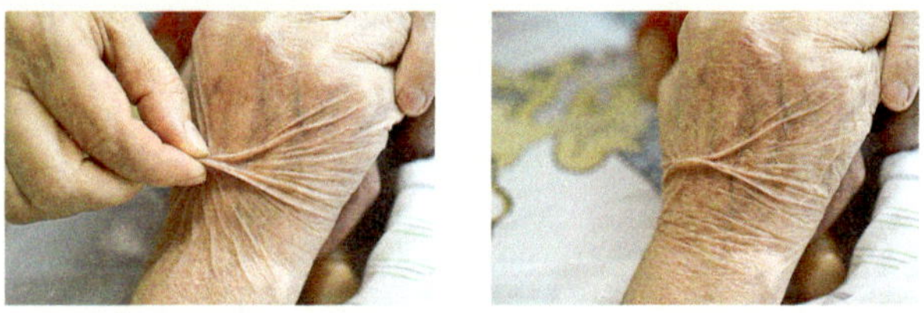

Abb. 2: Hautfaltentest: Hautzustand bei stark ausgeprägtem Flüssigkeitsverlust

GUT ZU WISSEN

HbA1c
Bei einer dauerhaften Überzuckerung kommt es unter anderem zu einer verstärkten Glykierung des Hämoglobins. Das daraus entstandene Glykohämoglobin (HbA1) lässt sich im Rahmen einer Blutuntersuchung nachweisen und ermöglicht so eine rückblickende Betrachtung der Blutzuckereinstellung.

SYMPTOME	UNTERZUCKERUNG (HYPOGLYKÄMIE)	ÜBERZUCKERUNG (HYPERGLYKÄMIE)
Auftreten der Symptome	rasch – wenige Minuten	langsam über Tage
Empfinden	Heißhunger	vermehrtes Durstgefühl
Haut	kalter Schweiß	trocken – stehen bleibende Hautfalten
Atmung	normal	ggf. tiefe Atemzüge, ggf Azetongeruch
Blutzuckerwert	< 60 mg/dl	> 400 mg/dl

Tab. 1: Vergleich akuter Stoffwechselentgleisungen

2.6.2 SPÄTFOLGEN DES DIABETES MELLITUS

Durch dauerhaft erhöhte Blutzuckerwerte kommt es zu einer Veränderung der körpereigenen Eiweißoberflächen durch Glucose, der Glykolysierung (Verzuckerung). Zudem wird durch das fehlende Insulin die Umwandlung von Fettzellen zu Glucose, die Synthese von Fettsäuren, Triglyceride und Cholesterin nicht mehr gehemmt. Die Folgen sind eine vermehrte Ablagerung von Glucose und Fetten am und im Endothel der Blutgefäße, die den Blutfluss erheblich behindern. Eine dauerhafte Unterversorgung der Zellen mit Sauerstoff führt zu einer Funktionsstörung dieser Organe. Aus diesem Grund ist eine gute Stoffwechselführung (Blutzuckereinstellung) wichtig. Sie vermag, die Manifestation und das Voranschreiten der Spätfolgen wesentlich zu verzögern.

SCHÄDIGUNG DER BLUTGEFÄSSE

Die durch Diabetes mellitus bedingten Schädigungen der Blutgefäße (**diabetische Angiopathie**) werden in Makro- und Mikroangiopathien unterteilt (Abb. 3).

Eine **Makroangiopathie** ist eine Erkrankung eines großen Blutgefäßes, die zu einer Arteriosklerose in diesem Gefäß führt und die Weiterleitung von Blut zum Organ reduziert bzw. verhindert. Davon sind vor allem Organe wie das Herz, das Gehirn und die Extremitäten betroffen. Die Durchblutungsstörungen (Arteriosklerose) äußern sich am Herzen als koronare Herzkrankheit (KHK), am Gehirn als Zerebralsklerose mit der Gefahr eines Schlaganfalls (Apoplex) und an den Extremitäten als periphere arterielle Verschlusskrankheit (pAVK).

Eine **Mikroangiopathie** hingegen ist eine Verlegung der kleinsten Blutgefäße (Kapillare). In den Kapillaren wird somit der Sauerstoffaustausch zwischen Blutgefäß und Organ behindert. Davon sind am häufigsten die Augen und Nieren betroffen.

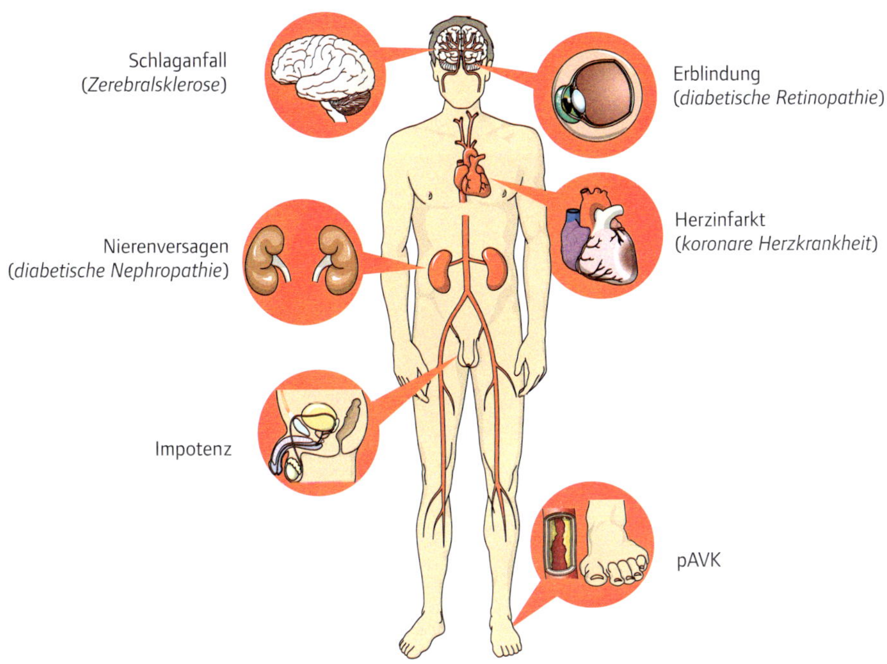

Abb 3: Folgeerkrankungen bei Diabetes mellitus durch Mikro- und Makroangiopathie

— DIABETISCHE NEPHROPATHIE

Die diabetische Nephropathie ist eine Erkrankung der Nieren, die als Spätfolge des Diabetes mellitus auftritt. Hierbei handelt es sich um eine Mikroangiopathie, die bei ca. 40 % aller Diabetes-mellitus-Patienten vorliegt. Sie führt zu einer Schädigung der Glomeruli, die sich durch eine Verdickung der Glomeruli mit Knötchenbildung äußern. Dieser Vorgang hat eine lokale Entzündungsreaktion (Glomerulonephritis) zur Folge. Diese wiederum erhöht die Durchlässigkeit des glomerulären Filters, sodass auch größere Moleküle den Filter passieren können.

Die diabetische Nephropathie entwickelt sich über Jahre hinweg unbemerkt. Primär kommt es zu einer vermehrten Durchblutungssituation der Nieren, die mit einer Mehrbelastung einhergeht. Langsam verändert sich die Gewebsstruktur. Die vermehrte Durchlässigkeit großer Moleküle wie dem Albumin führt zur weiteren Schädigung der Nieren. Wird durch ein Frühscreening in Form eines Urinstix die vermehrte Ausscheidung von Albumin festgestellt, kann eine weitere Nierenschädigung vermieden werden, sofern der Albuminwert unter 300 mg/d (Mikroalbuminurie) liegt und die Therapiemaßnahmen sofort eingesetzt werden. Wird mehr als 300 mg/d Albumin (Makroalbuminurie) ausgeschieden, kommt es zu einer dauerhaften Niereninsuffizienz. Kreatinin kann so unter anderem nicht mehr in ausreichendem Maße ausgeschieden werden. Dies führt zu stark erhöhten Kreatininblutwerten.

Sobald harnpflichtige Substanzen wie Kreatinin, Harnstoff und Harnsäure sowie Wasser nicht mehr im ausreichenden Maße ausgeschieden werden, kommt es zu schwerwiegenden Folgeerkrankungen:
- Anämie
- renale Osteopathie mit Knochen- und Gelenkschmerzen
- Polyneuropathien mit Bewusstseinsstörungen
- Krampfanfälle
- metabolische Azidose mit Schädigungen des Herzen, die sich z. B. durch Herzrhythmusstörungen bemerkbar machen
- vermehrte Wasseransammlungen (Ödeme) in der Lunge und den Extremitäten

Die **Therapie** der Niereninsuffizienz beschränkt sich im Anfangsstadium auf die Reduktion der verursachenden Faktoren. Im Fall der diabetischen Nephropathie ist die Blutzuckereinstellung auf Normwerte das oberste Ziel. Ergänzend dazu müssen Patienten mit einer Niereninsuffizienz eine eiweißreduzierte, kochsalzarme und flüssigkeitsreduzierte Diät einhalten. Sofern eine Blutdruckerhöhung vorliegt, wird diese medikamentös behandelt. Raucher müssen den Konsum von Nikotin einstellen.

Im weiter fortschreitenden Stadien, wenn harnpflichtige Substanzen und Wasser nicht mehr im ausreichenden Maße ausgeschieden werden, sind die Patienten dialysepflichtig. Hierzu müssen sich die Betroffenen in der Regel dreimal wöchentlich einer aufwendigen Blutwäsche (Dialyse) unterziehen. Ergänzend erhalten sie in der Regel noch Erythropoetin und Phosphatbinder. Eine Nierentransplantation stellt, sofern ein passendes Spenderorgan zur Verfügung steht, die bevorzugte Alternative zur Dialyse dar.

GUT ZU WISSEN

Kreatinin ist das Endprodukt des Muskelstoffwechsels. Der Normwert im Blut liegt < 1,1 mg/dl bei Männern und < 0,8 mg/dl bei Frauen. Eine Erhöhung im Blut ist ein Indiz für eine vorliegende Niereninsuffizienz und sollte bei Diabetikern regelmäßig kontrolliert werden.

— DIABETISCHE POLYNEUROPATHIE

Die diabetische Polyneuropathie ist eine durch einen anhaltenden hohen Blutzuckerwert verursachte Schädigung von Nerven. Hierbei kommt es zu einer Einlagerung glykierter Stoffwechselentprodukte in das Nervengewebe und den kleinen Blutgefäßen der Nerven. Ein schrittweiser Verlust der Impulsweiterleitung von Nervensignalen sowie ein Untergang der Nerven sind die Folge.

Neuere Studien zur diabetischen Polyneuropathien lenken den Fokus nicht auf den zu hohen Blutzuckerspiegel, sondern auf den Prozess der Zuckerverstoffwechslung. Das Methylglyoxal, welches beim Abbau von Glucose im Blut entsteht, soll ein wichtiger Faktor bei der Entstehung der neuropathischen Schmerzen sein. Das Methylglyoxal bindet sich an die schmerzleitenden Nervenzellen und aktiviert so den Schmerzrezeptor. Zunächst führt dieses zu einer Übererregbarkeit und vermehrten Schmerzwahrnehmung. Des Weiteren kommt es zu Nervenschädigungen und schließlich zur Degeneration des Nervensystems.

Gerade im Bereich der Extremitäten macht sich die Polyneuropathie durch Schmerzen, Sensibilitätsstörungen und Lähmungen bemerkbar (Abb. 1). Besonders typisch sind Schmerzen im Bereich des Fußknöchels und Füße (burning feet).

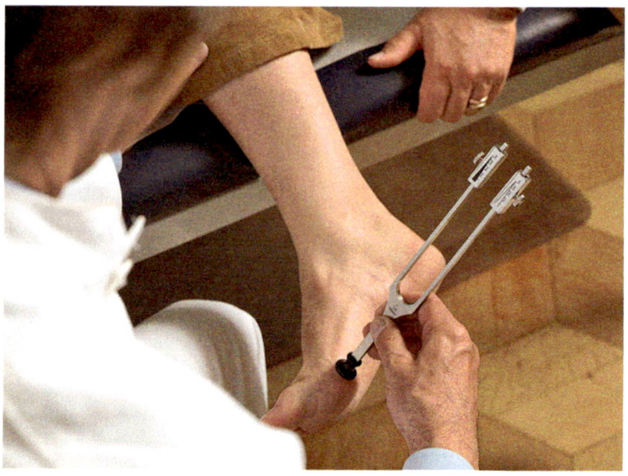

Abb. 1: Bei Verdacht auf diabetische Polyneurpathie testet die Ärztin mit der Stimmgabel die Sensibilität der Nerven.

Die **Diagnosestellung** erfolgt nach einer eingehenden neurologischen körperlichen Untersuchung. Dabei werden die Sensibilität, Muskelkraft und Reflexe kontrolliert und die Nervenleitgeschwindigkeit gemessen.

Neben diesen peripheren Polyneuropathien kommt es jedoch auch zu lebensbedrohlichen autonomen Polyneuropathien. Bei einem Großteil der Patienten kommt es zu einer Schädigung der Nerven des vegetativen Nervensystems. Diese autonomen Polyneuropathien machen sich durch Herzrhythmusstörungen, Blutdruckregulationsstörungen und Magen- und Darmentleerungsstörungen, Blasenentleerungsstörungen und Impotenz bemerkbar.

Polyneuropathien sind auch ursächlich für ein gestörtes Schmerzempfinden bei Erkrankungen der inneren Organe. Eine Minderversorgung des Herzmuskelgewebes mit Untergang des Herzmuskelgewebes (Herzinfarkt) wird bei Patienten mit einem Diabetes mellitus häufig nicht im Anfangsstadium bemerkt bzw. als nicht so schwerwiegend bewertet. Aber auch vegetative Symptome, die im Rahmen einer Unterzuckerung auftreten, werden nur gedämpft bzw. nicht wahrgenommen. So beschreiben Diabetes-mellitus-Patienten mit diabetischen Polyneuropathien häufig keine wahrgenommenen Frühwarnsymptome.

PRÄVENTION

Bei einer **schmerzhaften Polyneuropathie** werden Opioide zur Schmerzlinderung eingesetzt. In Kombination mit Antidepressiva wirken diese effizienter. Neuere tierexperimentelle Studien lassen hoffen, dass die Polyneuropathie im frühen Stadium medikamentös therapierbar wird. Die in der Entwicklung befindliche Substanz verändert das Methylglyoxal und soll somit die vermehrte Übererregbarkeit und damit den Nervenschädigung verhindern.
Eine Minimierung der allgemeinen Risikofaktoren wie Rauchen und Übergewicht ist ebenfalls unabdingbar.

— DIABETISCHES FUSSSYNDROM

Das diabetische Fußsyndrom ist eine häufige bei Diabetikern vorkommende Spätfolge des Diabetes mellitus. Die Entstehung des diabetischen Fußsyndroms ist durch eine multifaktorielle Kombination gekennzeichnet. Eine verschlechterte Durchblutungssituation der großen und kleinen Gefäße (Makro- und Mikroangiopathien), die gestörte Schmerzwahrnehmung (diabetische Polyneuropathie) und ein durch den Diabetes mellitus geschwächtes Immunsystem sind für die Entstehung des diabetischen Fußsyndroms verantwortlich. Druckstellen durch z. B. falsches Schuhwerk werden von den Betroffenen nicht wahrgenommen. Durch die grundsätzlich verschlechterte Durchblutungssituation der Haut in Kombination mit dem von außen zugeführten Druck kommt es zu kleinen Wunden, die nur schwer abheilen. Wichtige, für die Wundheilung benötigte Blutbestandteile erreichen nicht den Wundbereich. Das geschädigte Immunsystem kann Krankheitserreger nicht ausreichend in diesem Bereich bekämpfen. Durch eine gestörte Wahrnehmung werden diese kleinen Stellen teilweise nicht bemerkt. Eine frühzeitig einsetzende Behandlung bleibt somit aus. Der Hautdefekt wird immer größer und schlimmer. Es kommt zum Untergang des betroffenen Gewebes, dem Gewebstod (Nekrose).

Wird diese nicht rechtzeitig therapiert, kommt es zu einem trockenen Gangrän (Abb. 2), einer Gewebsschrumpfung durch Verdunstung des Gewebswassers mit einer schwärzlichen Verfärbung.

Siedeln sich in diesem Bereich noch zusätzlich Bakterien an, ist eine Infektion des nekrotischen und umliegenden Gewebes die Folge. Diese Fäulnisinfektion wird auch als feuchtes Gangrän bezeichnet.

Häufig entstehen Hautdefekte im Vorfußbereich durch eine falsche Abrollbewegung des Fußes beim Laufen, die auch bei einer gestörten Schmerzwahrnehmung durch die Lage längere Zeit unbemerkt bleiben. Diese kleinen Verletzungen können sich zu einem infizierten Ulkus entwickeln.

Die **Therapie** des diabetischen Fußsyndroms richtet sich nach dem Ausmaß der Hautschädigung. Grundsätzlich soll eine Druckentlastung der betroffenen Stelle erfolgen. Dieses kann durch spezielles orthopädisches Schuhwerk und Schaumstoff erfolgen.

Die Wundränder bzw. Nekrosen müssen operativ versorgt werden. Alternativ zum normalen chirurgischen Verfahren gibt es auch die biochirurgischen Verfahren. Hier werden sterile Fliegenlarven in die Wunde gelegt. Diese vernichten das abgestorbene und krankhafte Gewebe.

Die Wundbehandlung kann mit unterschiedlichen Verbandmaterialien erfolgen. Hierzu gibt es eine Vielzahl an Möglichkeiten von trockenen und feuchten Verbandstoffen. Verbandmaterialien, die über eine längere Zeit geschlossen auf einer Wunde verbleiben, haben den Nachteil, dass Infektionen erst spät festgestellt werden. Weiterhin kann die

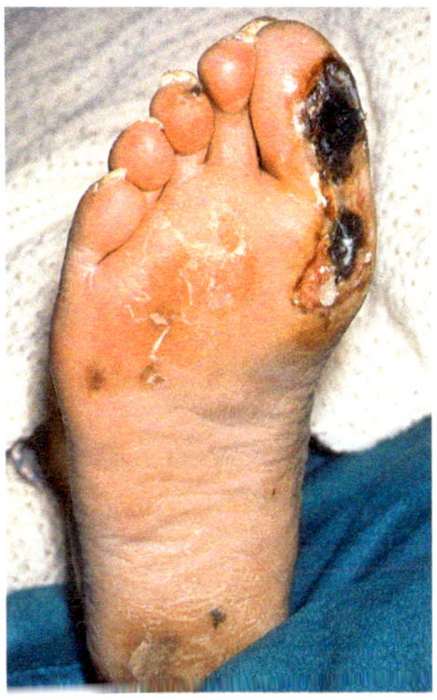

Abb. 2: Trockenes Gangrän

Durchblutungssituation der betroffenen Extremität durch eine angiografische Intervention verbessert werden.

Bei vorliegenden Infektionen werden Antibiotika intravenös verabreicht.

PFLEGE

Eine optimale **Hautpflege** der trockenen Haut (weiße Randregion) bei einem Fußulkus ist unabdingbar, um weitere Schädigungen zu verhindern.

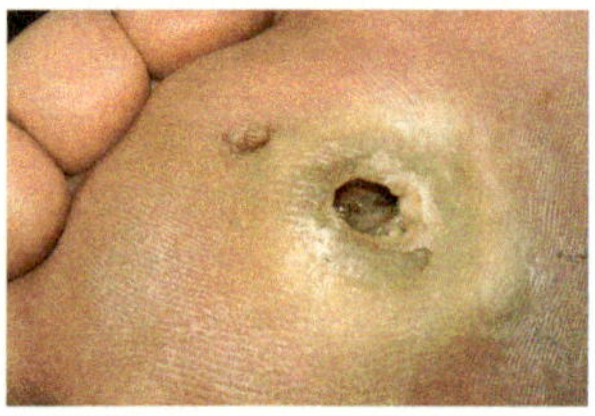

Abb. 1: Fußulkus

DIABETISCHE RETINOPATHIE

Ungefähr ein Drittel aller Diabetiker leiden an einer diabetischen Retinopathie. Die diabetische Retinopathie ist eine Netzhautschädigung, die durch einen veränderten Gefäßstatus verursacht wird. Die Diagnosestellung erfolgt nach einer Augenhintergrundspieglung und ggf. einer Angiografie.

Je nach Grad der Retinopathie kommt es zu Mikroaneurysmen (Gefäßausstülpungen), intraretinalen Blutungen, Venenveränderungen und Wasseransammlungen in der Netzhaut. Ein Großteil der Retinopathien führt zu einer starken Einschränkung der Sehfähigkeit.

Bei vorliegenden Wasseransammlungen im Bereich der Papille des Sehnervs (Makulaödem) erfolgt eine Laserbehandlung.

Das Risiko der Erblindung kann durch eine intensivierte Elimination der Risikofaktoren um die Hälfte reduziert werden. Eine Blutzuckereinstellung reduziert um ca. ein Drittel das Erblindungsrisiko. Hierzu ist eine HbA1c-Wertsenkung <7 % notwendig. Weiterhin sollte ein erhöhter Blutdruck im Rahmen der Therapie unter 140/80 mmHg medikamentös gesenkt werden.

2.7 THERAPIE

2.7.1 DISEASE-MANAGEMENT BEI DIABETES MELLITUS

Nach der Diagnose eine Diabetes mellitus wird ein aus verschiedenen Bausteinen bestehender **Therapieplan** erstellt. Das Ziel aller Behandlungsmaßnahmen ist, den Blutzuckerspiegel dauerhaft im Normbereich zu halten und Folgekomplikationen zu vermeiden. Die chronische Erkrankung Diabetes mellitus hat für den Patienten zur Folge, dass er

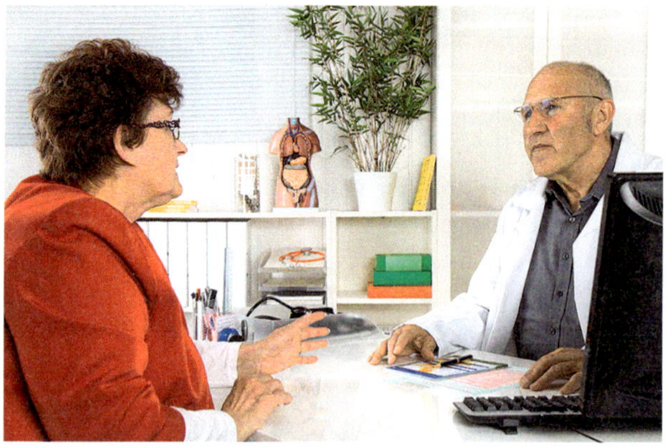

Abb. 2: Beim Hausarzt wird ein individuell abgestimmtes Disease-Management-Programm besprochen.

sich lebenslang mit dieser auseinandersetzen muss. Wichtig ist eine enge Zusammenarbeit zwischen Arzt und Patient, um den Blutzuckerspiegel gut einzustellen. Die **Compliance** (Therapietreue) ist von großer Bedeutung für eine erfolgreiche Therapie.

Um eine langfristig erfolgreiche Therapie durchführen zu können, wurden im Jahr 2003 in Deutschland **Disease-Management-Programme** eingeführt. Das sind strukturierte Behandlungsprogramme für chronische Erkrankungen, die auf wissenschaftlich gesicherte Erkenntnisse zurückgreifen. Durch Disease-Management-Programme sollen Patienten langfristig und kontinuierlich betreut und behandelt werden, sodass ihre medizinische Versorgung verbessert wird. Grundsätzlich können Patienten freiwillig an einem Disease-Management-Programm teilnehmen, sofern ihre Krankenkasse dieses anbietet, ihre Erkrankung eindeutig durch einen Arzt diagnostiziert wurde und sie sich bereiterklären, aktiv am Programm teilzunehmen. Typischerweise findet das Programm in der Arztpraxis des behandelnden Arztes statt und wird von dort organisiert. Es gibt verschiedene Schulungsprogramme für den Diabetes mellitus. So werden die Schulungen entsprechend des Diabetestyps und des Alters der Klienten angeboten. Somit variieren die Inhalte und Methoden der Programme.

Beispielhafte Inhalte eines Disease-Management-Programms

- Vermittlung von Kenntnissen über Ursachen, Risikofaktoren, das Krankheitsbild, Verlauf und Prognose des Diabetes mellitus
- Auseinandersetzung mit der Diagnose Diabetes mellitus und der emotionalen Bewältigung
- Inhalte und Bedeutung der verschiedenen Therapiebausteine (Ernährung, Bewegung und Medikation) zur Einstellung und Behandlung des Diabetes mellitus
- Vermittlung praktischer Fähigkeiten zur Durchführung der Therapie des Diabetes mellitus
- Vermittlung praktischer Fähigkeiten zur Selbstkontrolle des Blutzuckerspiegels inkl. Dokumentation

- Prävention, Erkennung und Therapie typischer Folgekomplikationen des Diabetes mellitus
- Maßnahmen zur Vermeidung von Akutkomplikationen
- Früherkennung und das richtige Verhalten bei Akutkomplikationen
- Hilfestellungen zur Bewältigung von Auswirkungen des Diabetes mellitus auf den persönlichen und beruflichen Alltag
- Strategien zur Problemlösung
- Bedeutung der ärztlichen Kontrolluntersuchungen

Kurz gesagt sollen Patienten das nötige Empowerment (› Box) erhalten, um mit ihrer Krankheit in allen Bereichen des Lebens umzugehen und Komplikationen vorzubeugen. In der nationalen Versorgungsleitlinie Diabetes wird den verschiedenen Schulungsprogrammen eine hohe Bedeutung zugemessen. Auf der Grundlage von Studienergebnissen konnte nachgewiesen werden, dass Schulungsteilnehmer langfristig niedrigere HbA1c-Werte haben als Studienteilnehmer ohne entsprechende Schulung. Gleichzeitig gibt es jedoch auch kritische Stimmen, die vor allem den bürokratischen Aufwand und die Kosten der Disease-Managment-Programme bemängeln.

GUT ZU WISSEN

In der Gesundheitsförderung ist das **Empowerment** ein zentrales Element. Es beschreibt die Fähigkeit eines Menschen, Entscheidungskompetenz für sein Leben und sein Handeln zu erlangen. Dabei vertreten Menschen ihre eigenen Interessen, hinterfragen Informationen und nehmen ihre Verantwortung wahr. Maßnahmen, die zum Empowerment führen, zielen auf die Bildung, Sozialkontakte, Entscheidungsfindung, Stärkung des Selbstwertgefühls, Problemlösung und Teilhabe an der Gesellschaft ab.

2.7.2 INSULINTHERAPIE

Bei Diabetes mellitus Typ 1 ist wegen des zugrunde liegenden absoluten Insulinmangels von Krankheitsbeginn eine lebenslange Insulintherapie unbedingt notwendig. Im Gegensatz hierzu wird beim Diabetes mellitus Typ 2 die Insulintherapie erst bei Versagen oraler Antidiabetika notwendig (› Stufentherapie des Diabetes mellitus Typ 2, Kap. B2.7.3, S. 111).

PHYSIOLOGISCHE INSULINSEKREKTION

Beim gesunden Menschen wird ohne Nahrungsaufnahme nur wenig Insulin ausgeschüttet. Dies wird als **basale Insulinsekretion** bezeichnet. Nach Einnahme einer Mahlzeit wird minutenschnell die Insulinsekretion um ein Vielfaches erhöht (**Bolus**), um den Blutzuckerspiegel auch nach dem Essen (postbrandial) im Normbereich zu halten. Das Muster der physiologischen Insulinausschüttung besteht also aus einer basalen Sekretion von ca. 1 IE pro Stunde und aus mahlzeitenabhängigen Insulinspitzen. Dieses Muster soll durch die Insulintherapie nachgeahmt werden.

INSULINE

Die für die Insulintherapie zur Verfügung stehenden Insuline unterscheiden sich hinsichtlich ihres **Wirkeintritts**, ihres **Wirkmaximums** und ihrer **Wirkdauer**. Bei der Behandlung eines Diabetes mit Insulin lassen sich vereinfacht zwei grundsätzliche Arten von Insulinen unterscheiden:

- **kurz wirksame**, die den akuten Insulinbedarf nach Mahlzeiten abdecken sollen (**Normalinsulin** = Altinsulin, schnell wirkende Insulinanaloge)
- **länger wirksame** Insuline, die die Grundversorgung des Körpers mit Insulin sicherstellen sollen (Verzögerungsinsulin, NPH-Insuline, lang wirksame Insulinanaloga)

GUT ZU WISSEN

NPH-Insuline sind Humaninsuline, denen der Stoff Protamin zugesetzt wurde. **NPH** steht für **neutrales Protamin Hagedorn**.

- Neutral bezeichnet hierbei den Säuregrad.
- Protamin ist die Verzögerungssubstanz, ein Eiweiß.
- Hagedorn ist der Name des dänischen Forschers, der das NPH-Insulin 1936 eingeführt hat.

INSULININJEKTION

Damit Insulin zuverlässig seine gewünschte blutzuckersenkende Wirkung entfalten kann, wird es in das **Unterhautfettgewebe** gespritzt. Geeignete Injektionsstellen **sind Bauch, Oberschenkel und Gesäß**.

INSULINE	WIRKEINTRITT	WIRKMAXIMUM	WIRKDAUER
schnell wirksame Insulinanaloga	15 min	1 Stunde	2–3 Stunden
Normalinsuline	30 min	2 Stunden	4–6 Stunden
NPH-Insuline	60–120 min	4–6 Stunden	8–12 Stunden
lang wirksame Insulinanaloga	180–240 min	10–16 Stunden	20–30 Stunden

Tab. 1: Wirkeintritt, -maximum und -dauer verschiedener Insuline

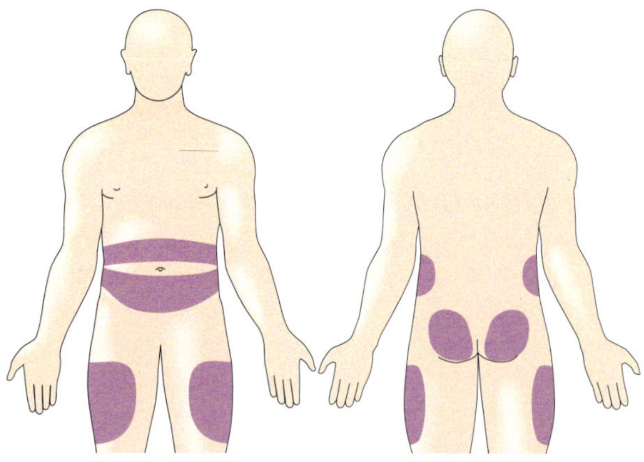

Abb. 1: Geeignete Injektionsstellen für Insulin am Körper

Seit mehr als 90 Jahren wird Insulin mit eigens dafür hergestellten **Insulinspritzen** injiziert. In den letzten 20 Jahren vollzog sich jedoch mit der Erfindung des **Insulinpens** (engl. pen = Stift) ein Wandel. Inzwischen verwenden in Deutschland bereits mehr als 95 % aller insulinspritzenden Diabetiker einen Pen zur Vereinfachung der Injektion. Es sind zahlreiche unterschiedliche Insulinpens auf dem Markt, die sich in Bedienung, Größe und Aussehen voneinander unterscheiden.

Durch die Länge der Injektionsnadel am Pen wird die **Injektionstiefe** bestimmt. Eine zu tiefe Injektion in den Muskel kann die Insulinwirkung erheblich beschleunigen, eine zu flache in die Oberhaut die Verteilung des Insulins verzögern. Die Länge der Kanüle, mit der Insulin gespritzt wird, ist an die Dicke des Unterhautfettgewebes angepasst. Eine Nadellänge von 4,5–6 Millimeter eignet sich am besten für Kinder und schlanke Erwachsene. Standardlänge für Erwachsene sind acht Millimeter. Übergewichtige mit ausgeprägtem Unterhautfettgewebe sollten eine Kanülenlänge von 10 Millimeter oder mehr benutzen. Diabetespatienten sprechen immer mit dem Arzt ab, welche Länge in ihrem Fall ideal ist.

Die Stelle, in die Insulin gespritzt wird, soll bei jeder Injektion gewechselt werden. Dieses verhindert, dass es zu **Gewebsverhärtungen** (Lipohypertrophie) kommt, durch die das Insulin schlechter wirkt.

— FORMEN DER INSULINTHERAPIE

In der Insulintherapie werden die konventionelle und die intensivierte Insulintherapie unterschieden (Abb. 3).

Bei der **konventionellen Insulintherapie** (CT) erfolgt die Gabe von Insulin nach einem festen Schema, d.h. zu festen Zeiten und in festgelegter Dosierung. Ein- bis zweimal am Tag wird (üblicherweise vor dem Frühstück und vor dem Abendessen) eine Kombination von normal und langsam wirkendem Insulin verabreicht.

Vorteile dieser Therapieform sind, dass der Patient die Behandlung mit wenig Aufwand durchführen kann und nicht vor jeder Mahlzeit den Blutzucker messen muss.

Nachteil ist, dass die Ernährung nach dem schon injizierten Insulin ausgerichtet werden muss. Der Patient muss ein starres Mahlzeitenschema einhalten. Weil zwischen den Hauptmahlzeiten der Insulinspiegel unphysiologisch hoch ist, muss der Patient mehrere Zwischenmahlzeiten zu sich nehmen, um das Auftreten von Hypoglykämien zu vermeiden. So sind insgesamt über den Tag verteilt fünf bis sechs Mahlzeiten notwendig. Ebenso sind körperliche Bewegung und andere Aktivitäten, die sich auf den Blutzuckerspiegel auswirken, im Voraus einzuplanen.

Bei der **intensivierten Insulintherapie** (Basis-Bolus-Konzept) erhält der Patient morgens und abends eine Dosis eines Verzögerungsinsulins mit langer Halbwertzeit als Insulinbasis, die etwa die Hälfte des Tagesinsulinbedarfs abdeckt. Zusätzlich werden dann mahlzeitenabhängige Mengen eines schnell wirkenden Normalinsulins (Bolus) etwa 15 Minuten vor der Mahlzeit gespritzt. Wie viel Insulin zu den Mahlzeiten injiziert wird, ermittelt der Patient selbst durch Messung des aktuellen Blutzuckerspiegels und durch die Einschätzung der Menge an Kohlenhydraten (Broteinheiten), die er verzehren möchte. **Vorteile** dieser Therapieform sind, dass der Patient die Insulininjektion individuell an den Zeitpunkt und die Größe der Mahlzeit anpassen kann und der Tagesablauf – auch mit körperlicher Aktivität – flexibler gestaltet werden kann. **Nachteil** sind die mehrmaligen Blutzuckermessungen und Insulininjektionen.

2.7.3 ORALE ANTIDIABETIKA

Grundlage der Behandlung bei Typ-2-Diabetikern ist zunächst die Ernährungstherapie, bei der durch eine Ernährungsumstellung eine Abnahme von Körpergewicht erzielt werden soll (› Kap. B2.7.4, S. 112).

Wird durch diese Maßnahme innerhalb von drei bis sechs Monaten keine Verbesserung der Insulinwirkung und der Blutzuckerwerte (HbA1c-Zielkorridor 6,5–7,5 %) erzielt, wird eine Behandlung mit Diabetesmedikamenten (Antidiabetika) begonnen. Diese erfolgt – je nach individueller Wirksamkeit der eingesetzten Medikamente – in verschiedenen Stufen (Abb. 2).

Die medikamentöse Therapie wird mit **einem** Diabetesmedikament begonnen (Monotherapie). Ist dieses nicht oder nicht ausreichend wirksam, können auch zwei oder sogar drei verschiedene Medikamente miteinander kombiniert werden (Kombinationstherapie). Eine Insulintherapie bei Typ-2-Diabetes ist in jeder Stufe der Therapie zumindest initial angezeigt, wenn der HbA1c hoch ist und eine rasche Stoffwechselverbesserung angestrebt wird. Sobald sich die Blutzuckerwerte verbessert haben, kann dann, insbesonde-

Schritte für eine korrekte Insulininjektion

1. **Neue Nadel aufsetzen**

   Pennadeln sind sterile Einwegprodukte, die vor jeder Injektion gewechselt werden.

2. **Insulin mischen** (bei NPH-Insulin und Mischinsulin)
3. **Entlüften und Funktionskontrolle des Pens**
4. **Insulindosis einstellen**
5. **Spritzstelle auswählen**

   Kurz wirkendes Insulin: Bauch
   Verzögerungsinsulin: Gesäß oder Oberschenkel

6. **Insulin spritzen**

   Ob zur Injektion von Insulin eine Hautfalte gebildet wird, hängt von der Dicke des Unterhautfettgewebes ab.

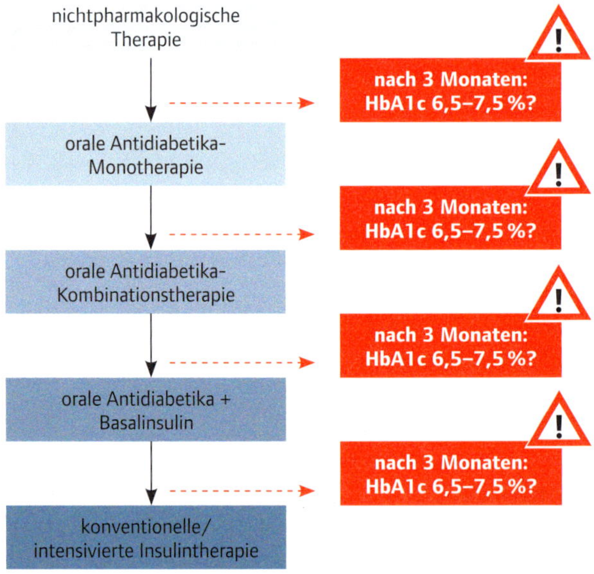

Abb. 2: Stufentherapie bei Diabetes mellitus Typ 2

re bei kürzerer Diabetesdauer, auf Insulin wieder verzichtet werden.

Orale Antidiabetika stehen ausschließlich zur Therapie des Diabetes mellitus Typ 2 zur Verfügung. Beim Diabetes mellitus Typ 1, beim pankreopriven Diabetes (Typ 3 c), in der Schwangerschaft und bei der Behandlung akuter Stoffwechselentgleisungen sind sie streng kontraindiziert.

— WIRKUNGSWEISEN DER ANTIDIABETIKA

Bei den Diabetesmedikamenten werden **zwei Hauptgruppen** eingeteilt. Es werden Antidiabetika mit und ohne Wirkung auf die insulinproduzierenden β-Zellen der Bauchspeicheldrüse unterschieden.

Diabetesmedikamente **mit Wirkung auf die** β-Zellen setzen Insulin aus den β-Zellen der Bauchspeicheldrüse frei. Zu dieser Gruppe gehören die Sulfonylharnstoffe und Glinide sowie die DPP-4-Hemmer (Gliptine).

Präparate **ohne Wirkung auf die β-Zellen** haben keinen Einfluss auf die Insulinausschüttung, greifen jedoch an anderen Stellen in den Zuckerstoffwechsel ein. Dazu gehören Metformin, Glitazone, die α-Glucosidase-Hemmer und eine relativ neue Medikamentengruppe, die Natrium-Glucose-Transporter-2-Hemmer (SGLT-2-Hemmer), die Gliflozine.

Die einzelnen Diabetesmedikamente unterscheiden sich in ihrem Wirkungsprofil, aber auch in den Nebenwirkungen. Durch die verschiedenen Wirkungen der Diabetesmedikamente ergeben sich Vorteile in der Behandlung (z. B. Kombinationsmöglichkeiten verschiedener Medikamente), aber auch Nebenwirkungen (z. B. Hypoglykämien, Gewichtszunahme, Entkalkung der Knochen). Die Auswahl der eingesetzten Medikamente erfolgt durch den Arzt individuell für

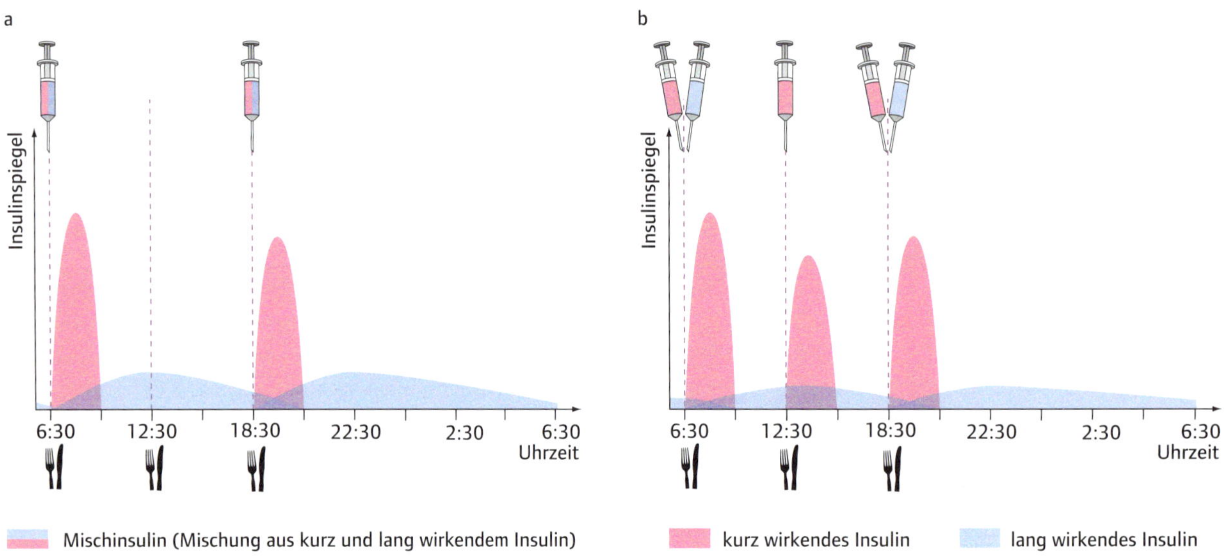

Abb. 3: Insulinwirkung bei konventioneller Insulintherapie (CT) und bei intensivierter Insulintherapie (ICT)

jeden Patienten unter Berücksichtigung von Nebenerkrankungen, Ernährungs- und Bewegungsgewohnheiten, Körpergewicht und anderen Faktoren.

GUT ZU WISSEN

Ärzte beurteilen die zur Verfügung stehenden **Diabetesmedikamente** anhand von folgenden Kriterien:
- Effektivität der Blutzuckersenkung (HbA1c-Kontrolle)
- Gefahr für Unterzuckerungen (Hypoglykämien)
- Einfluss auf das Körpergewicht (Zunahme, Abnahme)
- Nebenwirkungen
- Kosten

BIGUANIDE

Als einziger Vertreter dieser Substanzklasse findet Metformin aktuell Anwendung in der Diabetestherapie. Es hat mehrere Angriffspunkte, die für eine effektive Blutzuckersenkung bedeutsam sind. Metformin
- verzögert die Glucoseaufnahme aus dem Darm,
- vermindert die Zuckerneubildung in der Leber und
- senkt die Insulinresistenz.

Die Insulinwirkung wird verbessert, was zu einer Steigerung der Glucoseaufnahme und des Verbrauchs durch Muskel- und Fettzellen führt. Dadurch wird der Nüchternblutzuckerspiegel durchschnittlich um 25 % gesenkt, ohne dass Unterzuckerungen erzeugt werden. Der HbA1c-Wert kann mit Metformin im Mittel um 1,5 % gesenkt werden. Metformin fördert keine Gewichtzunahme („gewichtsneutral"). Unerwünschte Nebenwirkungen unter Metformintherapie sind Appetitlosigkeit und Magendrucksymptome.

SULFONYLHARNSTOFFE

Sulfonylharnstoffe werden bereits seit sehr langer Zeit für die Diabetesbehandlung eingesetzt. Neben Metformin zählen die Sulfonylharnstoffe zu den am häufigsten verwendeten oralen Antidiabetika. Sulfonylharnstoffpräparate können ausschließlich bei Typ-2-Diabetikern eingesetzt werden, bei denen die Bauchspeicheldrüse noch ausreichend Insulin produziert, da sie die Insulinsekretion der β-Zellen stimulieren und so zu einer verstärkten Insulinausschüttung führen. Dieser Effekt ist unabhängig von der Blutglucosekonzentration. Das bedeutet, dass auch es auch bei normalem Blutzucker (Euglykämie) oder bei Unterzucker (Hypoglykämie) zu einer Blutzuckersenkung kommt. Dadurch können Sulfonylharnstoffe zu Unterzuckerungen führen. Eine regelmäßige Aufnahme von Kohlenhydraten ist deshalb bei den Sulfonylharnstoffen notwendig.

α-GLUCOSIDASEHEMMER

α-Glucosidasehemmer (z. B. Acarbose, Miglitol) wirken im Darm und verhindern den Abbau von Mehrfachzuckermolekülen zu Einfachzucker. Mehrfachzucker können nicht ins Blut überführt werden, da sie zu groß sind, und bleiben stattdessen im Darm. So wird Zucker verzögert aus der Nahrung aufgenommen und die Blutzuckerspitzen nach der Mahlzeit abgeflacht. Bei der Einnahme von Acarbose oder Miglitol können Blähungen, Durchfall und Bauchschmerzen, seltener auch Übelkeit auftreten.

DPP-4-INHIBITOREN (GLIPTINE)

Das Darmhormon GLP-1 (glucagonähnliches Peptid-1) wird bei Nahrungsaufnahme freigesetzt und bewirkt eine bedarfsgerecht verstärkte Insulinsekretion. Der Abbau von GLP-1 erfolgt durch das Enzym Dipeptidyl-Peptidase-4 (DPP-4). Gliptine (z. B. Sitagliptin, Vildagliptin und Saxagliptin) hemmen dieses Enzym, wodurch sich GLP-1 im Körper anreichert und somit die Insulinausschüttung bei den Mahlzeiten verstärkt wird. Die Gliptine kommen unterstützend zu einer Therapie mit anderen oralen Antidiabetika, in erster Linie mit Metformin, zur Anwendung, wenn diese allein einen ungenügenden Erfolg erzielen. Bei Metforminunverträglichkeit können sie auch allein eingesetzt werden. Gliptine haben weit weniger Nebenwirkungen als Sulfonylharnstoffe, insbesondere kaum Hypoglykämien oder Gewichtszunahmen.

SGLT2-INHIBITOREN (GLIFLOZINE)

Die Natrium-Glucose-Transporter-2-Hemmer (SGLT-2-Hemmer) sind die neuste Medikamentengruppe der oralen Antidiabetika. Sie entfalten ihre Wirkung in der Niere. Dort wird normalerweise Glucose in den Körper rückresorbiert und nicht ausgeschieden. SGLT2-Inhibitoren bewirken, dass Glucose nicht mehr vollständig rückresorbiert wird, sondern dass täglich etwa eine Menge von 70 g mit dem Urin ausgeschieden wird, um den Blutzuckerspiegel zu entlasten. Aufgrund des Wirkmechanismus bergen die SGLT2-Hemmer kein Risiko für Unterzuckerungen. Unter der Therapie mit SGLT-2-Hemmern treten in der Regel ein Gewichtsverlust (etwa 2 bis 3 kg) sowie eine geringe Reduktion des Blutdrucks auf.

2.7.4 ERNÄHRUNGSTHERAPIE

Basistherapie bei Diabetes mellitus Typ 1 und Typ 2 ist die Ernährungstherapie. Während diese bei Typ-1-Diabetikern unterstützend zur zwingend erforderlichen Insulintherapie eingesetzt wird, ist sie bei Typ-2-Diabetikern zunächst die alleinige Basistherapie, später dann ergänzend zur Therapie mit oralen Antidiabetika.

Neben der Ernährungstherapie umfasst die Basistherapie weitere nichtmedikamentöse Maßnahmen zur Umstellung des Lebensstils, wie z. B. Steigerung der körperlichen Aktivität, Raucherentwöhnung sowie Einschränkung des Alkoholkonsums.

— VOLLWERTIGE ERNÄHRUNG

Die Ernährung bei Diabetes mellitus Typ 1 und Typ 2 orientiert sich an den Regeln für eine vollwertige Ernährung. Bei Diabetes mellitus Typ 2 ist es im Frühstadium häufig noch möglich, allein durch eine vollwertige Ernährung in Verbindung mit körperlicher Aktivität und gleichzeitiger Gewichtsabnahme die Blutzuckerwerte langfristig wieder in den Normalbereich zu bringen. Eine vollwertige Ernährung liefert die vom Körper benötigten Nährstoffe, Flüssigkeit, Ballaststoffe und Energie in ausreichender Menge und in einem ausgewogenen Verhältnis (› Kap. A10.6, S. 46).

— KÖRPERGEWICHT REDUZIEREN

Liegt Übergewicht vor, ist eine Gewichtsabnahme die wichtigste Maßnahme zur Therapie von Typ-2-Diabetes. Empfehlenswert ist eine energiereduzierte, vollwertige Ernährung, kombiniert mit regelmäßigem Sport. Strenges Fasten oder radikale Diäten belasten den Stoffwechsel und sollten nicht durchgeführt werden. Es ist wichtig, das Übergewicht langsam abzubauen. So wird die Chance erhöht, das Gewicht langfristig zu halten. Bereits eine moderate Gewichtsabnahme von 5–10 % verbessert bei Diabetes mellitus Typ 2 die Empfindlichkeit der Körperzellen gegenüber Insulin und somit die Blutzuckerwerte. Die benötigte Medikamentendosis kann dann gesenkt werden oder Medikamente werden sogar gänzlich überflüssig. Übergewichtige Typ-1-Diabetiker benötigen durch die Reduktion des Körpergewichts häufig weniger Insulin.

— KOHLENHYDRATE UND BROTEINHEITEN

Der Kohlenhydratzufuhr kommt bei Diabetikern eine besondere Bedeutung zu, da diese den Blutzuckerspiegel ansteigen lassen. Je nachdem, welchen Ballaststoffgehalt die kohlenhydrathaltigen Lebensmittel haben und ob sie mit Fett kombiniert aufgenommen werden, erhöhen sie den Blutzuckerspiegel unterschiedlich schnell und stark.

KOHLENHYDRATTRÄGER	WIRKUNG
zuckerhaltige Lebensmittel, isolierter Zucker, Süßigkeiten	schießen ins Blut
Weißmehlprodukte und Obst	strömen ins Blut
Vollkornprodukte und Kartoffeln	fließen ins Blut
Milch und Milchprodukte	tropfen ins Blut
Gemüse und Hülsenfrüchte	sickern ins Blut

Tab. 1: Blutzuckerwirkung von Kohlenhydraten

Kohlenhydrate ohne oder mit wenig Ballaststoffen (z. B. Trauben- oder Haushaltszucker, Weißmehlprodukte) lassen den Blutzuckerspiegel recht schnell ansteigen. Durch komplexe Kohlenhydratträger (z. B. Vollkornprodukte) steigt der Blutglucosespiegel langsam(er) an. Diese unterschiedlichen Effekte lassen sich messen und mit Hilfe des **glykämischen Index (GI)** bewerten (› Kap. A13.4, S. 59). Kohlenhydrate, die gemeinsam mit Fett verzehrt werden, werden langsam(er) ins Blut aufgenommen, als wenn sie ohne Fett verzehrt werden.

Neben der Art der Kohlenhydrate (schnell, mittelschnell oder langsam resorbierbar) spielt auch der Menge der aufgenommenen Kohlenhydrate eine Rolle. Je höher die zugeführte Kohlenhydratmenge, desto mehr und länger wird der Blutzuckerspiegel erhöht.

Diabetiker, die Insulin spritzen, müssen kohlenhydrathaltige Lebensmittel entsprechend ihrer Art und Menge, also bezüglich ihrer Wirkung auf die Blutglucosekonzentration, bewerten. Dies ist notwendig, um kohlenhydrathaltige Speisen und die Insulinmenge aufeinander abzustimmen. Damit soll erreicht werden, dass nicht zu viel oder zu wenig Insulin für die Aufnahme von Kohlenhydraten aus dem Blut in die Körperzellen vorhanden ist und es nicht zu Über- oder Unterzuckerungen kommt. Kohlenhydrataufnahme und Insulinmenge sollen sich in einem Gleichgewicht befinden.

Um die Kohlenhydratmenge in Lebensmitteln abschätzen zu können, wird die „**Broteinheit**" (BE) als Maß verwendet.

GUT ZU WISSEN

1 **Broteinheit** (BE) entspricht einer Menge von 12 g Kohlenhydraten.

In Kohlenhydrataustauschtabellen werden kohlenhydrathaltige Lebensmittel in den Mengen genannt, in denen sie 12 g Kohlenhydrate (= 1 Broteinheit) enthalten.

Bei konventioneller Insulintherapie (› S. 110) berechnet der Arzt individuell für jeden Patient anhand des Energie- und Nährstoffbedarfs die pro Tag benötigte Menge an Kohlenhydraten, also Broteinheiten. Diese werden auf fünf bis sechs Mahlzeiten verteilt.

Bei intensivierter Insulintherapie (› S. 110) misst der Patient vor jeder Mahlzeit den aktuellen Blutzuckerspiegel und schätzt die Kohlenhydratmenge, die er verzehren möchte, ab. Die Menge und Verteilung der Broteinheiten ist flexibler.

— ZUCKER IN KLEINEN MENGEN

Auf Zucker und zuckerhaltige Lebensmittel wie Konfitüre oder Honig müssen Diabetiker nicht vollständig verzichten. Es sollten aber nur kleine Mengen und diese nicht pur verzehrt werden, da sie den Blutzuckerspiegel sehr schnell ansteigen lassen. Insgesamt sollen nicht mehr als 10 % der täglich aufgenommenen Energie als zugesetzter Zucker, Honig oder Konfitüre verzehrt werden. Bei einem Energiebedarf von 2 000 kcal pro Tag entspricht dies etwa 50 g.

Als Ersatz für Zucker sollte **Süßstoff** (z. B. Cyclamat, Saccharin, Aspartam) eingesetzt werden. Dieser verleiht den Speisen einen süßen Geschmack und hat keine blutzuckererhöhende Wirkung. **Zuckeraustauschstoffe** wie Frucht-

Kohlenhydrataustauschtabelle

Diese Portionen enthalten im Durchschnitt 12 g Kohlenhydrate:

Vollkornbrötchen	30 g
Weizenbrötchen	25 g
Roggenvollkornbrot	30 g
Haferflocken	20 g
Cornflakes	15 g
Reis, roh	15 g
Nudeln, roh	15 g
Kartoffeln ohne Schale	80 g
Milch, Joghurt, Buttermilch	250 g
Apfel ohne Schale	100 g
Banane	60 g
Erdbeeren	200 g

Gemüse (außer Hülsenfrüchte, Mais, Rote Bete) kann ohne BE-Berechnung verzehrt werden.

Abb. 1: Beispiele für Lebensmittelmengen in einer Kohlenhydrataustauschtabelle

Energiebedarf 2000 kcal pro Tag

50 % der Energie stammen aus Kohlenhydraten = 1000 kcal
1 g Kohlenhydrate = 4,1 kcal
1000 kcal/4,1 = 244 g Kohlenhydrate
1 BE = 12 g Kohlenhydrate
244 g/12 = 20 Broteinheiten

Mögliche Verteilung der BEs auf die Mahlzeiten

Frühstück	4 BE
2. Frühstück	2 BE
Mittagessen	5 BE
Nachmittagskaffee	2 BE
Abendessen	5 BE
Spätmahlzeit	2 BE

Abb. 2: Beispielhafte Verteilung der Breoteineinheiten (BE) bei einem Energiebedarf von 2000 kcal proTag

zucker, Xylit, Mannit, Sorbit lassen den Blutzuckerspiegel nur geringfügig ansteigen. Da sie aber Kalorien liefern und den Fettstoffwechsel negativ beeinflussen, sollten Produkte mit Zuckeraustauschstoffen nur in geringen Mengen verzehrt werden.

— FETTMENGE UND -QUALITÄT

Fett liefert viel Energie und kann daher das Risiko für Übergewicht erhöhen. Die Fettzufuhr soll bei 30 % der täglich aufgenommen Energie liegen. Für die praktische Umsetzung bedeutet dies, Streich- und Kochfette **sparsam** zu verwenden und **fettarme** tierische Lebensmittel auszuwählen.

— WENIG ALKOHOLISCHE GETRÄNKE

Regelmäßiger Alkoholkonsum wirkt sich ungünstig auf Blutdruck und Blutfette aus, gilt als krebsfördernd und kann die Leber schädigen. Zudem liefert er reichlich Kalorien. Daher sollten Diabetiker nur wenig und selten Alkohol konsumieren.

2.8 LEBEN MIT DIABETES MELLITUS

Da es durch den Diabetes mellitus zu zahlreichen Komplikationen kommen kann, ist die **Tertiärprävention** ein wichtiger Faktor im Leben eines Diabetikers. Neben der medikamentösen Einstellung, Ernährungs- und Bewegungstherapie sowie der allgemeinen Aufklärung über das Krankheitsbild spielen die Pflege und der alltägliche Umgang mit diabetesspezifischen Risiken im Alltag eine große Rolle.

PRÄVENTION

Die **Prävention** von Krankheiten wird in drei Bereiche untergliedert: Primär-, Sekundär- und Tertiärprävention. Die Primärprävention befasst sich mit der Verhütung der Entstehung von Krankheiten, die Sekundärprävention mit der frühzeitigen Erkennung von Krankheiten, um diese rechtszeitig behandeln zu können. Die Tertiärprävention befasst sich mit der Verhütung von Folgeerkrankungen und Komplikation sowie der Rehabilitation, um den Betroffenen weiterhin eine Teilhabe am Leben zu ermöglichen.

2.8.1 PFLEGE BEI DIABETES MELLITUS

Entsprechend der häufigsten Komplikationen des Diabetes mellitus, dem diabetischen Fußsyndrom, der diabetischen Retinopathie und der pAVK, werden in der Pflege die Schwerpunkte auf die Vermeidung dieser Komplikationen gesetzt. Dabei stehen immer auch die Selbstständigkeit und das Empowerment des Patienten im Vordergrund. Tabelle 1 gibt sowohl einen Überblick über die typischen Risiken eines Diabetikers zur Folgeerkrankungen als auch mögliche Verhaltenshinweise zur Vermeidung dieser.

In der professionellen Pflege werden Probleme, Ressourcen, Ziele und Maßnahmen, die dazu beitragen, ein Ziel zu erreichen, nach verschiedenen Bereichen des Lebens eingeteilt. Die individuellen Probleme und Ressourcen eines Patienten werden durch eine ausführliche Pflegeanamnese ermittelt und realistische Ziele mit dem Patienten zusammen festgelegt. Daraufhin werden entsprechende Maßnahmen ausgewählt, die dazu dienen, die Ziele zu erreichen. In regelmäßigen Abständen wird die Pflegeplanung evaluiert. Diese Vorgehensweise ermöglicht eine systematische Planung von Pflegeprozessen.

RISIKEN ZUR ENTSTEHUNG DIABETISCHER FOLGEERKRANKUNGEN	ALLGEMEINE VERHALTENSHINWEISE ZUR VERMEIDUNG DES RISIKOS
dauerhafte Hyperglykämie	– regelmäßige Kontrolluntersuchungen beim Arzt zur Ermittlung des HbA1c-Werts und einer Anpassung der Einstellung des Blutzuckers – Compliance bezüglich medikamentöser Therapie, Ernährungsumstellung und Bewegungstherapie – regelmäßige Kontrollen beim Augenarzt, um Veränderungen im Augenhintergrund zu erkennen und einer Erblindung vorzubeugen – regelmäßige Kontrollen beim Internisten und Nephrologen, um Veränderungen der Gefäße und Organschäden frühzeitig zu erkennen
eingeschränkte Durchblutung des Gewebes insbesondere der unteren Extremitäten	– keine Hitzeanwendungen (z. B. heiße Fußbäder, Wärmeflaschen) – keine Wechselbäder, sie sind bei Durchblutungsstörungen kontraindiziert – Füße und Fußzwischenräume nach dem Waschen gründlich mit einem weichen Handtuch abtrocknen – niemals die Fußnägel oder Hornhaut mit einer Schere schneiden; stattdessen mit Nagelfeile und Bimsstein arbeiten (›Abb. 1, S. 116) – Fußpflege von ausgebildeten Podologen durchführen lassen – bequemes, gut sitzendes Schuhwerk tragen (bei orthopädischen Schuhmachern gibt es spezielle Diabetikerschuhe) – Wunden zügig versorgen und einem Arzt zeigen
Sensibilitätsstörungen durch Nervenschädigungen insbesondere der unteren Extremitäten	– Kontrolle der Wassertemperatur von Bädern mittels Thermometer – bequemes, gut sitzendes Schuhwerk tragen (s. o.) – tägliche Kontrolle der Beine und Füße, um geschädigte Stellen um Verletzungen frühzeitig zu erkennen, für die Füße ggf. einen Handspiegel verwenden – weiche Baumwollsocken tragen, die nicht einschnüren oder scheuern – Barfußlaufen vermeiden
verminderte Schweiß- und Talgproduktion der Haut	– keine langen Fußbäder, um die Schutzbarriere der Haut nicht zu schädigen – wenig Seife und lauwarmes Wasser verwenden – zum Eincremen trockener Hautstellen sollte Creme mit Urea genutzt werden

Tab. 1: Überblick über Verhaltenshinweise zur Vermeidung diabetischer Folgeerkrankungen

2.8.2 PROBLEME UND BELASTUNGEN BEI DIABETES MELLITUS

Die Diagnose eines Diabetes mellitus ist für viele Patienten ein tiefer Einschnitt in ihrem Leben. Wenngleich gut eingestellte Diabetiker am normalen gesellschaftlichen Leben partizipieren (teilhaben) können, müssen sie doch mit Einschränkungen umgehen. Wie in den vorherigen Kapiteln beschrieben, müssen Diabetiker ihre alten Gewohnheiten überdenken und eine neue Lebensweise entwickeln. Außerdem sind sie lebenslang auf medizinische Versorgung angewiesen und müssen regelmäßige Arztbesuche in ihren Alltag integrieren. Je nach Typ des Diabetes und der therapeutischen Vorgehensweise sind sie auf Medikamente angewiesen, die das tägliche Leben beeinflussen. Dementsprechend können Patienten ihr Leben weniger spontan gestalten.

Diese Tatsachen und die Gefahr von Akutkomplikationen kann eine Einschränkungen im beruflichen und privaten Leben bedeuten. Nicht nur der Patient selbst ist betroffen, sondern auch sein soziales Umfeld.

Bei **Kindern** sind es insbesondere Eltern, die die Umstellung der Lebensgewohnheiten mittragen müssen und für die medikamentöse Therapie der Kinder Verantwortung übernehmen. Geschwister und Freunde sind ebenso von den Auswirkungen, die die Erkrankung und die Therapie mit sich bringen, betroffen.

Insbesondere im **Jugendalter** kann es zu gefährlichen Situationen kommen, wenn Jugendliche mit einem Diabetes mellitus ihre Grenzen testen und eine mangelnde Compliance aufweisen. Hyper- oder Hypoglykämie können die Folgen sein.

Auch im **höheren Alter** bedeutet die Diagnose Diabetes mellitus häufig eine Zäsur. Je nach Zustand ist der Patient auf Hilfe von seinen Angehörigen angewiesen. Durch die Folgeerkrankungen kann es zu Amputationen der Gliedmaßen oder zur Erblindung kommen. Außerdem können Folgeerkrankungen die Sexualität einschränken, was die Rollenidentität beeinflussen kann.

Disease-Management-Programme sollen diesen Schwierigkeiten beim Umgang mit der Krankheit vorbeugen und

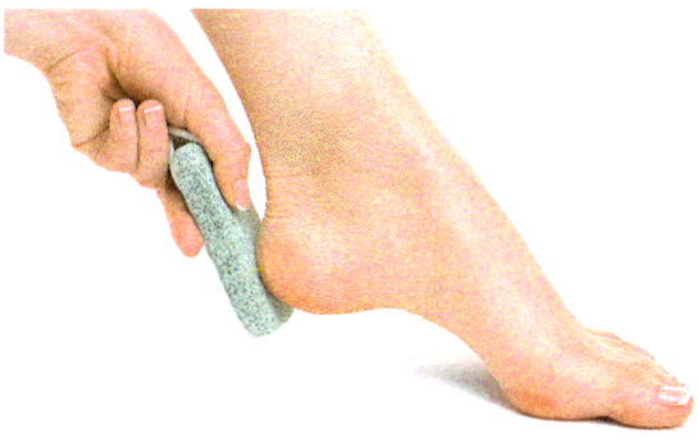

Abb. 1: Bei Diabetespatienten sollte die Hornhaut nur mit Bimsstein entfernt werden, niemals mit einer Schere.

die Klienten unterstützen. Sie werden zu Experten ihrer Krankheit. Wichtig ist, dass Patienten Hilfestellung bei der **Krankheitsbewältigung** (Coping) erhalten. Hier gibt es keine vorgegebenen Verfahren, die auf jeden Patienten in gleicher Form anzuwenden sind. Menschen haben individuelle Belastungen, Ressourcen und Erfahrungen, die zu einem individuellen Umgang mit der Erkrankung führen.

2.9 SCHWANGERSCHAFTSDIABETES

Schwangerschaftsdiabetes wird auch als **Gestationsdiabetes** (GDM) bezeichnet. Aufgrund der hormonellen Umstellung in einer Schwangerschaft kann es zu einer Störung der Glucoseverarbeitung kommen. Das körpereigene Insulin verliert an Wirkung und kann den Blutzuckerspiegel nicht mehr ausreichend senken.

Als Gestationsdiabetes wird eine Glucosetoleranzstörung bezeichnet, die erstmals während der Schwangerschaft auftritt bzw. diagnostiziert wird. Es handelt sich um eine der häufigsten und schwerwiegendsten Schwangerschaftskomplikationen. In Deutschland sind 2,4 % der Schwangeren betroffen. Unter Berücksichtigung der Dunkelziffer wird die Prävalenz auf 5–10 % geschätzt.

Zur Diagnostik eines Gestationsdiabetes wird zwischen der 24. und 28. Schwangerschaftswoche ein oraler Glucosetoleranztest (oGTT) mit 75 g Glucose durchgeführt. Indikationen für die Durchführung eines Glucosetoleranztests in der Schwangerschaft umfassen unter anderem Übergewicht (BMI > 27 kg/m^2), Alter (> 35 Jahre), familiäre Disposition für Diabetes mellitus Typ 2 und Gestationsdiabetes bei vorangegangenen Schwangerschaften.

Ein unbehandelter Gestationsdiabetes birgt gesundheitliche Risiken für Mutter und Kind. Die Häufigkeit von Komplikationen steht in Beziehung (korreliert) mit der Höhe der mütterlichen Blutzuckerwerte. Im Vergleich zu Schwangeren mit normaler Glucosetoleranz ist das Risiko bei an Gestationsdiabetes Erkrankten für Harnwegsinfekte, Bluthochdruck sowie Schwangerschaftsvergiftung (Präeklampsie) erhöht. Kinder von Müttern mit Gestationsdiabetes kommen öfter mit einem höheren Geburtsgewicht zur Welt (Markosomie = Geburtsgewicht von mehr als 4 000 bzw. 4 500 g).

In der Therapie des Gestationsdiabetes wird die Annäherung der Blutzuckerwerte an den Normalbereich angestrebt. Dabei stehen ernährungstherapeutische Maßnahmen an erster

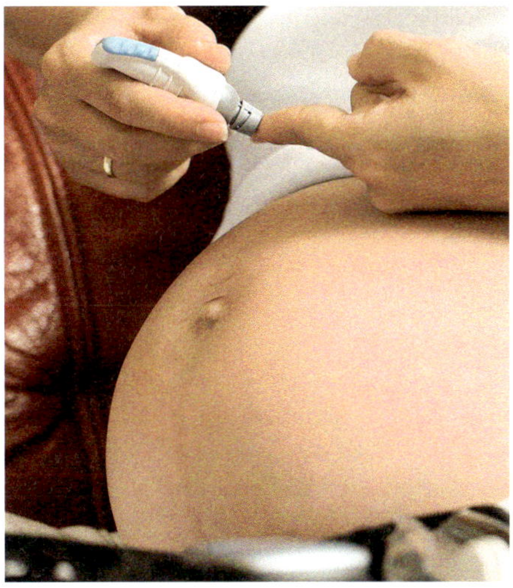

Abb. 2: Bei einer Gestationsdiabetes sollte regelmäßig der Blutzuckerwert gemessen werden.

Stelle. 90 % der Patientinnen erreichen die Zielwerte ausschließlich durch die Ernährungstherapie. Werden an mindestens zwei Tagen einer Woche die Zielwerte überschritten, was bei 10 % der Patientinnen der Fall ist, muss zusätzlich eine Insulintherapie begonnen werden.

Die Ernährungstherapie bei Gestationsdiabetes entspricht den Empfehlungen für die Behandlung bei Diabetes mellitus Typ 1 oder Typ 2. Jedoch ist von einer Abnahme des Körpergewichts aufgrund einer möglichen negativen Beeinträchtigung der fötalen Entwicklung abzuraten. Auch bei bestehendem Übergewicht sollten schwangere Frauen keinesfalls weniger als 1 500 kcal pro Tag zu sich nehmen. Für Schwangere mit Gestationsdiabetes gilt – ebenso wie für gesunde Schwangere – die Empfehlung, in regelmäßigen Abständen kleinere Mahlzeiten zu sich zu nehmen. Dabei soll die Kohlenhydratzufuhr etwa 50 % der Tagesenergiemenge ausmachen und keinesfalls unter 175 g pro Tag (entsprechend 15 Broteinheiten) liegen. Vollkornprodukte sind zu bevorzugen, Weißmehlprodukte und Zuckerhaltiges zu meiden.

AUFGABEN

1. Erstellen Sie ein Flussdiagramm zur Entstehung des Diabetes mellitus Typ 2.
2. Beschreiben Sie, was in Ihrem Körper geschieht, wenn Sie Ihr Mittagessen zu sich genommen haben. Was passiert, wenn Sie Sport machen?
3. Erklären Sie den Begriff Empowerment in Bezug auf die Therapie des Diabetes mellitus.
4. Erläutern Sie die Bedeutung der Patientenschulung für eine erfolgreiche Einstellung des Diabetes mellitus.
5. Erklären Sie ausführlich die Bedeutung der Tertiärprävention beim Diabetes mellitus.
6. Erläutern Sie, welche Symptome bei Diabetes mellitus auftreten.
7. Erläutern Sie, welche beiden Arten von Insulinen unterschieden werden.

3 ÜBERGEWICHT UND ADIPOSITAS

3.1 DEFINITION UND PRÄVALENZ

Adipositas wird als eine über das Normale hinausgehende Vermehrung des Körperfettgewebes bezeichnet. Um dies feststellen zu können, wird typischerweise der **Body-Mass-Index** (BMI) berechnet. Übergewicht liegt vor, wenn der BMI größer als 25 ist, Adipositas bei einem Wert über 30 (Tab. 1).

KATEGORIE	BMI [kg/m²]	RISIKO FÜR FOLGEERKRANKUNGEN
Untergewicht	< 18,5	niedrig
Normalgewicht	18,5–24,9	durchschnittlich
Übergewicht	25–29,9	gering erhöht
Adipositas Grad I	30–34,9	erhöht
Adipositas Grad II	35–39,9	hoch
Adipositas Grad III	≥ 40	sehr hoch

Tab. 1: Klassifikation der Adipositas bei Erwachsenen gemäß dem BMI

Adipositas kann in **drei Grade** unterteilt werden. Adipositas Grad III, die schwerste Form der Adipositas, wird auch als Adipositas permagna bezeichnet. Außerdem kann mithilfe der Waist-to-Hip-Ratio (Taille-Hüft-Quotient) das Fettverteilungsmuster unterschieden werden. Es gibt den Apfeltyp und den Birnentyp (Abb. 1). Je größer der Quotient ist, desto mehr Bauchfett hat ein Patient und desto wahrscheinlicher sind Folgeerkrankungen. Bauchbetontes Übergewicht, also ein Fettverteilungsmuster des Apfeltyps, besteht bei Frauen mit einem Quotienten über 0,85, bei Männern über 1,0.

In Deutschland sind knapp ein Viertel der Menschen adipös (Grad I–III). Auffällig ist, dass die Häufigkeit von Adipositas mit zunehmendem Alter deutlich ansteigt. Während bei den 17-jährigen Jungen knapp 10 % übergewichtig und knapp 7 % adipös sind, sind bei unter 40- bis 49-jährigen Männern bereits gut 50 % übergewichtig und 20 % adipös.

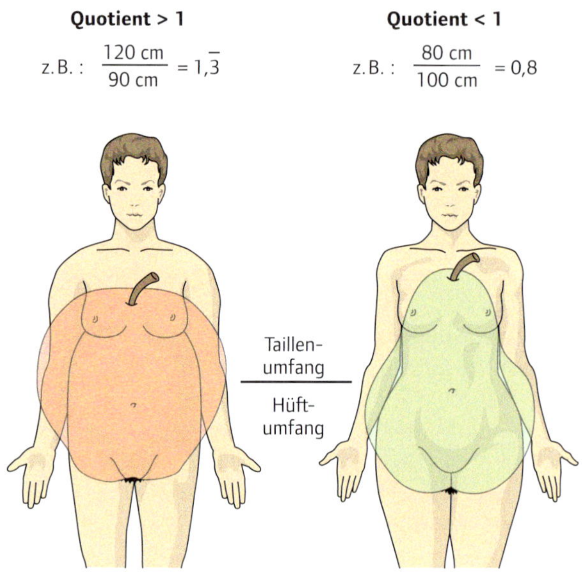

Abb. 1: Verschiedene Fettverteilungsmuster

Mit zunehmendem Alter steigen die Häufigkeiten sowohl für Übergewicht als auch Adipositas an. Bei den Frauen ist dieser Trend auch zu sehen. Im Alter von 17 sind knapp 7 % der Mädchen übergewichtig und knapp 11 % adipös. Bei den 40- bis 49-jährigen Frauen sind knapp 30 % übergewichtig und knapp 19 % adipös.

GUT ZU WISSEN

Der **Body-Mass-Index (BMI)** wird mit einer einfachen Formel berechnet: Gewicht in kg/(Körpergröße in m)^2. Die Berechnung des BMI erfordert wenig Aufwand, ist jedoch als alleiniges Maß für die Diagnose Adipositas relativ ungenau. Insbesondere bei sehr sportlichen Menschen kommt es häufig zu verfälschten Ergebnissen, da bei der Berechnung nicht zwischen Muskel- und Fettmasse unterschieden werden kann.

3.2 URSACHEN UND RISIKOFAKTOREN

Die Ursachen für die Entwicklung von Übergewicht oder einer Adipositas sind vielfältig. Es ist häufig nicht eine Ursache, sondern ein Zusammenspiel mehrerer Faktoren. Eine Adipositas ist nicht immer auf eine übermäßige Kalorienzufuhr zurückzuführen. Es gibt **psychosoziale**, **biologische** und **umweltbedingte** Risikofaktoren und Ursachen. Dazu gehören unter anderem:

- genetische Disposition
- frühkindliche Prägung
- Bewegungsmangel
- Fehlernährung und Überfluss an Nahrung
- fehlendes Sättigungsgefühl, z. B. beim Prader-Willy-Syndrom
- Stress
- Schlafmangel
- Depressionen
- niedriger sozialer Status
- Essstörungen, z. B. Binge-Eating
- Grunderkrankungen, z. B. Schilddrüsenunterfunktion
- Nebenwirkungen von Medikamenten

Bereits ein ungeborenes Kind ist verschiedenen Faktoren ausgesetzt, die im späteren Leben dazu führen können, dass es eine Adipositas entwickelt. Ein Faktor ist beispielsweise, wenn die Mutter einen Gestationsdiabetes entwickelt (› Kap. B2, S. 94). Bewegungsmangel führt zu einem geringen Kalorienverbrauch und führt insbesondere in Kombination mit einer zu hohen Kalorienaufnahme zu Übergewicht. Es herrscht ein Ungleichgewicht von Energiezufuhr und Energieverbrauch. Stress und Schlafmangel sorgen dafür, dass das Hormon Cortisol ausgeschüttet wird. Dieses Stresshormon sorgt für die Anlagerung von Fett im Bauchbereich (Stammfettsucht). Erkrankungen der Schilddrüse, insbesondere die Unterfunktion der Schilddrüse, haben zur Folge, dass der Stoffwechsel verlangsamt ist. Somit sinkt der Energieverbrauch.

GUT ZU WISSEN

Wie viel Energie ein Mensch benötigt, ist vor allem vom Alter, Geschlecht und von der täglichen körperlichen und geistigen Belastung abhängig. Der **Energiebedarf** setzt sich aus dem Grundumsatz und dem Leistungsumsatz zusammen. Dabei spiegelt der Grundumsatz die Energiemenge wider, die ein Mensch ohne jegliche körperliche oder geistige Aktivität benötigt. Ab einem Alter von 25 Jahren sinkt der Grundumsatz. Der Leistungsumsatz ist der Anteil an Energie, der für körperliche und geistige Aktivität verbraucht wird. Der Energiebedarf kann für jeden Menschen individuell ermittelt werden.

Der Einfluss, den der Zuwachs von Fettgewebe durch eine Gewichtszunahme hat, ist in Abb. 2 dargestellt. Die Fettzelle selbst kann als endokrines Organ bezeichnet werden. Sie schüttet Hormone aus (› Kap. A9, S. 37), die auf lange Sicht gesehen das Sättigungsgefühl hemmen. Durch ein reduziertes Sättigungsgefühl nehmen Betroffene mehr Nahrung und dadurch mehr Energie auf. Der Energieüberschuss wird vom Körper als Fett gespeichert, sodass ein Teufelskreis entsteht. Außerdem sendet die Fettzelle Hormone aus, die die Entstehung von Folgeerkrankungen verstärkt.

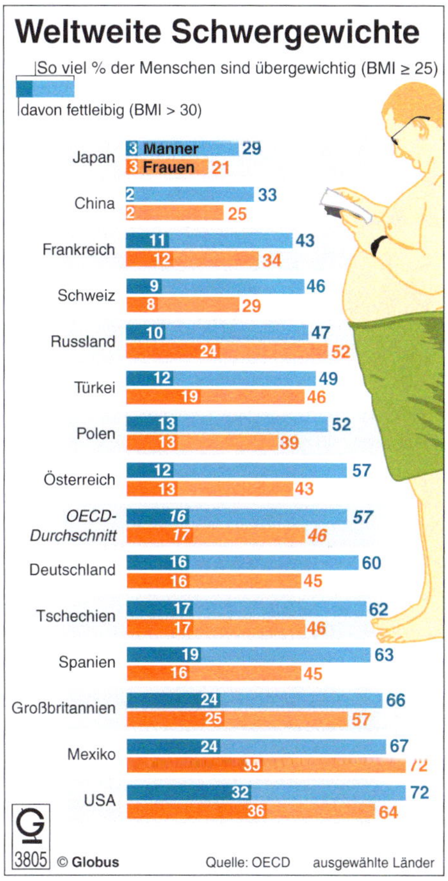

Abb. 1: Anzahl von übergewichtigen Erwachsenen (in %) in Ländern der OECD 2010

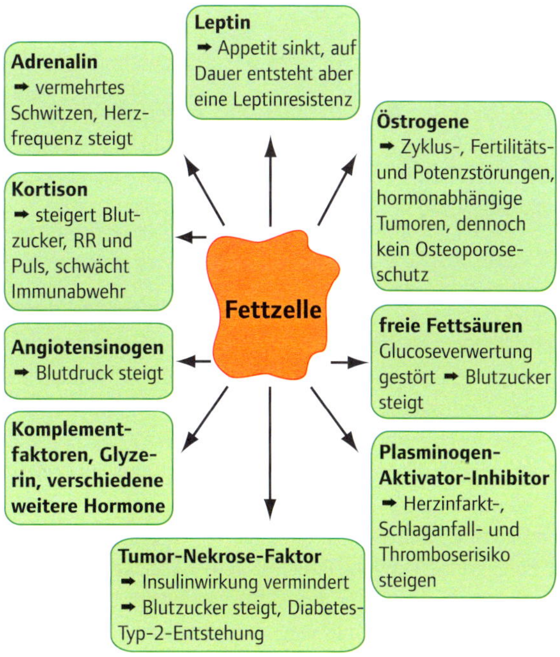

Abb. 2: Fettzelle als endokrines Organ

3.3 KOMPLIKATIONEN BEI ADIPOSITAS

Adipositas gilt als der Risikofaktor für eine Vielzahl von Erkrankungen: Eine hohe Wahrscheinlichkeit besteht für adipöse Menschen, **Stoffwechselkrankheiten** wie Diabetes mellitus Typ 2, Gallensteine, Fettstoffwechselstörungen, eine Fettleber oder Gicht zu entwickeln. Für diese Krankheiten besteht bei Vorliegen einer Adipositas ein bis zu dreifach erhöhtes Risiko gegenüber Normalgewichtigen. Weitere Folgeerkrankungen von Adipositas sind **kardiovaskuläre Erkrankungen** wie die koronare Herzkrankheit, Hypertonie (Bluthochdruck), Herzinsuffizienz, Thrombose, Embolien, Vorhofflimmern oder Schlaganfall.

Insbesondere für die kardiovaskulären Folgeerkrankungen korreliert die Fettmenge am Bauch stark mit der Häufigkeit dieser Erkrankungen. Bei einem Taillenumfang von über 94 cm bei Männern und 80 cm bei Frauen ist das Risiko für diese Krankheiten erhöht, bei einem Umfang von über 102 cm bei Männern und 88 cm bei Frauen ist das Risiko deutlich erhöht.

Auch **orthopädische Erkrankungen** wie Kniearthrose (Gonarthrose) oder Hüftgelenksarthrose (Coxarthrose) treten bei adipösen Menschen häufiger auf als bei normalgewichtigen Personen. Außerdem leiden Menschen mit Adipositas häufiger unter **internistischen Erkrankungen** wie Entzündungen der Speiseröhre aufgrund eines Refluxes, an Karzinomen (Krebsgeschwüren) oder dem Schlaf-Apnoe-Syndrom.

Ebenso treten **Erkrankungen des Urogenitalsystems** wie das polyzystische Ovarsyndrom, Belastungsinkontinenz, Komplikationen während der Schwangerschaft und Schädigungen des ungeborenen Kindes bei adipösen Schwangeren oder Infertilität (Unfruchtbarkeit) bei beiden Geschlechtern gehäuft auf. Abgesehen von den vielen physischen Erkrankungen, die durch das Vorliegen einer Adipositas auftreten, leiden viele adipöse Menschen unter einer **verminderten Lebensqualität**.

Die Stigmatisierung von adipösen Menschen hat Auswirkungen auf das private und berufliche Leben der Betroffenen. Sie werden beruflich wie auch sozial diskriminiert, sodass sie mit einem Verlust des Selbstwertgefühls zu kämpfen haben. Ebenso können depressive Störungen die Folge sein.

Neben den einzelnen Erkrankungen, die Menschen mit einer Adipositas gehäuft entwickeln, ist auch die **Mortalität** durch Adipositas erhöht. In Studien zeigte sich, dass eine Adipositas Grad I das Leben im Schnitt um zwei bis vier Jahre verkürzt, eine Adipositas Grad III um acht bis zehn Jahre. Allerdings zeigte sich auch, dass übergewichtige Menschen (BMI zwischen 25 und 29,9) ein längeres Leben haben als normalgewichtige Menschen.

Durch Behandlungskosten bei Adipositas sowie den Folgeerkrankungen entstanden im Jahr 2003 Kosten von mind. 13 Milliarden €. Für das Jahr 2020 werden mit Kosten von ca. 25,7 Milliarden € gerechnet.

3.4 THERAPEUTISCHE ANSÄTZE

Bei der Behandlung einer Adipositas greifen verschiedene Ansätze ineinander (Abb. 3). Zentrales Ziel ist die **Gewichtsreduktion** und das langfristige Halten des neuen Gewichtes. Durch die Gewichtsreduktion wird das **Risiko von Folgeerkrankungen gesenkt**. Als behandlungsbedürftig gilt eine Adipositas bei einem BMI über 30.

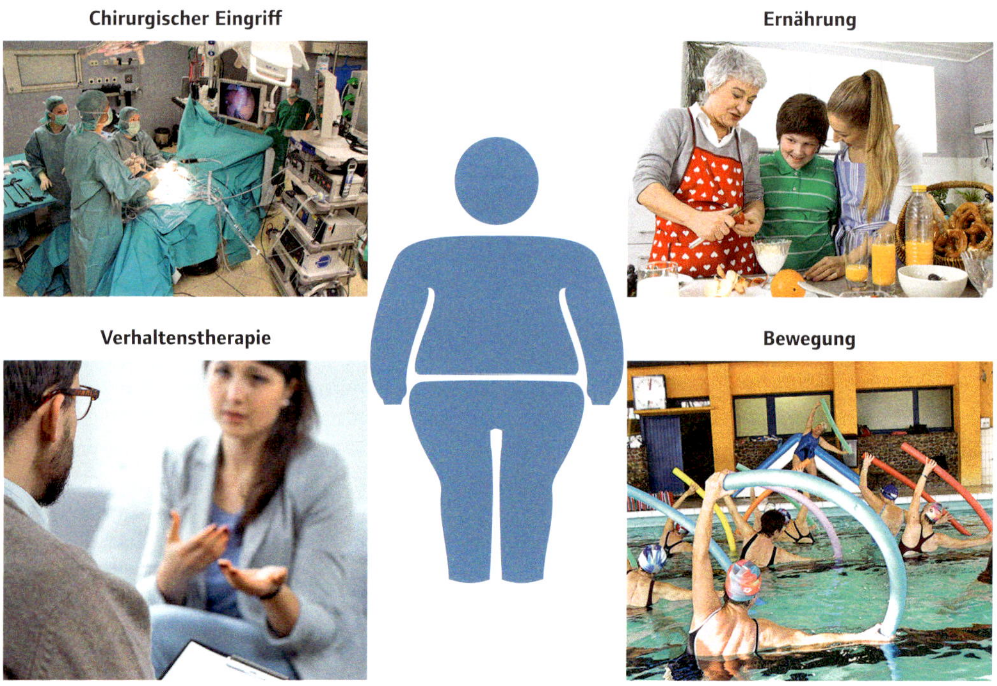

Abb. 3: Therapiemöglichkeiten bei Adipositas

Auch Übergewicht in Kombination mit einer Folgeerkankung gilt als Indikation für eine Therapie. Wie bereits beschrieben gibt es selten eine alleinige Ursache, sodass eine erfolgreiche Therapie an unterschiedlichen Punkten ansetzen muss. Bei einer Adipositas, die durch eine Grunderkrankung wie der Schilddrüsenunterfunktion entstanden ist, steht die Behandlung dieser Grunderkrankung im Vordergrund. Auch bei medikamentenbedingter Adipositas kann eine Veränderung in der Medikation zur Gewichtsreduktion beitragen. Diese muss in Absprache mit dem behandelnden Arzt erfolgen.

Entsprechend den Hauptursachen besteht eine konservative (nicht operative), interdisziplinäre Adipositastherapie aus den Bereichen **Ernährungstherapie**, **Bewegungstherapie** und **Verhaltenstherapie**. Im besten Fall arbeiten Ernährungsmediziner, Ernährungsberater, Diätasssistenten, Sport- und Bewegungstherapeuten und Psychologen zusammen, um einen Menschen mit Adipositas bei der Gewichtsreduktion zu unterstützen. Sie begleiten ihn möglichst auch dann noch, wenn das Zielgewicht erreicht ist, damit der Patient das Gewicht langfristig halten kann. Damit das Zielgewicht gehalten werden kann, ist eine echte **Umstellung des Lebensstils** nötig, die vielen Menschen sehr schwerfällt. Die Therapie kann sowohl ambulant als auch stationär erfolgen.

3.4.1 ERNÄHRUNG

Entsprechend des Ausgangsgewichtes, bestehender Erkrankungen und des persönlichen Ziels muss jeder Patient einen individuellen Ernährungsplan erhalten. Von Bedeutung ist, dass die Lebensumstände des Patienten und die persönlichen Ressourcen berücksichtigt werden. Nur so kann eine Ernährungsumstellung langfristig erfolgreich sein.

Für die Gewichtsreduktion wird empfohlen, dass ein tägliches **Energiedefizit von 500–600 kcal** aufgebaut wird. Das bedeutet, dass die betroffene Person 500–600 kcal pro Tag weniger zu sich nimmt, als es ihrem Energiebedarf entspricht. Bei einer extremen Adipositas kann es kurzfristig sinnvoll sein, ein höheres Energiedefizit aufzubauen. Dieses sollte jedoch immer unter ärztlicher Aufsicht erfolgen. Um das große Energiedefizit aufzubauen, kann kurzzeitig auch mit Formulaprodukten gearbeitet werden. Diese ersetzen bis zu zwei Mahlzeiten am Tag. Sie werden z. B. als Eiweißgetränke oder -riegel angeboten.

Über welchen Nährstoff das Energiedefizit aufgebaut werden sollte, ist nicht abschließend geklärt. Die aktuelle Studienlage deutet darauf hin, dass es langfristig gleich effektiv ist, ob ein Patient über Kohlenhydrate, Fette oder einer Kombination der beiden Nährstoffe Energie einspart. Nachdem das Zielgewicht erreicht ist, ist es von großer Bedeutung, die Ernährung langfristig umzustellen um einem Jo-Jo-Effekt vorzubeugen.

Für die **langfristige Ernährungsumstellung** gelten die Empfehlungen der DGE zur ausgewogenen Ernährung (› Kap. A10, S. 41). Bei vielen Klienten ist neben der richtigen Auswahl von Lebensmitteln und der Anpassung der Energiemenge auch das **Essverhalten** ein wesentlicher Bestandteil der Ernährungstherapie. Sich für das Essen Zeit nehmen und mit Genuss zu essen, sind Dinge, die Menschen mit einer Essstörung neu erlernen müssen. Eine Ernährungstherapie kann sowohl in Einzeltherapie als auch in Gruppen erfolgen.

GUT ZU WISSEN

Die übermäßige Zunahme von Gewicht nach einer erfolgreichen Gewichtsreduktion wird im Volksmund **Jo-Jo-Effekt** genannt. Erklärt werden kann der Jo-Jo-Effekt durch die Anpassungen, die im Körper während einer Diät stattfinden. Wird dem Körper weniger Energie in Form von Nahrung zur Verfügung gestellt, verringert er mit der Zeit seinen Energiebedarf und stellt sich somit auf den Hungerzustand ein. Wird die Diät beendet und der Mensch isst erneut wie vor der Diät, bereitet der Körper sich auf einen möglichen nächsten Hungerzustand vor. Er versucht, möglichst viel Energie in Form von Fett zu speichern. Außerdem senken Diäten den Grundumsatz, sodass das Ungleichgewicht zwischen Energieaufnahme und -verbrauch deutlich ungünstiger ausfällt.

3.4.2 BEWEGUNG

Durch vermehrte Bewegung wird mehr Energie verbraucht und somit die Energiebilanz für eine Gewichtsreduktion positiv beeinflusst. Langfristig sorgt der Aufbau von Muskelmasse dafür, dass Grund- und der Leistungsumsatz steigen. Außerdem unterstützt eine ausreichende Bewegung die Vorbeugung der Folgeerkankungen.

In der Bewegungstherapie von Adipositas geht es um eine **Mischung aus Kraft- und Ausdauertraining**. Empfohlen wird eine Belastungszeit von mindestens 150 Minuten pro Woche. Entsprechend des aktuellen Gewichtes und den persönlichen Vorlieben müssen für jeden Patienten individuelle Bewegungsmöglichkeiten gefunden werden.

Ebenso wie bei der Ernährungstherapie soll die Bewegungstherapie langfristig umgesetzt und in den Alltag integriert werden, sodass sich die Auswahl von Sportarten an den Ressourcen des Patienten orientieren muss. Außerdem sollen Sportarten gewählt werden, die für den Bewegungsapparat nicht belastend sind, wie z. B. Schwimmen, Aquagymnastik, Walken oder Radfahren. Dies ist insbesondere bei einer ausgeprägten Adipositas oder bereits bestehenden orthopädischen Erkrankungen wichtig.

Bei bestehenden kardiovaskulären Erkrankungen muss die Belastungsgrenze der Patienten berücksichtigt werden. Um diese Einschränkungen bestmöglich aufzufangen und die

Patienten während des Sportes beobachten zu können, empfehlen sich spezielle Sportgruppen (z. B. Herzsportgruppen).

3.4.3 VERHALTENSTHERAPEUTISCHER ANSATZ

Entsprechend des interdisziplinären Ansatzes ist die Verhaltenstherapie ein wesentlicher Bestandteil der Adipositastherapie. Sie unterstützt den Patienten dabei, seinen Lebensstil langfristig zu verändern, und sollte daher Bestandteil eines Adipostitastherapieprogramms sein.

Die Verhaltenstherapie beinhaltet die **Selbstbeobachtung** bezogen auf das eigene Ess- und Bewegungsverhalten sowie die Beobachtung des Therapiefortschritts. Dazu können beispielsweise Therapietagebücher geführt werden. Außerdem wird mit den Patienten ein **flexibles Ess- und Bewegungsverhalten** geübt. Starre Verhaltensmuster sind typisch bei Essstörungen. Die Patienten sollen beispielsweise lernen, entsprechend ihres Hunger- und Sättigungsgefühls Nahrung aufzunehmen und nicht über starre Zeitmuster und Regeln.

Ein wesentlicher Bestandteil verhaltenstherapeutischer Maßnahmen ist das Setzen **realistischer Ziele**. Setzen sich die Patienten Ziele, die sie nicht einhalten können, führt dies zu Enttäuschung und einem negativen Selbstbild. Es kann einen Rückfall in alte Verhaltensmuster bedeuten und die Ursachen für eine Adipositas verstärken. Therapeuten arbeiten mit den Patienten an den **kognitiven Denkstrukturen** und am **Konfliktverhalten** bzw. erarbeiten **Problemlösestrategien**, da hier häufig die Ursachen für die Entstehung eines falschen Essverhaltens und somit der Adipositas zu finden sind.

Weiterhin wird das **Selbstwertgefühl** der Patienten gestärkt und **Rückfallprävention** betrieben. Es wird daran gearbeitet, eine mögliche Gewichtszunahme nicht zu dramatisieren, sondern die Ursachen zu identifizieren und ihnen mit geeigneten Strategien zu begegnen.

Außerdem sollen Patienten **soziale Unterstützung** im Rahmen eines Netzwerkes erarbeiten und erleben. Eine Gewichtsreduktion und das langfristige Halten des Gewichts fallen den Patienten leichter, wenn sie den Rückhalt durch Familie, Freunde und Kollegen haben. Auch die Verhaltenstherapie baut auf die individuellen Ressourcen der Patienten auf. Sie kann in Einzel- oder Gruppentherapie erfolgen.

3.4.4 MEDIKAMENTÖSE THERAPIE

Eine ausschließlich medikamentöse Therapie ist bei Adipositas nicht sinnvoll. Es gibt mehrere Medikamente, deren Nebenwirkung ein Gewichtsverlust ist (z. B. Diuretika, die die Ausscheidung von Wasser über die Niere fördern). Diese Medikamente sollten keinenfalls zur gezielten Gewichtsreduktion bei Adipositas oder Übergewicht eingesetzt werden. Aktuell wird nur der Einsatz von Orlistat empfohlen. Orlistat hemmt das Enzym Lipase, welches im Dünndarm Fettsäuren spaltet. Dadurch kann das Fett nicht mehr resorbiert werden und wird über den Kot ausgeschieden.

Cave: Über das Internet bestellte „Diätpillen", die in Deutschland nicht zugelassen sind, können schwere Nebenwirkungen verursachen und sollten niemals eingenommen werden.

3.4.5 CHIRURGISCHE EINGRIFFE

Führen die oben beschriebenen konservativen Therapieansätze nicht zum Erfolg und besteht weiterhin eine ausgeprägte Adipositas (Grand II oder III), können chirurgische Eingriffe vorgenommen werden. Ziel ist eine Gewichtsreduktion, eine Milderung der Folgeerkrankungen sowie die Steigerung der Lebensqualität.

Problematisch ist, dass die Narkoserisiken mit zunehmenden BMI steigen und die Operation somit zahlreiche Risiken birgt. Nutzen und Risiken müssen von einem interdisziplinären Team abgewogen und mit dem Patienten besprochen werden.

In Deutschland gibt es vier häufig durchgeführte Operationsverfahren:
- das Magenband
- der Magenbypass (Abb. 1)
- der Schlauchmagen
- die biliopankreatischen Diversion mit Duodenalswitch

Zwei Wirkmechanismen stehen hinter den Verfahren. Bei allen Operationen wird das Magenvolumen verkleinert, sodass das Sättigungsgefühl bereits bei kleinen Nahrungsmengen einsetzt und der Patient weniger Nahrung aufnimmt.

Zusätzlich werden beim Bypass und dem Duodenalswitch Teile des Dünndarms entfernt. Die Folge davon ist eine absichtlich herbeigeführte Malabsorption (mal: schlecht). Je kürzer der Dünndarm ist, umso weniger Oberfläche kann zur Resorption von Nährstoffen genutzt werden. Daraus re-

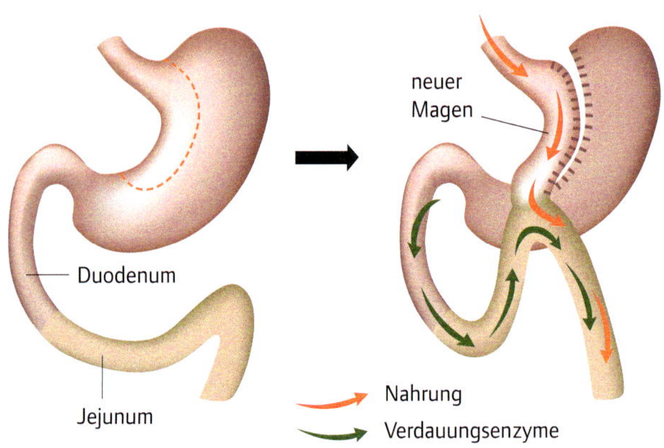

Abb. 1: Durchführung eines Magenbypasses

sultieren eine verminderte Aufnahme von Energie mit der Folge der Gewichtsreduktion.

GUT ZU WISSEN

Durch die Verkleinerung des Magens kann ein **Vitamin-B_{12}-Mangel** entstehen. Der für die Aufnahme des Vitamins benötigte Stoff (Intrinsic Factor) wird im Magen gebildet. Hat der Magen ein kleineres Volumen, kann weniger Intrinsic Factor gebildet werden und somit wenig Vitamin B_{12} im Darm aufgenommen werden. Neben unspezifischen Symptomen wie Müdigkeit und Konzentrationsstörungen können eine Anämie oder Nervenschäden auftreten. Besteht ein Vitamin-B_{12}-Mangel, kann das Vitamin mittels oraler Nahrungsergänzungsmittel oder intramuskulär als Injektion verabreicht werden.

3.5 PRÄVENTION

Die Notwendigkeit, Übergewicht und Adipositas vorzubeugen, ergibt sich aus der steigenden Prävalenz und den vielen Erkrankungen, die Adipositas mit sich bringen kann. Außerdem spielt die Prävention aus volkswirtschaftlichen Gründen eine große Rolle. Ziel der Primärprävention ist, dass ein BMI von 25 nicht überschritten wird. Bei bereits übergewichtigen oder adipösen Menschen hat außerdem die Tertiärprävention eine große Bedeutung. Hier wird den Folgeerkrankungen vorgebeugt und die langfristige Gewichtsreduktion steht im Mittelpunkt.

Präventionsmaßnahmen bei Übergewicht und Adipositas werden durch die Risikofaktoren und Ursachen bestimmt. Ebenso wie bei der Therapie von Adipositas spielt die **Veränderung des Lebensstils** eine zentrale Rolle. Um einer krankhaften Gewichtszunahme vorzubeugen, sollen Menschen sich **regelmäßig sportlich betätigen** (mind. zweimal wöchentlich für 30 Minuten), sich **ausgewogen, entsprechend der Empfehlungen der DGE ernähren** und insbesondere den Verzehr von Fast Food, Softdrinks und Alkohol reduzieren.

Es gibt mehrere Präventionsansätze, die in Kindergärten, Schule oder bei einigen Arbeitgebern durchgeführt werden. Kampagnen, die auf einer reine Wissensvermittlung basieren, sind oftmals nur einen begrenzten Zeitraum wirkungsvoll. Der Großteil der Kampagnen richtet sich an Kinder, um einem Übergewicht frühzeitig vorzubeugen. Problematisch ist dabei, dass aus Kosten- und organisatorischen Gründen die Eltern nicht mit eingebunden werden. Die Kinder lernen, was gesund ist und wie man frische Speise zubereitet, erfahren zu Hause dann jedoch oftmals einen ganz anderen Umgang mit Lebensmitteln. Die Langzeitwirkung der Präventionskampagnen bleibt daher oftmals aus. Die Initiative „In Form" der Bundesregierung empfiehlt daher einen interdisziplinären Ansatz für Präventionsangebote. Neben der Bewegung und den Ernährungsgewohnheiten soll auch die psychosoziale Gesundheit positiv beeinflusst werden. Die Angebote sollten an die Lebenswelt der Teilnehmer angepasst sein und die Eltern bestmöglich einbeziehen, um langfristig Erfolg zu erzielen. Eine weitere Empfehlung ist, dass die Teilnehmer neben der Wissensvermittlung über gesunde Ernährung und Bewegung auch praktische Hilfestellungen für ihren Alltag erhalten.

Link-Tipp: Infomationen zur „In Form"-Kampagne finden Sie hier: www.in-form.de

AUFGABEN

1 Beschreiben Sie die Entstehung einer Adipositas.
2 Erklären Sie die Wirkungsweise der Ernährungstherapie, Bewegungstherapie und Verhaltenstherapie bei Adipositas.
3 Erstellen Sie einen Ernährungsplan für einen Tag für einen Patienten, der abnehmen soll. Der Patient darf 1600 kcal zu sich nehmen.
4 Skizzieren Sie eine Präventionskampagne gegen Adipositas, die Sie an Ihrer Schule durchführen könnten.

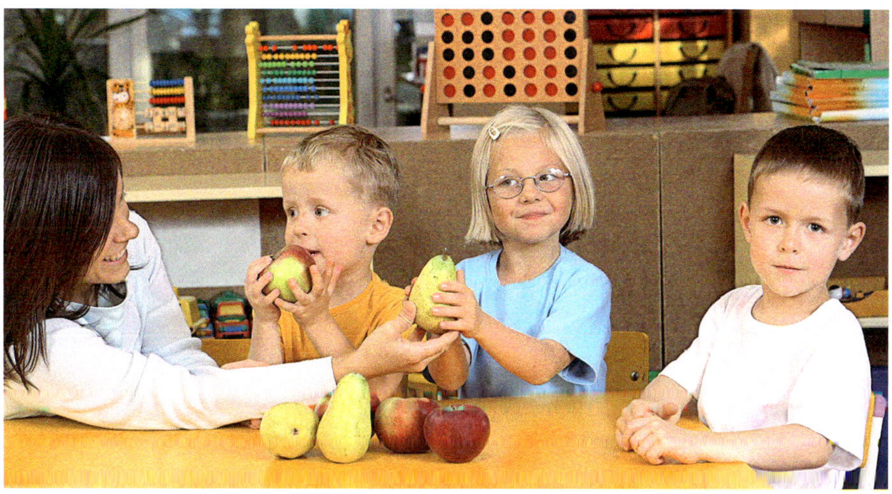

Abb. 1: Kinder im Kindergarten erfahren durch Präventionsmaßnahmen schon früh, was gesunde Ernährung ist.

4 ESSSTÖRUNGEN

Essstörungen, durch Nahrungsverweigerung, aber auch durch übermäßigen Nahrungskonsum gekennzeichnet, zählen zu den **psychischen Persönlichkeitsstörungen**. Nach der DEGS1-Studie leiden 1,5 % aller Frauen und 0,5 % aller Männer an einer Essstörung. Gerade Jugendliche, insbesondere Mädchen, sind von diesen Störungen betroffen. Ungefähr 30 % aller Mädchen im Alter von 14–17 Jahren sind an einer Essstörung erkrankt. Sie haben den Platz 10 bei den vollstationären behandelten Patientinnen in Vorsorge- und Rehabilitationseinrichtungen nach der ICD-10 im Jahr 2014 eingenommen. Essstörungen haben schwerwiegende Auswirkungen auf die körperliche und seelische Gesundheit sowie auf den schulischen und beruflichen Werdegang von Jugendlichen. Gesamtgesellschaftlich stellen sie sehr kostenintensive Krankheiten dar.

4.1 PERSÖNLICHKEITSSTÖRUNGEN

Personen mit einer Persönlichkeitsstörung weisen emotionale Reaktionen oder Denkmuster auf, die von den gesellschaftlich festgelegten Normen abweichen. Sie verfügen nicht über die Fähigkeit, sich in ihren Umweltbedingungen angemessen anzupassen. Diese Verhaltens- und Denkmuster werden von den Betroffenen selbst meist nicht als störend oder krankhaft empfunden. Persönlichkeitsstörungen sind in der Regel nicht auf Hirnerkrankungen oder andere psychiatrischen Störungen zurückzuführen. Häufig beginnen sie schon in der Kindheit und manifestieren sich im Jugend- und Erwachsenenalter.

Betroffene mit einer depressiven Persönlichkeitsstruktur, die sich in einem geringen Selbstwertgefühl, einer Passivität und einem starken Abhängigkeitswunsch bzw. einer Angst vor Beziehungsabbrüchen äußern, zeigen assoziierte psychosomatische Störungen wie Essstörungen.

Die **Entstehung** psychischer Störungen ist immer von mehreren Faktoren abhängig. In der Psychologie gibt es unterschiedliche Denkrichtungen und Ansätze, die die Entstehung psychischer Störungen anders erklären. Für die Entstehung einer Persönlichkeitsstörung können tiefenpsychologische Theorien, kognitive Theorien, humanistische Theorien, Lerntheorien oder systemische Theorien herangezogen werden.

4.1.1 TIEFENPSYCHOLOGISCHE THEORIEN

PSYCHOSEXUELLE ENTWICKLUNGSTHEORIE

Der Begründer der Psychoanalyse, **Sigmund Freud**, sieht den Ursprung einer psychischen Störung in einer unzureichenden bzw. **exzessiven Triebbefriedigung**. Werden Bedürfnisse und Wünsche des Kindes, in den von Freud beschriebenen Phasen der psychosexuellen Entwicklung, nicht oder nur unzureichend befriedigt, kommt es zu einer Triebfrustration. Das Erleben dieser Enttäuschungen, als Folge einer fortwährenden Verhinderung der Bedürfnisbefriedigung, führt zu einer Stagnation und zur Fixierung der Verhaltensweisen, die zur gelungenen Bedürfnisbefriedigung geführt haben. Eine Regression, d. h., ein Zurückfallen auf eine zuvor stattgefundene, abgeschlossene Entwicklungsphase kann ebenfalls eine Folge sein.

Diese unzureichende Triebbefriedigung führt neben der beschriebenen Ersatzbefriedigung und Objektverschiebung zu einem Ungleichgewicht der einzelnen Persönlichkeitsinstanzen und der Realität. Eine Ausbildung eines schwachen ICHs, von unangemessenen Ängsten und ein übertriebener Einsatz von Abwehrmechanismen sind die Folge. Daraus resultiert wiederum eine starke Leugnung der Realität, eine

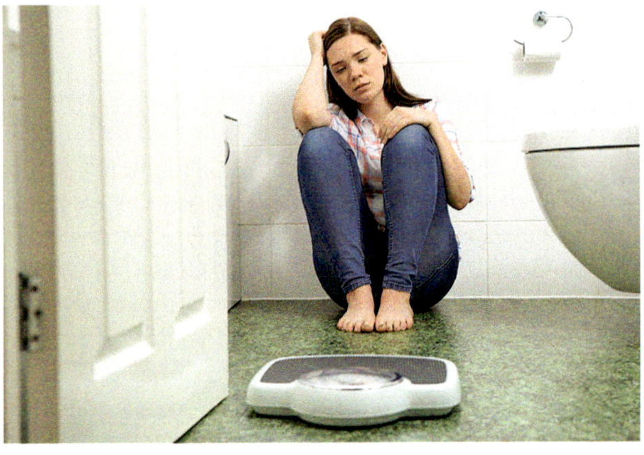

Abb. 1: Bei Essstörungen dreht sich alles um die Kontrolle des Gewichts.

Verzerrung der Realität. Die daraus resultierende seelische Fehlentwicklung manifestiert sich und zeigt sich im Jugend- und Erwachsenenalter als Persönlichkeitsstörung.

— INDIVIDUALPSYCHOLOGIE

Alfred Adler, Begründer der Individualpsychologie und Schüler von Sigmund Freud, sieht den Ursprung von Persönlichkeitsstörungen in der Ausprägung eines **verstärkten Minderwertigkeitsgefühls**.

Das geringe Selbstwertgefühl wird durch die Unzulänglichkeit und Unterlegenheit gegenüber anderen ausgeprägt. Der Betroffene wendet sich z. B. durch verstärkte Ängste mehr von der Realität ab. Durch diese starke Abwendung wiederum konzipiert der Betroffene eine eigene Logik, ein Fantasiegebilde, welches der Wirklichkeit nicht entspricht. Demzufolge macht sich der Betroffene groß, stark, überlegen und mächtig. Der Aufbau und die Sicherung der eigenen Logik und des Fantasiegebildes führen zu einer starken Verfälschung der Realität und einer gesellschaftlich unangepassten Verhaltensweise. Auf diese Weise ist der Betroffene kaum fähig, in der Realität auftretende Probleme wirksam zu lösen. Eine seelische Fehlentwicklung ist die Folge.

— 4.1.2 LERNTHEORIEN

Lernen bezeichnet einen Prozess, bei dem es überdauernden Änderungen im Verhaltenspotenzial als Folge von Erfahrungen kommt. Diese Erfahrungen können durch die Aufnahme und Verarbeitung von Informationen bzw. Wissen oder durch die Reflexion von Erlebtem generiert werden. Durch diese Wissensaneignung kommt es gemäß den Vorstellungen einiger Lerntheorien im Gehirn zum Aufbau eines Umweltmodells. Somit sind Persönlichkeits- und Verhaltensstörungen erlernte, unangepasste Denk- und Verhaltensmuster.

Es gibt eine Vielzahl an unterschiedlichen Lerntheorien. Neben den Konditionierungstheorien und der sozialkognitiven Lerntheorie nach Bandura spielt die Theorie der persönlichen Konstrukte von Kelly eine besondere Rolle für die Erklärung von Persönlichkeits- und Verhaltensstörungen.

— THEORIE DER PERSÖNLICHEN KONSTRUKTE

George Kelly geht davon aus, dass die vom Betroffenen aufgenommenen Informationen in Verbindung mit bestehenden Gedanken und Wertehaltung abgeglichen werden. Entsprechend dem eigenen Denk- und Wertesystem werden die Informationen ausgewertet und umgedeutet. Das Ergebnis der persönlichen Konstruktion führt zu einer für den Betroffenen charakteristischen Art und Weise, auf Impulse der Umwelt (Ereignisse und Personen) zu reagieren. Das individuelle Erleben und Verhalten des Betroffenen wird nach Kelly durch eigene Triebe und Bedürfnisse, der persönlichen Lerngeschichte und dem Destreben, die Herausforderungen des Lebens mit Hilfe seiner persönlichen Konstrukte zu bewältigen.

Betroffene, die sich von neuen und andersartigen Lebenssituationen bedroht fühlen, Ängste erleben und starr an ihrem Konstruktsystem festhalten, d. h. keinerlei Entwicklung zulassen, entwickeln nach Kelly psychische Störungen.

— KONDITIONIERUNGSTHEORIEN

Unter dem Begriff Konditionierung wird das Erlernen von **Reiz-Reaktions-Mustern** verstanden.

Ein Verhalten wird erlernt, wenn ein Reiz, der noch keine bestimmte Reaktion auslöst, mehrmals zeitlich und räumlich gleichzeitig mit einem anderen Reiz, der schon ein bestimmtes Verhalten zur Folge hat, auftritt. Das zeitgleiche Auftreten bewirkt eine Verknüpfung beider Reize. Dadurch kann dann der unbestimmte Reiz, wenn er alleine auftritt, die gleiche Reaktion verursachen wie der bestimmte Reiz. Dieser Vorgang wird als klassische Konditionierung bezeichnet.

Während bei der klassischen Konditionierung nur die in einem zeitlich und räumlichen stehende Kopplung der Reize im Fokus der Betrachtung steht, spielen bei der operanten Konditionierung weitere Faktoren eine wichtige Rolle:
- das Gesetz der Bereitschaft (Die Bereitschaft zur Bedürfnisbefriedigung ist vorhanden.)
- das Prinzip des Versuchs und Irrtums (Unterschiedliche Lösungsvorhaben werden ausprobiert.)
- das Effektgesetz (Verhaltensweisen, die zum Erfolg führen, werden immer wieder genutzt.)
- das Prinzip der Verstärkung (Ein Verhalten erfährt angenehme Konsequenzen und wird deshalb vermehrt ausgeführt.)
- das Frequenzgesetz (Durch häufige Wiederholung wird eine zum Erfolg führende Verhaltensweise gelernt.)

— SOZIAL-KOGNITIVE THEORIE

Die sozial-kognitive Theorie **nach Bandura** beschreibt einen Lernprozess, der durch **Beobachtung einer Verhaltensweise bei einem anderen** (Modell) initiiert und durch Aneignung und Ausführung der Handlung zu einer Übernahme der Verhaltensweise führt. Dabei ist es von Bedeutung, dass der Beobachter eine positive Beziehung zum Modell hat.

Ein fehlendes Selbstvertrauen bzw. eine geringe Selbstachtung des Beobachters begünstigt die Bereitschaft, von einem Modell zu lernen. Gerade Interessenvorstellungen, Wertevorstellungen, Gefühle und Stimmungen sowie Bedürfnisse und Triebe des Modells werden zu übernehmen versucht. Die Aufmerksamkeit des Beobachters wird erhöht, wenn sich der Beobachter Vorteile von der Nachahmung verspricht und er bereits nützliche Erfahrungen mit dem Modelllernen gemacht hat.

4.1.3 HUMANISTISCHE THEORIEN

Der Mensch strebt nach der Entwicklung und Verwirklichung einer eigenen Persönlichkeit. Dabei versucht er, seine eigenen **Kompetenzen** (Fähigkeiten und Fertigkeiten) zu entwickeln und zu verbessern. Dabei wird davon ausgegangen, dass er in der Lage ist, seine eigene Umwelt bewusst und aktiv selbst zu steuern.

Carl Rogers vertritt in seiner **personenzentrierten Theorie** die Annahme, dass positive und negative Erfahrungen das Selbstkonzept bilden bzw. verändern. Das Selbstkonzept besteht aus einem Real-Selbst und einem Ideal-Selbst. Das Real-Selbst ist das Bild von einer Person, welches dem tatsächlichen Bild dieser Person entspricht. Es beschreibt, was die Person ist und was sie kann. Das Ideal-Selbstbild beschreibt den Zustand, wie die Person sein möchte oder seine Mitmenschen ihn sehen möchten. Es beschreibt somit auch die verinnerlichten Bewertungen der Person durch andere Menschen. Der Mensch ist bestrebt, die auftretende Diskrepanz zwischen dem Real-Selbst und dem Ideal-Selbst so gering wie nur möglich zu halten. Bei einer starken Differenz zwischen dem Real- und Ideal-Selbst kommt es zum Erleben von inneren Spannungen, Unruhe und Unausgeglichenheit. Handelt es sich dabei um ein nicht veränderbares, starres und über einen langen Zeitraum empfundenes Selbstkonzept, führt dieses zu psychischen Problemen und Störungen. Starke Differenzen werden unter anderem durch eine Geringschätzung der Person durch die Eltern, Erzieher und Lehrer gefördert.

Das Selbstkonzept einer Person beeinflusst seine Wahrnehmung und sein Verhalten. So kommt es zu gezielter Wahrnehmung oder Ignoranz von bestimmten Umweltreizen. Es werden nur die Umweltreize wahrgenommen, die dem eigenen Selbstkonzept entsprechen. Reize, die nicht dem Selbstkonzept entsprechen, werden nicht wahrgenommen, umgedeutet, verzerrt, verfälscht, als nicht bedeutend gewertet oder gar verdrängt. Dieses bezeichnet Rogers als Abwehrmechanismen. Ein fortwährendes Einsetzen von den beschriebenen Abwehrmechanismen führt zu einer Verfälschung der Realität und somit zu einem der Realität nicht angepassten Verhalten.

Personen mit einem starren Selbstkonzept sind in der Regel nicht in der Lage, Erfahrungen und Gefühle, die von ihrem Selbstbild abweichen, zu akzeptieren und in ihr Selbstkonzept zu integrieren. Sie verändern nicht ihr Bewusstsein über sich selbst. Es entsteht eine ausgeprägte Inkongruenz (Nichtübereinstimmung des Selbstkonzeptes mit dem organischen Erleben einer Person).

Menschen mit geringer Selbstachtung versuchen, ihre leicht verletzbare Selbststruktur zu schützen und zu verteildigen, indem sie alle Umweltreize, die ihr Selbstkonzept in Frage stellen, als bedrohlich wahrnehmen. Daraus resultieren Ängste.

Führt der erwähnte Einsatz der Abwehrmechanismen nicht mehr zum Erfolg, drängen die negativen Erfahren in das Bewusstsein ein. Dadurch zerbricht die Selbststruktur. Die Folge ist ein widersprüchliches, psychisch fehlangepasstes Verhalten der betroffenen Person.

4.2 ENTWICKLUNGSAUFGABEN IN DER ADOLESZENZ

Zwischen Kindheit und Erwachsenenalter erstreckt sich die Jugendzeit (Adoleszenz) im Alter von 13 bis 17 Jahren. Sie ist biologisch durch den Beginn der Geschlechtsreife gekennzeichnet. Sie stellt für die Jugendlichen, bezogen auf ihre gesellschaftliche Rolle, einen kompletten Rollenwechsel dar. Jugendliche lernen soziale Verhaltensweisen, neue Rollen, Rechte und Pflichten kennen. Diese Transitionen (wichtige Entwicklungsaufgaben) bieten Chancen, aber auch Risiken für die menschliche Entwicklung.

4.2.1 ROBERT JAMES HAVIGHURST

Robert James Havighurst geht davon aus, dass Jugendliche im Rahmen ihrer Entwicklung verschiedene an sie gestellte Aufgaben erfolgreich bewältigen müssen, damit sie ins Erwachsenenalter eintreten können.

Zentrale Anpassungspunkte der Adoleszenz sind:
- Akzeptieren der veränderten körperlichen Gestalt
- Leben einer neuen Geschlechterrolle (inkl. geschlechtertypische Verhaltensweise)
- Aufbau von sozialen Kompetenzen
- Vorbereitung des weiteren Werdegangs
  - beruflich
  - Gründung einer Familie / Wahl einer Lebensform
- emotionale Ablösung von der Herkunftsfamilie
- Erreichen eines eigenverantwortlichen Handelns
- Konstruktion eines eigenen Wertesystems

4.2.2 KLAUS HURRELMANN

In seinem Sozialisationsmodell der produktiven Realitätsverarbeitung beschreibt Hurrelmann die Entwicklung der Ich-Identität. Die Ich-Identität setzt sich aus der personalen und sozialen Identität zusammen.

Hurrelmann hebt besonders die Bedeutung der Interaktion des Individuum mit seiner immer veränderten Umwelt hervor. Jugendliche müssen seiner Auffassung nach unterschiedliche Entwicklungsaufgaben bewältigen. Zu ihnen gehören:
- Entwicklung von intellektuellen und sozialen Kompetenzen

- Entwicklung einer eigenen Geschlechterrolle und Partnerfähigkeit und Ablösung von Eltern und festen Partnerschaften
- Entwicklung eines Norm- und Wertesystems
- Herausforderung, das Wahlrecht und Mitbestimmungsrecht im politischen Bereich zu nutzen
- Fähigkeit zur sinnvollen Nutzung des Warenmarktes entwickeln

Dabei muss der Jugendliche einen Balanceakt zwischen seiner persönlichen Identität und seiner sozialen Identität gestalten. Der Jugendliche versucht auf der einen Seite, unverwechselbar zu sein, sich von anderen deutlich zu unterscheiden und seine eigenen Bedürfnisse zu befriedigen und damit seine personale Identität zu entwickeln. Auf der anderen Seite muss er den normierten Erwartungen seines sozialen Umfeldes und der Gesellschaft entsprechen und seine soziale Identität weiterentwickeln. Durch die Interaktion der sozialen und personalen Identität kommt zu Spannungsverhältnissen und individuellen Krisenerfahrungen.

Sie stellt eine intensive Phase der Verarbeitung der inneren und äußeren Realität dar. Der Jugendliche muss sich in dieser Phase besonders profilieren. Werden Entwicklungsaufgaben nicht erfolgreich gelöst, kommt es zu einer Krise. Dieses Ungleichgewicht ist die Ursache für Krankheit und hat Einfluss auf körperliche, psychische und soziale Dimensionen von Gesundheit. Er geht davon aus, dass Krankheit immer dann entsteht, wenn eine körperbewusste, psychisch sensible und umweltorientierte Lebensführung nicht möglich ist.

ZUSAMMENFASSUNG

Im Fokus der Adoleszenz steht die Entwicklung der eigenen Identität. Jugendliche müssen sich großen Herausforderungen stellen. Dabei sind sie gefordert, einen Kompromiss zwischen ihrer eigenen Bedürfnisse und gesellschaftlicher Werte und Normen herzustellen. Biologische Aspekte wie das veränderte Körperbild tragen dazu bei, dass Entwicklungsprozesse initiiert werden. Die Akzeptanz und der Umgang mit dem „neuen Körper" und der Aufbau körperlicher und emotionaler Beziehungen verändert die personale und soziale Identität. Nicht bewältigte Herausforderungen führen zu Krisen, die einen Einfluss auf die Entwicklung einer stabilen Identität haben. Eine instabile Identität ist die Ursache für psychische Verhaltens- und Persönlichkeitsstörungen.

4.3 KLASSIFIZIERTE FORMEN VON ESSSTÖRUNGEN

Essstörungen werden gemäß des in der Medizin angewendeten ICD-10-Schlüssels in acht Unterformen unterteilt. Dazu gehören:
- F50.0 Anorexia nervosa
- F50.1 atypische Anorexia nervosa
- F50.2 Bulimia nervosa
- F50.3 atypische Bulimia nervosa
- F50.4 Essattacken bei anderen psychischen Störungen
- F50.5 Erbrechen bei anderen psychischen Störungen
- F50.9 Essstörungen, nicht näher bezeichnet
- F50.8 sonstige Essstörungen (psychogener Appetitverlust)

4.4 DIAGNOSTIK

Bei einem gesicherten Verdacht auf eine Essstörung wird die Durchführung der nachfolgenden Maßnahmen empfohlen:
- Körpergrößen- und Gewichtsbestimmung
- Puls-, Blutdruck- und Temperaturmessung
- Inspektion der Körperperipherie z. B. auf Ödeme
- Auskultation des Herzen, Orthostasetest
- EKG-Messung
- Blutentnahme (Blutbild, Blutsenkung, Harnstoff, Elektrolyte, Kreatinin, Leberwerte, Blutglucose)
- Urinstatus

Die medizinische Diagnostik dient vor allem der Feststellung und Reduktion von Folgen einer Essstörungen.

4.5 FOLGEERKRANKUNGEN

Neben den durch regelmäßiges Erbrechen ausgelösten Elektrolytverschiebungen mit gefährlichen Herzrhythmusstörungen, Herzklappenfehlern, Pericarderguss, Nierenschäden, dem Pseudo-Bartter-Syndrom (Salzverlustsyndrom) und Kreislaufproblemen sind Langzeitfolgen sehr wahrscheinlich und müssen daher im Rahmen regelmäßiger Kontrollen ausgeschlossen werden. Zu den Langzeitfolgen zählen:
- Leukopenie (verminderte Anzahl weißer Blutkörperchen)
- Hypercortisolismus (Nierenrindeninsuffizienz mit Cortisolmangel)
- Hypothyreose (Schilddrüsenunterfunktion)
- Hypercholesterinämie (Lipidstoffwechselstörung = erhöhte Cholesterinwerte)
- gestörter Glucosestoffwechsel
- Hyperamylasämie (erhöhte Pankreasenzymwerte)
- Osteopenie (Minderung der Knochendichte) und Osteoporose

4.6 THERAPIE

Die Therapie ist abhängig von der vorliegenden Grunderkrankung und den bereits eingetretenen körperlichen Aus-

Allgemeine Warnhinweise

Manifestierte Essstörungen entwickeln sich normalerweise über einen längeren Zeitraum in der Adoleszenz. Dieses macht es schwierig für nahestehende Menschen, eine Veränderung des Essverhaltens bei der betroffenen Person frühzeitig zu erkennen.

Eltern, Freunde, und Lehrer sollten bei den nachfolgend genannten Warnsignalen aktiv den Kontakt zu den Betroffenen suchen:
- Unzufriedenheit mit dem eigenen Aussehen
  - Angst vor Gewichtsverlust
  - bestimmten Körperteilen werden abwertende Beschreibungen zu geordnet
  - häufige Gewichtskontrollen
  - häufige Beobachtungen im Spiegel
- verändertes Essverhalten
  - kontrolliertes, nach Uhrzeiten gerichtetes Essen, spontane Nahrungsaufnahme entfällt
  - Lebensmittel werden in Kategorien wie „gut" oder „schlecht" eingeteilt
  - Lebensmittel verschwinden aus dem Kühlschrank
  - selbst zubereitetes Essen wird in der Gemeinschaft nicht verzehrt
- Gewichtsverlust (>6 kg in 6 Monaten) und Untergewicht
- emotionaler Rückzug
- gesteigerter Drang zu sportlichen Aktivitäten
- Vernachlässigung von Hobbys und Isolation
- häufige Toilettengänge
- Konsum von Abführmittel

Im Rahmen der **hausärztlichen oder zahnärztlichen Versorgung** sollte bei Jugendlichen mit ausgeprägten Zahnschmelzproblemen, einem niedrigen Körpergewicht, Jugendlichen mit Zyklusstörungen oder Amenorrhö (ausbleibende Monatsblutung), häufigen gastrointestinalen Symptomen und Mangelernährungssymptomen vermehrt ein Frühscreening durchgeführt werden. Bei einem Verdacht auf Essstörungen sollten nachfolgende Aspekte thematisiert werden:
- Zufriedenheitsempfinden mit dem eigenen Essverhalten
- Veränderungswünsche bezogen auf das Ernährungsverhalten
- Einfluss des Gewichts auf das Selbstwertgefühl
- Essverhalten: Ort, Gesellschaft, Häufigkeit
- Erbrechen: Ursachen und Empfinden dabei

wirkungen. Grundsätzlich muss neben der hausärztlichen medizinischen Versorgung und einer Ernährungsberatung auch eine psychotherapeutische Begleitung gewährleistet werden. Die Voraussetzung für eine erfolgreiche Psychotherapie, ist eine durch Empathie, wertungs- und vorwurfsfreien Haltung geprägte Beziehung zwischen dem Betroffenen und dem Therapeuten. Durch lange Wartezeiten bei einem Psychotherapeuten kommt dem Hausarzt häufig eine Interimsversorgungsaufgabe zu. Das Ziel dieser vorübergehenden Begleitung sollte sein, eine weitere Gewichtsreduktion zu verhindern.

Je nach Ausprägungsgrad der vorliegenden Essstörung ist eine sofortige Intervention nicht zwangsweise nötig. Bei nicht weit vorangeschrittenen Essstörungen ohne körperliche Folgeerkrankungen ist es primär wichtig, ein tragfähiges Arbeitsbündnis herzustellen, die Behandlungsmotivation des Betroffenen sicherzustellen und ihm über sein Krankheitsbild zu informieren. Bei sofort interventionswürdigen Zuständen (z.B. Selbstmordgedanken) ist eine kognitive Verhaltenstherapie und Tiefenpsychoanalyse in einer stationären Einrichtung notwendig.

Generell ist es wichtig, dass der Therapeut nahe Angehörige und Partner mit einbezieht und sich während der Therapie neutral gegenüber allen Parteien verhält. Der Therapeut versucht, die Korrektur der negativen Gedanken zum Körperbild und zum Essen zu fördern. Weiterhin soll eine Steigerung des Selbstwertgefühls erreicht werden.

Angehörige von Betroffenen mit Essstörungen sind oft sehr hilflos und wissen nicht, wie sie mit der Situation umgehen sollen. Häufig formulieren sie Schuldvorwürfe und erzeugen damit ein Schuldgefühl bei den Betroffenen. Aggressionen gegenüber den Betroffenen sind zudem auch möglich. Die Einbindung der Angehörigen sowie die Teilnahme an angeleiteten Selbsthilfegruppen sind in vielen Fällen sinnvoll.

Das ärztliche Gespräch sollte mit einem **Interviewleitfaden** durchgeführt werden. Hierzu stehen eine Vielzahl an Möglichkeiten zur Verfügung, wie z.B. dem Eating-Disorder-Examination-Questionnaire. Zudem sollte eine Messung des BMI (Body-Mass-Index) durchgeführt werden. Die Messung aller Werte sollte direkt in der Arztpraxis erfolgen, um absichtliche und unabsichtliche Fehlmessungen zu vermeiden.

4.7 PRÄVENTION

Präventionsmaßnahmen sollten die Persönlichkeitsentwicklung in den Fokus der Betrachtung nehmen. Die **Stärkung der Lebenskompetenz** sollte frühzeitig schon im Kindergartenalter beginnen. Kinder und Jugendliche sollten Angebote unterbreitet werden, die es ihnen ermöglichen, ihre Emotionen zu erleben, diese auszuhalten und anderen gegenüber auch zu kommunizieren. Sie sollten das Ziel verfolgen, ein **positives Selbstwertgefühl**, ein **positives Körpergefühl** sowie die Fähigkeit, sich gegen von außen einwirkenden Druck zu behaupten, zu entwickeln. Der Ausbau einer **hohen Frustrationstoleranz** ist in diesem Zusammenhang ebenfalls von großer Bedeutung. Weiterhin sollten sie einen kritischen **Umgang mit Medien** und den darin enthaltenden Schönheitsidealen fördern. Zudem sollte es Heranwachsenden ermöglicht werden, sich ausreichend, gesund und vollwertig zu ernähren.

Weiterhin müssen Jugendliche frühestmöglich **über Essstörungen und dessen Folgen informiert** werden. Eltern, Erzieher, Lehrer, Ärzte und Trainer von Sport- und Tanzvereinen sollten zielgruppenorientiert über die Essstörungen informiert werden. Weiterhin sollte ihnen im Umgang mit Jugendlichen bewusst gemacht werden, welche Rolle sie bei der Entstehung von Essstörungen einnehmen.

Präventionskampagnen wie „Durch dick und dünn" oder „TOPP" vom Institut für Psychosoziale Medizin und Psychotherapie des Klinikum Fridrich-Schiller-Universität Jena werden schon seit Jahren in Thüringen mit Unterstützung des Heidelberger Präventionsinstitutes, mit positiver Rückmeldung durchgeführt.

Link-Tipp: Weitere Präventionsangebote zu dem Thema finden Sie unter:
- www.bzga.de
- www.bzga-essstörungen.de

4.7.1 ANOREXIA NERVOSA

Die Anorexia nervosa (ICD-10 F50.0) ist durch einen absichtlich selbst herbeigeführten oder aufrechterhaltenen Gewichtsverlust gekennzeichnet. Die Betroffenen haben Angst vor einem dicken Körper und einer schlaffen Körperform (Körperschematastörung). Die Betroffenen legen für sich eine sehr niedrige Gewichtsschwelle fest. In der Regel liegt eine Unterernährung vor, die sekundär zu endokrinen und metabolischen Veränderungen und zu körperlichen Funktionsstörungen wie das Ausbleiben der Monatsblutung oder des Potenz- und Libidoverlustes führt. Die Mortalität (Sterblichkeitsrate) ist im Vergleich zu anderen Essstörungen sehr hoch. Die Gefahr eines chronischen Verlaufs ist mit ca. 1/3 sehr groß.

Der Gewichtsverlust wird durch die Meidung von hochkalorischen Nahrungsmitteln, durch übertriebene körperliche sportliche Aktivität, selbst herbeigeführtem Erbrechen oder Abführen oder den Gebrauch von Appetitzüglern und Diuretika (Entwässerungstableten) ausgelöst.

Betroffen sind prämorbide Persönlichkeiten oder Personen mit depressiven Symptomen und Zwangssymptomen. Durch die Anorexie wird die bedrohlich wahrgenommene Sexualität ferngehalten. Weiterhin stellt das Hungern den Aspekt der Selbstkontrolle und Unabhängigkeit dar. Dadurch werden narzisstische Hochgefühle erzeugt. Hilfsangebote von Angehörigen werden als Kontrollverlustgefahr und damit als Angriff gewertet. Neben den oben beschriebenen Therapiemaßnahmen muss eine Stimmungsregulation bei depressiven Betroffenen vorgenommen werden. Zudem sollte eine Förderung der sozialen Integration zum „Nachholen" verpasster Entwicklungsschritte gefördert werden.

4.7.2 BULIMIA NERVOSA

Bulimia nervosa (ICD-10 F50.2) ist durch wiederholte Anfälle von Heißhunger und eine übertriebene Beschäftigung mit Nahrungsmitteln sowie mit der Kontrolle des Körpergewichts charakterisiert.

Die Betroffenen konsumieren im Rahmen mit Gier in kurzer Zeit Nahrungsmittel und versuchen, durch Erbrechen den dickmachenden Effekt der Nahrung zu verhindern. Der Gebrauch von Abführmitteln ist ebenfalls eine typische Verhaltensweise. Viele psychische Merkmale und Folgen dieser Störung ähneln denen der Anorexia nervosa.

Die übertriebene Furcht um Körperform und Gewicht ist ein prägnantes Symptom. Häufig lässt sich in der Vorgeschichte eine frühere Episode einer Anorexia nervosa mit einem Intervall von einigen Monaten bis zu mehreren Jahren nachweisen. Neben den oben aufgeführten allgemeinen Therapiemaßnahmen wie der kognitiven Verhaltenstherapie hat sich die interpersonale Therapie und psychodynamische Therapie ergänzend mit antidepressiven Medikamenten wie Fluoxetin für mindestens vier Wochen als sinnvoll erwiesen. Ziel der Therapie ist es, dass gestörte Essverhalten, die verzerrte Einstellung zu Figur und Gewicht, das unzureichende Selbstwertgefühl sowie den übersteigerten Perfektionismus zu normalisieren. Weiterhin sollten dysfunktionale Beziehungsmuster sowie strukturelle Beeinträchtigung der Affektregulation verbessert werden.

4.7.3 BINGE-EATING-DISORDER

Betroffene, die am Binge-Eating-Disorder (ICD-10 F50.4 oder F50.8) erkrankt sind, leiden unter regelmäßig auftretenden Essanfällen, bei denen sie große Nahrungsmengen verzehren und das Gefühl haben, die Kontrolle über ihr Essverhalten zu verlieren. Sie haben oft Probleme, zeitlich die Attacken zu definieren. In der Regel ergreifen Sie keine gegenregulatorische Maßnahmen, um die Nahrung wieder auszuscheiden. Die Heißhungerattacken sind häufig mit emotionalen Reizen / affektiven Problemen (negative Stimmungslagen) verbunden. Die Betroffenen verspüren einen Leidensdruck. Die meisten Betroffenen sind durch die häufigen unkontrollierten Nahrungsaufnahmen adipös. Die Ziele der Therapie sind eine Gewichtsreduktion, eine Symptombehandlung der Heißhungerattacken, eine Regulation der Schamproblematik und des geringen Selbstwertgefühls sowie die Reduktion von Depressionen und Angstzuständen. Dazu eignet sich am besten eine kognitive Verhaltenstherapie sowie die kurzzeitige Einnahme von Serotonin-Wiederaufnahmehemmern oder Serotonin-Noradrenalin-Wiederaufnahmehemmern.

AUFGABEN

1. Erstellen Sie ein Mindmap zum Thema Entstehung von Persönlichkeitsstörungen.
2. Erläutern Sie den Zusammenhang einer Persönlichkeitsstörung und einer krankhaften Essstörung.
3. Erstellen Sie eine Grafik, die alle Essstörungen aussagekräftig darstellt.
4. Führen Sie ein Projekt zum Thema körperliche Schönheit und Schönheitsideale in Medien durch. Erstellen Sie dazu unter anderem eigene Fotos.
5. Entwickeln Sie basierend auf den Ausführungen zum Thema Persönlichkeitsstörung ein Präventionskonzept zur Vermeidung von Essstörungen.

5 FETTSTOFFWECHSEL-STÖRUNGEN

Unter dem Begriff Fettstoffwechselstörungen werden verschiedene Veränderungen der Konzentration oder Zusammensetzung eines oder mehrerer **Blutfette** (Serumlipide) oder der sie transportierenden **Lipoproteine** zusammengefasst. Es kann ein zu hoher oder ein zu niedriger (Hypolipidämie) Fettgehalt im Blut vorliegen.

Im Allgemeinen wird aber unter Fettstoffwechselstörungen die **Erhöhung der Serumlipide** (Cholesterin und/oder Triglyceride) verstanden, die gleichbedeutend (synonym) auch als Hyperlipidämie, Dyslipoproteinämie oder Hyperlipoproteinämie (HLP) bezeichnet wird.

Lipide und Cholesterin werden, da sie wasserunlöslich sind, im Blut an Trägerproteine gebunden transportiert. Diese Trägerproteine heißen Lipoproteine. Sie weisen aufgrund ihres verschiedenen Protein- und Fettgehalts eine unterschiedliche Dichte auf. Nach aufsteigender Dichte werden folgende vier Klassen unterschieden:
- Chylomikronen
- Very Low Densitiy Lipoproteine (VLDL)
- Low Densitiy Lipoproteine (LDL)
- High Densitiy Lipoproteine (HDL)

Lipoproteine übernehmen beim Transport von Lipiden und Cholesterin unterschiedliche Funktionen.

LDL transportiert das Cholesterin aus der Leber in den Körper und lagert überschüssiges Cholesterin in den Gefäßwänden ein (Plaques). Daher wird es auch als „schlechtes Cholesterin" bezeichnet. HDL ist das „gute Cholesterin", da es überschüssiges Cholesterin aus dem Körper zurück in die Leber transportiert und so gefäßschützend wirkt.

5.1 EPIDEMIOLOGIE

Die Ergebnisse der durch das Robert Koch-Institut (RKI) in den Jahren 2008–2011 durchgeführten Studie zur Gesundheit Erwachsener in Deutschland (DEGS1) zeigen (Tab. 1), dass insgesamt etwa zwei Drittel der erwachsenen Männer und Frauen im Alter zwischen 18 und 79 Jahren eine Hyperlipoproteinämie mit Blutfettwerten > 190 mg/ dl aufweisen. Die Prävalenz steigt von der jüngsten bis zur höchsten Altersgruppe signifikant an: von 27,3 % auf 81,4 % bei Männern und von 34,2 % auf 90,0 % bei Frauen.

5.2 ÄTIOLOGIE

Fettstoffwechselstörungen können verschiedene Ursachen haben. Aufgrund dieser unterschiedlichen Ursachen werden drei Gruppen, die **primäre**, die **sekundäre** und die **reaktiv-physiologische** Form, unterschieden. Innerhalb dieser Gruppen erfolgt, je nachdem welcher Blutfettwert erhöht ist, eine Differenzierung in **Hypercholesterinämie**, **Hypertriglyceridämie** und **kombinierte Hyperlipidämie** (HLP).

5.2.1 PRIMÄRE HYPERLIPIDÄMIEN

Liegen **genetische Ursachen** für das Auftreten einer Fettstoffwechselstörung zugrunde, handelt es sich um eine primäre Hyperlipoproteinämie, auch **familiäre Hyperlipidämie** genannt. Innerhalb der primären Hyperlipidämien werden drei Gruppen unterschieden, je nachdem welches Blutfett erhöht ist.

Eine **familiäre Hypercholesterinämie** liegt bei einem genetisch bedingt erhöhten Gesamt- und LDL-Cholesterinspiegel vor. Sie wird autosomal-dominant vererbt. Die Störung liegt im LDL-Rezeptor-Gen. Bei heterozygot vererbten Formen liegen die LDL-Cholesterinwerte meist bei über 220 mg/dl. Betroffene haben in mehr als 50 % der Fälle bereits mit 50 Jahren eine koronare Herzkrankheit (KHK). Homozygote Fälle entwickeln mit hoher Wahrscheinlichkeit schon vor dem 20. Lebensjahr eine KHK. Typisches klinisches Merkmal für die familiäre Hypercholesterinämie sind Sehnenxanthome an Händen, Ellenbogen oder Ferse.

Geschlecht	Altersgruppe (Jahre)					
	Dyslipidämie	18–29	30–44	45–64	65–79	Gesamt
Frauen	**Dyslipidämie insgesamt**	**34,2 (29,8–38,9)**	**46,6 (41,7–51,5)**	**80,5 (77,6–83,2)**	**90,0 (87,0–92,3)**	**65,7 (63,3–68,0)**
	– bekannt	5,2 (3,4–7,7)	12,7 (10,2–15,7)	32,1 (29,1–35,2)	54,7 (50,8–58,5)	27,1 (25,4–28,9)
	– bislang unerkannt	29,1 (24,8–33,7)	33,8 (29,1–38,9)	48,4 (44,6–52,3)	35,3 (31,8–39,0)	38,6 (36,2–41,0)
Männer	**Dyslipidämie insgesamt**	**27,3 (23,1–31,9)**	**64,6 (59,8–69,1)**	**75,6 (72,1–78,8)**	**81,4 (77,5–84,7)**	**64,5 (62,0–66,9)**
	– bekannt	4,2 (2,5–7,1)	18,3 (14,9–22,2)	36,6 (33,5–39,8)	49,9 (45,5–54,4)	28,1 (26,2–30,0)
	– bislang unerkannt	23,1 (19,1–27,5)	46,3 (41,4–51,2)	39,0 (35,2–43,0)	31,4 (27,4–35,8)	36,4 (34,0–38,9)
Gesamt	**Dyslipidämie insgesamt**	**30,7 (27,7–33,8)**	**55,7 (52,2–59,2)**	**78,1 (75,7–80,2)**	**86,0 (83,5–88,2)**	**65,1 (63,1–67,0)**
	– bekannt	4,7 (3,4–6,4)	15,6 (13,4–18,0)	34,3 (32,2–36,6)	52,5 (49,5–55,4)	27,6 (26,4–28,8)
	– bislang unerkannt	26,0 (23,1–29,1)	40,2 (36,7–43,7)	43,7 (40,7–46,8)	33,5 (31,0–36,1)	37,5 (35,6–39,5)

Tab. 1: Prävalenz von Dyslipidämie unter Berücksichtigung von berichteter ärztlicher Diagnose und gemessenem Gesamtcholesterinwert ≥ 190 mg/dl (ca. 5,0 mmol/l) (n = 7013) in Prozent (95 %-Konfidenzintervalle) nach Altersgruppen und Geschlecht, gewichtete Ergebnisse in Prozent (95 %-Konfidenzintervalle).
Quelle: RKI 2013

Bei einer **familiären Hypertriglyceridämie** sind die Triglyceridwerte aufgrund von genetischen Ursachen erhöht.

Sind beide Serumlipide genetisch bedingt erhöht, wird dies **familiäre kombinierte Hyperlipoproteinämie** genannt.

5.2.2 SEKUNDÄRE HYPERLIPIDÄMIEN

Sekundäre Hyperlipidämien treten als Folge **anderer zugrundeliegender Erkrankungen** auf. Auch hier werden Hypercholesterinämie und Hypertriglyceridämie unterschieden.

Sekundär kann eine **Hypercholesterinämie** durch Diabetes mellitus, nephrotisches Syndrom, Schilddrüsenüberfunktion (Hyperthyreose) oder durch Medikamenteneinnahme (z. B. Kortison) bedingt sein.

Ursachen von **sekundären Hypertriglyceridämien** sind Diabetes mellitus, Übergewicht und Adipositas, metabolisches Syndrom und chronische Leber- und Nierenerkrankungen. Auch durch hohen Alkoholkonsum und die Einnahme von Kortisonpräparaten und anderen Medikamenten können sekundär erhöhte Triglyceridspiegel auftreten. Vor der Diagnose einer primären Fettstoffwechselstörung müssen die sekundären Fettstoffwechselstörungen ausgeschlossen werden.

5.2.3 REAKTIV-PHYSIOLOGISCHE HYPERLIPIDÄMIEN

Diese Form der Fettstoffwechselstörung stellt eine zeitweilige Stoffwechselüberlastung aufgrund von **Fehlernährung** und **Bewegungsarmut** sowie anderen ungünstigen Lebensstilfaktoren (Rauchen, Alkoholkonsum) dar. Dabei ist meist die Gesamtenergiezufuhr zu hoch und Cholesterin, Triglyceride oder beides werden in erhöhten Mengen aufgenommen. Die Blutfettwerte steigen über die Norm an. Es werden **Hypercholesterinämie**, **Hypertriglyceridämie** und **kombinierte Hyperlipidämie** unterschieden.

Bei den Ernährungsfaktoren spielen vor allem die Höhe der Energiezufuhr, die Fettmenge und in ganz besonderem Maße die Art der aufgenommen Fettsäuren (› Kap. A 12.3.1, S. 54) sowie die Zufuhr von einfachen Kohlenhydraten eine Rolle.

Eine **Kalorienzufuhr**, die über dem körpereigenen Bedarf liegt (hyperkalorische Ernährung), führt zu einer erhöhten Synthese und Sekretion von triglyceridreichen VLDL in der Leber und damit zu stark ansteigenden Serumtriglyceridspiegeln.

Eine hohe **Gesamtfettaufnahme** kann Triglyceride und LDL-Cholesterin erhöhen und das HDL-Cholesterin senken.

Besonders (langkettige C12–C18) gesättigte Fettsäuren heben den LDL-Cholesteringehalt im Blut stark an. Ebenso bewirken Trans-Fettsäuren (› Kap. A12.3.4, S. 55) einen starken Anstieg von LDL-Cholesterin und Triglyceriden und eine Abnahme von HDL-Cholesterin.

Ungesättigte Fettsäuren haben hingegen eine in unterschiedlichem Maße cholesterin- und triglyceridsenkende Wirkung. Dies wird in der Therapie von Fettstoffwechselstörungen eingesetzt (› Kap. B5.5, S. 133).

ERHÖHUNG VON	RISIKO FÜR FETTSTOFFWECHSELSTÖRUNGEN
Gesamtfett	↑ risikoerhöhend (speziell für erhöhte LDL-Cholesterinwerte)
gesättigte Fettsäuren	↑ risikoerhöhend (speziell für erhöhte LDL-Cholesterinwerte)
einfach ungesättigte Fettsäuren	↓ risikosenkend
mehrfach ungesättigte Fettsäuren	↓ risikosenkend (speziell für erhöhte Triglyceridwerte)
Omega-3-Fettsäuren	↓ risikosenkend (speziell für erhöhte Triglyceridwerte)
Trans-Fettsäuren	↑ risikoerhöhend
Cholesterin	↑ risikoerhöhend
einfache Kohlenhydrate	↑ risikoerhöhend (speziell für erhöhte Triglyceridwerte)

Tab. 2: Einfluss von Nahrungsbestandteilen auf Blutfettwerte

Die Konzentration von **Cholesterin** im Blut wird individuell unterschiedlich durch **Nahrungscholesterin** beeinflusst. Dabei reagiert etwa die Hälfte der Menschen auf Nahrungscholesterin. Diese bezeichnet man als „Responder", im Gegensatz zu den „Nonrespondern", bei denen die Zufuhr von Nahrungscholesterin nicht mit einer Erhöhung des Serumcholesterins einhergeht. Cholesterin kann die negativen Wirkungen der gesättigten Fettsäuren verstärken.

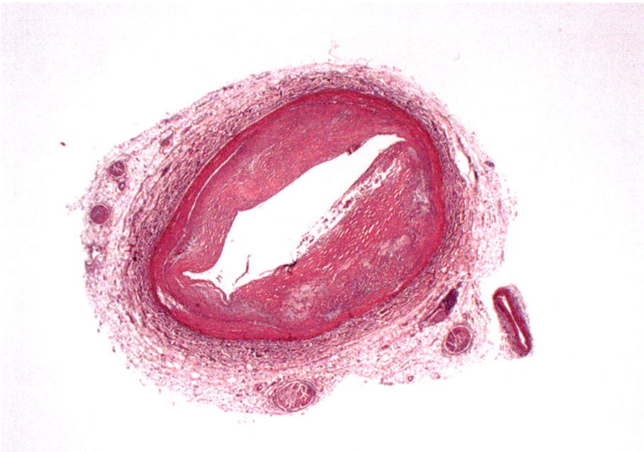

Abb. 1: Arterie mit Plaque

Eine hohe Aufnahme von **einfachen Kohlenhydraten** kann den Triglyceridspiegel erhöhen. Besonders ausgeprägt ist der Anstieg der Serumtriglyceridspiegel nach Zufuhr von Mono- oder Disacchariden mit einem hohen glykämischen Index (› Kap. A13.4, S. 59). Die Aufnahme von Polysacchariden mit einer ballaststoffreichen Kost zeigt einen deutlich geringeren triglyceridsteigernden Effekt.

5.3 FOLGEN

Eine Erhöhung der Serumlipidwerte verläuft über lange Jahre **ohne merkliche Symptome**. Allerdings kann sich das Blutfett in der Media der Arterien einlagern und dort eine Entzündung auslösen. Durch die Einwanderung von weißen Blutkörperchen (Leukozyten) wird die Bildung von Ablagerungen begonnen. Die Leukozyten nehmen in der Gefäßwand so viel LDL-Cholesterin wie möglich auf und schwellen dabei zu sogenannten **Schaumzellen** an. Das führt dazu, dass weitere Abwehrzellen an dieser Stelle entzündungsfördernde Substanzen freisetzen und gemeinsam mit Blutzellen und Schaumzellen einen wachsenden „Fettstreifen" in der Arterienwand bilden, der die Basis für arteriosklerotische Plaques dargestellt (Abb. 1).

Erhöhte Blutfettwerte stellen somit einen bedeutenden Risikofaktor für die Entstehung einer **Arteriosklerose** (griech. Arterio = Ader, sklerose = Verhärtung) dar. Die Arteriosklerose kann sehr kleine Gefäße betreffen (**Mikroangiopathie**) oder auch kleine, mittlere und große Gefäße (**Makroangiopathie**). Sie führt zu Stenosen (Engstellen) und Infarkten (Verschlüsse) von Gefäßabschnitten (Herz: **koronare Herzkrankheit**, **Herzinfarkt**, Halsarterien: **Schlaganfall**, Beine: **periphere arterielle Verschlusskrankheit** [pAVK]).

Die Häufigkeit für das Auftreten eines Infarkts (Infarktmorbidität) steigt bei Gesamtcholesterinwerten über 200 mg/dl, die durch die Erhöhung des LDL-Cholesterin-Anteils bedingt sind, stark an. Bei einem Gesamtcholesterinwert von 250 mg/dl ist die Infarktmorbidiät verdoppelt, bei 300 mg/dl vervierfacht.

5.4 DIAGNOSTIK

Eine klinische Diagnose wird anhand von Anamnese, körperlicher Untersuchung und Laborwerten (Lipidprofil) gestellt. Mithilfe der ermittelten Ergebnisse wird das individuelle Arterioskleroserisiko des Patienten beurteilt.

5.4.1 ANAMNESE

Durch die systematische Befragung des Patienten erfährt der Arzt die aktuellen Beschwerden, die gesundheitliche Vorgeschichte sowie die Lebensumstände.

- Eigenanamnese: Erkrankungen, Medikamenteneinnahme, kardiovaskuläre Risikofaktoren (Ernährungsgewohnheiten, Alkohol, Rauchen, körperliche Aktivität)
- Familienanamnese: gehäufte oder vorzeitige kardiovaskuläre Erkrankungen

5.4.2 KÖRPERLICHE UNTERSUCHUNG

Bei der körperlichen Untersuchung werden der Body-Mass-Index (Abb. 1) und der Taillenumfang ermittelt. Neben der Auskultation erfolgt eine Blutdruckmessung und Untersuchung eventuell vorhandener kardiovaskulärer Erkrankungen und Xanthome.

5.4.3 LABORWERTE

Es werden Gesamtcholesterin, LDL- und HDL-Cholesterin, Triglyceride und **Nüchternglucose** im Serum bestimmt. Die Bestimmung der Triglyceride sollte nüchtern (zwölf Stunden nach der letzten Nahrungsaufnahme) erfolgen. Die übrigen Parameter werden nur gering von der letzten Mahlzeit beeinflusst. Es ist in jedem Fall erforderlich, die LDL- und die HDL- sowie die Triglyceridkonzentration zu bestimmen. Eine alleinige Bestimmung von Gesamtcholesterin reicht zur vollständigen Beurteilung des Arteriskleroserisikos sowie zur Ableitung von Therapieentscheidungen nicht aus.

Wenn keine positive Familienanamnese für eine koronare Herzkrankheit besteht, sind folgende Untersuchungsergebnisse als „normal" einzustufen:

- Gesamtcholesterin: < 200 mg/dl
- LDL-Cholesterin: < 160 mg/dl
- HDL-Cholesterin: > 40 mg/dl
- Triglyceride: < 150 mg/dl

GUT ZU WISSEN

Das LDL-Cholesterin kann direkt bestimmt werden oder annährungsweise (approximativ) nach der **Friedewald-Formel** berechnet werden:
LDL-Cholesterin = Gesamtcholesterin – HDL-Cholesterin – (0,2 × Triglyceride)

Zusätzlich kann der **Quotient** aus dem LDL-Cholesterinwert und dem HDL-Cholesterinwert gebildet werden. Er sollte bei Gesunden die Grenze von 4 nicht überschreiten, bei Patienten mit Risikofaktoren sollte er unter 3 liegen.

Hier ein Beispiel: Bei einem Patienten wurde ein Gesamtcholesterinwert von 220 mg/dl festgestellt. Der LDL-Wert beträgt 160 mg/dl, der HDL-Wert 60 mgl/dl. Der errechnete LDL/HDL-Quotient (LDL geteilt durch HDL) ergibt 2,7. Obwohl das Gesamtcholesterin und der LDL-Wert über den Normalwerten liegen, ist der Quotient aufgrund der hohen HDL-Werte in einem guten Bereich.

GUT ZU WISSEN

Umrechnung Blutfettwerte von mg/dl in mmol
Gesamtcholesterin, LDL- und HDL-Cholesterin:
Wert in mg/dl × **0,02585** = ~ Wert in mmol
Triglyceride:
Wert in mg/dl × **0,0114** = Wert in mmol

5.4.4 RISIKOSTRATIFIZIERUNG

Eine Abschätzung des Risikos, mit dem die Erkrankung fortschreitet (Risikostratifizierung), sollte bei allen Patienten durchgeführt werden, die mehr als einen Risikofaktor aufweisen. Für die kardiovaskuläre Risiokostratifizierung stehen verschiedene Bewertungsverfahren zur Verfügung. In Europa wird zur Risikoevaluierung besonders häufig SCORE (Systematic Coronary Risk Evaluation der European Society of Cardiology [ESC]) verwendet (Abb. 2). In diese Bewertung fließen die folgenden Faktoren mit ein:

- Geschlecht
- Alter
- Raucher/Nichtraucher
- systolischer Blutdruck
- Gesamtcholesterinwert

Die Auswertung ergibt das Zehnjahresrisiko des Patienten, ein tödliches kardiovaskuläres Ereignis zu erleiden. Der Zielwert für den LDL-Cholesterinspiegel richtet sich gemäß den Leitlinien der Europäischen Gesellschaften für Kardiologie

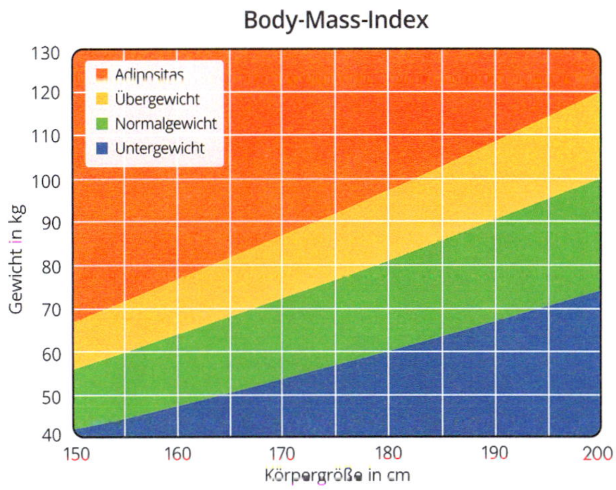

Abb. 1: Ermittlung des Body-Mass-Index anhand der Körpergröße und des Gewichts

SCORE Chart

Systolischer Blutdruck (mmHg)	Frauen										Alter (Jahre)	Männer									
	Nichtraucherinnen					Raucherinnen						Nichtraucher					Raucher				
180	4	5	6	6	7	9	9	11	12	14	65	8	9	10	12	14	15	17	20	23	26
160	3	3	4	4	5	6	6	7	8	10		5	6	7	8	10	10	12	14	16	19
140	2	2	2	3	3	4	4	5	6	7		4	4	5	6	7	7	8	9	11	13
120	1	1	2	2	2	3	3	3	4	4		2	3	3	4	5	5	5	6	8	9
180	3	3	3	4	4	5	5	6	7	8	60	5	6	7	8	9	10	11	13	15	18
160	2	2	2	2	3	3	4	4	5	5		3	4	5	5	6	7	8	9	11	13
140	1	1	1	2	2	2	2	3	3	4		2	3	3	4	4	5	5	6	7	9
120	1	1	1	1	1	1	2	2	2	3		2	2	2	3	3	3	4	4	5	6
180	1	1	2	2	2	3	3	3	4	4	55	3	4	4	5	6	6	7	8	10	12
160	1	1	1	1	1	2	2	2	3	3		2	2	3	3	4	4	5	6	7	8
140	1	1	1	1	1	1	1	1	2	2		1	2	2	2	3	3	3	4	5	6
120	0	0	1	1	1	1	1	1	1	1		1	1	1	2	2	2	2	3	3	4
180	1	1	1	1	1	1	1	2	2	2	50	2	2	3	3	4	4	4	5	6	7
160	0	0	1	1	1	1	1	1	1	1		1	1	2	2	2	2	3	3	4	5
140	0	0	0	0	0	1	1	1	1	1		1	1	1	1	2	2	2	2	3	3
120	0	0	0	0	0	0	0	0	1	1		1	1	1	1	1	1	1	2	2	2
180	0	0	0	0	0	0	0	0	0	0	40	0	1	1	1	1	1	1	1	2	2
160	0	0	0	0	0	0	0	0	0	0		0	0	0	1	1	1	1	1	1	1
140	0	0	0	0	0	0	0	0	0	0		0	0	0	0	0	0	1	1	1	1
120	0	0	0	0	0	0	0	0	0	0		0	0	0	0	0	0	0	0	1	1
	4	5	6	7	8	4	5	6	7	8		4	5	6	7	8	4	5	6	7	8

Cholesterin mmol/l

- > 15 %
- 10 %–14 %
- 5 %–9 %
- 3 %–4 %
- 2 %
- 1 %
- < 1 %

Abb. 2: Systematische Bewertung des kardiovaskulären Risikos

und Arteriosklerose (ESC und EAS) nach dem durch den SCORE-Risikokalkulator ermittelten individuellen Risiko des Patienten.

5.5 THERAPIE

Die Therapie von Fettstoffwechselstörungen umfasst Maßnahmen zur Verbesserung des **Lebensstils** und der **Ernährungsgewohnheiten** sowie die Gabe von lipidsenkenden **Medikamenten**.

5.5.1 THERAPIEZIELE

Ziel der diätetischen Maßnahmen bei Fettstoffwechselstörungen ist es, erhöhte LDL-Cholesterin- und Triglyceridwerte im Blut zu normalisieren (senken) und die Werte des HDL- Cholesterins zu erhöhen. Dadurch soll das Risiko für arteriosklerotische Gefäßveränderungen gesenkt werden.

Die Art der therapeutischen Maßnahmen sowie die Ziele bei der Senkung der Serumlipidwerte werden aufgrund der durch die Anamnese, die körperliche Untersuchung, die Labordiagnostik und die Bewertung des Arterioskleroserisikos (Zehnjahresrisiko) gewonnenen Ergebnisse individuell für jeden Patienten festgelegt.

Bei Patienten mit einem **niedrigen Zehnjahresrisiko** von weniger als 1 % und einem LDL-Cholesterinwert von **100–160 mg/dl** wird eine Änderung des Lebensstils empfohlen, bei höheren LDL-Cholesterinspiegeln bei Bedarf zusätzlich auch Medikamente.

Liegt das Zehnjahresrisiko zwischen 1 und 5 % (**moderates Risiko**), ist der empfohlene LDL-Zielwert **< 115 mg/dl**.

Bei Patienten mit einem **hohen kardiovaskulären Risiko** (Zehnjahresrisiko zwischen 5 und 10 %) empfehlen die Leitlinien einen LDL-Cholesterinwert von **< 100 mg/dl**.

Bei Patienten mit **sehr hohem Risiko** (Zehnjahresrisiko ≥ 10 %) sowie bei Typ-2-Diabetikern und chronisch nierenkranken Patienten (Niereninsuffizienz) liegen die empfohlenen LDL-Cholesterinzielwerte bei unter **70 mg/dl**. Ist dieser Wert nicht zu erreichen, wird versucht, den LDL-Wert um mindestens 50 % zu senken. Ferner ist zu beachten, dass zu dieser Kategorie alle Patienten zählen, die bereits einen Herzinfarkt oder Schlaganfall hatten, unabhängig von weiteren Risikofaktoren.

5.5.2 LEBENSSTILÄNDERUNG

Den größten Erfolg haben Änderungen im Ernährungsverhalten, wenn sie von Veränderungen des Lebensstils im Hinblick auf eine gesunde Lebensweise begleitet werden. Hierzu gehört regelmäßige körperliche Aktivität, das Beenden des Rauchens sowie nur moderater Alkoholkonsum, falls nicht aufgrund einer Hypertriglyceridämie eine Alkoholkarenz (Verzicht) einzuhalten ist. Durch solche Lebensstiländerungen können nicht nur die Serumlipidwerte verbessert werden, sondern auch nachweislich das Risiko für das Auftreten von Bluthochdruck, Diabetes mellitus Typ 2 und Herz-Kreislauf-Krankheiten reduziert werden.

5.5.3 URSACHENBESEITIGUNG FÜR SEKUNDÄRE FORMEN

Liegt eine sekundäre Hyperlipidämie aufgrund von Diabetes mellitus, Hypertonie, Übergewicht und Adipositas oder hohem Alkoholkonsum vor, steht die Behandlung der Grunderkrankung durch eine optimale Einstellung der Blut-

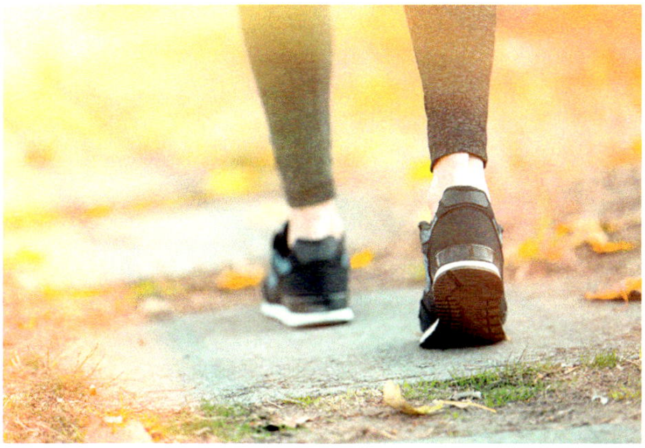

Abb. 1: Regelmäßige Bewegung verbessert die Lipidwerte

zuckerwerte, Blutdrucksenkung, Gewichtsreduktion und Alkoholkarenz im Vordergrund. Dadurch werden aber begleitend auch die Blutfettwerte gesenkt.

5.5.4 ERNÄHRUNGSTHERAPIE BEI HYPERCHOLESTERINÄMIE

Die Ernährungstherapie stellt die Basis der Behandlung von Fettstoffwechselstörungen dar. Dabei liegt der Schwerpunkt auf der Reduktion der Gesamtfettzufuhr, einer Veränderung der Fettsäurezusammensetzung sowie einer Anpassung der Kohlenhydratauswahl und Ballaststoffmenge.

— GEWICHTSREDUKTION BEI BESTEHENDEM ÜBERGEWICHT

Eine über dem tatsächlichen Bedarf liegende Energiezufuhr (hyperkalorische Ernährung) verstärkt nahezu alle Fettstoffwechselstörungen. Daher stellt die Reduktion des Körpergewichts eine der wichtigsten therapeutischen Maßnahmen dar. Eine vorsichtige und nachhaltige Verminderung der Kalorienaufnahme um etwa 500–800 kcal pro Tag (hypokalorische Ernährung) ergänzt sich gut mit den anderen Veränderungen der Nahrungszusammensetzung, sodass Übergewicht und Fettstoffwechselstörungen mit den gleichen Maßnahmen therapiert werden. Es ist wichtig, realistische Gewichtsziele zu formulieren. Bereits eine stabile Gewichtsabnahme von 0,5 kg pro Woche führt zu einer deutlichen Verbesserung der Blutfette.

Bei normalgewichtigen Patienten erfolgt die Energieaufnahme bedarfsgerecht (isokalorische Ernährung) und wird nicht reduziert (› Kap. A 10.4.2, S. 44).

— SENKUNG DER GESAMTFETTZUFUHR

Die Gesamtmenge des pro Tag mit der Nahrung aufgenommen Fetts muss reduziert werden. Die Fettzufuhr soll bei 30 % der täglich aufgenommenen Energie liegen. Bei einem Kalorienbedarf von 1800 kcal pro Tag entspricht dies knapp 60 g. Für die praktische Umsetzung bedeutet dies, Streich- und Kochfette **sparsam** zu verwenden und fettarme tierische Lebensmittel auszuwählen.

— FETTMODIFIKATION

Außer der Gesamtfettmenge spielt auch die Zusammensetzung der Fette (Fettsäuren) eine wichtige Rolle bei der Therapie von Fettstoffwechselstörungen. Die einzelnen Fettsäuren, d. h. gesättigte, einfach und mehrfach ungesättigte Fettsäuren sowie Trans-Fettsäuren, haben auf die Konzentration der Lipoproteinanteile im Blut unterschiedliche Auswirkungen. Daher wird ihre Auswahl und Menge so verändert, dass Fettsäuren, die **blutfetterhöhend** wirken, vermindert in der Ernährung vorkommen und dass Fettsäuren, die **blutfettsenkend** wirken, bevorzugt ausgewählt werden.

Für die praktische Umsetzung dieser Empfehlungen bedeutet dies:
- bei allen tierischen Lebensmitteln, wie Fleisch, Wurst, Milch und Milchprodukten, konsequent fettarme Sorten auszuwählen
- tierische Fette (Butter, Schmalz) gegen pflanzliche Fette (besonders Rapsöl, Sojaöl, Olivenöl, ungehärtete Margarine) auszutauschen
- Lebensmittel, die unter Verwendung von tierischen Fetten oder Palmkern- und Kokosfett hergestellt werden, stark einschränken, wie z. B. Pommes frites, Schokolade, Knabberartikel, Fertiggerichte, Plunder- und Blätterteiggebäck

FETTREICHE LEBENSMITTEL	FETT	FETTARME LEBENSMITTEL	FETT
1 Glas Vollmilch	7 g	1 Glas fettarme Milch	3 g
30 g Salami	11 g	30 g Kochschinken	1 g
150 g Schnitzel, paniert	18 g	150 g Putenbrust, gebraten	7 g
1 Croissant	12 g	1 Vollkornbrötchen	1 g
50 g Kartoffelchips	20 g	50 g Salzstangen	0 g
1 Stück Cremetorte	11 g	1 Stück Hefekuchen	3 g

Tab. 1: Beispiele für den Fettgehalt von Lebensmitteln

- bei verarbeiteten Lebensmitteln solche mit versteckten Fetten meiden, z. B. Rahmgemüse, Gratins, Pizza, Kuchen, Torten
- pro Woche zwei Mahlzeiten mit fettreichem Seefisch (Lachs, Hering, Makrele) in den Speiseplan zu integrieren
- täglich kleine Mengen (ca. 20 g) Nüsse und Samen (Macadamia-, Haselnüsse, Mandeln) in die Ernährung aufzunehmen

FETTSÄURE	ANTEIL AN DER GESAMTENERGIE PRO TAG	BEI 1800 KCAL ENTSPRICHT DIES ...
gesättigte Fettsäuren	max. 10 % (Zufuhr begrenzen)	19 g
einfach ungesättigte Fettsäuren	10–15 % (Zufuhr erhöhen)	19–29 g
mehrfach ungesättigte Fettsäuren	7–10 % (Zufuhr begrenzen)	13,5–19 g
Trans-Fettsäuren	max. 1 % (Zufuhr stark begrenzen)	2 g

Tab. 2: Anteile der Fettsäurezufuhr an der Gesamtenergiemenge

ZUFUHR VON CHOLESTERINREICHEN LEBENSMITTELN EINSCHRÄNKEN

Durch die konsequente Auswahl fettarmer Lebensmittel wird auch die Cholesterinaufnahme bereits indirekt reduziert. Zusätzlich sollte auf besonders cholesterinhaltige Lebensmittel verzichtet werden. Dies sind Innereien, Meerestiere, Aal, Räucherfisch. Der Verzehr von Eiern ist auf zwei bis drei Stück pro Woche zu begrenzen (inkl. verarbeiteter Eier in Nudeln, Fertiggerichten, Dressings, Kuchen).

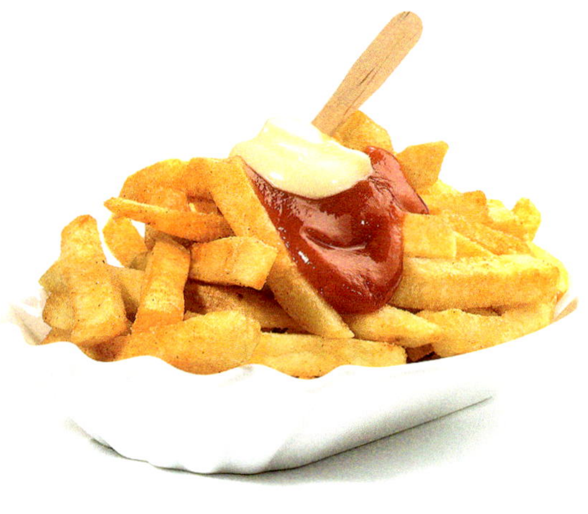

Abb. 2: Pommes enthalten blutfetterhöhende Fettsäuren und sollten bei Hyperlipidämien gemieden werden.

VERZEHR VON KOMPLEXEN KOHLENHYDRATEN ERHÖHEN

Bei der Auswahl von kohlenhydratreichen Lebensmitteln sollten Vollkornprodukte bevorzugt werden. Diese haben einen hohen Gehalt an Vitaminen, Mineralstoffen und Spurenelementen sowie Ballaststoffen.

Ballaststoffe, besonders lösliche Ballaststoffe, die in Hafer, Äpfeln, Birnen und Beeren enthalten sind, erhöhen durch Bindung freier Gallensäuren im Dünndarm die Ausscheidung von Gallensäuren mit dem Stuhl. Für die Neusynthese von Gallensäuren in der Leber wird aber Cholesterin benötigt, sodass es zur Senkung des LDL-Cholesterinspiegels kommt.

Eine ballaststoffreiche Ernährung trägt auch auf indirektem Wege zur Cholesterinsenkung bei, da sie meist mit einem niedrigeren Gehalt an gesättigten Fetten, Cholesterin, Fett und Kalorien einhergeht. Ballaststoffreich sind Vollkornbrot, Vollkornnudeln, Naturreis, Haferflocken, Gemüse, Salate, Hülsenfrüchte, Obst sowie Kartoffeln. Diese pflanzlichen Lebensmittel sind zudem fettarm und cholesterinfrei.

AUSREICHENDE FLÜSSIGKEITSZUFUHR

Pro Tag soll die Menge der Trinkflüssigkeit mindestens 1,5 l betragen. Zu bevorzugen sind kalorienfreie und kalorienarme Getränke, wie Mineralwasser, ungesüßter Tee oder Saftschorlen. Kaffee, der nicht als Filterkaffee zubereitet wurde, enthält Diterpene, die den LDL-Cholesterinspiegel erhöhen. Bei Filterkaffee bleiben diese im Filter hängen, sodass dieser bevorzugt getrunken werden sollte.

5.5.5 ERNÄHRUNGSTHERAPIE BEI HYPERTRIGLYCERIDÄMIE

Die Ernährungstherapie bei Hypertriglyceridämie umfasst alle diätetischen Maßnahmen, die für die Hypercholesterinämie beschrieben wurden. Hierbei ist bei bestehendem Übergewicht eine Gewichtsreduktion von besonders hoher Bedeutung. Zusätzlich muss der Verzehr an leicht resorbierbaren Kohlenhydraten eingeschränkt und der Alkoholkonsum strikt vermieden werden.

EINSCHRÄNKUNG LEICHT RESORBIERBARER KOHLENHYDRATEN

Bei einer hohen Zufuhr von einfachen Kohlenhydraten kommt es zu einer Steigerung der VLDL-Synthese in der Leber und damit zu einem Anstieg der Triglyceridkonzentration im Blut. Saccharose und Fructose scheinen besonders ungünstig zu wirken. Daher sollen Lebensmittel, die schnell resorbierbare Kohlenhydrate enthalten wie Zucker, Honig, Weißmehlprodukte, Süßigkeiten, Fruchtsäfte, Nektare, Limonade und Cola stark eingeschränkt oder vermieden werden. Süßstoff ist ein alternatives Süßungsmittel.

— ALKOHOLVERZICHT

Alkohol lässt die Triglyceride stark ansteigen. Alkoholische Getränke sind daher stark einzuschränken oder zu meiden. Die klinische Erfahrung zeigt, dass bei vielen Betroffenen allein durch das Weglassen oder die deutliche Reduktion des Alkoholkonsums eine ausreichende Senkung der Triglyceridkonzentration im Serum erreicht werden kann.

5.5.6 ERNÄHRUNGSTHERAPIE BEI KOMBINIERTER HLP

Für die Ernährungstherapie bei kombinierter Hyperlipidämie werden die diätetischen Maßnahmen, die für die Hypercholesterinämie und für die Hypertriglyceridämie beschrieben wurden, kombiniert durchgeführt.

5.5.7 MEDIKAMENTÖSE THERAPIE

Sollte die Änderung der Lebens- und Ernährungsgewohnheiten nach etwa drei Monaten nicht zum Therapieziel führen, ist eine medikamentöse Therapie erforderlich. Die Ernährungsumstellung sollte auch unter der medikamentösen Therapie beibehalten werden.

Statine sind zurzeit die wirksamsten Medikamente zur Senkung des LDL-Cholesterinspiegels. Sie werden auch HMG-CoA-Reduktasehemmer genannt. Statine hemmen das Schlüsselenzym der körpereigenen Cholesterinsynthese in der Leber. Dadurch wird weniger Cholesterin hergestellt und die LDL-Werte im Blut sinken. Statine senken außerdem noch die Triglyceride und erhöhen die HDL-Werte. Das wirkt sich positiv auf den LDL/HDL-Quotienten aus.

Anionenaustauscherharze bzw. Gallensäurebinder, die im Dünndarm Gallensäuren binden und sie dem enterohepatischen Kreislauf entziehen, sind Mittel der Reserve, falls die Statine unzureichend wirken. Sie werden dann meist in Kombination mit Statinen eingesetzt.

AUFGABEN

1 Erklären Sie, was unter Fettstoffwechselstörungen zu verstehen ist.
2 Nennen Sie die drei Gruppen, in die Hyperlipidämien nach ätiologischen Gesichtspunkten eingeteilt werden und erläutern Sie diese.
3 Erklären Sie, in welcher Art und Weise Ernährungsfaktoren bei der Entstehung von Hyperlipoproteinämien eine Rolle spielen.
4 Erläutern Sie, welche Folgen erhöhte Blutfettwerte, besonders erhöhte LDL-Cholesterinwerte, für den Körper haben.
5 Nennen Sie Maßnahmen zur Diagnostik von Hyperlipidämien.
6 Ein Patient hat einen Gesamtcholesterinspiegel von 200 mg/dl, einen HDL-Wert von 40 mg/dl und Serumtriglyceride von 150 mg/dl. Berechnen Sie den LDL-Cholesterinwert mit Hilfe der Friedewald-Formel.
7 Beschreiben Sie, was unter „Lebensstiländerungen" im Rahmen der Therapie von Hyperlipidämien zu verstehen ist.
8 Erläutern Sie fünf Maßnahmen der Ernährungstherapie bei Hypercholesterinämie.

6 HYPERURIKÄMIE UND GICHT

Als Hyperurikämie werden erhöhte Harnsäurewerte im Blut bezeichnet. Ab einer Menge von etwa 6,4 mg/dl ist das Blut mit **Harnsäure** übersättigt. Die Löslichkeitsgrenze ist erreicht und es kann zu Harnsäureausfällungen in Form von Kristallen (Uratkristalle) in Gelenken und Geweben sowie in den ableitenden Harnwegen kommen. Die Harnsäureablagerungen verursachen in den Gelenken schmerzhafte, entzündliche Reaktionen. Diese werden als Gicht (Arthritis urica) bezeichnet. Gicht zählt zur Gruppe der entzündlichen Gelenkerkrankungen.

6.1 PURINE UND HARNSÄURE

Purine sind Proteinverbindungen, die in den Zellkernen von allen pflanzlichen und tierischen Zellen vorkommen. Als Bestandteil von Desoxyribonukleinsäure (DNS) und Ribonukleinsäure (RNS), den Trägern der genetischen Information, kommt ihnen eine wichtige Rolle beim Zellaufbau zu. Purine werden im menschlichen Körper zu **Harnsäure** abgebaut. Harnsäure entsteht als das Endprodukt des Abbaus der Purinbasen Guanin und Adenin. Sie wird über die Nieren (etwa 80 %) und über den Darm (etwa 20 %) ausgeschieden.

Die im Körper vorhandene Purin-/Harnsäuremenge wird über zwei Wege „geliefert". Einerseits werden Purine über die Nahrung zugeführt (exogene Purinzufuhr), andererseits bildet der Körper selbst täglich etwa 350 mg Harnsäure (endogene Harnsäuresynthese). Die im Körper vorhandene Harnsäuremenge stellt die Bilanz aus Zufuhr und Ausscheidung dar (Abb. 1).

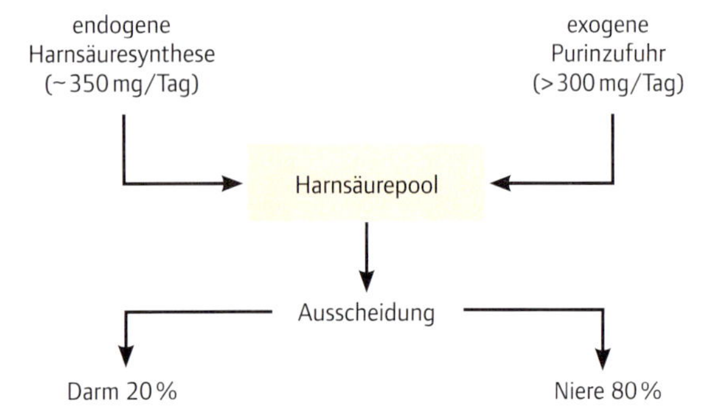

Abb. 1: Synthese, Zufuhr und Ausscheidung von Harnsäure (nach Kasper 2009)

6.2 EPIDEMIOLOGIE

Hyperurikämie und Gicht zählen zu den drei häufigsten ernährungsmitbedingten Stoffwechselerkrankungen. Die Häufigkeit der Hyperurikämie wird je nach Alter der untersuchten Personen und nach Region unterschiedlich angegeben: bei Männern zwischen 10 und 30 %, bei Frauen zwischen 2 und 6 %. An Gicht leidet in Deutschland etwa 1–2 % der Bevölkerung, was etwa 1,6 Millionen Menschen entspricht. Gicht ist somit eine weitverbreitete Wohlstandserkrankung. In Zeiten der Not ist Gicht selten.

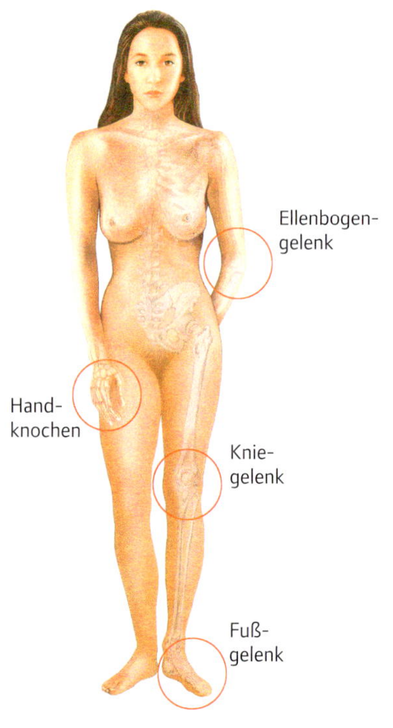

Abb. 2: Mögliche betroffene Gelenke eines Gichtanfalls

Nach den Ergebnissen verschiedener im In- und Ausland durchgeführter Studien ist das Risiko, an Gicht zu erkranken, bei Männern zehnfach höher als bei Frauen. Dass Frauen vor der Menopause nur sehr selten an Gicht leiden, hängt mit dem Hormon Östrogen zusammen. Es senkt die Harnsäurekonzentration im Blut und schützt so vor Hyperurikämie. Nach der Menopause werden Hyperurikämie und Gicht bei Frauen fast ebenso häufig wie bei Männern beobachtet.

6.3 ÄTIOLOGIE

Hyperurikämie entsteht, wenn die Menge der zugeführten und gebildeten Harnsäure die Menge der ausgeschiedenen Harnsäure übersteigt. Dies kann zum einen durch eine vermehrte Bildung bzw. Zufuhr von Harnsäure oder zum anderen durch eine verminderte Ausscheidung über die Nieren bedingt sein. Je nach zugrunde liegender Ursache für dieses Ungleichgewicht wird zwischen der primären und sekundären Hyperurikämie unterschieden.

6.3.1 PRIMÄRE HYPERURIKÄMIE

Die primäre Hyperurikämie, die etwa 90 % aller Fälle ausmacht, basiert auf einer genetisch bedingten, also angeborenen Störung des Harnsäurestoffwechsels. Daher wird sie auch **familiäre Hyperurikämie** genannt.

Bei etwa 99 % der Patienten mit familiärer Hyperurikämie beruht die Erhöhung der Serumharnsäurekonzentration auf der Störung der Harnsäure**ausscheidung** durch die Nieren (tubuläre Harnsäuresekretion). Bei etwa 1 % der Betroffenen liegt eine vermehrte endogene Harnsäure**synthese** durch verschiedene Enzymdefekte im Purinstoffwechsel vor.

6.3.2 SEKUNDÄRE HYPERURIKÄMIE

Die sekundäre Hyperurikämie tritt als Begleit- oder Folgeerkrankung verschiedener anderer Krankheiten auf. Dazu gehören Erkrankungen bzw. Therapien, die zu einer **vermehrten Harnsäurebildung** führen, z. B. Blutarmut (Anämie), Blutkrebs (Leukämien), angeborene Vermehrung von Erythrozyten, Leukozyten und Thrombozyten (Polyzythämien) sowie Tumoren unter Zytostatika- oder Strahlentherapie.

Andere Krankheiten führen über eine **verminderte renale Harnsäureausscheidung** zum Ansteigen der Serumharnsäurewerte. Hierzu zählen Nierenversagen (Niereninsuffizienz), aber auch ein entgleister Diabetes mellitus (Ketoazidose bei Diabetes mellitus). Harntreibende Medikamente (Diuretika) können ebenfalls die Harnsäureausscheidung vermindern. Der regelmäßige Verzehr üppiger (fleisch- und/oder fischhaltiger) Mahlzeiten, Alkoholkonsum (insbesondere Bier) oder auch strenge Diäten (Fasten) können zu einem starken Anstieg der Harnsäurewerte führen und einen Gichtanfall auslösen. Der erste Gichtanfall tritt häufig nach einer Feier mit reichlichem Essen und Trinken, nach den Weihnachtsfeiertagen oder Urlaub auf.

6.4 SYMPTOME

Das klinische Beschwerdebild bei Hyperurikämie und Gicht wird in vier Stadien eingeteilt. Im ersten Stadium sind die Harnsäurewerte bereits erhöht. Dies verläuft aber **ohne merkliche Symptome**. In diesem Stadium wird die Erkrankung zufällig im Rahmen einer Laboruntersuchung diagnostiziert.

Das zweite Stadium ist der **akute Gichtanfall**. Durch Überschreitung der Löslichkeitsgrenze der Harnsäure kommt es zur Ausfällung von Uratkristallen in den Gelenkinnenraum. Die Harnsäureablagerungen verursachen im Gelenk schmerzhafte, entzündliche Reaktionen (Abb. 1). Das betroffene Gelenk ist stark gerötet, angeschwollen, schmerzt stark und ist äußerst berührungsempfindlich. Häufig befallene Gelenke sind das Großzehengrundgelenk, Sprunggelenk und Fußwurzel, Kniegelenk, Zehengelenk, Fingergelenk (besonders Daumengrundgelenk), Handgelenk und das Ellenbogengelenk. Der akute Gichtanfall ist begleitet von allgemeinen Entzündungszeichen wie Fieber, Leukozytose und erhöhte Blutsenkungsgeschwindigkeit. Er tritt häufig plötzlich oft nachts aus völliger Gesundheit heraus auf.

Das dritte Stadium des klinischen Verlaufs wird als **interkritisches Stadium** bezeichnet. Es stellt einen Intervall zwischen zwei Gichtanfällen dar, der ohne Symptome verläuft. Die pathologischen Veränderungen an den Gelenken schreiten jedoch weiter fort.

Das vierte Stadium der klinischen Einteilung ist die **chronische Gicht**. Werden keine geeigneten Maßnahmen unter-

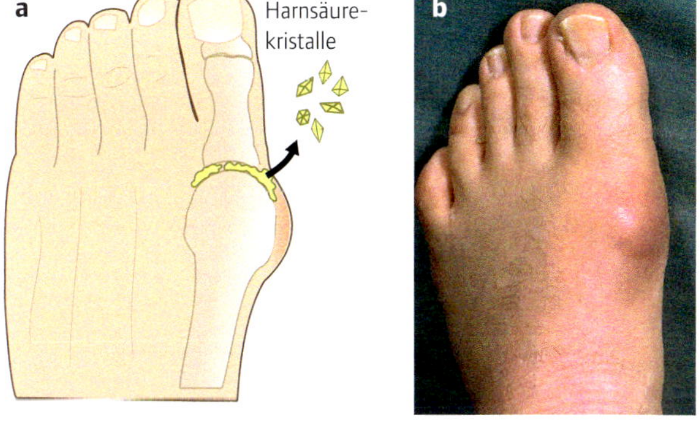

Abb. 1: Bei Gicht lagern sich Harnsäurekristalle im Gelenk ab und verursachen Entzündungen (a). Das Gewebe um das Gelenk schwillt dadurch an und wird rot (b).

nommen, um die erhöhten Serumharnsäurewerte zu senken, können die Gichtanfälle in immer kürzeren Zeitabständen auftreten. Die Entzündungsreaktionen weiten sich auf bisher nicht betroffene Gelenke aus. Die Gicht wird chronisch. Es kommt zur Ablagerung von Harnsäurekristallen in Form von Gichtknoten (Tophi), die als typisches Symptom einer Gicht an der Großzehe, den Fingerknochen, der Ferse und/oder der Ohrmuschel auftreten. Gelenkveränderungen und Einschränkungen der Beweglichkeit können die Folge sein. Weiterhin können Harnsäureablagerungen in den ableitenden Harnwegen zu Nierensteinen (Uratnephrolithiasis) und im Nierengewebe zu einer dauerhaften Schädigung der Niere (Gichtniere) führen.

GUT ZU WISSEN

Ein akuter Gichtanfall heißt ...
- **Podagra**, wenn das Großzehengrundgelenk,
- **Chiragra**, wenn das Daumengrundgelenk und
- **Gonagra**, wenn das Kniegelenk

betroffen ist.

6.5 DIAGNOSTIK

Eine Hyperurikämie ist häufig eine Diagnose, die durch eine Blutuntersuchung im Rahmen von Gesundheits-Check-ups gestellt wird. **Serumharnsäurewerte über 6,4 mg/dl** sind behandlungsbedürftig.

Bei einem akuten Gichtanfall geben die im betroffenen Gelenk auftretenden **Symptome** (Schmerzen = dolor, Rötung = rubor, Wärme = calor) wichtige Hinweise zur Diagnosestellung. Darüber hinaus werden im Anamnesegespräch die gesundheitliche **Vorgeschichte** und **Lebensstilfaktoren** (Ernährungsgewohnheiten, Alkoholkonsum, Rauchen, körperliche Aktivität) sowie mögliche Auslöser der akuten Beschwerden (üppiges Essen, Alkoholkonsum, Feier, Fastenkur) ermittelt. Die Serumharnsäurewerte sind bei einem akuten Gichtanfall häufig im Normalbereich. Dagegen sind die Entzündungswerte meistens hoch. Bei chronischer Gicht weisen Gelenkveränderungen und Tophi auf eine Gicht hin.

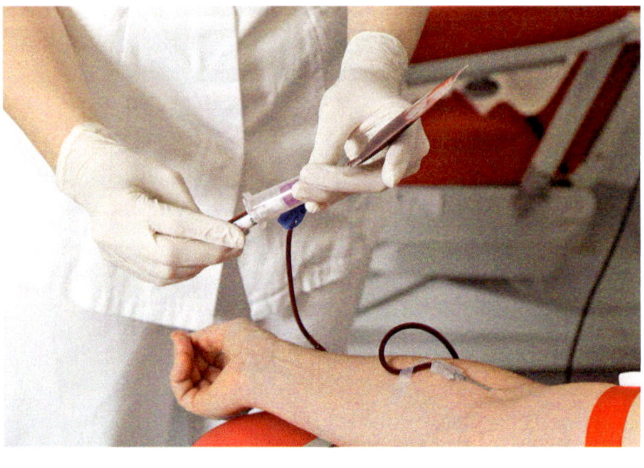

Abb. 2: Im Rahmen einer Routineblutuntersuchung wird oftmals erst eine Hyperurikämie festgestellt.

6.6 THERAPIE

Das **Therapieziel** bei Hyperurikämie und Gicht ist eine dauerhafte Senkung des Serumharnsäurespiegels auf Werte zwischen 5,0 und 5,5 mg/dl. Ernährungsmaßnahmen stellen dabei die Basistherapie dar. Eine konsequent eingehaltene Ernährungstherapie macht eine Arzneimitteltherapie entweder überflüssig oder hilft, Medikamente einzusparen, was bei einer lebenslangen Therapie von besonderer Bedeutung ist.

Zur Ergänzung der diätetischen Maßnahmen stehen auch Arzneimittel zur Senkung der Harnsäurewerte zur Verfügung, die entweder die Bildung von Harnsäure hemmen (Urikostatika) oder ihre Ausscheidung durch die Nieren erhöhen (Urikosurika).

6.6.1 ERNÄHRUNGSTHERAPIE

Die ernährungstherapeutischen Maßnahmen zur Behandlung von Hyperurikämie und Gicht beziehen sich zum einen auf die Reduzierung der Energiezufuhr bei bestehendem Übergewicht, zum anderen auf die Verminderung der Purinzufuhr mit der Nahrung.

GEWICHTSREDUKTION BEI BESTEHENDEM ÜBERGEWICHT

Durch eine energiearme Ernährung kann eine deutliche Reduzierung der Harnsäurekonzentration im Blut erreicht werden. Zudem werden die Gelenke entlastet. Dazu wird die täglich benötigte Energiemenge um 500–800 kcal herabgesetzt.

Wichtig ist, dass die Gewichtsabnahme langsam durchgeführt wird. Eine zu schnelle Gewichtsreduktion (z. B. durch totales Fasten) führt zu einer vermehrten Mobilisierung und Verbrennung des Körperfetts und dadurch zu einer Steigerung der Ketonkörperbildung. Ketonkörper hemmen die renale Harnsäureausscheidung, was einen Anstieg der Harnsäurekonzentration im Blut zur Folge hat.

EINSCHRÄNKUNG DER PURINZUFUHR DURCH DIE ERNÄHRUNG

Da sich die endogene Harnsäuresynthese nicht beeinflussen lässt, wird im Rahmen der Ernährungstherapie die exogene Purinzufuhr durch die Nahrung reduziert. Eine Menge von **500 mg Harnsäure pro Tag** bzw. von 3000 mg pro Woche soll nicht überschritten werden.

Lebensmittel mit hohem Puringehalt

– sollten gemieden werden.

Beispiele:
- Innereien (Leber, Niere, Milz, Bries)
- Schalen- und Krustentiere, Ölsardinen
- Sardellen
- Haut von Geflügel und Fisch
- Schweineschwarte

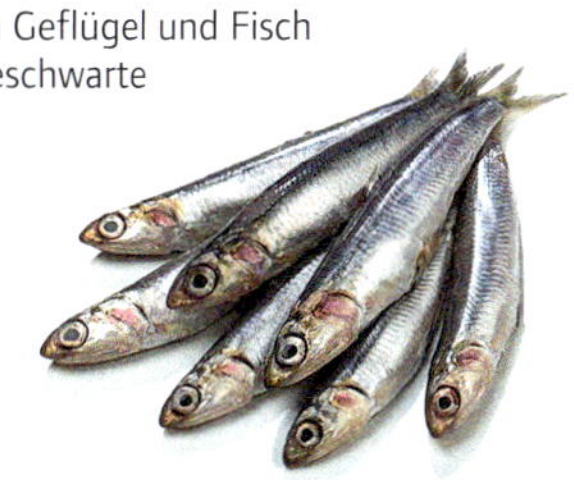

Purinreiche Lebensmittel

– sollten in Menge eingeschränkt werden.

Beispiele:
- Fleisch
- Wurstwaren
- Fisch
- Geflügel
- Wild
- Hülsenfrüchte (Erbsen, Bohnen, Linsen)
- Rosenkohl
- Blumenkohl
- Broccoli
- Spargel
- Spinat
- Schwarzwurzeln

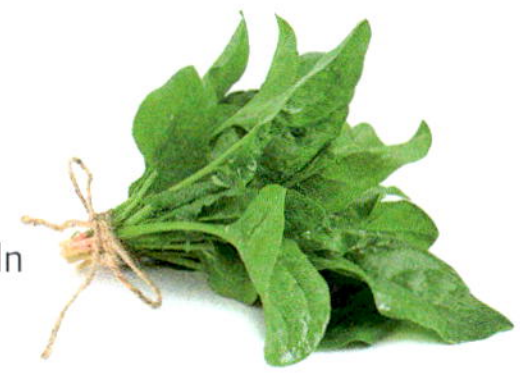

Purinarme Lebensmittel

– können ohne Begrenzung verzehrt werden.

- Karotte
- Paprika
- Gurke
- Tomate
- Zucchini
- Eisbergsalat
- Feldsalat
- Obst
- Kartoffeln
- Getreide und Getreideprodukte
- Milch und alle Milchprodukte (Joghurt, Quark, Käse)
- Eier

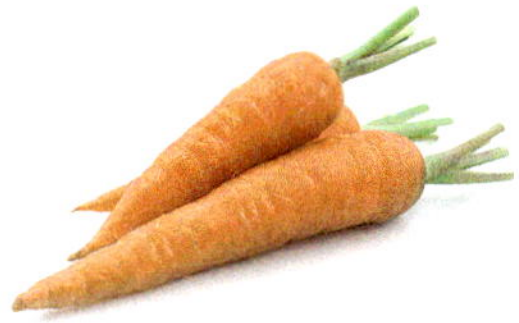

Abb. 1: Einschränkungen bei der Purinzufuhr

Sowohl tierische als auch pflanzliche Nahrungsmittel enthalten Purine. Lebensmittel mit einem besonders hohen Puringehalt sollen gemieden werden. Dazu gehören Innereien (Leber, Niere, Milz, Bries), Schalen- und Krustentiere, Ölsardinen, Sardellen sowie Haut von Geflügel und Fisch und Schweineschwarte (Abb. 1).

Purinreiche Nahrungsmittel müssen in ihrer Menge eingeschränkt werden. Die Hauptlieferanten von Purinen sind Fleisch, Wurstwaren, Fisch, Geflügel und Wild. Die Deutsche Gesellschaft für Ernährung empfiehlt eine Gesamtmenge von **300–600 g** an Fleisch und Wurstwaren pro Woche, zusätzlich eine Portion (80–150 g) fettarmer Fisch (z. B. Seelachs, Kabeljau) und eine Portion (70 g) fettreicher Seefisch (z. B. Lachs, Hering, Makrele).

Auch einige Gemüsesorten sind – gerade auch unter Berücksichtigung der Verzehrmenge – purinreich und sollen nur eingeschränkt verzehrt werden. In diese Gruppe gehören die Hülsenfrüchte (Erbsen, Bohnen, Linsen), deren Puringehalt pro Portion dem von Fleisch entspricht. Hülsenfrüchte sollen daher nur anstelle von Fleisch und nicht gemeinsam mit Fleisch verzehrt werden. Auch von Rosenkohl, Blumenkohl, Broccoli, Spargel, Spinat und Schwarzwurzeln sollen aufgrund eines erhöhten Puringehalts nur kleine Mengen verzehrt werden.

Andere Gemüse- und Salatsorten (z. B. Karotte, Paprika, Gurke, Tomate, Zucchini, Eisbergsalat, Feldsalat), Obst, Kartoffeln sowie Getreide und Getreideprodukte sind purinarm und können ohne Begrenzung verzehrt werden. Auch Milch und alle Milchprodukte (Joghurt, Quark, Käse) sowie Eier enthalten kaum Purine und sollen daher bevorzugt ausgewählt werden.

— REICHLICHE FLÜSSIGKEITSZUFUHR

Um die Ausscheidungsfunktion der Niere für Harnsäure und andere Abbauprodukte zu unterstützen, ist eine ausreichende Flüssigkeitszufuhr (Trinkmenge) von besonderer Bedeutung. So kann der Bildung von Nierensteinen vorgebeugt werden. Die Trinkflüssigkeitszufuhr soll mindestens 2 l pro Tag betragen. Besonders geeignet sind Wasser, ungesüßte Kräuter- und Früchtetees und verdünnte Fruchtsaftschorlen. Kaffee, schwarzer Tee und Kakao enthalten zwar auch bestimmte Purine. Diese werden allerdings nicht zu Harnsäure umgesetzt und sind daher erlaubt.

— VERZICHT AUF ALKOHOL

Alkohol steigert die Harnsäurebildung und hemmt die Harnsäureausscheidung. Daher soll auf alkoholische Getränke verzichtet werden. Aufgrund eines recht hohen Puringehalts ist auch alkoholfreies Bier nicht zu empfehlen.

6.6.2 MEDIKAMENTÖSE THERAPIE

Der akute Gichtanfall wird medikamentös durch nichtsteroidale Antirheumatika (Diclofenac, Ibuprofen, Coxibe) als Mittel der ersten Wahl therapiert. Auch Glucokortikosteroide werden zur Therapie eingesetzt. Colchicin gilt wegen seiner Nebenwirkungen als Mittel der Reserve. Eine asymptomatische Hyperurikämie wird diätetisch behandelt. Bei Harnsäurewerten über 9,0 mg/dl werden Urikosurika oder Urikostatika eingesetzt.

AUFGABEN

1. Erklären Sie, was unter primärer und sekundärer Hyperurikämie zu verstehen ist.
2. Nennen Sie die vier Stadien des klinischen Beschwerdebilds bei Hyperurikämie/Gicht und gehen Sie dabei auf die Symptome ein, die in jedem Stadium auftreten.
3. Erläutern Sie, welche Lebensmittel und Getränke in der Therapie der Hyperurikämie nicht verzehrt, eingeschränkt verzehrt und uneingeschränkt verzehrt werden sollen.

7 METABOLISCHES SYNDROM

Ein **Syndrom** ist ein Krankheitsbild, das durch eine bestimmte Konstellation von pathophysiologischen Symptomen (Symptomenkomplex) gekennzeichnet ist. Im Falle des metabolischen Syndroms sind dies **abdominelle Adipositas**, **Insulinresistenz** oder Diabetes mellitus Typ 2, **Bluthochdruck** und **Fettstoffwechselstörungen**.

Es existiert keine einheitliche Definition des metabolischen Syndroms. In den Definitionen des Expertengremiums des **National Cholesterol Education Program, Adult Treatment Panel III (NCEP ATP III)**, der International Diabetes Federation (IDF) und der Weltgesundheitsorganisation (WHO) spielen immer die Komponenten Adipositas, Diabetes mellitus Typ 2, Hyperlipoproteinämie und Hypertonie eine Rolle. Doch unterscheiden sich die Grenzwerte für pathologische Befunde und auch die Gewichtung der einzelnen Kriterien. Besonders beim Grenzwert für den Taillenumfang gibt es Unterschiede. Derzeit scheint sich die NCEP-ATP-III-Definition durchzusetzen, da sich bei Anwendung der strengeren IDF-Grenzwerte die Prävalenz des metabolischen Syndroms nahezu verdoppeln würde.

Nach NCEP ATP III ist ein metabolisches Syndrom durch das Vorhandensein von **drei** der in der Tabelle genannten Parameter gekennzeichnet.

PARAMETER	SERUMWERTE
abdominelle Adipositas	≥88 cm Taillenumfang Frauen ≥102 cm Taillenumfang Männer
Triglyceride	≥150 mg/dl
HDL-Cholesterin	≤50 mg/dl bei Frauen ≤40 mg/dl bei Männern
Blutdruck	≥130 mmHg systolisch ≥85 mmHg diastolisch
Nüchternglucose	≥100 mg/dl

Tab. 1: NCEP-ATP-III-Definition des metabolischen Syndroms

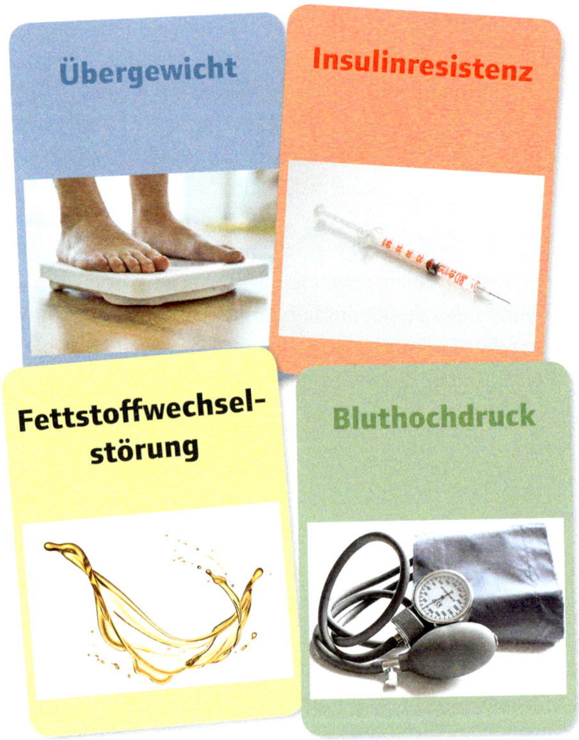

Abb 1: Vier Komponenten des tödlichen Quartetts

GUT ZU WISSEN

Synonyme: Das metabolische Syndrom wird auch als Syndrom X, Reavon-Syndrom oder tödliches Quartett bezeichnet.

7.1 EPIDEMIOLOGIE

Legt man die genannte NCEP-ATP-III-Definition zugrunde, erfüllen etwa **20 % aller Erwachsenen** die Diagnosekriterien. Grundsätzlich steigt die Prävalenz manifester Störungen mit zunehmendem Lebensalter an.

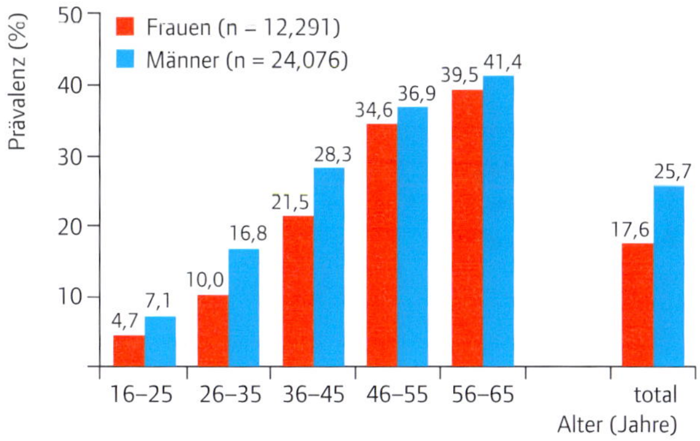

Abb. 1: Prävalenz des metabolischen Syndroms in der PROCAM-Studie in Abhängigkeit von Alter und Geschlecht. Quelle: Assmann-Stiftung für Prävention

Die Ergebnisse der Prospective Cardiovascular Münster Study (PROCAM), einer großen Beobachtungsstudie mit Schwerpunkt auf Herz- und Gefäßerkrankungen, zeigen, dass Männer in den jüngeren Altersgruppen häufiger betroffen sind als Frauen. Ab dem 50. Lebensjahr gleicht sich der Anteil der Frauen dem der Männer an.

Unter dem metabolischen Syndrom leiden aber nicht nur Ältere, sondern auch zunehmend Kinder und Jugendliche. Das Vollbild des metabolischen Syndroms ist in der Altersgruppe relativ selten (etwa 4 % aller Jugendlichen). Jedoch ist die Häufigkeit von einzelnen Merkmalen des metabolischen Syndroms bei adipösen Kindern und Jugendlichen zu finden.

7.2 ÄTIOLOGIE

Grundlage für die Entwicklung des metabolischen Syndroms ist eine **genetische Prädisposition**. Zum Tragen kommen die einzelnen „vererbten" Komponenten des metabolischen Syndroms in der Regel erst unter dem Einfluss bestimmter Umweltfaktoren. Dazu gehören insbesondere **zu kalorienreiche und unausgewogene Ernährung** (fettreich, ballaststoffarm) und ein Mangel an körperlicher Aktivität.

Die durch diese Faktoren entstehende abdominelle Adipositas ist entscheidend für die Manifestation des metabolischen Syndroms. Dabei spielt das **viszerale Fettgewebe** eine zentrale Rolle. Es ist ein stoffwechselaktives Gewebe, das große Mengen an freien Fettsäuren abgibt. Diese bewirken eine vermehrte Zuckerneubildung in der Leber (Gluconeogenese) und gleichzeitig einen verminderten Zuckerabbau in der Muskulatur. Die dadurch steigenden Blutzuckerwerte (Hyperglykämie) stimulieren die Insulinsekretion stark, was zu einer Hyperinsulinämie führt. Diese kann über verschiedene Mechanismen Auslöser von Diabetes mellitus Typ 2, Fettstoffwechselstörungen und Bluthochdruck sein.

7.3 DIAGNOSTIK

Die Diagnostik des metabolischen Syndroms umfasst eine Anamnese, die körperliche Untersuchung sowie die Bestimmung von Blutwerten.

Anamnese: Durch die systematische Befragung des Patienten erfährt der Arzt die aktuellen Beschwerden, die gesundheitliche Vorgeschichte sowie die Lebensumstände.

- Eigenanamnese: Diabetes mellitus Typ 2, kardiovaskuläre Risikofaktoren oder andere Erkrankungen, Medikamenteneinnahme sowie Lebensstilfaktoren (Ernährungsgewohnheiten, Alkohol, Rauchen, körperliche Aktivität)
- Familienanamnese: Diabetes mellitus Typ 2, kardiovaskuläre Erkrankungen

Körperliche Untersuchung

- Body-Mass-Index und Taillenumfang
- Auskultation (Abhören mit dem Stethoskop)
- Blutdruckmessung

Laborwerte

- Nüchternblutzucker
- Gesamtcholesterin
- HDL-Cholesterin
- LDL-Cholesterin
- Triglyceride

7.4 THERAPIE

Die Therapie bei metabolischem Syndrom umfasst die Behandlung der Symptome, aus denen sich das Syndrom zusammensetzt. Ziel ist die Normalisierung der Stoffwechselparameter, also eine Gewichtsreduktion, die Senkung des LDL- und die Erhöhung des HDL-Cholesterinspiegels, die Normalisierung von Blutzuckerwerten und Blutdruck. Dadurch wird das Risiko für Folgeerkrankungen (z. B. Diabetes mellitus, Herz-Kreislauf-Krankheiten) gesenkt. Besteht bereits eine dieser Krankheiten, ermöglicht eine Behandlung, das Fortschreiten der bestehenden Erkrankungen zu verlangsamen oder sogar aufzuhalten.

Grundlage der Therapie sind vor allem Lebensstil- und Ernährungsmaßnahmen. Können die wünschenswerten Stoffwechselparameter auf diese Weise nicht (vollständig) erreicht werden, ist eine auf die kritischen Parameter abgestimmte medikamentöse Therapie angezeigt.

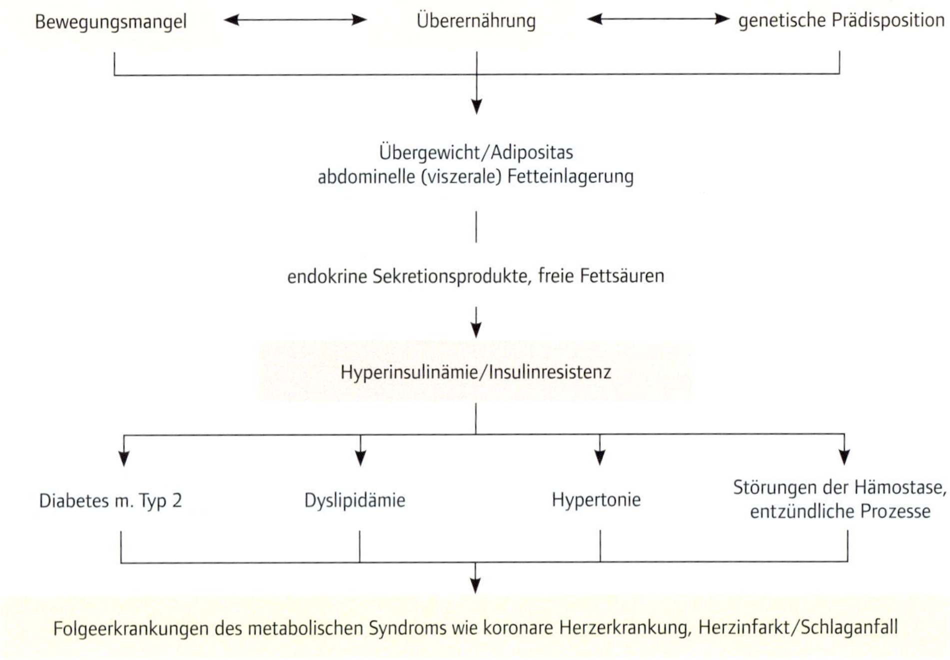

Abb. 2: Bedeutung der Adipositas für die Entstehung des metabolischen Syndroms und seiner Folgeerkrankungen (Quelle: Hahn S.: Das Metabolische Syndrom. Ernährungs Umschau 4, 2009)

7.4.1 LEBENSSTILÄNDERUNG

Patienten mit metabolischem Syndrom sollen ihre Lebensweise so verändern, dass sie Gewohnheiten, die das Fortschreiten der Erkrankung begünstigen, vermeiden und sich stattdessen gesundheitserhaltende und -fördernde Verhaltensweisen aneignen. Dazu gehören

- ausreichende, regelmäßige körperliche Bewegung,
- das Beenden des Rauchens,
- das Meiden von alkoholischen Getränken,
- ausreichend Schlaf und
- Stressmanagement.

7.4.2 ERNÄHRUNGSTHERAPIE

Die diätetischen Maßnahmen werden entsprechend Art und Ausmaß der zugrunde liegenden Erkrankungen zusammengestellt. Basis ist eine verminderte Energiezufuhr. Darüber hinaus wird die Fettmenge verringert und die Fett- sowie Kohlenhydratzusammensetzung der Ernährung verändert. Die Salzzufuhr mit der Nahrung ist begrenzt. Alkohol ist zu vermeiden. Sind auch die Harnsäurewerte erhöht, sind purinreiche Lebensmittel zu meiden oder stark einzuschränken.

— GEWICHTSREDUKTION BEI BESTEHENDEM ÜBERGEWICHT

Eine übermäßige Energiezufuhr ist meist eine Hauptursache des metabolischen Syndroms und bedingt weitere Stoffwechselstörungen. Daher stellt die Reduktion des Körpergewichts eine der wichtigsten therapeutischen Maßnahmen dar. Eine vorsichtige und nachhaltige Verminderung der Kalorienaufnahme um etwa 500–800 kcal pro Tag ergänzt sich gut mit den anderen Veränderungen der Nahrungszusammensetzung, sodass Übergewicht, Fettstoffwechselstörungen, erhöhte Blutzuckerwerte und Bluthochdruck mit den gleichen Maßnahmen therapiert werden. Es ist wichtig, realistische Gewichtsziele zu formulieren. Bereits eine stabile Gewichtsabnahme von 0,5 kg pro Woche führt zu einer deutlichen Verbesserung der Blutwerte.

— SENKUNG DER GESAMTFETTZUFUHR

Wie auch bei der Ernährungstherapie von Übergewicht und Adipositas, Fettstoffwechselstörungen sowie Diabetes mellitus soll die tägliche Fettzufuhr bei 30 % der aufgenommenen Energie liegen. Dies stellt im Vergleich zu einer üblichen Mischkost eine Einschränkung der Fettaufnahme dar. Das Einsparen von Fett trägt wesentlich zur Reduzierung der Energieaufnahme bei.

— FETTMODIFIKATION

Neben der **Fettmenge** spielt auch die **Fettsäurezusammensetzung** (Fettqualität) eine wesentliche Rolle bei der Therapie des metabolischen Syndroms, insbesondere bei der Behandlung der vorhandenen Hyperlipidämien. Da die einzelnen Fettsäuren unterschiedliche Auswirkungen auf die Blutfette haben, wird ihre Auswahl und Menge so verändert, dass Fettsäuren, die **blutfetterhöhend** wirken, vermindert in der Ernährung vorkommen und dass Fettsäuren, die **blutfettsenkend** wirken, bevorzugt ausgewählt werden (› Kap. A12.3, S. 54).

— AUSWAHL DER KOHLENHYDRATTRÄGER

Kohlenhydratreiche Lebensmittel haben in Abhängigkeit von ihrer Zusammensetzung eine unterschiedliche Wirkung auf den Blutzucker. Da **komplexe Kohlenhydrate** (› Kap. A13.3, S.58) den Blutzuckerspiegel langsamer und gleichmäßiger ansteigen lassen und zudem aufgrund des höheren Ballaststoffgehalts auch noch ein länger anhaltendes Sättigungsgefühl bedingen, sind diese in der Ernährung bei metabolischem Syndrom zu bevorzugen. Eine ballaststoffreiche Ernährung trägt auf indirektem Wege zusätzlich auch zur Cholesterinsenkung bei, da sie meist mit einem niedrigeren Gehalt an gesättigten Fetten, Cholesterin, Fett und Kalorien einhergeht. Komplexe Kohlenhydratträger sind Vollkornprodukte, Gemüse, Salate, Hülsenfrüchte sowie Kartoffeln.

Schnell resorbierbare Kohlenhydrate wie Zucker, Honig, Weißmehlprodukte, Süßigkeiten, Fruchtsäfte, Nektare, Limonade, Cola müssen stark eingeschränkt oder vermieden werden. Sie enthalten durch ihren hohen Zuckergehalt viel Energie und liefern keine Ballaststoffe, Vitamine und Mineralstoffe. Süßstoff ist ein alternatives Süßungsmittel.

— ALKOHOLVERZICHT

Aufgrund des hohen Energiegehalts (7 kcal pro Gramm) und der triglyceridsteigernden Wirkung ist Alkohol zu vermeiden.

— SPARSAMER UMGANG MIT KOCHSALZ

Eine hohe Aufnahme von Kochsalz mit der Nahrung kann Bluthochdruck begünstigen oder einen bestehenden Bluthochdruck verstärken. Daher ist die Kochsalzzufuhr auf **5–6 g pro Tag** zu begrenzen. Praktisch bedeutet dies, dass Salz bei der Zubereitung von Speisen nur sehr sparsam verwendet werden soll und auf das Nachsalzen von fertigen Gerichten verzichtet wird. Konserven, Fertiggerichte, Salzgebäck, gepökelte und geräucherte Fleisch- und Fischwaren sind aufgrund eines hohen Salzgehalts zu meiden. Bei Mineralwasser sollen natriumarme Mineralwassersorten (< 20 mg Natrium pro Liter) bevorzugt werden.

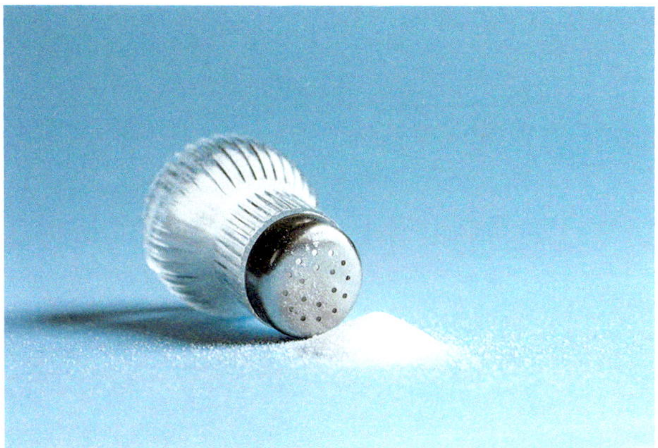

Abb. 1: Die Aufnahme von Kochsalz sollte bei Vorliegen eines metabolischen Syndroms stark eingeschränkt werden.

— MEIDEN PURINREICHER NAHRUNGSMITTEL

Purine werden im Körper in Harnsäure umgewandelt. Eine zu hohe Zufuhr kann Hyperurikämie und Gicht (› Kap. B6, S. 137) verursachen. Bei erhöhten Harnsäurewerten im Blut sind purinreiche Lebensmittel wie Innereien, Schalen- und Krustentiere, Ölsardinen, Sardellen sowie Haut von Geflügel und Fisch und Schweineschwarte zu meiden. Der Verzehr von Fleisch- und Wurstwaren ist stark einzuschränken.

AUFGABEN

1 Erklären Sie, durch welche pathophysiologischen Symptome das metabolische Syndrom gekennzeichnet ist.
2 Erläutern Sie, was unter viszeralem Fettgewebe zu verstehen ist und welche Rolle dieses bei der Entstehung des metabolischen Syndroms spielt.
3 Nennen Sie sieben wesentliche Maßnahmen der Ernährungstherapie bei metabolischem Syndrom.

8 AKUTES UND UNKLARES ABDOMEN

Das akute Abdomen ist kein eigenständiges Krankheitsbild, sondern ein Symptomkomplex, der sich durch starke abdominelle Schmerzen und möglicher Lebensbedrohlichkeit auszeichnet. Durch eine genaue Schmerzanamnese lassen sich bestimmte Schmerzregionen und Schmerzcharaktere Krankheitsbildern zuordnen.

Das Wort „akut" beschreibt das plötzliche Auftreten und grenzt somit chronische Krankheiten ab. Fehlt eine akute Lebensbedrohung, kann auch der Begriff unklares Abdomen genutzt werden. Die Abbildung 1 stellt Krankheitsbilder vor, die bei Bauchschmerzen ursächlich sein können.

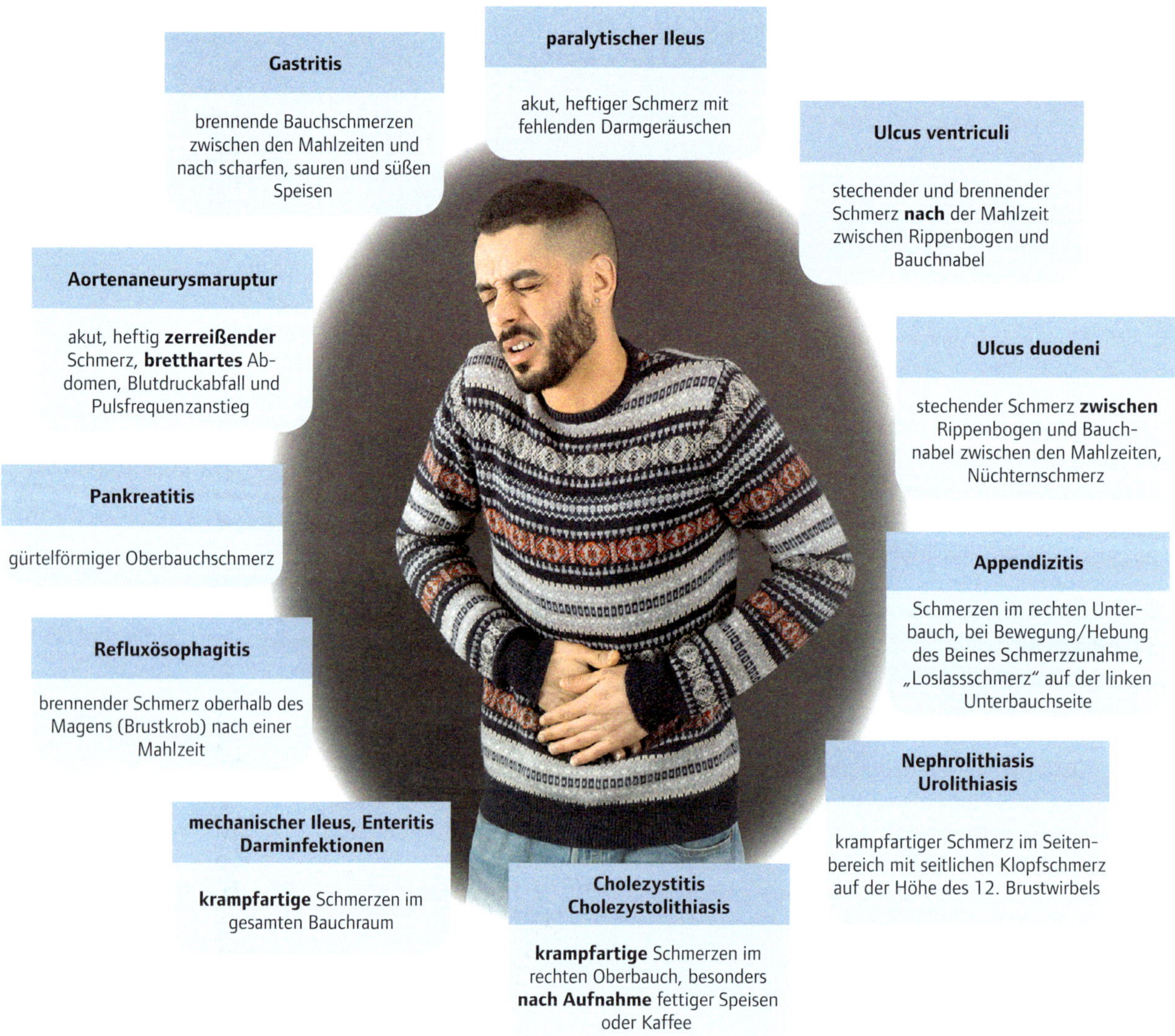

Abb. 1: Mögliche Krankheitsbilder bei Bauchschmerzen

8.1 GASTRITIS

Die Gastritis ist eine Entzündung der Magenschleimhaut, die akut auftreten oder auch chronisch verlaufen kann.

8.1.1 AKUTE GASTRITIS

Die akute Gastritis klingt innerhalb weniger Tage selbstständig ab. Durch die Einlagerung von neutrophilen Granulozyten in die Magenschleimhaut kommt es zu einem Ödem der Magenschleimhaut. Durch kleine Schleimhautdefekte (Erosionen) der Magenschleimhaut können sogar kleine Blutungen entstehen.

URSACHEN

Die Ursachen können vielfältig sein. So können z. B. Infektionen durch Pilze, Bakterien oder Viren, Stress, Nikotinkonsum oder Reflux von Galle für eine Entzündungsreaktion verantwortlich sein. Ein übermäßiger Alkoholkonsum hochprozentigen Alkohols oder Medikamente wie Azetylsalicylsäure (ASS/Aspirin®) fördern ebenfalls die Entzündungsreaktion.

SYMPTOME

Je nach Intensität der Ödembildung sind für den Patienten unterschiedliche Symptome spürbar. Von leichten Schmerzen im Epigastrium (Raum zwischen Rippen und Bauchnabel), Nausea (Übelkeit), einem Völlegefühl und Aufstoßen hin bis zu Emesis (Erbrechen) mit und ohne Blutbeimengungen, auch Hämatemesis genannt, sind möglich.

DIAGNOSTIK

Neben den beschriebenen Symptomen kann bei der körperlichen Untersuchung noch ein Druckschmerz im Epigastrium auftreten. Für eine gesicherte Diagnose ist eine Gastroskopie notwendig.

THERAPIE

Die kausale Therapie besteht in der Entfernung der Noxe. Im Fall eines starken Alkoholkonsums wäre hier die Abstinenz (völliger Verzicht) notwendig. Der Heilungsprozess der vorliegenden Schleimhautentzündung kann positiv mit H2-Antihistaminika, Antazida oder Prokinetika beeinflusst werden. Weiterhin sollte der Patient auf Nahrung verzichten oder für 24–36 Stunden eine Tee-Zwieback-Diät durchführen. Auf eine ausreichende Flüssigkeitszufuhr ist unbedingt zu achten, damit Kreislaufprobleme vermieden werden.

8.1.2 CHRONISCHE GASTRITIS

Die chronische Gastritis ist von der akuten Gastritis durch eine Gastroskopie mit histologischer Untersuchung abzugrenzen. Das histologische Präparat weist ausschließlich lymphoplasmazelluläres Infiltrat (Ansammlung von Substanzen, Mikroorganismen oder heterotopen Zellen) auf. Je nach Ursache wird die chronische Gastritis in fünf Arten eingeteilt (Tab. 1).

KLASSIFIKATION	URSACHE
Typ A	autoimmun bedingt Autoimmunzellen richten sich gegen die Belegzellen des Magens (Korpusbereich) und führen zu einer Atrophie (Gewebsschwund) der Parietalzellen. Ein pH-Wert-Anstieg ist die Folge.
Typ B	bakteriell bedingt Sie ist mit 85 % die häufigste chronische Entzündung; am häufigsten im Antrumbereich lokalisiert. Verursacht wird sie i. d. R. durch das Helicobacter pylori Bakterium.
Typ C	chemisch bedingt durch den Reflux von Gallensaft oder nichtsteroidale Antirheumatika, NSAR (wie z. B. Aspirin®, Diclofenac, Ibuprofen), die die Prostaglaninsynthese hemmen und dadurch den Schutz der Schleimhaut vor Magensäure reduzieren
Typ D	diverse Ursachen z. B. durch Thromobozytenaggregationshemmer (Ticlopidin) bedingt, Polypen, nach Blutungen, Morbus Crohn, Urämie
Typ R	Reflux (Sodbrennen) bedingt im Übergang zur Speiseröhre

Tab. 1: Klassifikation und Ursachen der chronischen Gastritis

SYMPTOME

- Schmerzen im Epigastrium
- Nausea
- Völlegefühl und Aufstoßen
- Emesis
- Hämatemesis

THERAPIE

Die Therapie der chronischen Gastritis ist abhängig von der Klassifikation. Nachdem die Ursache (Noxe) eliminiert wurde, wird die Magenschleimhaut wie bei der akuten Gastritis durch Säurehemmung entlastet.

8.2 GASTROENTERITIS

Die Gastroenteritis ist eine durch Bakterien, Viren, Giftstoffe oder Nahrungsallergene verursachte Schleimhautentzündung des Magens und des Dünndarms. Teile des Dickdarms können mit betroffen sein. Salmonellen, Rotaviren und Norovieren sind häufige Erreger für stark ausgeprägte Entzündungsreaktionen.

8.2.1 PATHOGENESE UND FORMEN

Die durch Bakterien oder Viren hervorgerufenen Infektionen haben in der Regel eine **Inkubationszeit** von mehr als sechs Stunden und werden in drei Gruppen eingeteilt:
- Sekretionstyp
- Penetrationstyp
- Invasionstyp

Entzündungen des Sekretionstyps sind durch eine vermehrte Sekretion der Dünndarmmucosa gekennzeichnet. Diese Form macht sich durch eine wässrige Diarrhö (Durchfall) bemerkbar. Ursächlich sind häufig Infektionen mit dem Staphylococcus aureus oder dem Vibrio cholerae, dem Erreger der Cholera.

Bei einem **Penetrationstyp** liegt eine Entzündung in der Submucosa vor. Diese Reaktion führt zu Fieber. Die Diarrhö ist größtenteils wässrig, mitunter leicht blutig. Diese Art der Infektion wird häufig durch Salmonellen verursacht.

Bei blutig-schleimigen, schmerzhaften Diarrhön liegt i. d. R. eine Infektion der Colonmucosa mit einer Zerstörung des Epithels vor. Verursacht wird diese z. B. durch die Bakterien Clostridium difficile oder Shigellen.

Bestimmte Gastroenteritisformen sind in Deutschland **meldepflichtig**, da sie schnell übertragbar sind und so schnell eine Vielzahl an Menschen infizieren können. Zu den meldepflichtigen Erkrankungen laut Infektionsschutzgesetz zählen EHEC-Infektionen, Salmonelleninfektionen, Cholerainfektionen, Norovirusinfektionen und Rotavirusinfektion.

8.2.2 SYMPTOME

Die Gastroenteritis tritt plötzlich auf und ist meist innerhalb von 24 Stunden wieder abgeklungen. Durchfälle, Erbrechen, starke Bauchschmerzen begleitet von Fieber sind typische Symptome der Entzündungsreaktion.

Bei schwerwiegenden, anhaltenden Infektionen mit hohem Flüssigkeitsverlust treten zusätzliche Symptome auf. Neben einem herabgesetzten Hautturgor (Spannungszustand der Haut, › Kap. B2.6.1, S. 104) sind Veränderungen der Pulsfrequenz, des Blutdrucks und der Bewusstseinslage beobachtbar. Gerade sehr junge und sehr alte, multimorbide (an mehreren Erkrankungen erkrankt) Menschen sind besonders gefährdet.

8.2.3 DIAGNOSTIK

In leichten Fällen einer Gastroenteritis reicht eine ausführliche **Anamnese** und **klinische Untersuchung** aus. Bei schwerwiegenderen Fällen mit Blutbeimengungen im Stuhl und/oder länger anhaltenden Durchfällen erfolgt eine **mikrobiologische Untersuchung** des Stuhls auf Erreger und Resistenz. Eine **Ultraschalluntersuchung** wird häufig zur Differentialdiagnostik durchgeführt.

Der Flüssigkeitshaushalt sollte über einen Hautfaltentest (› Abb. 2, S. 104) kontrolliert werden. Blutdruck- und Pulskontrollen geben über das Intravasalvolumen Auskunft.

8.2.4 THERAPIE

Bei meldepflichtigen Infektionen nach dem Infektionsschutzgesetz müssen Patienten isoliert werden. Besondere Hygienemaßnahmen sind dabei zu beachten.

Flüssigkeitszufuhr: Durch den starken Flüssigkeitsverlust erhalten Patienten mit starken Durchfällen und Erbrechen Flüssigkeit über einen venösen Zugang als Infusion verabreicht. Je nach Menge des Flüssigkeitsverlusts und der Dauer der Nahrungskarenz kann eine parenterale Ernährung notwendig sein. Diese erfolgt dann über einen zentralvenösen Katheter.

Medikamente: Um den Brechreiz und das Erbrechen zu unterdrücken und auch eine orale Zufuhr von Flüssigkeit zu ermöglichen, ist die Gabe von Antiemitka, z. B. Vomex, notwendig.

Die Gabe von Antidiarrhoika ist in den meisten Fällen kontraindiziert (nicht angezeigt), da diese den Verbleib der Bakterien im Körper fördern. Durch den längeren Verbleib im Körper kommt es besonders bei Typhusinfektionen zu einer

Darmperforation (Durchbruch). Grundsätzlich gilt die Regel, dass bei Durchfällen mit Fieber auf Antidiarrhoika wie Loperamid verzichtet werden sollte.

Ernährung: Auf Milchprodukte sollte in dieser Zeit verzichtet werden, da diese zu einer Schädigung der Dünndarmschleimhaut führen kann. Geriebene Äpfel und lang gekochte, pürierte Möhren sind besonders geeignet, da sie bei der Zubereitung Pektin freisetzen, welches im Körper Wasser bindet.

PRÄVENTION

Um auf **Urlaubsreisen** einen geeigneten Schutz gegen Typhus und Cholera zu haben, ist eine Impfung bei bestimmten Urlaubsregionen sinnvoll. Grundsätzlich gilt für alle Urlaubsreisen, dass kein ungekochtes Wasser und keine rohen, ungewaschenen Speisen verzehrt werden sollten. Auf eine ausreichende Händehygiene ist zudem zu achten.

8.3 PEPTISCHES ULKUS

Unter einem peptischen Ulkus, auch gastroduodenale Ulkuskrankheit genannt, wird ein durch Verdauungssäfte verursachter Schleimhautdefekt verstanden. Im Vergleich zu einer Erosion ist bei einem Ulkus auch die Muskelzellschicht des Organs betroffen.

Am häufigsten entwickeln sich diese Ulzera (Geschwüre) im Bereich des Magens und des Duodenums (Zwölffingerdarm).

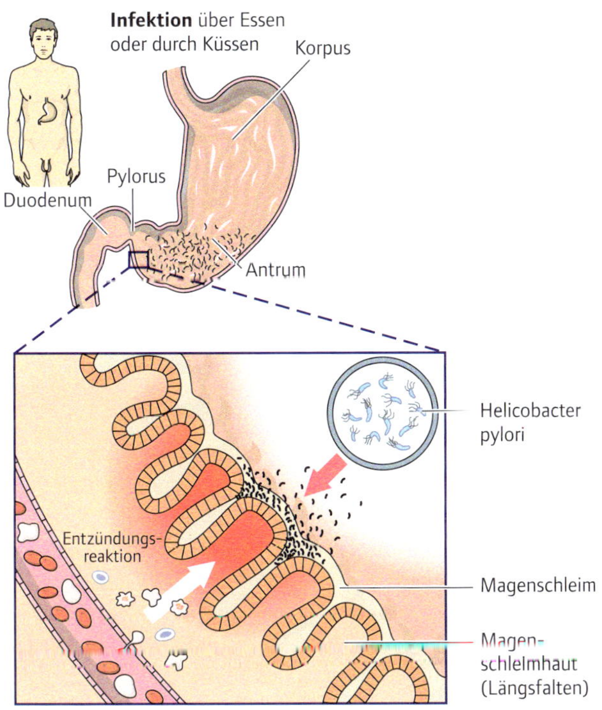

Abb. 7: Vereinfachte Darstellung Helicobacter-pylori Wirkung

8.3.1 URSACHEN

Für die Entstehung eines Ulkus ist ein **Ungleichgewicht** zwischen der schleimhautangreifenden Salzsäure und dem schleimhautschützenden alkalischen Schleim verantwortlich. Überwiegt der Anteil an Magensäure, werden die Mucosa, Muscularis und Serosa verletzt.

In den meisten Fällen liegt wie bei der Gastritis B eine **Infektion** der Magenschleimhaut mit dem Bakterium Helicobacter pylori vor. Die Einnahme von NSAR steigert das Risiko, an einen Ulkus zu erkranken, um das Vierfache.

Verhaltensweisen, wie z. B. starker Nikotinkonsum, eine dauerhafte Stressbelastung oder die Einnahme von Glucokortikoiden, wie z. B. Kortison, erhöhen das Risiko zusätzlich. Männer sind um ein Vielfaches häufiger betroffen als Frauen.

8.3.2 PATHOGENESE

Der über Lebensmittel (fäkal-oral) oder über das Küssen (oral-oral) übertragene Helicobacter pylori siedelt sich in der Magenschleimhaut an. Durch die Absonderung des Enzyms Urease bildet sich in der Magenschleimhaut Ammoniak. Dieses neutralisiert zunächst die Magensäure und es kommt es zu einer Entzündungsreaktion. Eine dadurch erhöhte Magensäureproduktion verursacht die Defekte der Hautschichten.

8.3.3 SYMPTOME

Die Symptome eines Ulkus ventrikuli ähneln sich mit der chronischen Gastritis. Im Vordergrund steht jedoch das Schmerzempfinden, welches im direkten Zusammenhang mit der Nahrungsaufnahme steht.

Bei einem Ulkus duodeni tritt der Schmerz allerdings erst lange Zeit nach der Nahrungsaufnahme auf. Dieser Nüchternschmerz ist auf die Passagezeit des Nahrungsbreis bis zum Zwölffingerdarm zurückzuführen.

Häufig geht ein Gewichtsverlust und eine Appetitlosigkeit mit einem allgemeinen Schwächegefühl einher.

8.3.4 DIAGNOSTIK

Um das Ausmaß der Schleimhautschädigung genau beurteilen zu können, muss eine Ösophagogastroduodenoskopie (Speiseröhren-Magen-Dünndarm-Spieglung) durchgeführt werden.

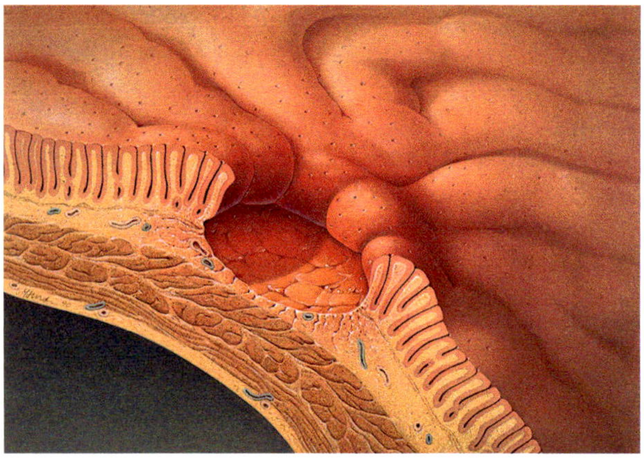

Abb. 2: Ulkus in der Magenschleimhaut

Für einen Erregernachweis des Helicobacter pylori stehen verschiedene Möglichkeiten zur Verfügung:
- Biopsie und anschließender Ureaseschnelltest
- Biopsie und histologische Untersuchung
- Kultur
- Ureaseatemtest
- Antigennachweis im Stuhl
- Antikörpernachweis im Serum

8.3.5 KOMPLIKATIONEN

Das peptische Ulkus kann unbehandelt schwerwiegende Folgen haben. Eine dauerhafte Reizung der Magenschleimhaut kann zu einer bösartigen Mutation (Krebs) der Magenschleimhautzellen führen. Maligne Lymphome des Gastrointestinaltraktes sind auf eine chronische Gastritis durch eine Infektion mit Helicobacter-pylori-Bakterien zurückzuführen.

Erosionen verursachen Blutungen. Bleiben kleine Blutungen über einen langen Zeitraum unentdeckt, so kann sich dauerhaft eine Anämie bilden. Patienten bemerken dieses häufig als Leistungsschwäche. Diese wird häufig erst durch eine Routineblutentnahme festgestellt. Bei Erosionen und tiefergehenden Mucosschädigungen kann es im Bereich des Pylorus zu einer Passagehinderung kommen, die sich durch Übelkeit und Völlegefühl mit Erbrechen bemerkbar macht. Da im Dünndarmbereich weniger Nahrungsbrei verdaut werden kann, verlieren die Patienten häufig auch an Körpergewicht.

Bei einer tiefergehenden Beteiligung kommt es zu akuten Blutungen. Diese machen sich häufig in den ersten Tagen durch einen Teerstuhl bemerkbar. Je stärker die Blutung im Magenbereich bei einem Ulkus ventrikuli wird, umso stärker wird der Brechreiz. Beim Erbrechen wird dann altes und frisches helles Blut erbrochen. Umso stärker die Blutungsquelle ist, umso größer ist die Gefahr, dass der Patient Herz-Kreislauf-Störungen erleidet.

Bei einer Perforation (Durchbruch) sind alle Organschichten betroffen. Es kommt zu starken Blutungen in den Bauchraum. Neben dem sehr belastenden Blutverlust tritt zudem noch Magensaft in den Bauchraum. Eine Peritonitis (Bauchfellentzündung) ist die Folge. Durch diese Infektion und der starken Blutung kommt es zu einem starken Blutdruckabfall im gesamten Körper. Dieser wiederum führt zwangsläufig zu einem Sauerstoffdefizit wichtiger Organe.

8.3.6 THERAPIE

Der peptische Ulkus wird, sofern noch keine Folgeerkrankungen (siehe Komplikationen) aufgetreten sind, konservativ behandelt. Bei vorliegenden Komplikationen, wie z. B. einer Blutung, kann eine endoskopische Blutstillung durchgeführt werden. Sollte dieses nicht erfolgreich sein, muss in seltenen Fällen der Patient operativ versorgt werden. Bei malignen Tumoren (Krebs) muss ebenfalls eine chirurgische Therapie erfolgen.

Da in einem Großteil der Fälle der Helicobacter pylori für die Ulkusentstehung verantwortlich ist, muss dieser nach positiver Testung radikal bekämpft werden. Die Eradikationstherapie (Ausrottungstherapie) ist eine Tripletherapie. Es werden drei Medikamente verabreicht. Zwei verschiedene Antibiotika und ein Säureproduktionshemmer werden über sieben Tage hinweg eingenommen. Ein häufig genutztes Medikamentenfertigpaket ist das Zac-Pac. Nach korrekter siebentägiger Einnahme wird ein Ureaseatemtest zur Kontrolle durchgeführt. Bei Rezidiven (wiederkehrenden Infektionen) wird erneut mit der Tripletherapie begonnen.

Ist die Helicobacter-pylori-Diagnsotik negativ ausgefallen, wird über mehrere Wochen ein Protonenpumpenhemmer zur Reduktion der Magensäureproduktion eingesetzt. Zudem sollten alle Risikofaktoren, die die Entstehung der Krankheit begünstigen, reduziert oder gemieden werden.

GUT ZU WISSEN

Antibiotika sind Medikamente mit keimtötenden Mitteln. Sie können zwischen bakteriziden (abtötende) Antibiotika und bakteriostatischen (vermehrungshemmende) Antibiotika unterschieden werden. Für die Behandlung einer Helicobacter-pylori-Infektion eignen sich Substanzen wie Amoxicillin, Clarithromycin und Metronidazol.

8.4 MAGENKARZINOM

Das Magenkarzinom ist die häufigste bösartigste Neubildung des Magens. Neben Karzinomen treten am Magen weitaus seltener Krebsformen aus diffusen Zellen des neuroendokrinen Systems und der Lymphsystems auf. Mehr als 60 % der Krebszellen wachsen im Bereich des Antrum und Pylorus.

In einem Großteil der Fälle ist die chronische Gastritis mit einer Infektion des Helicobacter pylori für die Entstehung der Krebszellen ursächlich.

Risikofaktoren wie die Einnahme von geräucherten und gepökelten Nahrungsmittel, exzessiver Konsum salzreicher Nahrung und der geringe Verzehr von Frischobst fördern zudem die Entstehung der Magentumore.

Magenkarzinome metastasieren hauptsächlich über die Lymphbahn oder das Gewebe zu den Nachbarorganen. Als Magenfrühkarzinom werden alle Magenkarzinome bezeichnet, die nur auf die ersten zwei Gewebsschichten beschränkt sind. In diesem Frühstadium kann schon ein Lymphknotenbefall vorliegen. Die Fünfjahresüberlebensrate ist bei diesem Magenfrühkarzinom jedoch bei > 90 %.

8.4.1 SYMPTOME

Die nachfolgend genannten Symptome treten in der Regel erst in einem späteren Stadium der Krebsentwicklung auf, was die Aussicht auf eine Heilung auch signifikant reduziert. Unspezifische Symptome wie bei einer akuten Gastritis können Warnzeichen sein. Sobald vorliegende Symptome auftreten, sollte eine gezielte Magenkarzinomdiagnostik durchgeführt werden: Völlegefühl, Dyspepsie, Dysphagie, Anorexie, gastroinstenale Blutungen und Anämie.

In einem späteren Stadium mit **Metastasenbildung** in der Leber treten zudem noch folgende Symptome auf: Hepatomegalie, Ikterus, Aszitis.

8.4.2 DIAGNOSTIK

Bei Verdacht auf einem Magenkarzinom sollte schnellstmöglich eine **Gastroskopie** mit Biopsie durchgeführt werden. Um das Ausmaß der Zellwucherungen besser abschätzen zu können, kann eine **Kontrastmittelröntgenaufnahme** der Magen-Darm-Passage durchgeführt werden. Für eine Metastasensuche wird ein CT **des Abdomen durchgeführt. Ein Haemoculttest** sowie **Blutlaboruntersuchungen** geben einen Aufschluss über das Ausmaß der Blutung.

Bei bestätigter Diagnose kann eine **Laparoskopie** notwendig sein, um die Operabilität beurteilen zu können.

8.4.3 THERAPIE

Magenkarzinome müssen operativ mit einem ausreichenden großen Sicherheitsabstand, je nach Tumorart bis zu 8 cm, entfernt werden. Möglicherweise befallene Lymphknoten werden ebenfalls operativ entfernt.

Bei zu groß gewachsenen Tumoren kann mittels einer Chemotherapie versucht werden, das Tumorwachstum zu reduzieren um diesen dann operativ entfernen zu können.

Ist der Tumor inoperabel, weil zu große Teile des Magens betroffen sind, kann zur Verbesserung der Magen-Darm-Passage ein operativer Eingriff vorgenommen werden, der die Engstelle im Pyloribereich erweitert. Dieser Eingriff ist als palliativer Eingriff zu verstehen.

PATHOLOGIE

Krebsentstehung: Unter Krebs wird eine maligne (bösartige) Gewebswucherung verstanden. Krebszellen entwickeln sich durch exogene Faktoren aus gesunden Körperzellen. Bei der Mitose (Zellteilung) durchläuft die DNA verschiedene Phasen, die unterschiedlich sensibel auf schädliche Einflüsse (z. B. UV-Strahlen, Radioaktivität) reagieren. Kommt es zu einer Mutation (Veränderung) der DNA bzw. des Erbgutes, kann daraus Krebs entstehen. Sofern die Zelle diesen Schaden selbst nicht reparieren kann, werden die DNA-Mutationen von einem Teil des menschlichen Immunsystem, den T-Lymphozyten, erkannt und bekämpft. Diese Art der Immunreaktion findet in Form einer Entzündungsreaktion statt.
Gelingt es den T-Lymphozyten nicht, die Mutationen zu bekämpfen, entstehen Krebszellen, die sich dann weiter teilen und entwickeln können.
Risikofaktoren, die eine Krebsentstehung fördern, sind Kanzerogene und Kokanzerogene wie Nikotin, geräucherte Lebensmittel oder Strahlen.
Je mehr Kanzerogene und Kokanzerogene auf einen Menschen einwirken und je älter dieser ist, desto wahrscheinlicher wird die Mutationsanfälligkeit der Zellen.

AUFGABEN

1. Führen Sie generelle Risikofaktoren auf, die die Entstehung krankhafter Veränderungen des Magens begünstigen.
2. Erläutern Sie den generellen Mechanismus der Magenulcusentstehung.
3. Führen Sie Rollenspiele durch: Konzipieren Sie eine Krankengeschichte, die im Plenum vorgestellt werden soll. Das Plenum soll nach dem Untersuchungs- und Anamnesegespräch kriteriengeleitet eine Verdachtsdiagnose stellen und das diagnsotische Vorgehen im Rollenspiel beurteilen.

9 PANKREATITIS

9.1 AKUTE PANKREATITIS

Die akute Pankreatitis ist eine plötzlich auftretende, primär nichtinfektiöse Entzündung der Bauchspeicheldrüse. Sie tritt in der Regel zwischen dem 40. und 60. Lebensjahr auf. Frauen sind häufiger betroffen als Männer.

9.1.1 PATHOPHYSIOLOGIE

Die akute Pankreatitis wird in den meisten Fällen durch einen **Aufstau von Gallenflüssigkeit** im Rahmen eines Gallensteinleidens bzw. einer Einengung des Gallenganges verursacht (Abb. 1). Eine weitere Ursache ist eine **Alkoholvergiftung**, die z. B. durch Komasaufen bei Jugendlichen verursacht werden kann. In seltenen Fällen wird eine akute Pankreatitis durch **Medikamente**, **Viren** wie Mumps oder HIV oder **innere Verletzungen** durch äußere Gewalteinwirkung verursacht. Die ERCP kann durch eine Verschleppung von Bakterien in seltenen Fällen eine Entzündungsreaktion der Bauchspeicheldrüse hervorrufen.

Die genaue Entstehung der Entzündung ist noch ungeklärt. Es wird vermutet, dass eine zu frühe Aktivierung von Verdauungsenzymen für die Entstehung maßgeblich beteiligt ist. Die schon im Pankreas und nicht erst im Dünndarm aktivierten Verdauungsenzyme führen durch eine Selbstverdauung (Autolyse) der Bauchspeicheldrüse zu einer massiven Schädigung des Bauchspeicheldrüsengewebes und somit zur Entzündung des Organs mit einer Ödembildung (Wassereinlagerung). Im schlimmsten Fall kommt es durch die aktivierte Lipase zu einer enzymatischen Fettgewebsnekrose (Nekrose = Absterben von Gewebe).

9.1.2 SCHWEREGRAD

Das Ausmaß der Pankreasschädigung kann in **drei Stadien** eingeteilt werden.

1. Stadium: In einem Großteil der Fälle kommt es nur zu einer ödematösen Pankreatitis, d. h., dass sich in dem entzündeten Gewebe Wasser einlagert. Bei richtiger, frühzeitiger Therapie heilt diese komplikationslos aus.

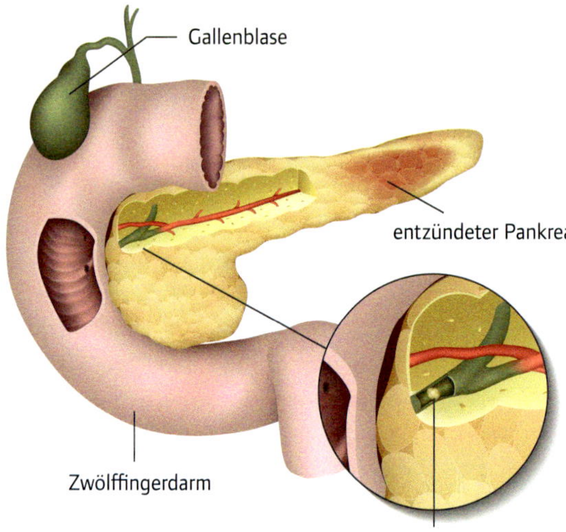

Abb. 1: Akute Pankreatitis

2. Stadium: Sobald das entzündete Gewebe durch die frühzeitig aktivierte Lipase angegriffen wird und Teile des Pankreasgewebes absterben, wird dieses als 2. Stadium bezeichnet.

3. Stadium: Ist bei einem vorliegenden, örtlich begrenzten Gewebstod noch ein anderes Organ in Mitleidenschaft gezogen, steigt die Sterblichkeitsrate (Letalität) auf bis zu 50 % an. In seltenen Fällen kommt es zu einer akut nekrotisierenden Pankreatitis. Hierbei handelt es sich um einen totalen Gewebsuntergang (Nekrose) des ganzen Organs. Treten in diesem Zusammenhang noch andere Organkomplikationen sowie eine Sepsis (Blutvergiftung) auf, liegt die Sterblichkeitsrate bei über 80 %.

9.1.3 SYMPTOME

Charakteristisch treten die nachfolgenden Symptome relativ plötzlich auf:
- plötzlich einsetzende, starke Ober- und Mittelbauchschmerzen
- gürtelförmige Schmerzausstrahlung

- abdominelle gummiartige Abwehrspannung
- Blähungen, Übelkeit und Erbrechen
- Tachykardie (erhöhte Puls-/Herzfrequenzen)
- Hypotonie (niedriger Blutdruck)
- blasse, kalte Haut mit Schweißperlen auf der Stirn

Sofern die Pankreatitis durch ein Gallensteinleiden oder einer Gallenwegsverengung verursacht wurde, sind weitere Symptome zu beobachten:
- Ikterus (Gelbfärbung der Haut)
- Aszitis (starke Wassereinlagerungen im Bauch)
- Pleuraergüsse (Wasseransammlungen im Zwischenraum zwischen Rippen- und Lungenfell, der Pleura)

Bei Patienten im 3. Stadium sind zusätzlich noch grünlich-bräunliche Hautverfärbungen im Flankenbereich (Grey-Turner-Zeichen) oder um den Bauchnabel herum (Cullen-Zeichen) zu beobachten.

Da der gürtelförmige Oberbauchschmerz auch bei einem Herzinfarkt oder einer Lungenembolie (Verschluss der Lungengefäße) auftritt, sind im Rahmen der Untersuchungen diese durch ein EKG und eine Blutuntersuchung (Troponin, CK und CK-MB) auszuschließen.

9.1.4 DIAGNOSTIK

Neben bildgebenden Verfahren wie der Sonografie, dem MRT oder einem Angio-CT muss eine labortechnische Untersuchung erfolgen. Dabei werden die Pankreasenzyme Lipase und α-Amylase im Blut und Urin untersucht. Stark erhöhte Pankreasenzyme, eine Leukozytose, ein erhöhter Blutzuckerwert, erhöhtes Kreatinin, erhöhte Leberwerte, ein Abfall des HB (Hämoglobin) und Hämatokritwertes, Gerinnungsstörungen und eine Azidose weisen auf ein akutes Krankheitsgeschehen der Bauchspeicheldrüse hin.

Um den Verlauf und den Ausgang der akuten Pankreatitis prognostizieren (voraussagen) zu können, stehen unterschiedliche Einschätzungsbögen, sogenannte Scores, wie der Ranson- oder Imri-Score zur Verfügung.

9.1.5 THERAPIE

Eine akute zweit- und drittgradige Pankreatitis muss **intensivtherapeutisch** behandelt werden. Es muss gewährleistet werden, dass der Puls, der Blutdruck, das EKG und die Ausscheidung des Patienten ständig überwacht werden.

Der Patient erhält neben einer parenteralen (den Verdauungstrakt umgehend) Ernährung über einen zentralvenösen Katheter (ZVK) hochdosiert **Schmerzmittel** der Stufe 2 (z. B. Tramaldol) und Stufe 3 (z. B. Morphin) gemäß dem WHO-Analgesiestufenschema. Die Medikamente werden über eine Spritzenpumpe (Perfusor) verabreicht (Abb. 1).

Um eine Ansammlung von Magensäure bei einer zeitgleichen Darmverstopfung zu vermeiden, erhält der Patient eine Magensonde, über die überschüssige Magensäure ablaufen kann. Weiterhin erhält der Patient zum Magenschutz noch H_2-Blocker intravenös.

Eine **Antibiotikgabe** ist bei zweit- und drittgradigen akuten Pankreatiden zusätzlich erforderlich. Bei einer ausgeprägten Schocksymptomatik (Missverhältnis zwischen benötigter Sauerstoff- und Blutmenge und tatsächlich vorhandener Sauerstoff- und Blutmenge) wird der Patient häufig maschinell beatmet.

Weitere Maßnahmen wie die Korrektur des Säure-Basen-Haushaltes oder die Dialyse (Blutwäsche) bei akuten Nierenversagen sind je nach Krankheitsverlauf notwendig.

Bei ausgeprägten Nekrosen, bakteriellen Infektionen dieser sowie Abszessbildung ist ein **chirurgisches Eingreifen** notwendig. Sollte nach 48-stündiger konservativer Intensivtherapie noch keine Besserung zu verzeichnen oder die Organkomplikationen unbeherrschbar werden, ist eine Operation ebenfalls indiziert.

Die chirurgische Therapie beinhaltet die schonende Ausräumung infizierter Nekrosen (Nekrektomie) und die anschließende kontinuierliche Spülung des Bauchraums (Peritoneallavage).

9.2 CHRONISCHE PANKREATITIS

Die chronische Pankreatitis ist eine anhaltende oder in Schüben verlaufende Entzündung der Bauchspeicheldrüse. Sie führt zu einem dauerhaften Funktionsausfall der exokrinen und im weiteren Verlauf häufig zum Ausfall der endokrinen Drüsenfunktion. Daneben kommt es zu Pseudozysten, Pankreasgangstenosen, Duodenalstenosen, Gefäßkomplikationen, Kompression der Gallenwege, eine Mangelernährung sowie einem Schmerzsyndrom. Die Gesamtletalität von chronischen Pankreatidenpatienten liegt ca. bei 28,8–35 %. Die Sterblichkeit der Erkrankung ist 3,6-fach erhöht im Vergleich zur Normalbevölkerung.

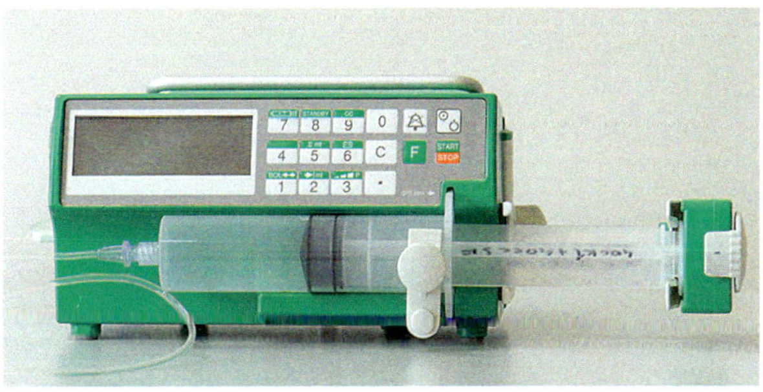

Abb. 1: Perfusor zum Einspritzen von Schmerzmitteln

9.2.1 PATHOPHYSIOLOGIE

In mehr als 70 % der Fälle ist ein langandauernder Alkoholkonsum (Alkoholabusus) von mehr als 80 g/d über sechs bis zwölf Jahre hinweg für die Entstehung der chronischen Pankreatitis verantwortlich.

Durch Alkohol wird eine erhöhte Eiweißverklumpung in Kombination mit einer erhöhten Calciumausschüttung hervorgerufen, was eine Steinbildung im Gangsystem der Bauchspeicheldrüse begünstigt. Die Steinbildung führt zu einem Abflussstau der endokrinen Pankreasenzyme, der Lipase und α-Amylase. Durch die Wirkung der Pankreasenzyme kommt es zu einem Gewebsschwund des Funktionsgewebes (Atrophie) durch eine Bindegewebsbildung (Fibrose). Diese bewirkt wiederum einen weiteren Abflussstau und eine weitere Steinbildung.

Eine weitere, jedoch noch nicht tiefer erforschte Ursache ist das **Sjörgen-Syndrom**. Dabei handelt es sich um eine Autoimmunerkrankung, bei der bestimmte Immunzellen das Funktionsgewebe der Bauchspeicheldrüse angreifen und Entzündungen hervorrufen.

Wird eine chronische **Pankreatits bei Kindern** diagnostiziert, liegt die Ursache mit großer Wahrscheinlichkeit in einem Gendefekt.

Der **Konsum von Nikotin** scheint bei der Entstehung einer chronischen Pankreatitis eine noch ungeklärte Rolle zu spielen.

Ein fortgesetzter **Alkoholkonsum** führt zu einem signifikant verkürzten Überleben.

9.2.2 SYMPTOME

Es treten **schubweise gürtelförmige**, beidseitig ausstrahlende Schmerzen auf. Durch eine nicht mehr oder nur unzureichend in resorbierbaren Bestandteile aufgespaltene Nahrung (Maldigestionsstörung) sind körperliche Symptome wie ein Gewichtsverlust, Fettstuhl, Blähungen und Durchfall beobachtbar. Blutzuckeranstiege durch eine mangelnde Insulinproduktion ist ein weiteres Anzeichen.

9.2.3 DIAGNOSTIK

Zur Diagnostik der chronischen Pankreatits haben sich neben den bildgebenden Verfahren der Sonografie, Endoskopie, des CTs und MRTs unterschiedliche Testverfahren durchgesetzt. Internationale Unterschiede sind dabei auf finanzielle, aber auch auf zur Verfügung gestellte Ressourcen zurückzuführen.

Der Sekretin-Test, bei dem intravenös eine Hormoninfusion verabreicht und über eine Duodenalsonde das Dünndarmsekret abgeleitet wird, gehört zu einem der Standardtestverfahren zur Diagnostik der Pankreasenzymproduktion. Die Probenentnahmen werden dabei auf Bicarbonat und Pankreasamylase und Pankreaslipase hin labortechnisch untersucht.

Eine weitere Möglichkeit ist der fäkale Elastase-Test. Bei diesem Test wird der Stuhl des Patienten gesammelt und auf Pankreasamylase und Pankreaslipase hin labortechnisch untersucht. Der klinische und/oder bildgebende Verdacht auf eine Nekroseninfektion kann durch eine Feinnadelpunktion gesichert werden. Hierzu wird eine feine Nadel unter sonografischer Sicht über die Haut in die Bauchspeicheldrüse eingeführt und Gewebe entnommen. Bei jungen Patienten mit einer chronischen Pankreatitis und mit erkrankten Verwandten ersten oder zweiten Grades sollte eine molekulargenetische Testung erfolgen.

9.2.4 KOMPLIKATIONEN

- Verengungen des Pankreasganges, Leberganges
- Fistelbildung (nicht natürliche röhrenartige Verbindung zwischen zwei Hohlorganen)
- Pankreaspseudozystenbildung (Kapselbildung in der Bauchspeicheldrüse ohne Innenepithel)
- Milzvenenthrombose (Verschluss der Milzvene)
- Pleuraergüsse (Wasseransammlung im Zwischenraum zwischen Rippenfell und Lungenfell)

9.2.5 THERAPIE

Akute Schübe einer chronischen Pankreatitis werden wie eine aktue Pankreatitis therapiert. Bei chronischen Pankreatiden gilt zudem, dass ein zügiger Beginn der oralen Ernährung angestrebt wird. Sofern eine dauerhafte **Analgetikaverabreichung** notwendig ist, sollte eine eingreifende (interventionelle) oder **operative Therapie** erfolgen. Dabei ist es wichtig, dass das alleinige Vorliegen einer exokrinen Pankreasinsuffizienz bei chronischer Pankreatitis keine Indikation für eine operative oder interventionelle Therapie darstellt. Symptomatische Pseudozysten sollten unabhängig von der Größe endoskopisch oder chirurgisch therapiert werden. Bei Verdacht auf ein entfernbares Pankreaskarzinom soll eine chirurgische Therapie erfolgen.

AUFGABEN

1. Benennen Sie die Ursachen einer akuten Pankreatitis.
2. Erläutern Sie den Zusammenhang zwischen einer Cholelithiasis und einer Pankreatitis.
3. Erläutern Sie den Zusammenhang von Alkoholkonsum als Risikofaktor und einer Pankreatitis.

10 MORBUS CROHN UND COLITIS ULCEROSA

Morbus Crohn (MC) und Colitis ulcerosa (CU) sind die beiden häufigsten **Entzündungskrankheiten** des Verdauungstrakts. Sie werden auch als **chronisch entzündliche Darmerkrankungen (CED)** bezeichnet.

Bei beiden Krankheiten treten an unterschiedlichen Stellen des Magen-Darm-Trakts **schubweise und rezidivierend** (wiederkehrend) Entzündungen auf. Meist wechseln sich Phasen der Beschwerdefreiheit (Remission) mit Phasen der Krankheitsaktivität ab. Manchmal sind die Erkrankungen auch chronisch aktiv.

Bei den chronisch entzündlichen Darmerkrankungen werden verschiedene **Krankheitsverläufe** unterschieden:

- **mono-/oligoepisodisch**: Nach einer oder wenigen Krankheitsepisoden kommt es zu einer anhaltenden Remission (MC: 10–13 %, CU: unter 25 %).
- **intermittierend**: Es treten immer wieder Krankheitsschübe auf, dazwischen sind die Betroffenen weitestgehend beschwerdefrei (MC: 70 %, CU: 57 %).
- **chronisch-aktiv**: Die Krankheitsaktivität ist – wenn auch unterschiedlich stark – immer nachweisbar.
- **kompliziert/schwer**: Krankheitsaktivität und -schwere nehmen im längerfristigen Verlauf mehr oder weniger stetig zu (zusammen mit der chronisch-aktiven Gruppe bei MC: 10–30 %, CU: 18 %).
- **fulminant**: kurzfristiges, hochaktives, bedrohliches und schwer zu kontrollierendes Krankheitsbild (nur bei CU, sehr selten)

10.1 UNTERSCHEIDUNG

Neben den Gemeinsamkeiten im Krankheitsverlauf unterscheiden sich Morbus Crohn und Colitis ulcerosa wesentlich hinsichtlich der betroffenen Darmabschnitte und der befallenen Schichten der Darmwand (Abb. 1).

Morbus Crohn kann im **gesamten Verdauungstrakt** (Gastrointestinaltrakt) vom Mund bis zum After auftreten. Am häufigsten ist in über 50 % der Fälle jedoch der **Dünndarm**, und hier das Endstück des Dünndarms (terminales Ileum), betroffen. Daher wird Morbus Crohn synonym auch als **Ileitis terminalis** bezeichnet. Morbus Crohn findet sich aber auch in 15–35 % der Fälle im Dickdarm, in 5–10 % im oberen Dünndarm, in 2–3 % im Magen sowie in unter 1 % in der Speiseröhre (Ösophagus).

Dabei sind die betroffenen Darmabschnitte nicht kontinuierlich, sondern **segmental** (abschnittsweise) entzündet. Das bedeutet, dass nicht größere, zusammenhängende Darmbereiche befallen sind, sondern eher einzelne Abschnitte (skip lesions). Die Entzündung betrifft **alle Schichten der Darmwand** (transmural) und führt zu tieferen Geschwüren und Vernarbungen.

Bei **Colitis ulcerosa** tritt die Entzündung auf den **Dickdarm begrenzt** auf. Sie breitet sich vom After in Richtung Ileozökalklappe (Bauhin-Klappe) aus. Bei über der Hälfte der Patienten befällt die Colitis ulcerosa das Rektum und Sigma (S-förmiger Krummdarm). Breitet sich die Entzündung weiter aus, bleibt sie häufig als „Linksseiten-Colitis“ auf den linken Colonteil (colon descendens) begrenzt. In seltenen Fällen kommt es zu einer **„Back-wash-Ileitis“**, bei der auch die letzten Zentimeter des Dünndarms (terminales Ileum) von Colitis ulcerosa betroffen sind. Ursache ist ein „Überschwappen“ von Entzündungsbotenstoffen über die zwischen Dünn- und Dickdarm liegende Ileozökalklappe.

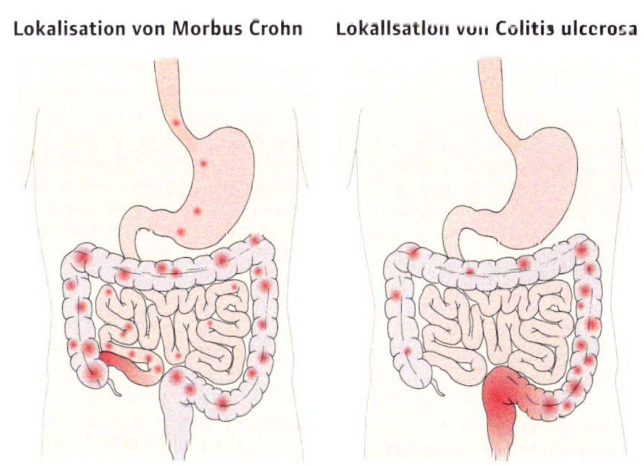

Abb. 1: Von Entzündungen betroffene Darmabschnitte bei Morbus Crohn und Colitis ulcerosa

Colitis ulcerosa weist typischerweise ein **flächenhaft zusammenhängendes** (kontinuierliches) **Befallsmuster** auf. Die Entzündung betrifft die **Schleimhaut** (Mucosa) und führt leicht zu blutenden Geschwürbildungen.

10.2 ÄTIOLOGIE

Die Ursachen für das Auftreten einer chronisch entzündlichen Darmerkrankung sind nicht abschließend geklärt. Bei der Krankheitsentstehung spielen eine genetische Disposition, Umweltfaktoren, die Darmflora sowie eine pathologische Aktivierung des Immunsystems im Darm eine wichtige Rolle (Abb. 2).

Bei den chronisch entzündlichen Darmerkrankungen besteht eine **familiäre Häufung** mit einem deutlich erhöhten Krankheitsrisiko für Verwandte ersten Grades. Es konnten bereits Genbereiche definiert werden, die mit dem Auftreten einer CED, speziell mit Morbus Crohn, im Zusammenhang stehen. Das genetisch prädisponierte Risiko, an einer CED zu erkranken, wird durch äußere, individuell variierende Faktoren beeinflusst.

Hierzu zählen **Umwelteinflüsse** und der Lebensstil. Rauchen zeigt – gerade bei Morbus Crohn – negative Auswirkungen auf Krankheitsentstehung und Krankheitsverlauf. Auch ein (übertrieben) hoher häuslicher Hygienestandard scheint mit dem Auftreten von Morbus Crohn positiv assoziiert zu sein. Der Einfluss psychischer Faktoren (Stress, seelische Belastungen) ist mutmaßlich eher gering. Auch die Ernährung (hohe Verzehrmenge an Zucker und/oder gehärteten Fetten) hat scheinbar keinen wesentlichen Einfluss auf die Entstehung von CED.

Diskutiert wird zurzeit auch die Bedeutung einer veränderten Darmflora. Denn bei CED-Patienten wurde eine im Vergleich zu Gesunden abweichende Zusammensetzung der intestinalen Bakterien (Mikrobiota) gefunden. Es wird vermutet, dass der Körper auf diese Verschiebung der Zusammensetzung mit einer Entzündung reagiert.

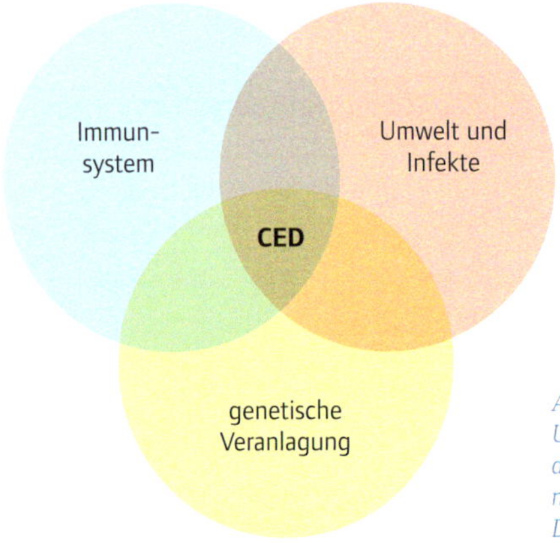

Abb.2: Mögliche Ursachenkomplexe für die Entstehung chronisch entzündlicher Darmerkrankungen

Ein anderer Erklärungsversuch nimmt an, dass der Körper die gesamte „normale" Darmflora als „fremd" oder „schädlich" ansieht und Antikörper bildet, die die Darmwand schädigen und eine überschießende Immunreaktion mit der vermehrten Freisetzung von entzündungsfördernden Botenstoffen verursacht.

GUT ZU WISSEN

Was ist die Darmflora?
Der Magen-Darm-Trakt ist von mehr als 1000 verschiedenen Bakterienarten besiedelt. Diese werden als „Darmflora" oder „intestinale Mikrobiota" bezeichnet. Auf eine Körperzelle des Menschen kommen zehn Mikroorganismen. Im Verlauf des Magen-Darm-Traktes steigt die Keimzahl stark an. Über 90 % der Darmbakterien finden sich im Dickdarm. Die Bakterien machen etwa 50–60 % der Stuhlmasse aus. Die intestinale Mikrobiota trägt zur Entwicklung und zum Erhalt des Darmimmunsystems bei, hilft bei der Abwehr von Pathogenen und Toxinen und unterstützt die Verdauung durch die Erweiterung der enzymatischen Kapazität.

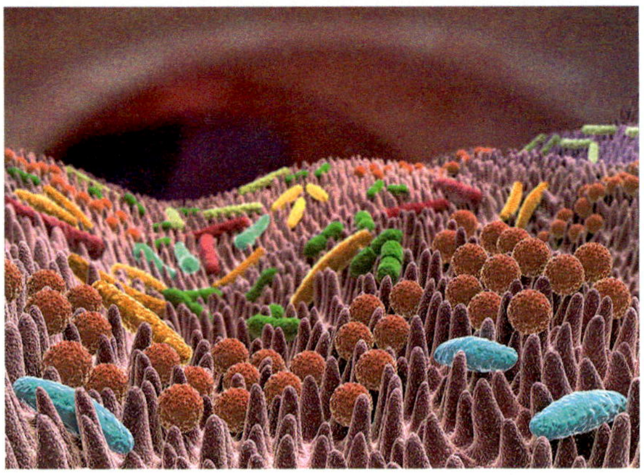

Abb. 3: Verschiedene Bakterien besiedeln den Darm.

10.3 EPIDEMIOLOGIE

In Deutschland leiden etwa 320 000 Menschen an chronisch entzündlichen Darmerkrankungen, davon sind 37 000 Kinder. In den vergangenen Jahrzehnten kam es zu einer allgemeinen Zunahme der Inzidenz und Prävalenz für CED in Industrie- und auch in Schwellenländern. Innerhalb der Pädiatrie wurde eine Verschiebung hin zu einem jüngeren Beginn der CED-Erkrankungen beobachtet. Die Erstmanifestation der CED liegt typischerweise zwischen dem 15. und 35. Lebensjahr, ein zweiter Altersgipfel zeigt sich zwischen dem 60. und 80. Lebensjahr.

10.4 SYMPTOME

Neben dem Auftreten von charakteristischen **gastrointestinalen Symptomen** treten bei CED auch außerhalb des Magen-Darm-Trakts Begleiterkrankungen auf. Es werden **extraintestinale Manifestationen** und **extraintestinale Komplikationen** unterschieden.

10.4.1 GASTROINTESTINALE SYMPTOME

Beide CED, insbesondere aber Morbus Crohn, können mit einem **allgemeinen Krankheitsgefühl**, **Schwäche** und **Gewichtsverlust** einhergehen. Bei Kindern treten Wachstums- und Pubertätsverzögerungen auf. Leitsymptome im akuten Schub sind **Bauchschmerzen, Durchfälle, Übelkeit und Erbrechen**. Bei der Colitis ulcerosa sind die Durchfälle oft blutig. Hierdurch kommt es zu erheblichen Blutverlusten mit Ausbildung einer **Eisenmangelanämie**. Dafür kommt es bei Morbus Crohn gehäuft zu einem erheblichen Gewichtsverlust und zu **Mangelernährung**, da nicht selten der Dünndarm miterkrankt ist. Die charakteristische transmurale Entzündung bei Morbus Crohn kann zur Entstehung von **Fisteln, Abszessen und Fissuren** in der Analregion oder im Abdomen führen.

SYMPTOME	MORBUS CROHN	COLITIS ULCEROSA
Blutung	27 %	89 %
Durchfälle	52 %	73 %
Bauchschmerzen	47 %	77 %
Gewichtsverlust	54 %	5 %
Fisteln	16 %	0 %

Tab. 1: Häufigkeit klinischer Symptome bei CED

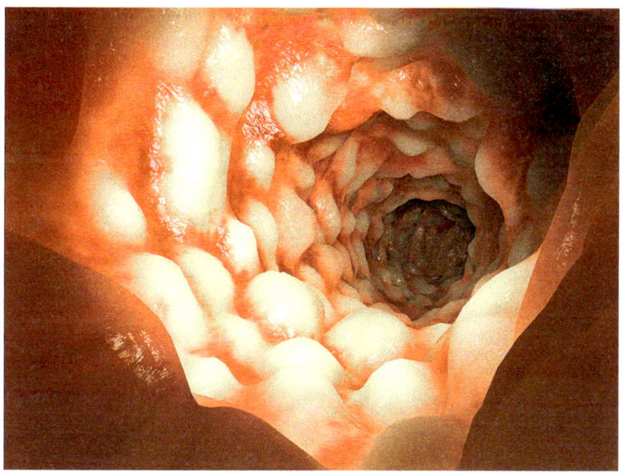

Abb. 1: Darmabschnitt eines Morbus-Crohn-Patienten

10.4.2 EXTRAINTESTINALE MANIFESTATION

Der Krankheitsverlauf bei den CED wird wesentlich durch das Auftreten von extraintestinalen **Manifestationen**, die nahezu jedes Organ außerhalb es Gastrointestinaltrakts befallen können, beeinflusst. Es besteht die Möglichkeit, dass diese bereits **vor** den ersten Symptomen der Darmkrankheit präsent sind.

Bei Colitis ulcerosa kann es zum ersten Auftreten der extraintestinalen Manifestationen **nach** operativer Entfernung des gesamten Dickdarms (Kolektomie) kommen, also wenn die Krankheit überwunden scheint. Bezüglich der Entstehung der extraintestinalen Manifestationen wird vermutet, dass Gedächtniszellen aus dem erkrankten Darm in die jeweiligen Organe wandern und dort eine immunologische Mitreaktion bewirken.

ORGANE	SYMPTOME	HÄUFIGKEIT
Gelenke	Gelenkbeschwerden	25–30 %
Haut	Hautveränderungen	5–20 %
Leber, Galle	Gallenwegsentzündungen, autoimmune Hepatitis	7 %
Augen	Bindehautentzündung, Entzündung der Leder- oder Regenbogenhaut	4 %
Gefäße		< 1 %
Nervensystem		< 1 %

Tab. 2: Häufige extraintestinale Manifestationen bei CED

10.4.3 EXTRAINTESTINALE KOMPLIKATION

Die extraintestinalen **Komplikationen** beruhen auf einer Malabsorption (› Kap. B 11, S. 159) von Nährstoffen. Die Aufnahme vorverdauter Nahrungsbestandteile aus dem Speisebrei durch die Darmwand in die Lymph oder Blutbahn ist vermindert. Davon betroffen sind Eiweiße, Fette, Kohlenhydrate (z. B. Milchzucker), Vitamine (z. B. Folat, Vitamin B_{12}), Mineralstoffe (z. B. Calcium, Magnesium) und Spurenelemente (z. B. Eisen, Zink). Durch die gehäufte Miterkrankung des Dünndarms findet sich eine Malabsorption bei Morbus Crohn häufiger als bei Colitis ulcerosa. Je nachdem welche Resorptionsorte für Nährstoffe von der Entzündung betroffen sind, ergeben sich unterschiedliche Malabsorptionssyndrome.

SYMPTOM	MORBUS CROHN	COLITIS ULCEROSA
sekundäre Lactoseintoleranz	30–40 %	10–15 %
Hypalbuminämie	25–80 %	0–15 %
Anämie	25–85 %	22–68 %
Folsäuremangel	50–79 %	5–20 %
Vitamin-B_{12}-Mangel	16–39 %	8–30 %
Eisenmangel	10–44 %	30–80 %
Osteoporose	24–39 %	0–15 %
Calciummangel	20–60 %	0–46 %
Magnesiummangel	30–68 %	2–55 %
Zinkmangel	42–92 %	12–52 %

Tab. 3: Extraintestinale Komplikationen bei CED

10.5 DIAGNOSTIK

Die Diagnose erfolgt unter Berücksichtigung verschiedener Befunde aus Anamnese, dem klinischen Erscheinungsbild, körperlicher Untersuchung, Labordiagnostik, Röntgen, Ultraschall und Gewebeproben. Andere Erkrankungen sollen ausgeschlossen werden. Gleichzeitig sind Krankheitsaktivität und Prognose zu beurteilen und extraintestinale Manifestationen und Komplikationen zu erkennen.

10.5.1 ANAMNESE

Eine umfassende Anamnese ist eine wichtige Grundlage, um eine CED frühzeitig im Krankheitsverlauf in Erwägung zu ziehen. Die auftretenden Symptome geben wesentliche Hinweise zur Diagnosestellung. Mehr als vier Wochen anhaltende Durchfälle mit mehr als drei flüssigen bis breiigen Stuhlgängen pro Tag (mit oder ohne Blutauflagerungen), Fieber und Bauchschmerzen sollten an eine CED denken lassen. Das Auftreten von nächtlichen Durchfällen ermöglicht meistens die Abgrenzung zu osmotisch bedingten Durchfällen, die (tagsüber) bei Lactoseintoleranz (› Kap. B 11.1, S. 159) oder Fructosemalabsorption auftreten.

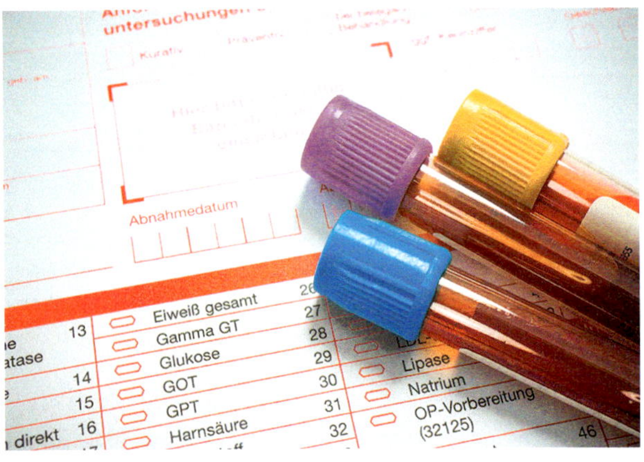

Abb. 2: Eine Blutuntersuchung gehört zu den Standarduntersuchungen bei Verdacht auf Morbus Crohn oder Colitis ulcerosa.

10.5.2 LABORDIAGNOSTIK

Zur Basisdiagnostik gehören das Blutbild und Entzündungsparameter (z. B. C-reaktives Protein = CRP) sowie der Eisenstatus und eine Stuhluntersuchung. Typische Veränderungen im Blutbild bei CED sind eine Thrombozytose (erhöhte Blutplättchenanzahl) und eine hypochrome mikrozytäre Anämie (Blutarmut mit verkleinerten roten Blutkörperchen).

Um eine Mangelernährung festzustellen, empfiehlt sich die Bestimmung von Vitaminen, insbesondere Folsäure, Vitamin B_{12} und D sowie den Spurenelementen Zink und Selen. In Stuhlkulturen sollte eine Erkrankung mit infektiösen Durchfallerregern (z. B. Salmonellen, Shigellen, Campylobacter) ausgeschlossen werden.

GUT ZU WISSEN

Das **C-reaktive Protein** ist ein Akute-Phase-Protein, das in der Leber gebildet wird und ein Bestandteil des Immunsystems ist. Es ist bei akuten Entzündungsprozessen erhöht.

10.5.3 BILDGEBENDE DIAGNOSTIK

Im **Ultraschall** lassen sich entzündete Darmschlingen, Abszesse, Fisteln, Stenosen sowie Störungen der Peristaltik erkennen. Ein unauffälliger Ultraschall schließt pathologische Befunde jedoch nicht aus. **Endoskopische Untersuchungen** ermöglichen eine umfassende Darstellung des oberen

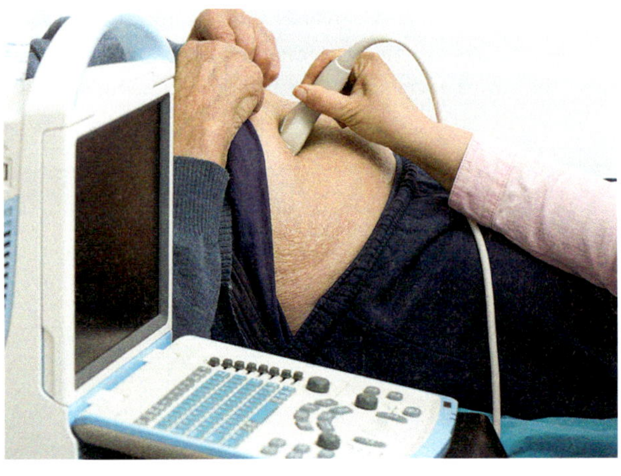

Abb. 3: Eine Ultraschalluntersuchung zeigt Entzündungen im Darmtrakt.

und unteren Gastrointestinaltrakts sowie die Entnahme von **Gewebeproben** an verschiedenen Stellen des Colons. Auch **Röntgen** und die **Magnetresonanztomografie** (MRT) werden zur Diagnostik der CED eingesetzt.

10.6 THERAPIE

Morbus Crohn und Colitis ulcerosa sind **nicht heilbar**. Daher ist das Ziel der Therapie, akute Krankheitsschübe einzudämmen, eine Remissionsphase einzuleiten (Remissionsinduktion) oder die Remissionsphase zu verlängern (Remissionserhaltung). Darüber hinaus soll der Ernährungs- und Allgemeinzustand sowie die Lebensqualität der Patienten verbessert werden und die Darmfunktion erhalten bleiben. Bei Kindern und Jugendlichen sollte ein Kindergastroenterologe die Auswirkungen auf das Wachstum und die psychosoziale Entwicklung im Auge behalten.

Die Therapie der CED richtet sich nach der Schwere der Entzündungsaktivität, der Lokalisation und dem Ausmaß der Erkrankung. Auch der bisherige Krankheits- und Therapieverlauf, das Alter des Patienten, seine Lebensplanung (z. B. geplante Schwangerschaft, berufliche Veränderung) spielen eine wichtige Rolle.

Die **medikamentöse Behandlung** ist zentraler Bestandteil der Therapie. Sie ist nach dem Befallsmuster (Dünndarm, Dickdarm), der Schwere der Erkrankung und den Begleiterkrankungen abgestuft. Zunehmend kommen Immunsuppressiva zum Einsatz. Je nach Befall erhält der Patient unterschiedliche Darreichungsformen der Medikamente. Sind z. B. der Enddarm und das Sigma befallen, werden sie nicht als Tabletten, sondern als Zäpfchen, Einläufe oder Schäume verabreicht. Bei Colitis ulcerosa wird auch eine Medikamenteneinnahme in einer schubfreien Zeit empfohlen.

Bringt die medikamentöse Behandlung keine Verbesserung, wird eine **Operation** notwendig. Ein chirurgischer Eingriff kann aber auch nötig sein, wenn Komplikationen auftreten, die sich medikamentös nicht behandeln lassen, wie z. B. eine Darmverengung, ein Darmverschluss, Blutungen oder bei Abszessen. Der erkrankte Darmanteil wird entfernt. Morbus Crohn wird auch durch eine Operation nicht geheilt, da diese Erkrankung im gesamten Magen-Darm-Trakt auftreten kann. Sie trägt aber dazu bei, die Beschwerden für einige Jahre zu lindern. Da bei Colitis ulcerosa normalerweise nur der Dickdarm betroffen ist, steht mit dem Entfernen des gesamten Dickdarms (Proktokolektomie) eine heilende chirurgische Therapie zur Verfügung.

Die **diätetische Therapie** von Morbus Crohn und Colitis ulcerosa unterscheidet sich nicht. Für Kinder und Jugendliche gelten die gleichen Therapieprinzipien wie für Erwachsene. Patienten mit CED haben unabhängig vom befallenen Abschnitt des Gastrointestinaltrakts häufig eine Mangelversorgung mit Energie und Nährstoffen. Diese ist auf eine unzureichende Nahrungszufuhr durch Appetitverlust, Bauchschmerzen, Übelkeit, Erbrechen, Störungen des Geschmacksempfindens unter medikamentöser Therapie, Resorptionsstörungen sowie durch erhöhte Nährstoffverluste (z. B. durch Fisteln, Durchfälle, Blutungen) zurückzuführen.

Eine Unter- bzw. Mangelernährung muss verhindert oder konsequent behandelt werden, denn sie verschlechtert den klinischen Verlauf, die Mortalität und die Lebensqualität. Ein Aufschlag von 20–30 % auf den normalen Energiebedarf ist notwendig. Um die Verdauungsorgane weniger zu belasten, empfehlen sich mehrere kleine, energie- und nährstoffreiche Mahlzeiten anstelle von drei Hauptmahlzeiten. Schwer verdauliche Lebensmittel und Speisen sollen vermieden werden.

Es ist zu berücksichtigen, dass bei Patienten mit CED häufiger Nahrungsmittelunverträglichkeiten (› Kap. B 11, S. 159) auftreten als bei Gesunden. Ein Mangel an Vitaminen und Mineralstoffen (z. B. Calcium, Vitamin D, Folat, Vitamin B_{12}, Eisen, Zink) muss diätetisch durch geeignete Supplemente behandelt werden. Kann durch eine Ernährung mit natürlichen Lebensmitteln der Energie- und Nährstoffbedarf nicht ausreichend gedeckt werden, wird eine enterale Ernährung als Trink- oder Sondennahrung durchgeführt.

AUFGABEN

1. Erläutern Sie die Gemeinsamkeiten und die Unterschiede von Morbus Crohn und Colitis ulcerosa.
2. Nennen Sie Symptome, die bei CED auftreten.
3. Erklären Sie, welche therapeutischen Möglichkeiten bei CED zur Verfügung stehen.

11 UNVERTRÄGLICHKEITEN

Im allgemeinen Sprachgebrauch werden die Begriffe Nahrungsmittelunverträglichkeit, Nahrungsmittelintoleranz und Nahrungsmittelallergie häufig bedeutungsgleich (synonym) verwendet. Tatsächlich bezeichnen sie jedoch unterschiedliche Ursachen, warum Nahrungsmittel nicht vertragen werden.

Unverträglichkeit ist der Überbegriff für alle Beschwerden, die im Zusammenhang mit dem Verzehr von Nahrungsmitteln bzw. ihren Inhaltsstoffen auftreten können. Je nachdem auf welche Weise die Unverträglichkeit entsteht, werden toxische Reaktionen und nichttoxische Reaktionen unterschieden (Abb. 1).

Toxische Reaktionen sind Vergiftungserscheinungen nach dem Verzehr von verdorbenen Nahrungsmitteln oder Speisen. Als Beispiele sind Fisch- oder Pilzvergiftungen zu nennen.

Nichttoxische Reaktionen werden in Nahrungsmittelallergien und Nahrungsmittelintoleranzen unterschieden. Bei den **Allergien** entsteht die Unverträglichkeitsreaktion durch eine Reaktion des **Immunsystems** (Immunreaktion). Eigentlich harmlose Stoffe werden wie Krankheitserreger behandelt. Der Körper reagiert mit Entzündungszeichen und durch die Bildung von Abwehrstoffen (Antikörper = Immunglobuline). In Bezug auf das zeitliche Auftreten der Symptome nach dem Kontakt mit dem auslösenden Stoff (Antigen) wird zwischen dem **Soforttyp** und dem **Spättyp** differenziert. Beim Soforttyp treten die Symptome umgehend, d. h. sekundenschnell oder innerhalb von zehn bis 20 Minuten, auf. Bei Reaktionen vom Spättyp zeigen sich die Symptome verzögert erst nach sechs bis 24 Stunden. Beispiele für Nahrungsmittelallergien sind Milcheiweißallergie, Hühnereiweißallergie, Sojaallergie oder Nussallergie.

Nahrungsmittelintoleranzen entstehen durch
- einen Enzymmangel oder Enzymdefekt,
- einen fehlenden oder defekten Transportmechanismus oder
- durch pharmakologische Reaktionen.

Ist die enzymatische Spaltung der Nahrung gestört, hat dies zur Folge, dass bestimmte Nahrungsbestandteile nicht (vollständig) aufgespalten und verdaut werden können. Dies wird als **Maldigestion** („schlechte Verdauung") bezeichnet. Beispiele für Nahrungsmittelintoleranzen, die auf Enzymdefekten beruhen, sind Lactose- oder Galactoseintoleranz.

Das Fehlen oder der Defekt von Transportmechanismen bedingt eine gestörte Resorptionsfunktion der Darmschleimhaut. Die Aufnahme vorverdauter Nahrungsbestandteile durch die Darmwand in die Lymph- oder Blutbahn ist vermindert. Dies wird als **Malabsorption** („schlechte Aufnahme") bezeichnet. Bei der Fruchtzuckerintoleranz liegt ein defekter Transportmechanismus vor. Auch Zöliakie ist eine Erkrankung bei der Malabsorption auftritt.

Treten nach dem Verzehr von Stoffen, die pharmakologisch aktiv sind, z. B. Histamin, Tyronin, Serotonin, Symptome einer Intoleranz (z. B. Bauchschmerzen, Blähungen, Übelkeit) auf, handelt es sich um eine **pharmakologische Nahrungsmittelintoleranz**.

11.1 LACTOSEINTOLERANZ

Durch einen Mangel oder das Fehlen des milchzuckerspaltenden Enzyms Lactase im Dünndarm kommt es nach dem

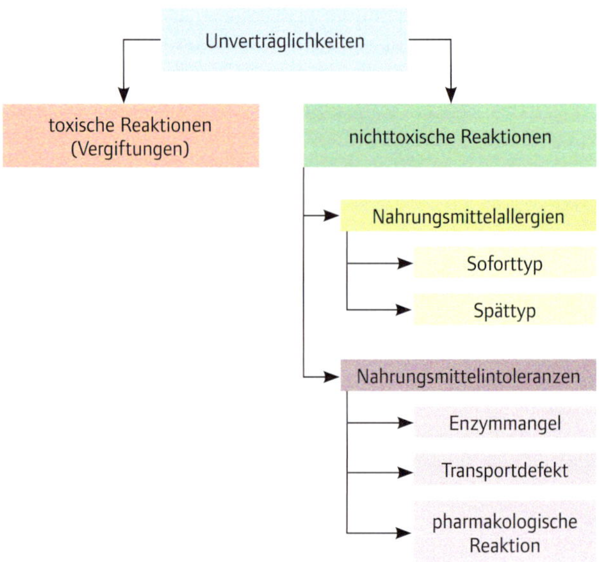

Abb. 1: Systematik der Nahrungsmittelunverträglichkeiten, -allergien und -intoleranzen

Verzehr von Milchzucker bzw. milchzuckerhaltigen Nahrungsmitteln zu Unverträglichkeitsreaktionen. Dies wird als **Milchzuckerunverträglichkeit (Lactoseintoleranz)** bezeichnet.

Damit Lactose im oberen Dünndarm in den Körper aufgenommen werden kann, muss sie mithilfe des Enzyms **Lactase** in ihre Bestandteile Glucose und Galactose gespalten werden. Besteht ein Enzymmangel (Lactasemangel) wird Lactose nicht oder nur unzureichend gespalten und verbleibt im oberen Dünndarm oder gelangt teilweise in tiefere Darmabschnitte (Abb. 1). Hier wird sie durch die Darmbakterien zu kurzkettigen Fettsäuren (Milchsäure, Essigsäure) und Gasen (Wasserstoff, Kohlenstoff, Methan) verstoffwechselt.

11.1.1 SYMPTOME

Es treten **Blähungen**, **Bauchschmerzen** und **Übelkeit** auf. Gleichzeitig strömt verstärkt Wasser in den Dickdarm und es kommt zu **Durchfall** (Diarrhö) und schmerzhaften **Bauchkrämpfen** (Koliken). Die Intensität der Symptome ist individuell unterschiedlich ausgeprägt und wird von verschiedenen Faktoren beeinflusst. Hierzu zählen die Menge der verzehrten Lactose, die Restaktivität der Lactase, die Zusammensetzung der Dickdarmflora und die Magenentleerungsgeschwindigkeit bzw. die Dünndarmtransitzeit.

11.1.2 EPIDEMIOLOGIE

Der Lactasemangel ist weltweit der am meisten verbreitete Enzymmangel. Rund drei Viertel der Weltbevölkerung verlieren nach dem Abstillen die Fähigkeit, Lactose aufzuspalten. Dabei zeigt sich in der geografischen Verteilung bei der Prävalenz der Lactoseintoleranz ein Nord-Süd-Gefälle. In den nordischen Ländern (Skandinavien) zeigen nur etwa 3–8 % der Bevölkerung einen Lactasemangel. In Deutschland liegt die Prävalenz bei 15–20 % der Bevölkerung, im Mittelmeerraum bei etwa 25 %. In Asien und Regionen Afrikas nahe der Äquatorialzone sind bis zu 98 % der Bevölkerung lactoseintolerant.

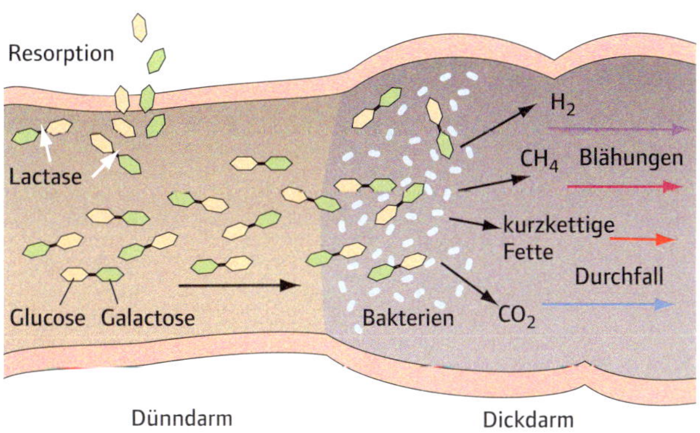

Abb. 1: Lactasemangel führt zur Lactoseintoleranz.

11.1.3 ÄTIOLOGIE

Grundsätzlich werden **primäre und sekundäre Formen** der Lactoseintoleranz unterschieden. Der primäre Lactasemangel ist durch eine genetische Veranlagung gekennzeichnet.

Die **sekundären Formen der Lactoseintoleranz** entstehen durch die Schädigung der Oberfläche des Dünndarmepithels infolge einer anderen Grunderkrankung. Erkrankungen wie Zöliakie oder Morbus Crohn zeigen deshalb oft als Erstmanifestation das klinische Bild einer Lactoseintoleranz. Auch Infektionserkrankungen, wie akute Magenschleimhautentzündungen (Gastroenteritiden) oder HIV können zu einer sekundären Milchzuckerunverträglichkeit führen.

11.1.4 DIAGNOSTIK

Zur Diagnostik der Lactoseintoleranz stehen neben der direkten Methode, bei der die Enzymaktivität an einer Gewebeprobe nachgewiesen wird, mehrere indirekte Verfahren zur Verfügung.

Der **H_2-Atemtest** (Wasserstoffatemtest) ist der Goldstandard in der Diagnostik der Milchzuckerunverträglichkeit. Diese nicht invasive und sehr empfindliche Untersuchung hat sich klinisch etabliert. Der H_2-Atemtest wird mit einer Testdosis von 50 g Milchzucker, der in 250–300 ml Wasser aufgelöst wird, durchgeführt. Nach dem Trinken dieser Lösung wird die H_2-Konzentration in der Ausatemluft nach 15, 30, 60, 120 und 180 Minuten gemessen und mit einem Basalwert, der vor der oralen Gabe der Lactose gemessen wurde, verglichen. Bei einem H_2-Anstieg von mehr als 20 ppm (parts per million = Teile von einer Millionen) über den basalen Ausgangswert liegt eine Lactosemaligestion vor.

Das Prinzip des H_2-Atemtests beruht auf der Bildung von Wasserstoff durch den bakteriellen Abbau eines zugeführten Zuckers im Magen-Darm-Trakt. Wird ein Zucker, z. B. Lactose, nicht richtig verdaut oder befinden sich Bakterien im Dünndarm, so wird Wasserstoff gebildet, der über das Blut und über den Lungenkreislauf in die Atemluft gelangt. Die H_2-Konzentration kann mit einem kleinen elektrochemischen Messgerät in der Atemluft gemessen werden.

Alternativ zum H_2-Atemtest kann auch ein **Lactosebelastungstest** zur Diagnosestellung durchgeführt werden. Außerdem liefert die **Genotypenanalyse** eine Aussage darüber, ob die getestete Person die genetische Veranlagung zur Abnahme der Lactaseaktivität hat. Allerdings sagt ein genetischer Nachweis nichts über die klinische Relevanz und die Ausprägung des Lactasemangels aus. Im Gegensatz zu Atemtests wird eine sekundäre Lactoseintoleranz nicht von der Genotypisierung erfasst.

11.1.5 THERAPIE

Bei Patienten mit Lactoseintoleranz kann Beschwerdefreiheit durch die Anpassung der mit der Nahrung aufgenommenen Lactosemenge an die individuelle Verträglichkeit (intestinale Toleranz) erreicht werden. Bei den meisten Patienten ist eine **Lactaserestaktivität** vorhanden. Eine dreiphasige Ernährungsumstellung ermöglicht die Ermittlung der individuell verträglichen Lactosemenge. Ist die Ursache der Lactoseintoleranz eine andere Grunderkrankung, so steht deren Therapie im Vordergrund.

Die **dreiphasige Ernährungsumstellung** startet mit einer zeitlich befristeten (etwa zwei bis vier Wochen) streng lactosearmen Ernährung (**Lactosekarenz**). Dabei sind Milch, alle Milchprodukte sowie sämtliche Lebensmittel, die mit Milch oder Milchpulver hergestellt werden, zu meiden. Ein Ersatz durch lactosefreie Produkte, z. B. lactosefreie Milch, ist möglich. Da Zuckeraustauschstoffe (Fruchtzucker, Sorbit, Mannit, Xylit) häufig gastrointestinale Beschwerden verursachen oder verstärken, sind auch diese Lebensmittel (Obst, z. B. Pflaumen, Birnen, Trockenobst, energiereduzierte Produkte) zu meiden.

An die Karenzphase schließen sich das Austesten der tolerierten Lactosemenge (**Testphase**) und der fließende Übergang in die **Dauerernährung** an. Lactosehaltige Lebensmittel werden auf mehrere Portionen pro Tag verteilt schrittweise in den Speiseplan aufgenommen. Es wird getestet, welche lactosehaltigen Lebensmittel in welchen Mengen beschwerdefrei vertragen werden. Die Verträglichkeitsgrenze ist individuell verschieden und liegt meist zwischen einem und 12 g Lactose pro Tag (lactosearme Ernährung).

GUT ZU WISSEN

Verträglichkeit von …
1–4 g Lactose pro Tag = ausgeprägte Lactoseintoleranz
5–8 g Lactose pro Tag = mittlere Lactoseintoleranz
9–12 g Lactose pro Tag = leichte Lactoseintoleranz

Die Verträglichkeit verbessert sich, wenn lactosehaltige Lebensmittel auf mehrere (kleine) Portionen verteilt werden. Der zeitgleiche Verzehr von protein- und fettreichen Lebensmitteln unterstützt die Lactosespaltung. Auch die Konsistenz spielt eine Rolle. Flüssige Speisen mit Milchzucker werden schlechter vertragen als feste Mahlzeiten. Der Grund dafür liegt in der unterschiedlichen Passagezeit. Gesäuerte Milchprodukte wie Joghurt, Kefir und Schnitt- oder Hartkäse werden meist viel besser vertragen als Ungesäuerte (z. B. Milch, Sahne). Die als verträglich ermittelte Lactosemenge wird als Dauerernährung übernommen. Um temporär die Verträglichkeit von Milch und lactosehaltigen Lebensmitteln zu verbessern, können lactosespaltende **Enzympräparate** eingesetzt werden. Diese werden in flüssiger Form oder als Tabletten angeboten und zu den lactosehaltigen Mahlzeiten eingenommen.

11.2 ZÖLIAKIE

Zöliakie ist eine Dünndarmerkrankung, bei der es bedingt durch eine erbliche Anlage (genetische Prädisposition) beim Verzehr von glutenhaltigen Lebensmitteln zu Gewebeveränderungen am Dünndarm und zur Malabsorption („schlechte Aufnahme") mit unterschiedlichen Symptomen kommt.

Beim Gesunden wird die aufgenommene Nahrung im Dünndarm in ihre Bestandteile zerlegt und gelangt über die Schleimhaut in den Körper. Um eine möglichst große Oberfläche zur Nährstoffaufnahme zu erhalten, ist der Darm mit vielen Falten (Darmzotten) ausgekleidet.

Bei Zöliakiebetroffenen führt die Aufnahme von Gluten mit der Nahrung zu einer Entzündung in der Darmschleimhaut. Dies hat zur Folge, dass die Zotten sich zurückbilden (Zottenatrophie) und sich die Oberfläche des Dünndarms verringert (Abb. 2). Daher können nicht mehr genügend Nährstoffe aufgenommen werden (Malabsorption). So entstehen im Laufe der Erkrankung Nährstoffdefizite, die eine Reihe von Beschwerden auslösen können.

11.2.1 PRÄVALENZ

Bis vor einigen Jahren, als die Diagnose durch das klinische Bild und die Dünndarmbiopsie gestellt wurde, lag die Häufigkeit der Zöliakie bei 1 : 1000–1 : 3000. Seitdem es hochsensitive und -spezifische immunologische Tests gibt, liegt – wie neuere Untersuchungen zeigen – die Prävalenz bei etwa 1 : 100. Allerdings liegt nur bei 10–20 % der Betroffenen das Vollbild der Zöliakie vor. 80–90 % haben untypische oder keine Symptome und wissen daher oft nichts von ihrer Erkrankung. Grundsätzlich ist ein Ausbruch der Erkrankung in jedem Lebensalter möglich.

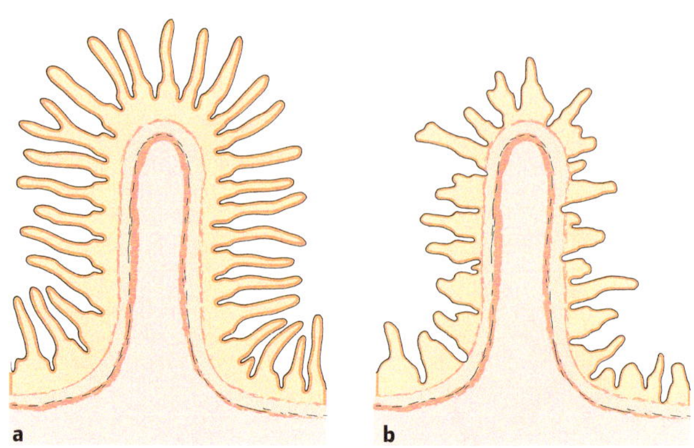

Abb. 2: Im Gegensatz zu einer gesunden Darmwand (a) sind bei einem Zöliakiebetroffenen die Zotten zurückgebildet (b).

11.2.2 SYMPTOME

Das Beschwerdebild bei Zöliakie ist variabel, vielfältig und weist häufig auch uncharakteristische Symptome auf. Klassische Symptome sind Bauchschmerzen, Blähungen, vorgewölbter Bauch, Durchfälle (Diarrhö), Fettstühle (Steatorrhö), Verstopfung (Obstipation), Appetitlosigkeit, Erbrechen und Gewichtsverlust. Bei Kindern treten Gedeihstörungen auf. Viele Betroffene haben aber keine gastrointestinalen Symptome. Bei ihnen treten unspezifische Anzeichen wie Anämie, Kopfschmerzen, Nervosität, Migräne, Stimmungsschwankungen, Depressionen, verzögerte Pubertät oder Zyklusstörungen auf.

11.2.3 DIAGNOSTIK

Die Diagnosekriterien orientieren sich an den Leitlinien der European Society for Paediatric Gastroenterology, Hepatology and Nutrition (ESPGHAN). Zur Diagnose tragen folgende Aspekte bei:

- das Beschwerdebild des Patienten
- die Zöliakie-Serologie (Antikörpertest)
- der Nachweis von zöliakietypischen Veränderungen in einer Gewebeprobe (Biopsie) der Zwölffingerdarmschleimhaut vor Diätbeginn
- die genetische Disposition
- die klare Besserung der Symptome unter glutenfreier Ernährung

Bei Verdacht auf Zöliakie wird zunächst immer anhand einer Blutprobe das Vorliegen von zöliakiespezifischen Antikörpern im Blut getestet. Ist der Befund für zöliakiespezifische Antikörper im Blut positiv, wird zur Bestätigung der Diagnose eine obere Endoskopie (Magenspiegelung) mit Biopsien der Zwölffingerdarmschleimhaut durchgeführt. Dabei werden mehrere Gewebeproben aus dem Duodenum sowie aus dem Bulbus duodeni entnommen. Die Biopsien werden anschließend von einem Pathologen begutachtet. Wichtig für eine zuverlässige Diagnose ist eine ausreichend glutenhaltige Kost in den (mindestens vier, besser zehn bis zwölf) Wochen vor und zum Zeitpunkt der Untersuchungen. Wurde bereits eine glutenfreie Ernährung begonnen, ist mit falschen Ergebnissen zu rechnen.

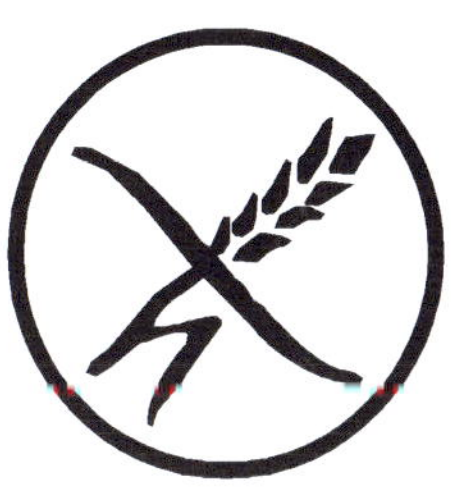

Abb. 1: Die durchgestrichene Kornähre kennzeichnet glutenfreie Produkte.

Gluten ist entscheidend für die Backeigenschaften von Getreidemehlen. Durch Wasserzugabe zum Mehl bei der Teigherstellung quillt Gluten auf und verbindet sich zu einer gummiartigen, elastischen Masse. Diese bildet das Teiggerüst bei Brot und Gebäcken. Gluten ist also wesentlich für die Wasserbindung im Teig, die Elastizität des Teigs, die Krumen- und Krustenbildung sowie die Frischhaltung des Gebäcks.

11.2.4 THERAPIE

Die Behandlung der Zöliakie besteht in einem **lebenslangen** Verzicht auf alle glutenhaltigen Lebensmittel, also einer **glutenfreien Ernährung**. Wird kein Gluten mehr zugeführt, normalisieren sich Aufbau und Funktion der Dünndarmschleimhaut. Diätfehler führen durch sogenannte Gedächtniszellen des Immunsystems zu einer erneuten Entzündung mit Zottenschädigung.

Alle glutenhaltigen Getreidesorten und die aus ihnen hergestellten Produkte sind **dauerhaft** zu meiden. Dieses gilt selbstverständlich auch für alle mit diesen Zutaten hergestellten Lebensmittel und Speisen, z. B. Brot, Brötchen, Kuchen, Gebäck, Müsli, Teigwaren, panierte Gerichte, Frikadellen, Bier, Malzbier, Getreidekaffee oder Joghurt mit glutenhaltigen Getreidezusätzen. Gluten kann in versteckter Form in vielen Lebensmitteln enthalten sein. Betroffene müssen **alle** Lebensmittel, die sie verzehren, sehr sorgfältig überprüfen, dass sie nicht glutenhaltig sind.

Anstelle von glutenhaltigen Getreidesorten müssen **glutenfreie Alternativen** eingesetzt werden. Glutenfrei sind **Mais, Reis** (auch Wildreis), **Hirse, Teff, Buchweizen, Amaranth, Quinoa, Kastanienmehl, Kichererbsenmehl, Sojamehl und Kartoffeln**. Aus diesen können glutenfreie Gebäcke (Brot, Brötchen, Kuchen usw.) und glutenfreie Gerichte hergestellt werden. Im Handel erhältlich ist ein – in den letzten Jahren stark erweitertes – Angebot an glutenfreien Produkten. Dieses ist mit dem Symbol der durchgestrichenen Kornähre als „glutenfrei" gekennzeichnet.

Darüber hinaus sind folgende Lebensmittel in **unverarbeitetem** Zustand auch glutenfrei: Obst und Gemüse, Salate, Hülsenfrüchte, Kartoffeln, Milch, Naturjoghurt, Buttermilch, Quark, Butter, Frischkäse natur, Fleisch, Fisch, Meeresfrüchte, Zucker, Honig, Nüsse, reine Gewürze.

AUFGABEN

1. Nennen Sie mögliche Ursachen für eine Lactoseintoleranz.
2. Erklären Sie, warum es bei Zöliakie zur Malabsorption kommt.
3. Nennen Sie die glutenhaltigen Getreidesorten und geben Sie Alternativen für eine glutenfreie Ernährung an.

12 KOLOREKTALES KARZINOM

12.1 DEFINITION UND HÄUFIGKEIT

Das kolorektale Karzinom bezeichnet eine bösartige Neubildung von Gewebe im Dickdarm (Colon) oder Rektum (Mastdarm). In Deutschland ist es bei Männern die dritthäufigste Krebsart, bei Frauen die zweithäufigste (Tab. 1). In über der Hälfte der Fälle ist der Bereich des Rektums betroffen, gefolgt vom absteigenden Ast des Dickdarms (Colon descendens; Abb. 1). Eine Krebserkrankung im Bereich des Dünndarms ist vergleichsweise selten.

Als **Karzinom** (Krebs) wird eine bösartige Entartung von Zellen bezeichnet. Ein Tumor ist lediglich ein abnormales Wachstum von Zellen, die jedoch nicht bösartig verändert sein müssen. In den meisten Fällen des kolorektalen Karzinoms verändern sich Zellen der Schleimhaut, die den Dickdarm auskleidet. Zumeist sind die Becherzellen der Schleimhaut von der Veränderung betroffen, man spricht daher beim kolorektalen Karzinom auch von einem Adenokarzinom. In Deutschland sterben rund 30 000 Menschen jährlich an den Folgen eines Kolorektalkarzinoms.

LOKALISATION DES KARZINOMS	ERKRANKTE FRAUEN	ERKRANKTE MÄNNER
Brustdrüse	69 663	594
Prostata	0	64 515
Darm	28 695	34 276
Lunge	17 576	35 141
Haut	10 101	10 247
Bauchspeicheldrüse	7 970	8 240

Tab. 1: Häufigkeit ausgewählter Karzinomarten bei Frauen und Männern in Deutschland im Jahr 2011

12.2 RISIKOFAKTOREN

Die Entstehung eines kolorektalen Karzinoms lässt sich nicht allein auf eine Ursache zurückführen, sodass die Risikofaktoren für die Entstehung des Karzinoms sehr unterschiedlich sind. Menschen mit einer familiären Disposition erkranken häufiger an einem kolorektalen Karzinom.

Auch Patienten, die bereits gutartige Tumore im Bereich des Darms hatten (sogenannte Darmpolypen), entwickeln häufiger ein kolorektales Karzinom. Diese gutartigen Darmpolypen können entarten und sind daher eine Vorstufe des Karzinoms. Es gibt weitere Risikofaktoren, die sich zusammenfassend unter dem Schlagwort eines ungesunden Lebensstils bezeichnen lassen. Eine entscheidende Rolle scheint dabei die Ernährung zu spielen. Entsprechend der folgenden Risikofaktoren geht man aktuell davon aus, dass eine lange Verweildauer des Chymus die Entstehung des kolorektalen Karzinoms fördert:
- häufiger Verzehr von rotem Fleisch (Rind, Schwein, Wild)
- häufiger Verzehr von verarbeitetem Fleisch (Wurst und Fleisch mit Pökelsalz)

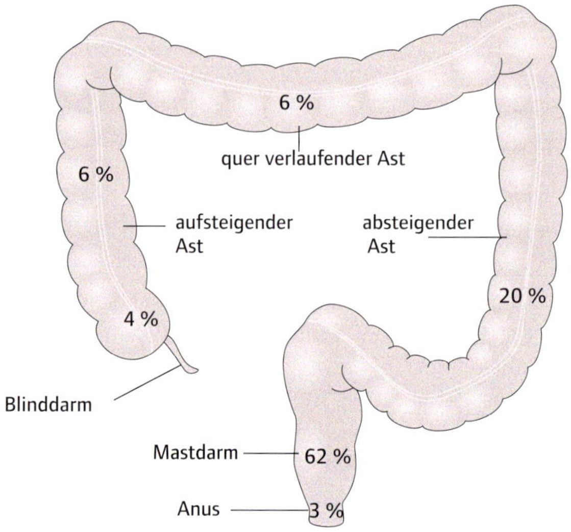

Abb. 1: Lokalisation und prozentuale Verteilung des kolorektalen Karzinoms

- ballaststoffarme Ernährung
- Bewegungsmangel
- Übergewicht und Adipositas
- Konsum von Drogen (Alkohol und Tabak)
- Diabetes mellitus Typ 2
- chronisch entzündliche Darmerkrankungen (Morbus Chron, Colitis ulcerosa)
- Entfernung der Gallenblase
- hohes Alter

12.3 PATHOPHYSIOLOGIE

Die Entstehung eines kolorektalen Karzinoms beginnt in vielen Fällen mit der Entstehung eines **Polypen**. In den Becherzellen der Dickdarmschleimhaut verändern einige Zellen durch spontane **Mutationen** die Erbinformationen. Der Körper hat eigene Schutzmechanismen, um entartete Zellen abzutöten. Bei der Anzahl von Zellteilungen, die im menschlichen Körper täglich erfolgen, passiert es allerdings, dass veränderte Zellen überleben und sich teilen. Diese veränderten Zellen teilen sich häufiger und schneller als gesunde Becherzellen; ein Polyp entsteht. Das menschliche Immunsystem erkennt veränderte Zellen und kann diese abtöten, sodass die Entstehung eines Karzinoms unterbunden wird. Greift dieser Mechanismus nicht, können Krebszellen entstehen und sich ungehindert teilen; ein Karzinom entsteht. Einige Dickdarmpolypen können über einen langen Zeitraum gutartig bleiben und nur sehr langsam wachsen. Sie können jedoch **entarten**. Es ist möglich, dass sich Krebszellen aus dem Tumor lösen und über das Blut oder die Lymphbahn im Körper wandern. So gelangen sie auch in andere Organe, siedeln sich an und Tochtergeschwulste, sogenannte **Metastasen** (Veränderung), bilden sich.

Neben den Adenomen können im Dickdarm auch neuroendokrine Tumore entstehen. Diese Tumore zeichnen sich durch Produktion von Hormonen aus und beeinflussen dadurch Steuerungsprozesse im Körper, wie z. B. die Verdauungsvorgänge. Außerdem können Lymphome im Darmtrakt entstehen, die sich im Lymphgewebe der Darmzotten bilden.

EXKURS

TNM – Klassifikation bei Tumoren
Die TNM-Klassifikation ermöglicht eine Beschreibung des Ausmaßes eines Karzinoms.
T steht für den Tumor selbst. Hier wird durch ergänzende Zahlen von T0 bis zu T4 die Ausdehnung bzw. Größe des Tumors beschrieben. Es kann auch unterschieden werden, ob ein Tumor nur auf ein Organ begrenzt ist oder bereits in ein anderes Organ gewachsen ist.
Das **N** steht für die Beteiligung der Lymphknoten. Streut ein Karzinom, kann dies über das Blut- oder Lymphsystem geschehen. Sind keine Lymphknoten befallen, wird dies mit N0 beschrieben. Je nachdem wie viele und wie weitreichend Lymphknoten befallen sind, kann die Einteilung bis N3 gehen.
Das **M** in der TNM-Klassifikation zeigt an, ob das Karzinom Metastasen gebildet hat. Hier wird lediglich zwischen keinen Metastasen (M0) und vorhandenen Metastasen (M1) unterschieden. Entsprechend einer solchen Klassifikation werden bei den einzelnen Karzinomen Stadien unterschieden.

STADIUM	BESCHREIBUNG
Stadium 0	In der oberflächlichen Schleimhaut sind Krebszellen zu finden.
Stadium I	Der Tumor ist lokal auf den Dickdarm begrenzt. Auch die Muskelschichten des Darms sind betroffen.
Stadium II	Der Tumor hat sich auf das Gewebe, das den Dickdarm umgibt, ausgedehnt.
Stadium III	Neben dem Tumor im Dickdarm und umliegenden Gewebe sind Lymphknoten befallen.
Stadium IV	Neben dem Tumor im Dickdarm und umgebenden Gewebe sind Lymphknoten und Fernmetatstasen in anderen Organen befallen.

Tab. 1: Staging des kolorektalen Karzinoms

12.4 STADIEN DES KOLOREKTALEN KARZINOMS

Basierend auf der TNM-Klassifikation kann ein kolorektales Karzinom in fünf Stadien unterteilt werden (Tab. 1). Die Einteilung eines Karzinoms nach Stadien wird auch als Staging bezeichnet. Den Stadien entsprechend werden Behandlungsansätze ausgewählt. Auch die Prognose eines kolorektalen Karzinoms hängt stark vom Stadium ab, in dem das Karzinom diagnostiziert wird.

12.5 SYMPTOME

Eines der wichtigsten Symptome für das kolorektale Karzinom ist das Vorhandensein von **Blut im Stuhl**. Je nachdem, an welcher Stelle im Darm sich das Karzinom befindet, kann das Blut im Stuhl versteckt (okkult) oder aber deutlich zu erkennen sein. Je näher sich das Karzinom am Rektum befindet, desto eher ist das Blut als solches zu erkennen und färbt den Stuhl rot. Ist das Karzinom im aufsteigenden Ast des Dickdarms lokalisiert, ist das Blut nicht sichtbar. Durch die Verdauungsprozesse im Darm verändert sich die Farbe

des Blutes und es kann sich schwarz färben. Blutungen im Dünndarm oder Magen führen daher zu Teerstuhl (› Kap. B1, S. 88). Weitere Symptome sind sich **verändernde Stuhlgewohnheiten**. Plötzlich auftretende Obstipation (Verstopfung) oder Diarrhö (Durchfall) sowie stärkere Flatulenzen (Blähungen) oder Schleim im Stuhl können auf ein Karzinom im Darm hinweisen. Wächst das Karzinom weit in das Darmlumen hinein, kann es zu einem Ileus (Darmverschluss) führen. Dieser macht sich durch Stuhlverhalt, kolikartige Schmerzen, Erbrechen und eine Abwehrspannung des Bauches bemerkbar. Unbehandelt ist ein Ileus lebensbedrohlich.

12.6 DIAGNOSTIK

Neben der Anamnese durch einen Arzt wird der Stuhl des Patienten auf Blut untersucht. Mittels einer Koloskopie (Dickdarmspiegelung) können ein Karzinom oder Darmpolypen entdeckt werden. Findet der Arzt einen Polypen, wird dieser entfernt, sodass er sich nicht zu einem Karzinom entwickeln kann. Durch eine feingewebliche Untersuchung können veränderte Zellen entdeckt werden. Außerdem werden bildgebende Verfahren wie Röntgen, MRT und CT zur Diagnostik herangezogen.

12.7 BEHANDLUNGSANSÄTZE

12.7.1 CHIRURGISCHE THERAPIE

Mittel der Wahl bei einem kolorektalen Karzinom ist die **vollständige chirurgische Entfernung** des Karzinoms, der umliegenden Lymphknoten und des umliegenden Gewebes (En-bloc-Resektion). Je nach Lage des Tumors, Größe des entfernten Dickdarmabschnittes und Zustand des Patienten können die beiden Stümpfe des Darmrohrs wieder zusammengenäht werden. Solange der Schließmuskel erhalten bleibt, ist der Patient in seiner Kontinenz nicht beeinträchtigt. Ist der Tumor so lokalisiert, dass der Schließmuskel nicht erhalten werden kann, wird ein **Anus praeter** (auch Enterostoma) angelegt. Über diesen künstlichen Darmausgang gelangt der Kot nach außen und wird in einem Beutel aufgefangen. Auch wenn ein Teil des Darms ruhiggestellt werden muss, beispielsweise weil Wunden verheilen müssen oder ein Karzinom nicht operativ entfernt werden kann, wird ein Anus praeter angelegt. Bei der Operation wird das Darmrohr durch die Bauchdecke nach außen gelegt und hier fixiert (Abb. 1 und 2)

Je nach Lokalisation des Anus prater wird von einer **Ileostomie** oder einer **Kolostomie** gesprochen. Beides bezeichnet den künstlichen Darmausgang. Während sich ein Ileostoma am rechten Unterbauch befindet, liegt ein Kolostoma im rechten oder linken Oberbauch (Ausgang im Bereich des Colon transversum) oder im linken Unterbauch (Ausgang im Bereich des Rektum).

Von der Lage des Ausganges hängen die Konsistenz des Stuhls und die konkreten pflegerische Maßnahmen ab. Ein Anus praeter kann eine endgültige Lösung oder eine Übergangslösung sein, sodass der Ausgang wieder zurückverlegt wird. Dann werden die beiden Darmteile wieder aneinandergenäht und zurück unter die Bauchdecke verlegt. Die Ausscheidung erfolgt wieder wie gewohnt.

PFLEGE

Bei einem **Kolostoma** unterscheidet sich die Konsistenz des Stuhls je nach Lage des Stomas. Je weiter der Kot die Darmpassage durchlaufen kann, desto stärker wird er eingedickt. Im Vergleich dazu ist der Kot bei einem Ileostoma sehr dünnflüssig. Die grundsätzliche Pflege unterscheidet sich nicht.
Bei einem **Ileostoma** muss allerdings beachtet werden, dass der dünnflüssige Stuhl für die umliegende Haut sehr reizend ist. Sowohl bei einem Kolostoma als auch beim Ileostoma ist auf die richtige **Hautpflege** zu achten, da sowohl Stuhl als auch die Haftplatten der Beutel die Haut reizen. Damit unangenehme Gerüche vermieden werden, besitzen die Systeme einen Kohlefilter, durch den der Geruch von Gasen absorbiert wird.
Kurzzeitig können Stomakappen anstelle eines Beutels angebracht werden. Diese verschließen das Stoma. So

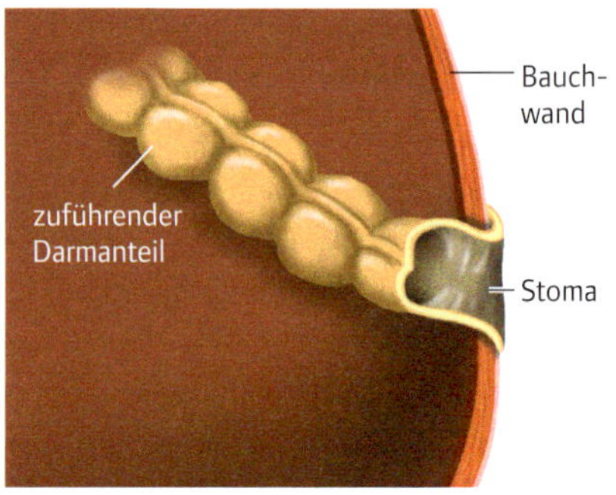

Abb. 1: Endständiger Anus praeter

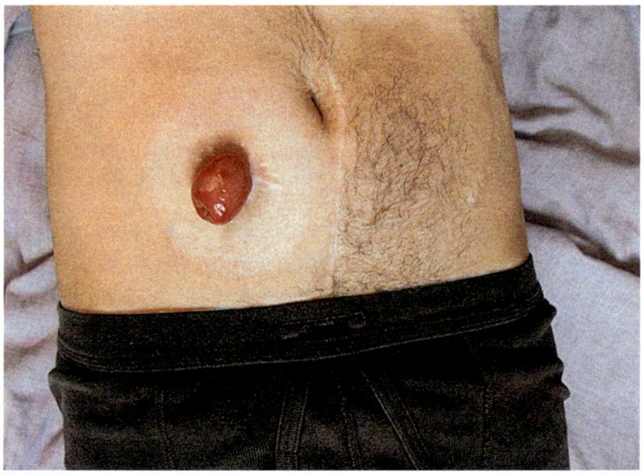

Abb. 2: Anus praeter

kann der Betroffene sich freier bewegen. So bald wie möglich sollen Patienten den Umgang mit ihrem Stoma erlernen und die Pflege selbstständig durchführen.
Die **Ernährung** muss aufgrund des Stomas nicht verändert werden, sondern sollte ausgewogen, entsprechend der Empfehlung der DGE, erfolgen.
Da die Anlage eines Anus praeter immer einen deutlichen Eingriff in das Leben des Patienten darstellt, ist hier ein **verständnisvoller Umgang** mit den Betroffenen notwendig. Der Betroffene muss neben der Pflege seines Stomas auch über Fragen der sportlichen Aktivität, der beruflichen Rehabilitation und der Sexualität beraten werden.

12.7.2 MEDIKAMENTÖSE BEHANDLUNG

In Vorbereitung auf eine Resektion eines kolorektalen Karzinoms werden große Tumore oftmals mit einer Chemotherapie behandelt. Ziel ist die Verkleinerung des Tumors, sodass bei der anschließenden Operation möglichst viel Darm erhalten bleibt. Postoperativ kann außerdem eine Strahlentherapie erfolgen.

12.8 PRÄVENTION

12.8.1 PRIMÄRPRÄVENTION

Zur Vorbeugung eines kolorektalen Karzinoms können lediglich die Risikofaktoren gemieden werden. Das beinhaltet beispielsweise eine ausgewogene, ballaststoffreiche Ernährung, ausreichende Bewegung und die Reduktion von Tabak und Alkohol. Es gibt derzeit keine wissenschaftlich gesicherten Hinweise, dass Nahrungsergänzungsmittel, z. B. bestimmte Vitamine, das Risiko eines kolorektalen Karzinoms senken. Darmpolypen, die beispielsweise als Zufallsbefund bei einer Koloskopie entdeckt werden, sollten zur Prävention eines Karzinoms entfernt werden.

12.8.2 SEKUNDÄRPRÄVENTION

Zur Früherkennung eines kolorektalen Karzinoms gibt es mehrere Möglichkeiten. Ab dem 50. Lebensjahr werden jährlich eine **manuelle Untersuchung** des Rektums und ein **Test auf okkultes Blut im Stuhl** von den gesetzlichen Krankenkassen übernommen. Vor dem Hintergrund, dass über die Hälfte der Karzinome im Rektum lokalisiert sind, verspricht diese einfache Untersuchung eine gute Vorsorge. Rund 30 % der kolorektalen Karzinome können bei einer manuellen Untersuchung erkannt werden.

Ab dem 55. Lebensjahr wird außerdem alle zehn Jahre eine **Koloskopie** von den Krankenkassen bezahlt. So werden höher liegende Karzinome erkannt und Darmpolypen können frühzeitig entfernt werden.

Bei Menschen mit einer familiären Disposition oder einer Vorerkrankung werden die Untersuchungen zu einem früheren Zeitpunkt und in einem kürzeren Abstand empfohlen. Neben diesen klassischen Vorsorgemethoden gibt es auch Blutuntersuchungen, die einen Tumormarker ermitteln. Dieser Wert kann auf einen Tumor hindeuteten, ist jedoch allein nicht aussagekräftig und wird daher nicht von den Krankenkassen bezahlt.

Da eine Therapie des kolorektalen Karzinoms umso erfolgversprechender ist, je früher das Karzinom entdeckt wird, ist die Früherkennung von großer Bedeutung. Aus diesem Grund gibt es verschiedene Kampagnen, die über Vorsorgeuntersuchungen aufklären.

12.8.3 TERTIÄRPRÄVENTION

Damit es nach einer Behandlung nicht erneut zu einer Krebserkrankung kommt, müssen Patienten regelmäßig zu **Nachsorgeuntersuchungen** gehen. Gerade in den ersten Jahren nach der Behandlung treten gehäuft Rezidive auf. Die Nachsorge wird zu Beginn engmaschig, mit der Zeit in größeren Abständen empfohlen. Bei den Nachsorgeuntersuchungen werden eine Anamnese, Blutuntersuchungen sowie in bestimmten Abständen Koloskopien durchgeführt. Zum Großteil kann die Nachsorge vom Hausarzt eines Patienten übernommen werden.

Neben den regelmäßigen Kontrollen ist es wichtig, mögliche Risikofaktoren zu erkennen und die entsprechenden **Lebensgewohnheiten** zu verändern, um Rezidiven vorzubeugen. Bei der **Bewältigung der Krankheit** und der **beruflichen Rehabilitation** mit Wiedereingliederung benötigen viele Patienten professionelle Unterstützung durch ein interdisziplinäres Team. Psychologen, Ärzte, Sozialarbeiter, und gegebenenfalls speziell für die Stomapflege geschulte Pflegekräfte (Stomatherapeuten) können dem Patienten zu Seite stehen.

GUT ZU WISSEN

Das erneute Auftreten einer Krebserkrankung trotz angenommener Heilung wird als **Rezidiv** bezeichnet.

AUFGABEN

1 Fertigen Sie eine Skizze über die Entstehung eines kolorektalen Karzinoms an.
2 Erläutern Sie die Bedeutung der Primär- und Sekundärprävention des kolorektalen Karzinoms.

13 ANGEBORENE STOFFWECHSELERKRANKUNGEN

Bei den angeborenen Stoffwechselerkrankungen handelt es sich um verschiedene, seltene, genetisch bedingte Erkrankungen, die alle Stoffwechselvorgänge des Körpers betreffen können: die Bereitstellung von Energie, den Auf-, Um- oder Abbau von Proteinen, Kohlenhydraten und Fetten sowie komplexer Moleküle oder die Entgiftung von Stoffwechselprodukten (Detoxifizierung).

Um angeborene Stoffwechselerkrankungen möglichst frühzeitig zu erkennen und die Behandlung schnellstmöglich einzuleiten, wird in Deutschland seit 2005 das **Neugeborenenscreening** als Regelleistung der gesetzlichen Krankenkassen durchgeführt. Dabei handelt es sich um eine (freiwillige) Reihenuntersuchung aller Neugeborenen auf 15 verschiedene angeborene Stoffwechselerkrankungen (Stand: Frühjahr 2016). Zu diesen zählen Galactosämie, Phenylketonurie, Ahornsirupkrankheit und Mukoviszidose.

GUT ZU WISSEN

Das **Neugeborenenscreening** erfolgt – nachdem die Eltern ihr Einverständnis erteilt haben – nach den in der Leitlinie „Neugeborenenscreening auf angeborene Stoffwechselerkrankungen und Endokrinopathien" festgelegten Durchführungsvorgaben. Im Alter von 36 bis 72 Lebensstunden wird den Neugeborenen Blut aus der Ferse entnommen und auf eine speziell dafür vorgesehene Testkarte getropft (› Abb. 1, S. 170), die zur Untersuchung in ein dafür berechtigtes Labor geschickt wird. Durch das Neugeborenenscreening kann nur ein Erkrankungsverdacht gestellt werden. Ein pathologischer Befund stellt keine Diagnose dar. Der Krankheitsverdacht muss durch weitere Untersuchungen rasch abgeklärt werden. Unter 100 Kindern mit auffälligem Befund sind neun erkrankte Kinder zu erwarten (positiver Vorhersagewert).

13.1 MUKOVISZIDOSE

Mukoviszidose, auch cystische Fibrose (CF) genannt, ist eine der häufigsten vererbbaren Stoffwechselerkrankungen. Der Begriff Mukoviszidose setzt sich aus den lateinischen Wörtern mucus (Schleim) und viscidus (zäh) zusammen. Es besteht eine **unheilbare Funktionsstörung** der schleim- und schweißproduzierenden Drüsen. In Deutschland leben etwa 8000 Patienten mit Mukoviszidose und jedes Jahr werden etwa 200 Kinder mit Mukoviszidose geboren.

Ursache der Erkrankung ist ein Fehler des auf Chromosom 7 liegenden **CFTR-Gens** (Cystic Fibrosis Transmembrane Conductance Regulator). CFTR ist ein Eiweiß, das den Ionentransport von Chlorid reguliert (Abb. 1). In der Zellmembran von Epithelzellen befinden sich Kanäle, die bei Gesunden Chloridionen aus dem Zellinneren nach außen strömen lassen. Chlorid verbindet sich dort mit Natrium zu Natriumchlorid (Kochsalz). Den Chloridionen folgt Wasser aus den Zellen nach und verflüssigt dadurch das produzierte Sekret (Schleim).

Bei Menschen mit Mukoviszidose ist die Passage der Chloridionen durch die Zellwandkanäle gestört und Chlorid ver-

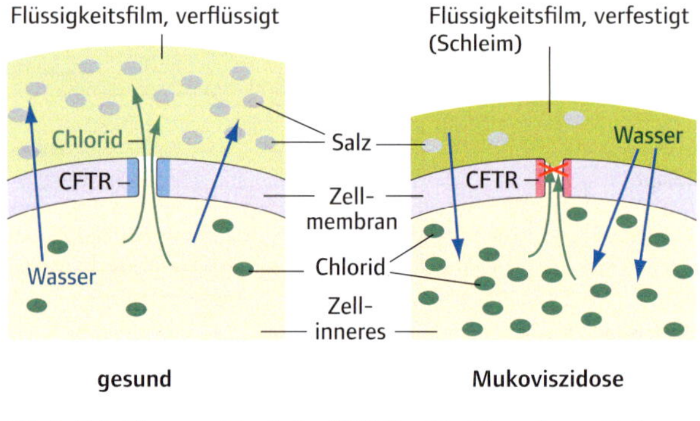

Abb. 1: Chloridtransport durch den CFTR-Kanal bei Gesunden und bei Patienten mit Mukoviszidose

bleibt in den Zellen. Dadurch entsteht ein Konzentrationsunterschied, bei dem viele Ionen in der Zelle vorliegen, aber nur wenige im Sekret vorhanden sind. Durch die osmotischen Kräfte fließt Wasser in die Zelle und wird dem Sekret entzogen. Der Schleim wird zähflüssig, kann nur schlecht abgebaut werden und verstopft die Kanäle. Betroffen sind vor allem die Lunge, die Bauchspeicheldrüse, aber auch Leber oder Gallenblase und die Gallenwege.

13.1.1 SYMPTOME

Durch Veränderungen des Elektrolyt- und Wassergehalts der Sekrete von Schweißdrüsen, Bauchspeicheldrüse, Drüsen der Bronchialschleimhaut, des Dünndarms und der Gallenwege ist deren Viskosität (Zähflüssigkeit) abnorm erhöht. Der daraus resultierende Sekretstau beeinträchtigt vor allem die Funktion von Lunge und Bauchspeicheldrüse. **Häufige Symptome** bei Mukoviszidose sind ein sehr hoher Kochsalzgehalt im Schweiß, chronischer Husten, massige, übelriechende Stühle, Untergewicht, Gedeihstörungen, körperlicher Entwicklungsrückstand und körperliche Leistungseinschränkungen. Mit zunehmendem Alter der Betroffenen treten auch Diabetes mellitus, Gallensteine und Osteoporose auf.

Es liegen **große Variationen in Schweregrad** und Kombination von Symptomen bei Mukoviszidose vor. Die Patienten zeigen individuell unterschiedliche Krankheitsbilder (Abb. 1). So sind gleichaltrige Betroffene nicht in ihrem Krankheitszustand zu vergleichen.

13.1.2 DIAGNOSTIK

Durch **vorgeburtliche Untersuchungsmethoden** (Fruchtwasseruntersuchung, Chorionzottenbiopsie) kann bereits im Mutterleib eine mögliche Mukoviszidoseerkrankung nachgewiesen werden. Diese sind üblicherweise empfohlen, wenn in der Familie bereits ein erkranktes Kind vorhanden ist.

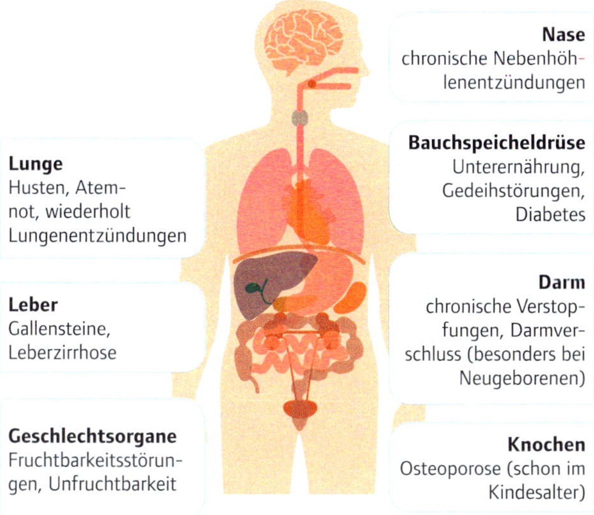

Abb. 1: Symptome bei Muskoviszidose

Neugeborenenscreening: Die routinemäßige Untersuchung von Neugeborenen auf Mukoviszidose wurde in Deutschland im Frühjahr 2016 eingeführt.

Wurde durch das Neugeborenenscreening ein **Verdacht** auf Mukoviszidose ermittelt, wird dieser durch den **Schweißtest** abgeklärt. Dazu wird die Chloridionenkonzentration im Schweiß gemessen. Eine erhöhte Konzentration von 60 mmol pro Liter bestätigt den Verdacht auf Mukoviszidose.

Genetische Untersuchungen werden zum einen durchgeführt, wenn die Ergebnisse des Schweißtests mehrmals uneindeutig waren. Zum anderen dienen sie dazu, die Art der Mutation zu ermitteln.

13.1.3 THERAPIE

Ziele der lebenslangen Therapie bei Mukoviszidose sind die Erhaltung der Lungenfunktion, die Bekämpfung von Infektionen, die Regulation der Entzündungsreaktion und die Vermeidung der Organzerstörung und den damit verbundenen Funktionsausfall. Neben Medikamenten erhalten die Betroffenen Inhalationstherapie, Physio- und Sporttherapie, Ernährungstherapie sowie – falls erforderlich – psychologische Unterstützung. Diese Therapieformen sind in den letzten Jahren immer weiter verbessert worden, sodass Lebensqualität und Lebenserwartung bedeutend gestiegen sind. Diese liegt derzeit bei etwa 40 Jahren. Ein heute Neugeborenes mit Mukoviszidose hat eine gute Chance, das Rentenalter zu erreichen.

Die **Inhalationstherapie** dient dazu, den zähen Schleim aus den Lungen zu lösen und das Abhusten zu erleichtern. Dem Luftgemisch, das die Betroffenen mit Hilfe eines Inhalationsgeräts (Inhalator) einatmen, werden schleimlösende, bronchienerweiternde, entzündungshemmende Substanzen und Antibiotika zugesetzt.

Physio- und Sporttherapie: Die Atemphysiotherapie wird von Mukoviszidosebetroffenen täglich selbstständig durchgeführt. Die unterschiedlichen Atemtechniken dienen der Verbesserung der Lungenfunktion sowie der Erhaltung und Steigerung des Gasaustauschs in den Lungen.

Ernährungstherapie: Durch die erschwerte Atmung, häufige Infekte und Fieber haben Mukoviszidosepatienten einen erhöhten Energiebedarf. Bei unzureichender Energiezufuhr besteht die Gefahr einer Mangelernährung. Vorrangiges Ziel der Ernährungstherapie ist ein guter Ernährungsstatus, der mit einer Verbesserung der Lebenserwartung und Lebensqualität einhergeht. Die Ernährung soll ausgewogen und energiereich zusammengestellt werden. Da der Wasserverlust durch Schwitzen, Atmung und Stuhl höher als bei

Gesunden ist, beträgt die tägliche Trinkmenge 2 bis 3 l. Bei nachgewiesener Funktionsschwäche der Bauchspeicheldrüse werden die Verdauungsenzyme durch Enzympräparate, die zum Essen eingenommen werden, ersetzt.

13.2 PHENYLKETONURIE

Phenylketonurie (PKU) ist eine angeborene Störung des Aminosäurestoffwechsels, bei der aufgrund eines Enzymdefekts die Aminosäure Phenylalanin nicht oder nicht ausreichend in die Aminosäure Tyrosin umgewandelt werden kann. In Deutschland leben 2500 PKU-Betroffene. Jedes Jahr werden hier etwa 60 Kinder mit PKU geboren.

Bei Gesunden werden die mit der Nahrung aufgenommenen Proteine in die Aminosäuren gespalten, aus denen sie aufgebaut sind. Werden von einzelnen Aminosäuren mehr zugeführt, als der Körper benötigt, erfolgt mit Hilfe von Enzymen die Umwandlung in andere Aminosäuren.

Die essentielle Aminosäure Phenylalanin (› Kap. A 11.2.1, S. 49) wird durch das Enzym **Phenylalaninhydroxylase (PAH)** in der Leber in Tyrosin umgewandelt. An dieser Reaktion ist auch der Cofaktor **Tetrahydrobiopterin (BH_4)** beteiligt.

Bei PKU-Betroffenen ist aufgrund eines angeborenen PAH-Enzymdefekts die Umwandlung von Phenylalanin vermindert oder fehlt vollständig. Auch eine gestörte Synthese des Cofaktors BH_4 kann Ursache der Erkrankung sein. Daher sammelt sich Phenylalanin im Blut (Hyperphenylalaninämie) und den Geweben an. Das nicht verwertbare Phenylalanin wirkt toxisch und beeinträchtigt insbesondere die Entwicklung und Funktion des Gehirns. Phenylalanin wird über alternative Stoffwechselwege in Phenylessigsäure und Phenylmilchsäure abgebaut. Gleichzeitig entsteht ein sekundäres Defizit (Mangel) an Tyrosin, das somit zu einer essentiellen Aminosäure wird. Aufgrund des Tyrosinmangels werden auch die aus ihm gebildeten Biomoleküle, wie z. B. die Botenstoffe Serotonin und Dopamin, das Pigment Melanin und die Schilddrüsenhorme Tyroxin (T4) und Trijodthyronin (T3), vermindert gebildet.

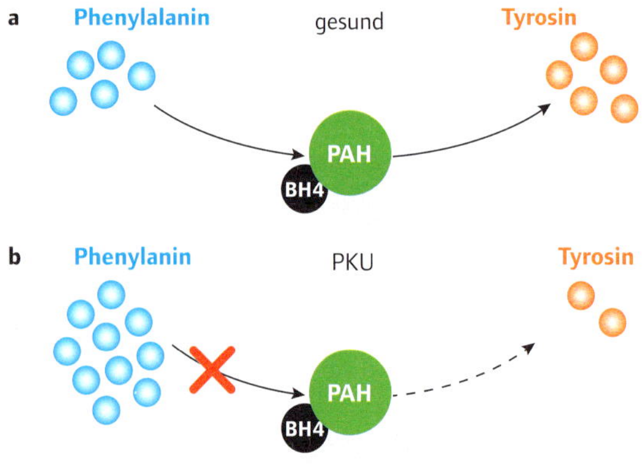

Abb. 2: Phenylalanin wird durch das Enzym PAH und den Co-Faktor BH4 in Tyrosin umgewandelt (a). Die Enzym- und/oder Co-Faktor-Funktion ist bei PKU-Erkrankten defekt bzw. stark eingeschränkt (b). (PKU: Phenylketonurie, PAH: Phenylalaninhydroxylase, BH_4: Tetrahydrobiopterin)

13.2.1 SYMPTOME

Zunächst zeigen Neugeborene keine klinische Symptomatik. Wird die Phenylketonurie allerdings nicht innerhalb von drei Wochen erkannt und behandelt, steigt die Phenylalaninkonzentration im Blut an. Entsprechend der Höhe der Plasma-Phenylalanin-Werte werden drei PKU-Formen unterschieden: die klassische PKU, die mittelschwere PKU und die leichte PKU.

Durch die hohen Phenylalaninwerte im Blut wird die Gehirnreifung **irreversibel** gestört und es kommt zu neurologischen Schädigungen. Dazu zählen:
- schwere bis mittelgradige Minderung der Intelligenz
- geringe Kopfgröße (Mirkoenzephalie)
- verzögerte oder ausbleibende Sprachentwicklung
- Epilepsie
- Tremor (Zittern)
- muskuläre Hypertonie, Hyperreflexie
- EEG-Abnormalitäten
- Verhaltensprobleme mit Hyperaktivität, Unruhe

Die über den Urin und Schweiß ausgeschiedene Phenylessigsäure und Phenylmilchsäure verursachen einen als „mäuseurinartig“ beschriebenen Geruch. Aufgrund des Tyrosinmangels entwickelt sich eine Schilddrüsenunterfunktion (Hypothyreose). Der Melaninmangel verursacht eine verminderte Pigmentierung (häufig helle Hautfarbe, hellblonde Haare, blaue Augen).

13.2.2 DIAGNOSTIK

Pränataldiagnostik: Bei Müttern mit PKU lässt sich schon während der Schwangerschaft im Fruchtwasser der Enzymdefekt nachweisen.

Die Diagnosestellung der PKU erfolgt bereits seit 1970 im Rahmen des **Neugeborenenscreenings** mithilfe des Guthrie-Tests (› Abb. 1, S. 170).

Die **Elektro-Spray-Ionisation** (ESI) ist eine Methode zur Analyse von Proteinen, mit der man bereits in der 36. bis 48. Lebensstunde auch nur sehr gering erhöhte Phenylalaninspiegel im Trockenblut nachweisen kann.

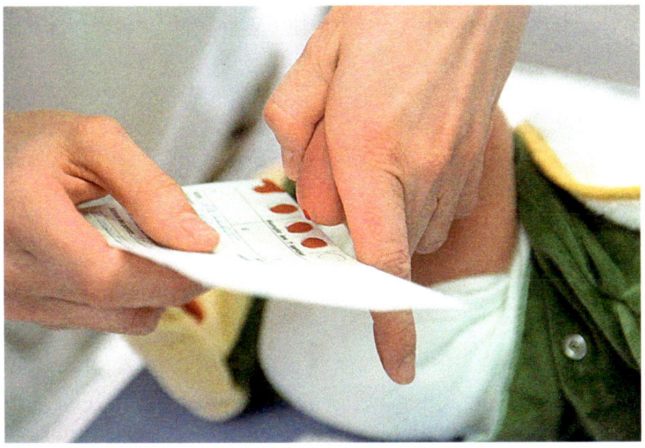

Abb. 1: Um Phenylketonurie bei Neugeborenen zu diagnostizieren, erfolgt der Guthrie-Test.

_ 13.2.3 THERAPIE

Um neurologische Schäden zu vermeiden, muss die Therapie der PKU **sofort** nach Diagnosestellung und vor Vollendung der dritten Lebenswoche begonnen werden. Ein verzögerter Therapiebeginn verschlechtert die Langzeitprognose der Betroffenen. Ziel der Therapie ist die dauerhafte Reduktion von Phenylalanin im Blut und damit auch im zentralen Nervensystem. Da Phenylalanin (Phe) Bestandteil aller tierischen und pflanzlichen Nahrungsproteine ist, müssen diese lebenslang vermieden werden. Die Therapie besteht in einer streng **proteinarmen Diät**.

Da Phenylalanin eine **essentielle** Aminosäure ist und diese für die körpereigene Proteinsynthese benötigt wird, kann nicht vollständig auf Phenylalanin in der Nahrung verzichtet werden. Es soll so viel wie nötig, aber so wenig wie möglich an Phenylalanin aufgenommen werden. Das bedeutet eine tägliche Aufnahme von natürlichem Eiweiß von nur 6–8 g (Gesunde: 60–80 g/d). Damit sich kein Eiweißmangel entwickelt, muss täglich eine **phenylalaninfreie Aminosäuremischung** ergänzt werden, die zusätzlich Vitamine, Mineralstoffe und Spurenelemente enthält.

Da die Plasmaphenylalaninspiegel zu Beginn stark erhöht sind, erhalten die **Neugeborenen** zunächst eine **phenylalaninfreie** Diät. Hierfür wird eine industriell hergestellte phenylalaninfreie Säuglingsnahrung gefüttert. Sind die Phenylalaninwerte im Blut unter 10 mg/dl gefallen, wird auf eine **phenylalaninarme** Diät umgestellt. Neben der phenylalaninfreien Säuglingsnahrung kann dann meist etwa die Hälfte der Gesamtnahrung als Muttermilch gegeben werden. Dabei hängt die tägliche Phenylalaninzufuhr von der individuellen Phe-Toleranz und der PAH-Restaktivität ab.

Die Phe-Toleranz ist die Menge an Phenylalanin in der Nahrung, die nicht überschritten werden darf, damit die Phe-Werte im Blut die ärztlich verordneten Grenzwerte nicht überschreiten.

Mit der **Einführung der Beikost** wird die phenylalaninarme Ernährung für die betroffenen Familien schwieriger. Eiweißreiche Lebensmittel wie Fleisch, Wurst, Fisch, Eier, Milch und Milchprodukte müssen von den Betroffenen vollständig vermieden werden. Das bedeutet, dass PKU Betroffene diese Lebensmittel in ihrem Leben **nie** verzehren. Die Diät muss lebenslang durchgeführt werden, weil sich selbst bei Erwachsenen noch Intelligenzdefizite, neurologische und psychiatrische Krankheitsbilder ausbilden können. Aufgrund des hohen Proteingehalts von Getreide können auch Lebensmittel wie Brot, Brötchen, Backwaren und Teigwaren nicht konsumiert werden. Hier stehen industriell gefertigte Ersatznahrungsmittel wie eiweißarme Milch, eiweißarmes Mehl, Brot und andere Backwaren, eiweißarme Teigwaren sowie Eierersatz zur Verfügung. Kartoffeln, Gemüse und Obst haben einen mittleren Phenylalaningehalt und können nach Berechnung des Phe-Gehalts in begrenzten Mengen verzehrt werden.

Zusätzlich zum Essen müssen PKU-Betroffene täglich eine phenylalaninfreie Aminosäuremischung (drei bis vier Einzelportionen) zu sich nehmen, um ihren Eiweißbedarf zu decken und auch Vitamine, Mineralstoffe und Spurenelemente bedarfsdeckend aufzunehmen. Diese Aminosäuremischungen haben einen unangenehmen säuerlich-bitteren Geruch und Geschmack. Da die Neugeborenen sie aber von Beginn an erhalten, sind die Betroffenen im Kindes- und Erwachsenenalter daran gewöhnt.

Zur Therapiekontrolle muss bei allen PKU-Betroffenen regelmäßig die Phenylalaninkonzentration im Trockenblut bestimmt werden. Erhöhte Phenylalaninwerte weisen auf Diätfehler hin. Sie können aber auch bei akuten Erkrankungen (z. B. Fieber, Frakturen) auftreten. Die strenge(re) Einhaltung der Diät und häufigere Kontrollen sind dann notwendig.

PRÄVENTION

Die Eltern von betroffenen Kindern lernen in Schulungen die Berechnung von Phenylalanin- und Eiweißgehalt der Nahrungsmittel, die Nahrungszubereitung sowie Maßnahmen bei schlechter Stoffwechseleinstellung oder akuter Erkrankung. Dazu gehört auch das Üben der kapillären Blutentnahme zur Bestimmung der Phenylalaninkonzentration im Trockenblut.

AUFGABEN

1 Beschreiben Sie, was unter angeborenen Stoffwechselerkrankungen zu verstehen ist, und nennen Sie drei Beispiele.
2 Erklären Sie die pathophysiologischen Ursachen der Symptome bei Mukoviszidose.
3 Erläutern Sie, welcher Stoffwechselweg bei Phenylketonurie vermindert ist oder vollständig fehlt.

PRÜFUNGS-VORBEREITENDE AUFGABEN

C

Liebe Lernenden,

in diesem Teil des Buches finden Sie einige ausgewählte Prüfungsfragen. Diese sind von Bundesland zu Bundesland sowie von Schule zu Schule so unterschiedlich, dass hier nur eine kleine Auswahl exemplarisch dargestellt werden kann. Sie dienen aber dazu, dass Sie als Lernende einen ersten Eindruck bekommen, wie solche Prüfungsfragen aussehen und was sie beinhalten können.

Nehmen Sie sich Zeit, um die folgenden Aufgaben in Ruhe zu bearbeiten. Der inhaltliche Schwerpunkt dieser Aufgaben liegt auf dem Stoffwechsel und seinen Erkrankungen, eng verbunden mit den Grundlagen der Ernährung. Ziel der Abiturprüfung ist allerdings, Ihre Qualifikationen in einem möglichst breiten Themenfeld zu überprüfen. Es werden daher zur Beantwortung auch Inhalte aus dem Fach Gesundheit gefordert, die in diesem Buch nicht explizit dargestellt sind. An dieser Stelle hilft Ihnen sicherlich ein Blick in das Buch „WeiterWissen Gesundheit“ (ISBN 978-3-06-451033-3).

Die Lösungen zu den Prüfungsaufgaben finden Sie online unter www.cornelsen.de/cbb/weiterwissen. Neben den geforderten Inhalten enthalten diese auch Tipps zur Bearbeitung.

Wir hoffen, wir können Ihnen mit diesen Beispielaufgaben eine erste Orientierung geben, wie Sie kniffelige Prüfungsfragen beantworten können und worauf Sie ganz besonders achtgeben sollten.

Wir wünschen Ihnen viel Freude beim Lernen und natürlich eine erfolgreiche Prüfung!

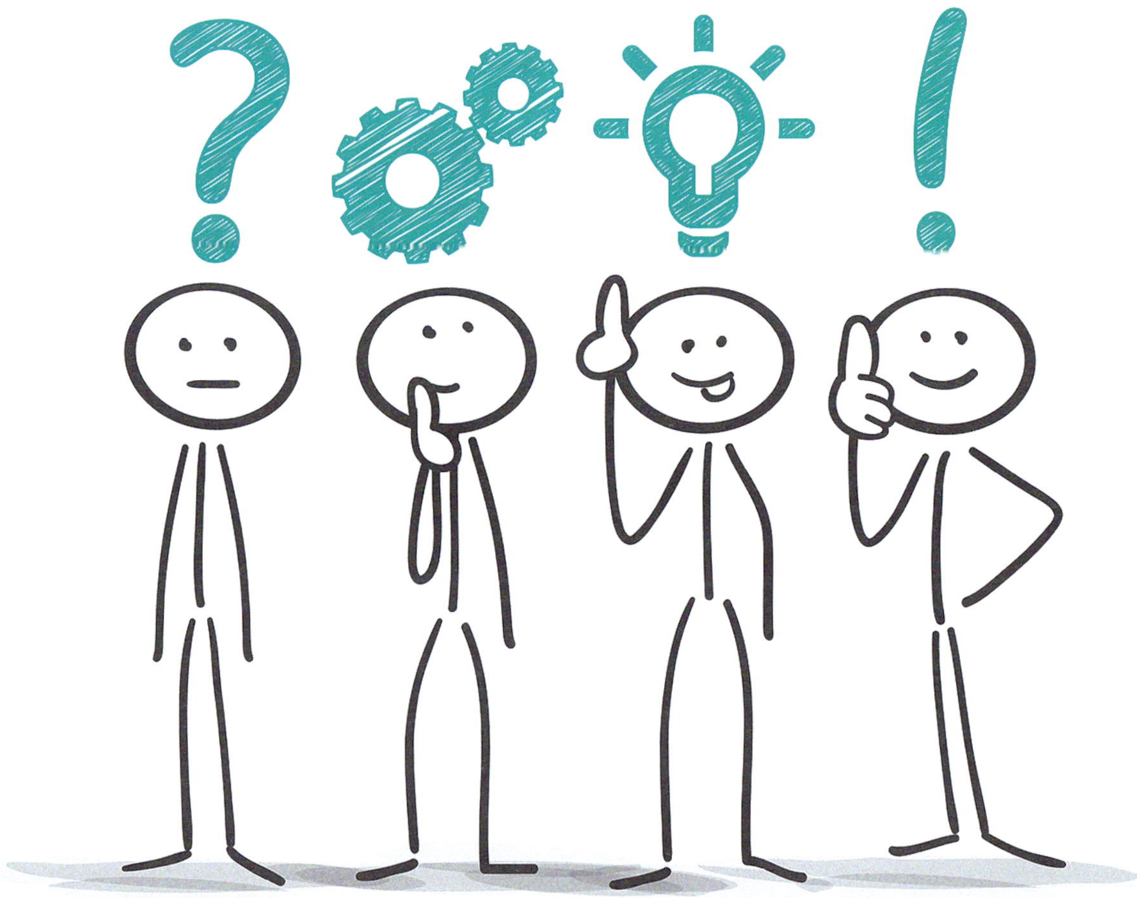

_AUFGABENKOMPLEX 1

STEVENS GESUNDHEITSZUSTAND

Steven Dias (18 Jahre, 185 cm, 65 kg) lebt mit seiner Mutter und seinen Großeltern in einem kleinen Einfamilienhaus im Stadtbezirk Berlin-Neukölln. Er besucht die 12. Klasse der Fachoberschule Gesundheit und Soziales des Berufskollegs in Neukölln. Aufgrund seiner schulischen Leistungen hat Steven häufig Streit mit seiner Mutter. Im letzten Jahr starb sein Vater an einer terminalen Niereninsuffizienz. Seitdem hat Steven sich eher dem im Haus lebenden Opa zugewandt, zu dem er eine besondere Beziehung aufgebaut hat.
Seit dem Tod des Vaters hat Steven wenig Hunger, isst sehr unregelmäßig und treibt viel Kraftsport. Das Frühstück lässt er häufig ganz wegfallen und holt sich unterwegs ein Milchbrötchen. Da ihm das Essen in der Schule zu teuer ist, isst er oft erst zu Hause einen kleinen Salat.

Seit drei Wochen liegt sein Opa im 40 Minuten entfernten Krankenhaus, da ihm sein rechter Fuß amputiert wurde. Steven belastet diese Situation sehr; aufgrund der weiten Entfernung sieht er seinen Opa nur einmal in der Woche.

Schon vor einem halben Jahr erlitt sein Opa einen zerebralen Insult, der Steven und seinen Großvater für sechs Wochen voneinander trennte. Steven sorgt sich sehr um seinen Opa, weil sich sein Gesundheitszustand durch eine Hypertonie, eine Adipositas sowie eine Hyperlipidämie und Wundheilungsstörungen verschlechtert hat.

Am 07.03.2016 kommt Steven abgehetzt zehn Minuten zu spät in den Mathematikunterricht. Gleich nachdem er sich gesetzt hat, fordert seine Lehrerin ihn auf, die Hausaufgaben zu zeigen. Zitternd wühlt er in seiner Tasche nach seinen Unterlagen. Auf Ansprache seiner Lehrerin reagiert Steven sehr gereizt: „Sie haben mich doch eh, wie alle hier, auf dem ‚Kieker'." Während der „Standpauke" der Lehrerin treten Steven Schweißperlen auf die Stirn und ihm wird schwindelig. Kurze Zeit später verdreht er die Augen und sackt in sich zusammen. Auf Ansprache seiner Lehrerin reagiert Steven nicht.

Seine Sitznachbarin versucht, ihn mit Schlägen ins Gesicht aufzuwecken. Seine Lehrerin setzt sich hinter Steven und lagert seinen Oberkörper hoch. Gleichzeitig weist sie einen Schüler an, den Krankenwagen zu rufen. Nach acht Minuten treffen der Notfallsanitäter und der Rettungsassistent ein. Bis dahin ist Steven weiterhin ohne Bewusstsein.
Das Rettungsdienstpersonal schließt EKG sowie Pulsoxymeter an und misst den Blutdruck. Im Anschluss daran lagern sie Steven in Schocklagerung und verabreichen 500 ml einer Vollelektrolytlösung. Da sich der Zustand von Steven nicht verbessert, fordern sie einen Notarzt an. Dieser verabreicht Steven 8 g 20%ige-Glucose intravenös.

Steven erlangt langsam wieder sein Bewusstsein. Nachdem er von seiner Sitznachbarin ein Vollkornbrot gegessen hat, fühlt er sich wieder fit. Trotz Anraten des Rettungsdienstpersonals weigert sich Steven, mit ins Krankenhaus zu fahren. Seine Lehrerin schickt ihn in Begleitung zum Hausarzt.
Dieser führt einen ausführliche Anamnese durch, bei der Steven von seinem Vater und Großvater erzählt. Außerdem hört der Arzt seine Lungen und das Abdomen ab (ohne pathologischen Befund), misst seine Herzfrequenz (90 Schläge/min) und den Blutdruck (139/80 mmHg) und tastet das Abdomen ab (linksseitiger leichter Druckschmerz im Oberbauch).
Er bestellt Steven für den nächsten Morgen zum Nüchternblutzucker. Die venöse Plasmaglucose liegt bei 124 mg/dl. Daraufhin wird Steven Blut zur Bestimmung des HbA_{1c} abgenommen. Zudem veranlasst der Hausarzt einen oGTT. Der nach zwei Stunden ermittelte Plasmaglucosewert liegt bei 220 mg/dl. Er bestellt Steven für den nächsten Tag zur Besprechung der Werte ein. Der HbA1c liegt bei 7 %, seine Amylase-Werte sind ohne pathologischen Befund. Auch die GOT, Gamma-GT, GPT, Bilirubinwerte und Entzündungswerte (CRP und Leukozyten) sowie die Schilddrüsenwerte sind erhöht. In seinem Urin lassen sich Glucose und Nitrit nachweisen. Auch das Körpergewicht bereitet dem Hausarzt Sorgen. Steven bekommt von ihm eine Verordnung zur Ernährungsberatung und eine Überweisung zum Endokrinologen.

Die nächsten Tage geht es Steven gut, er besucht seinen Opa im Krankenhaus und plant sein Wochenende. Den Hinweis seines Opas, den Zwischenfall ernst zu nehmen, tut Steven mit einem „Ich bin doch noch jung und nun geht es mir gut" ab. Die Überweisungen bleiben in seiner Tasche liegen. Am Wochenende lädt Steven seine Freunde zum „Vorglühen" ein, bevor sie gemeinsam in die Disco gehen. Auf dem Weg zur Discothek kehren sie beim Imbiss ein und essen Gyros. Gegen 1:30 Uhr bricht Steven bewusstlos auf der Tanzfläche zusammen. Seine Freunde rufen den Krankenwagen und bleiben bis zum Eintreffen der Rettungskräfte bei ihm. Diese nehmen ihn bewusstseinsgetrübt mit ins Krankenhaus. Nach zwei Tagen verlässt er die Klinik gegen ärztlichen Rat.

— AUFGABE 1

Geben Sie die Biografie von Steven Dias inklusive Krankheitsgeschichte sowie besondere Ereignisse, die Steven erlebt, strukturiert wieder. **9 P.**

— AUFGABE 2

Benennen Sie die problematischen Denk- und Verhaltensweisen von Steven. **20 P.**

— AUFGABE 3

Erheben Sie eine kriteriengeleitete begründete Verdachtsdiagnose. Stellen Sie in diesem Zusammenhang die relevanten Aspekte der Pathogenese dar. **50 P.**

— AUFGABE 4

Beurteilen Sie das diagnostische und therapeutische Vorgehen der Laienhelfer sowie des medizinischen Fachpersonals. Entwickeln Sie basierend auf den Kernaussagen eines geeigneten Gesundheitsmodells, geeignete und am Fallbeispiel begründete Präventionsmaßnahmen zur Reduzierung eines erneuten Auftretens des aktuellen Krankheitsbildes sowie weiterer Folgeschäden. **65 P.**

_AUFGABENKOMPLEX 2

HERR SCHULZ UND SEINE ERNÄHRUNG

Heiner Schulz (43 Jahre) lebt mit seiner Frau Eva (40 Jahre) und dem gemeinsamen Kind Karl (14 Jahre) in einer Mietswohnung in Wuppertal. Nach dem Abbruch der Schule hat Herr Schulz eine Ausbildung zum Maurer absolviert und sich vor einigen Jahren selbstständig gemacht. Ganz ohne finanzielle Sorgen lebt Familie Schulz nicht.

Damit es am Monatsende nicht eng wird, arbeitet Frau Schulz einige Stunden als Aushilfe in einer Bäckerei. Herr Schulz arbeitet sechs Tage in der Woche und ist an den meisten Tagen von 7:00 Uhr bis in die Abendstunden aus dem Haus. Bevor er zur Arbeit fährt, frühstückt Herr Schulz nicht, er trinkt einen Energydrink und fährt bei seinem Lieblingsbäcker vorbei, um sich ein Croissant und ein Puddingteilchen für das schnelle Frühstück im Auto zu kaufen. Mittags isst er in den Imbissen in der Nähe der Baustellen. Sein Lieblingsessen sind Pommes und Currywurst.

Im Auto hat Herr Schulz immer einen ausreichenden Vorrat an Schokolade oder Chips, um den Hunger zwischendurch zu stillen. Außerdem hilft ein Schokoriegel zwischendurch auch schon mal bei Stress mit den Kunden oder bei Stau auf der Autobahn. Am Abend bekommt er von seiner Frau die Reste des Mittagessens aufgewärmt.

Eva und Heiner Schulz sind seit Jahren im Fitnessstudio in Wuppertal angemeldet. Herr Schulz war bislang erst fünf Mal dort und hat sich an den Geräten abgemüht. Spaß hat ihm das nicht gemacht und die vielen jungen, durchtrainierten Menschen um ihn herum haben dazu geführt, dass er schlechte Laune bekam. Auch seine Frau, die zweimal wöchentlich trainiert, konnte ihn nicht motivieren mitzukommen. Mittlerweile überlegt er, seine Mitgliedschaft endlich zu kündigen, um noch etwas Geld zu sparen.

Seine wenige freie Zeit genießt er lieber mit seinen Freunden bei einem Bier und der Übertragung von Fußballspielen. Besonders freut er sich, wenn sein Lieblingsverein Schalke 04 spielt. Dabei gerät er aber auch schon einmal in Rage, wenn es nicht richtig läuft. Da helfen nur Bier und Bratwurst, um sich wieder zu entspannen. Sein Kumpel Jörg, bei dem die Spiele immer geschaut werden, sorgt für reichlich Vorrat. Das Beste an diesen Nachmittagen ist, dass keine der Frauen dabei ist und sie mit Rohkostplatten nervt, um ihnen ein schlechtes Gewissen zu machen.

Vor einigen Monaten war Herr Schulz bei einer Untersuchung bei seinem Hausarzt, da er starke Knieschmerzen hatte. Er wurde gemessen, gewogen und seine Gelenke untersucht. Bei einer Größe von 1,82 m wiegt er 140 kg. Die erste Untersuchung der Knie hat einen Verdacht auf Arthrose ergeben. Außerdem wurden Herzfrequenz (82 Schläge/min) und der Blutdruck (150/85 mmHg) gemessen.

Sein Arzt hat ihm dazu geraten, eine Diät zu machen, um innerhalb der nächsten sechs Monate sein Normalgewicht zu erreichen. Er hat ihm einen Flyer mitgegeben, auf dem die Ernährungspyramide abgebildet ist. In einem Monat sollte er erneut zum Wiegen kommen, um zu überprüfen, ob er auf dem richtigen Weg ist. Seine Frau Eva möchte ihn gern unterstützen und macht ihm jeden Morgen einen Salat zum Mitnehmen. Den isst Herr Schulz nun auch immer zu seinem normalen Mittagessen, weil er wirklich gern abnehmen möchte. Das würde auch seine Arbeit als Maurer sehr erleichtern.

Nach einem Monat hat Herr Schulz nicht abgenommen. Beim Arztgespräch rechtfertigt er sich, dass er den Salat seiner Frau täglich esse, aber schon sein Onkel und sein Vater wären immer sehr kräftig gewesen. Das er zu viel wiege, liege also an den Genen. Er habe da keinen Einfluss drauf.

_M1

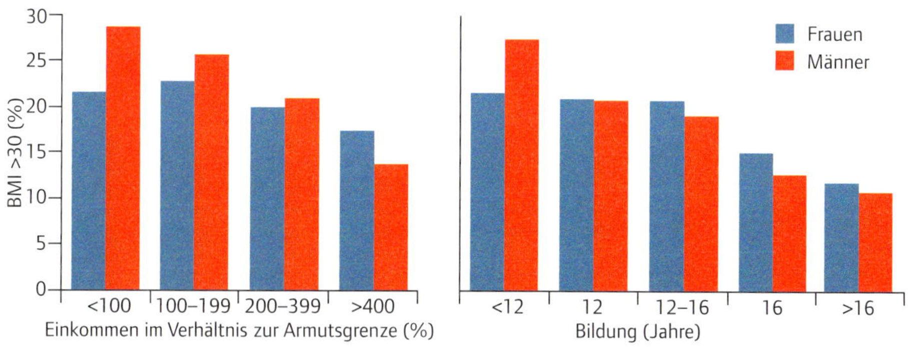

Abb. 1: Einfluss von Bildung und Einkommen auf den BMI (Quelle: Drewnowski A et al. 2004)

— AUFGABE 1

Geben Sie die Lebensumstände und den Gesundheitszustand von Herrn Schulz strukturiert wieder. Identifizieren Sie dabei Einflussfaktoren auf seine Gesundheit. **16 P.**

— AUFGABE 2

a Analysieren Sie Material M1.

b Beschreiben Sie umfassend das Krankheitsbild Adipositas und stellen Sie einen Bezug zu Herrn Schulz und den Ergebnissen Ihrer Analyse in Aufgabe 2a her. **41 P.**

— AUFGABE 3

Entwickeln Sie auf der Grundlage eines geeigneten Gesundheitsmodells für Herrn Schulz passende Präventionsmaßnahmen zur Verhütung weiterer Komplikationen des aktuellen Krankheitsbildes, die Sie anhand des Fallbeispiels begründen. **48 P.**

— AUFGABE 4

Nehmen Sie begründet Stellung zur Vorgehensweise des Hausarztes von Herrn Schulz. **15 P.**

AUFGABENKOMPLEX 3

KIGGS-STUDIE

AUFGABE 1

a Beschreiben Sie bitte die dargestellten Untersuchungsergebnisse der KiGGS-Studie (M1). **15 P.**

b Werten Sie bitte die vorliegenden Ergebnisse der KiGGS-Studie aus. Stellen Sie basierend auf den Ergebnissen Kernaussagen auf, in welchen Fällen das Risiko, an einer Essstörung zu erkranken, besonders vorhanden ist. **16 P.**

c Bewerten Sie den SCOFF-Fragebogen als Screeninginstrument zur Identifizierung von Essstörungen. **5 P.**

— AUFGABE 2

a Stellen Sie einen Zusammenhang zwischen den Studienergebnissen der KiGGS-Studie und denen im Unterricht behandelten Theorien zur Entstehung von Persönlichkeitsstörungen her. **39,5 P.**

b Entwickeln Sie, basierend auf den Ergebnissen der KiGGS-Studie und den Theorien zur Entstehung von Persönlichkeitsstörungen, eine Präventionskampagne zur Reduktion von Essstörungen. **24,5 P.**

_M1

Die KiGGS-Studie ist eine Langzeitstudie des Robert Koch-Institutes zur gesundheitlichen Lage der Kinder und Jugendlichen in Deutschland. Die Studie liefert wiederholt bundesweit repräsentative Daten zur Gesundheit der unter 18-Jährigen. Die Studienteilnehmerinnen und Studienteilnehmer werden wiederholt eingeladen und bis ins Erwachsenenalter begleitet, sodass Ursachen und Bedingungen gesundheitlicher Veränderungen im Lebenslauf analysiert werden können. Dabei werden Gesundheitsdaten mit Hilfe von Befragungen und medizinischen Untersuchungen wie Tests und Laboranalysen erhoben.
Mögliche Essstörungen werden im Rahmen dieser Studie mit dem SCOFF-Fragebogen erhoben. Werden zwei oder mehr von den fünf gestellten Fragen mit „ja" beantwortet, besteht der Verdacht, dass eine Essstörung vorliegt.

Fragen
1: Übergibst du dich, wenn du dich unangenehm voll fühlst?
2: Machst du dir Sorgen, weil du manchmal nicht mit dem Essen aufhören kannst?
3: Hast du in der letzten Zeit mehr als 6 kg in 3 Monaten abgenommen?
4: Findest du dich zu dick, während andere dich zu dünn finden?
5: Würdest du sagen, dass Essen dein Leben sehr beeinflusst?

Weiterhin wurden im Rahmen der Studie der Body-Mass-Index (BMI) zur objektiven Beurteilung des Körpergewichts sowie Angaben zum Körperselbstbild, also zur subjektiven Wahrnehmung des Körpers und des Körpergewichts, ermittelt. Zudem wurden Informationen zu psychischen Auffälligkeiten aus dem „Strengths and Difficulties Questionnaire" (SDQ) erhoben. Vor allem die Angaben zum Bereich „Emotionale Probleme" (SDQ-Subskala), die über eventuell vorhandene Ängste und eine etwaige Depressivitätsneigung Auskunft geben, wurden dabei eine besondere Rolle zugeschrieben. Der sogenannte Gesamtproblemwert, der ein weites Spektrum psychischer Auffälligkeiten in einem Gesamtparameter zusammenfasst, ist für die Bestimmung von begleitend auftretenden psychischen Störungen von Bedeutung.

GESCHLECHT	11–13 JAHRE	14–17 JAHRE	GESAMT
Jungen	17,8 %	13,5 %	15,2 %
Mädchen	23,5 %	32,3 %	28,9 %
Gesamt	20,6 %	22,7 %	21,9 %

Tab. 1: Häufigkeit von Kindern und Jugendlichen mit Hinweisen auf Essstörungen, nach Altersgruppen und Geschlecht, Selbstangaben der 11- bis 17-Jährigen im SCOFF-Fragebogen. Quelle: RKI 2008

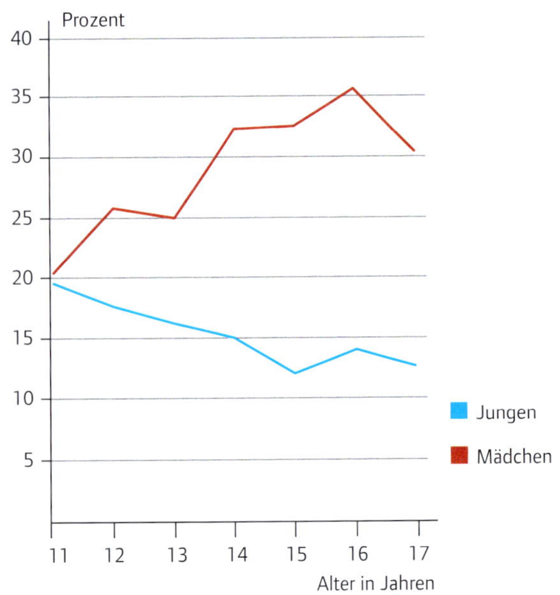

Abb. 1: Häufigkeit von Kindern und Jugendlichen mit Hinweisen auf Essstörungen (nach SCOFF). Quelle: RKI 2008

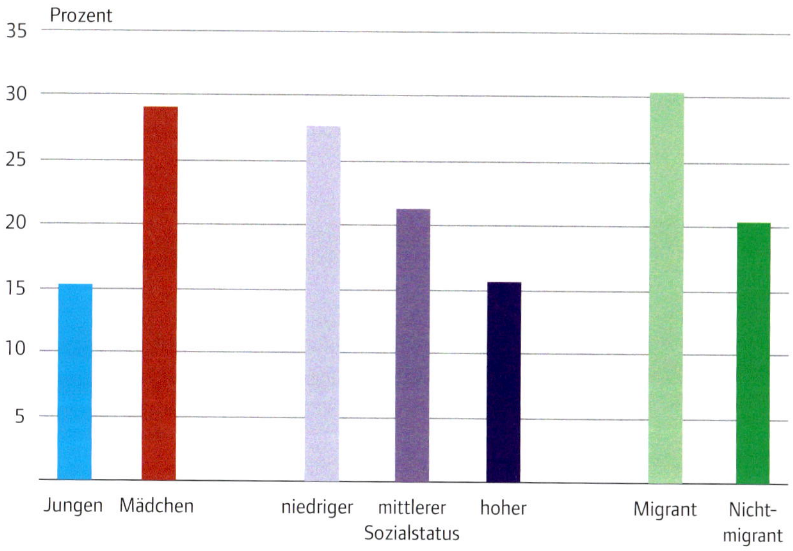

Abb. 2: Häufigkeit von Kindern und Jugendlichen mit Hinweisen auf Essstörungen (SCOFF) nach Geschlecht, Sozialstatus und Migrationshintergrund. Quelle: RKI 2008

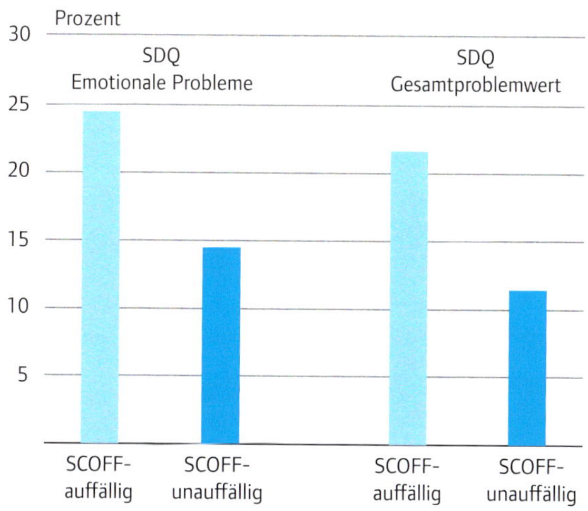

Abb. 3: Häufigkeiten von emotionalen und psychischen Problemen insgesamt (SDQ-Elternurteil) bei Kindern und Jugendlichen mit auffälligem und unauffälligem Essverhalten (nach SCOFF). Quelle: RKI 2008

	SCOFF-AUFFÄLLIG	SCOFF-UNAUFFÄLLIG
Körpermasse (BMI)		
Untergewicht[1]	1,9 %	9,1 %
Normalgewicht[2]	63,4 %	78,2 %
Übergewicht[3]	34,7 %	12,7 %
Körperselbstbild bei gemessenem Normalgewicht		
viel/etwas zu dünn	3,2 %	15,3 %
genau richtig	20,1 %	56,1 %
viel/etwas zu dick	76,7 %	28,6 %

1 Untergewicht: < P10 % (95 %-KI), also ein BMI-Wert unterhalb des 10. alters- und geschlechtsspezifischen Perzentils, d. h., wenn der BMI so niedrig ist wie bei den 10 % leichtesten Mädchen bzw. Jungen des jeweiligen Jahrgangs in der Referenzbevölkerung, vgl. Kapitel 2.1.2
2 Normalgewicht: ≥ P10 ≤ P90 % (95 %-KI)
3 Übergewicht: > P90 (95 %-KI)

Tab. 2: Verteilung der Körpermasse bei Essstörungsauffälligen (SCOFF) im Vergleich zu Nichtauffälligen und Körperselbstbild bei normalgewichtigen Essstörungsauffälligen versus Nichtauffälligen. Quelle: RKI 2008

	ODDS RATIO[1]
personale Ressourcen	
starke Defizite	1,4
geringe Defizite	1,5
normal	Referenz
familiäre Ressourcen	
starke Defizite	1,6
geringe Defizite	1,3
normal	Referenz
soziale Unterstützung	
starke Defizite	1,6
geringe Defizite	1,4
normal	Referenz

1 unter gleichzeitiger Berücksichtigung von Alter, Geschlecht, Sozialstatus und Migrationshintergrund sowie Aufwachsen bei alleinerziehenden Eltern

Tab. 3: Zusammenhänge zwischen verschiedenen Risiko- bzw. Schutzfaktoren und Hinweisen auf Essstörungen (logistische Regressionen). Quelle: RKI 2008

Vollständige Quellenangabe zu den Abbildungen und Tabellen in M1:
Robert Koch-Institut (Hrsg), Bundeszentrale für gesundheitliche Aufklärung (Hrsg.) (2008) Erkennen – Bewerten – Handeln: Zur Gesundheit von Kindern und Jugendlichen in Deutschland. RKI, Berlin

ANHANG

GLOSSAR

Adrenalin: Stresshormon; Notfallmedikament

Afferenz: Erregungsleitung vom peripheren zum zentralen Nervensystem; Ggw. Efferenz

Akkommodation: Anpassung; a) des Auges an die Entfernung des fixierten Gegenstandes; b) der Größe eines Hohlorgans abhängig der aufzunehmenden Stoffmenge, z. B. Darm – Stuhl; c) des menschlichen Verhaltens aufgrund einer gemachten Erfahrung

Albumin: Blutplasmaeiweiß, reguliert den Flüssigkeitshaushalt

Albuminurie: erhöhter Anteil von Blutplasmaeiweiß im Urin, z. B. bei Nierenerkrankung

alkalisch: = basisch; Ggw. azidotisch

Alkalose: Störung des Säure-Basen-Haushalts mit Ansteigen des Blut-pH-Wertes über 7,45

Allel: Zustandsform eines Gens

Analgesie: (medikamentöse) Ausschaltung der Schmerzwahrnehmung

Anamnese: Krankengeschichte, alle medizinisch relevanten Informationen zu einer Person, z. B. Erkrankungen, Allergien, Veranlagungen

Aneurysma: arterielle Gefäßwandaussackung

Angiografie: röntgenologische Darstellung der Blutgefäße mittels Einspritzung von Kontrastmittel

angiografische Intervention: Notfallangiografie, z. B. bei akuten und lebensbedrohlichen Blutgefäßverschlüssen

Anion: negativ geladenes Ion; Ggw. Kation

Antazida: basische Substanzen, die Magensäure neutralisieren und damit zur Linderung von Sodbrennen oder epigastrischen Schmerzen beitragen

Antibiotika: Gruppe von Medikamenten zur Behandlung bakterieller Infektionen, hemmen das Wachstum der Bakterien bzw. töten diese ab

Antidepressiva: Gruppe von Medikamenten zur Behandlung depressiver Erkrankungen, wirken antriebssteigernd und stimmungsaufhellend

Antiemetika: Gruppe von Medikamenten zur Behandlung von Übelkeit und Erbrechen

Antikonvulsiva: Gruppe von Medikamenten zur Behandlung von Krampfanfällen

Arterie: Schlagader, Blutgefäß, das vom Herz wegführt

Arthrose: degenerative Erkrankung eines oder mehrerer Gelenke, die mit starken Schmerzen und Funktionsverlust einhergehen kann

Ätiologie: Ursachenlehre der Krankheiten

ATP: Adenosintriphosphat, energiereiches Coenzym

Autoimmunerkrankung: Erkrankung, bei der das Immunsystem gegen den eigenen Körper arbeitet, z. B. Morbus Crohn

Azeton: Abbauprodukt des Fettstoffwechsels

azidotisch: sauer; Ggw. alkalisch

Azidose: Störung des Säure-Basen-Haushalts mit Übersäuerung des Blutes, der pH-Wert ist unter 7,35

Bauchfell: Peritoneum, dünne, seröse Hautschicht, die die Bauchhöhle auskleidet

Bilirubin: Gallenfarbstoff, Abbauprodukt der roten Blutkörperchen

Bindegewebe: Zellverbände, die vor allem eine den Körper stützende Funktion haben, z. B. Sehnen und Bänder, die Muskeln und Knochen verbinden

Binge-Eating: Essstörung in Form sich wiederholender Essattacken; engl. binge = das Gelage

Biopsie: Gewebeprobeentnahme zur mikroskopischen Untersuchung

Blutsenkungsgeschwindigkeit (BSG): ein sehr unspezifisches Nachweisverfahren bei Verdacht auf Entzündungen; es wird die Absenkungsrate der Erythrozyten untersucht, bei Vorliegen einer Entzündung senken sich die Blutkörperchen beschleunigt ab

Bulbus duodeni: oberer Anteil des Zwölffingerdarms

Coenzym: Nichtproteinanteil von Enzymen, z. B. ATP

CRP: C-reaktives Protein, das vermehrt bei entzündlichen Prozessen gebildet wird, kann im Blutserum nachgewiesen werden

Darmlumen: Innenraum, Durchmesser des Darms

Darmreinigung: medikamentös stimulierte Entleerung und Reinigung des Darmes, z. B. in Vorbereitung auf eine Darmspiegelung

Dermatitis: entzündliche Erkrankung der Haut

Diagnose: Zuordnung einer Gesundheitsstörung zu einem Krankheitsbegriff

Diagnostik: Lehre der Diagnosestellung

DNA: Träger der Erbinformation; engl. deoxyribonucleic acid: Desoxyribonukleinsäure

Efferenz: Erregungsleitung vom zentralen zum peripheren Nervensystem; Ggw. Afferenz

EKG: Elektrokardiogramm, Aufzeichnung der elektrischen Herzaktivität

Elektrolyte: leitfähige Ionen in wässriger Lösung, z. B. Natrium, Kalium

Embolie: akuter Verschluss eines Blutgefäßes durch ein Blutgerinnsel, das sich von seinem Entstehungsort abgelöst hat, z. B. Lungenembolie

endokrin: bezüglich der Abgabe von Drüsensekret nach innen (ins Blut); Ggw. exokrin

Endokrinologie: Lehre der endokrinen Drüsen und Hormone

Endomysium: Bindegewebeschicht, die die Skelettmuskelfasern umgibt

Enzym: Eiweiß, das Stoffwechselprozesse steuert

Epidemiologie: Wissenschaft von den Ursachen, der Häufigkeit und Verteilung von Krankheiten in der Bevölkerung

Eradikation: medikamentöse Beseitigung eines Erregers aus dem menschlichen Körper, z. B. bei Helicobacter pylori

Erosion: Schleimhautdefekt

Erythropoetin: Eiweiß, das den Blutbildungsprozess stimuliert

exokrin: bezüglich der Abgabe von Drüsensekret nach außen (z. B. in ein anderes Organ); Ggw. endokrin

fäkal-oral: eine Möglichkeit der Infektionsübertragung, z. B. durch fäkal verunreinigtes Wasser, kontaminierte Lebensmittel oder Schmierinfektion bei mangelnder Händehygiene

familiäre Disposition: Bereitschaft, Empfänglichkeit in einer Familie an einer bestimmten Krankheit zu erkranken, z. B. Brustkrebs

Fäulnis: bakteriell bedingtes Verwesen, Zersetzen organischer Stoffe, einhergehend mit Gasbildung

Gastroenterologie: Lehre der Erkrankungen des Magen-Darm-Traktes

Gedeihstörung: Beeinträchtigung der körperlichen Entwicklung im Säuglings- bzw. Kleinkindalter, z. B. aufgrund von Mangelversorgung

Gefäßarkaden: miteinander verschränkte und kommunizierende Blutgefäßstränge, die den Darm versorgen

Glomerulonephritis: Erkrankung der Nieren einschließlich der Nierenkörperchen

Glomerulus: Kapillarknäuel in den Nierenkörperchen; Mz. Glomeruli

Granulozyten: Form der weißen Blutkörperchen, die an verschiedenen Abwehrprozessen beteiligt sind; eosinophile G., neutrophile G., basophile G.

Guthrie-Test: auf den amerikanischen Arzt Robert G. Guthrie zurückgehendes Nachweisverfahren für Phenylketonurie, im Rahmen des Neugeborenenscreenings

H_2-Antihistaminika: Arzneimittel, die Histaminrezeptoren vom Typ 2 blockieren, auch H_2-Rezeptorantagonisten genannt; sie werden eingesetzt, um die Magensäuresekretion zu verringern; durch die Blockierung der Parietalzellen des Magens, kann sich kein Histamin an diese Zellen binden; dadurch bleibt die Reaktion, die das Histamin verursacht, aus, und es wird weniger Magensäure produziert

Hämatokrit: prozentualer Anteil der Zellbestandteile am Blutvolumen

Hämatopoese: Blutbildungsprozess

Hämorrhoiden: Entzündung und Schwellung des venösen Geflechts am rektalen Schließmuskel

heterozygote Vererbung: mischerbige Vererbung, Vorliegen eines Merkmalsträgers in verschiedener Ausführung; Ggw. homozygot

Histamin: Gewebshormon, im Rahmen entzündlicher und allergischer Reaktionen übermäßig aktiviert

Histologie: Lehre von den Geweben des Körpers

Holismus: Lehre der Ganzheit; die Elemente einer Struktur sind erst durch ihre Beziehungen zueinander vollständig bestimmt

Homöostase: Aufrechterhaltung des Wasser- und Elektrolythaushaltes im menschlichen Körper

homozygote Vererbung: reinerbige Vererbung, Vorliegen eines Merkmalsträgers in gleicher Ausführung

Hormon: von Drüsen gebildete Substanz, die ins Blut abgegeben wird und Funktionsveränderungen bewirkt

hydrophil: wasseraufnehmend; Ggw. hydrophob

hydrophob: wasserabweisend; Ggw. hydrophil

Hygiene: Maßnahmen zur Gesunderhaltung, Sauberkeit, Reinlichkeit

Hypertonie: Bluthochdruck; Ggw. Hypotonie

Hypophyse: Hirnanhangsdrüse, die z. B. Steuerungshormone wie FSH und TSH bildet

Hypothalamus: Anteil des Zwischenhirns, der Freisetzungshormone produziert

Hypothyreose: Unterfunktion der Schilddrüse

Hypotonie: zu niedriger Blutdruck; Ggw. Hypertonie

Insuffizienz: krankheitsbedingte eingeschränkte Leistungsfähigkeit, z. B. eines Organs

interventionell: im Rahmen eines Diagnoseverfahrens (z. B. Radiologie) therapeutisch gezielt eingreifen (z. B. Stentimplantation)

Intoxikation: Vergiftung

intravenös: in eine Vene bzw. innerhalb einer Vene

Intrinsic Factor: in der Magenschleimhaut gebildetes Transportprotein, das für die Vitamin-B_{12}-Aufnahme nötig ist

Invasion: Eindringen eines Objekts (z. B. Erreger) in den Körper

Inzidenz: Anzahl von Neuerkrankungsfällen einer bestimmten Krankheit in einem bestimmten Zeitraum

Ion: elektrisch geladenes Teilchen

kanzerogen: krebserregend, Krebsgeschwüre auslösend; Syn. karzinogen

kardiovaskulär: bezüglich des Herzens und Blutgefäßsystems

Kation: positiv geladenes Ion

Keton: Ableitung von Azeton, Stoffwechselprodukt

Kokanzerogene: Stoffe, die selbst nicht krebserregend sind, aber im Zusammenwirken mit einem Kanzerogen dessen Wirkung verstärken

Komasaufen: ugs. für v. a. unter Jugendlichen beliebtes Trinken von Alkohol bis hin zum komagleichen Rauschzustand

Kontinuum: lückenlos Zusammenhängendes

Koronare Herzkrankheit (KHK): chronische Mangeldurchblutung des Herzmuskels auf Grund arteriosklerotisch veränderter Herzkranzgefäße

Kretinismus: aufgrund einer Störung der Schilddrüsenhormonproduktion (Thyroxin) einsetzende Entwicklungsverzögerung bei Kindern bis hin zu schweren geistigen und körperlichen Einschränkungen

Lavage: Spülung

Letalität: Sterblichkeit

Lipidperoxidation: Abbau von Fettsäuren unter Sauerstoffeinfluss

Lorazepam: Benzodiazepin mit dämpfender, beruhigender und krampfdurchbrechender Wirkung

Lumen: Hohlraum eines Organs

Lymphe: Trägerflüssigkeit des lymphatischen Systems, nimmt auch im Darm Nahrungsfette auf

Makroalbuminurie: stark erhöhte Eiweißausscheidung der Nieren über den Urin

Makulaödem: Ödembildung im Bereich des Gelben Flecks, z. B. als Folge einer (schweren) Diabeteserkrankung

Media: mittlere Gefäßwandschicht, z. B. einer Arterie

Melanin: von Melanozyten gebildeter brauner oder schwarzer Farbstoff, der bei der menschlichen Haut, den Augen und Haaren die Pigmentierung bewirkt

Metastase: durch Streuung von Krebszellen entstandene Tochtergeschwulst eines malignen Tumors

Methylglyoxal: Stoffwechselprodukt, das beim Abbau von Zucker im Blut entsteht und Nervenzellschädigungen hervorrufen kann

Mikroalbuminurie: leicht erhöhte Eiweißausscheidung der Nieren über den Urin

Mikroaneurysmen: kleine Gefäßwandaussackungen in den Hirnarterien, die bei Einriss zu zerebralen Blutungen führen können

monodisziplinär: bezogen auf ein (medizinisches) Fachgebiet

Morbidität: Krankheitshäufigkeit, Anzahl der Erkrankungen in einer Bevölkerungsgruppe

Mortalität: Sterblichkeit, Anzahl von Todesfällen in einer Bevölkerungsgruppe

Mucine: Schleimstoffe, die in Sekreten, wie z. B. Speichel oder Magensaft, vorkommen, mit Transport-, Schutz- und Schmierfunktion

multidisziplinär: bezogen auf mehrere (medizinische) Fachgebiete

Mutation: Erbgutveränderung

Myelin: Markscheide, umhüllt das Axon (Nervenfortsatz)

N. vagus: zehnter Hirnnerv, motorische und sensible Steuerung von z. B. Herz, Lunge, Rachen und Magen-Darm-Trakt

nephrotisches Syndrom: komplexes Krankheitsbild der Nieren, das die Kardinalsymptome Proteinurie, Hypalbuminämie, Ödembildung sowie Hyperlipidämie umfasst

Neuralrohrdefekt: angeborene Fehlbildung aufgrund neuraler Verschlussstörung, z. B. Spina bifida

Neurotransmitter: Botenstoffe im zentralen Nervensystem

neutrophile Granulozyten: größte Untergruppe der weißen Blutkörperchen, v. a. in die Infektabwehr (Phagozytose) eingebunden

Nitrosamine: Stickstoffverbindung, krebserregende Substanzen, die in Lebensmitteln bei Räucherverarbeitung oder beim Grillen entstehen können

Noxe: Gifte, wie z. B. Nikotin, Alkohol, Schwermetalle

Ödem: Wasseransammlung im Gewebe, mit Schwellung einhergehend

OGTT: oraler Glucosetoleranztest zur Diagnostik eines möglichen Schwangerschaftsdiabetes

oral: über den Mund, innerhalb des Mundraumes

Osmolarität: Menge gelöster Teilchen pro Liter Lösung

Osmose: Diffusion durch eine halbdurchlässige Membran, zum Konzentrationsausgleich

Oxalsäure: Salze (Oxalate) bildende Carbonsäure, die v. a. in Pflanzen vorkommt, z. B. Tee, Spinat, Amaranth

Parasympathikus: Anteil des vegetativen Nervensystems, Gegenspieler des Sympathikus, bewirkt z. B. Bradykardie, Speichel- und Schweißsekretion, aktiviert Verdauung, Sexualfunktionen, Schlaf

pathogen: krankmachend

Penetration: Eindringen in angrenzendes Gewebe, Durchwandern

peripheres Nervensystem: alle Nerven, die nicht zum zentralen Nervensystem gehören, periphere und Hirnnerven

Peristaltik: wellenförmiges Zusammenziehen der glatten Muskulatur von Hohlorganen zum Stofftransport, z. B. Nahrungsbrei

Peritoneum: Bauchfell, dünne, seröse Hautschicht, die die Bauchhöhle auskleidet

Permeabilität: Durchlässigkeit

pH-Wert: Maßzahl, die die Konzentration von Wasserstoffionen in einer Lösung angibt; 0–6,5 = sauer, 7 = neutral, 7,5–14 = basisch

Phosphat: Salz der Phosphorsäure, das v. a. im Knochenstoffwechsel von Bedeutung ist

Phosphatbinder: Gruppe von Medikamenten, die das über die Nahrung aufgenommene Phosphat im Magen-Darm-Trakt binden und über den Stuhl ausscheiden lassen, indiziert bei eingeschränkter Nierenleistung

Phytinsäure: bioaktive Substanz, die als Phytat v. a. in Hülsenfrüchten, Getreide und Ölsamen vorkommt; durch eine unlösliche Bindung von Mineralstoffen kann bei übermäßiger Aufnahme u. U. der Mineralstoffwechsel (krankhaft) beeinträchtigt sein

Plexus: Nervengeflecht, z. B. Armplexus

polyzystisches Ovar Syndrom: hormonell bedingtes Krankheitsbild bei (meist jungen) Frauen; Ausbildung zahlreicher Zysten an den Eierstöcken sowie Überproduktion männlicher Hormone

Prader-Willi-Syndrom: genetische Erkrankung durch Defekt auf Chromosom 15, insbesondere die Funktion des Hypothalamus ist beeinträchtigt (z. B. fehlendes Sättigungsgefühl, unvollständige Geschlechtsreife, schwach ausgeprägte Muskulatur)

Prävalenz: Anzahl aller Erkrankungsfälle einer bestimmten Krankheit zu einem bestimmten Zeitpunkt bzw. innerhalb eines bestimmten Zeitraumes

Prokinetika: Arzneimittel zur Förderung der Bewegungsfähigkeit des Magens und des Darms; sie ermöglichen eine schnellere Magenpassage und verringern damit die Symptome Übelkeit und Erbrechen

Pulsoxymetrie: nichtinvasive Messung der Sauerstoffsättigung sowie der peripheren Pulsfrequenz

Radioaktivität: Atomkernzerfall mit Strahlenbildung

Reflex: unwillkürliche, regelhaft ablaufende Antwort auf einen Reiz, z. B. Muskeleigenreflex

renale Osteopathie: im Rahmen chronischer Nierenerkrankung auftretende Störung des Knochenstoffwechsels

Reservoir: Vorrat; Träger von Erregern

Resorption: Aufnahme

Ressourcen: vorhandene Fähigkeiten (z. B. mentale Stärke), Möglichkeiten (z. B. soziales Netzwerk), Bestände (z. B. finanzielle Guthaben)

Ringmuskel: Muskel mit rundem Faserverlauf, der ein Lumen oder eine Öffnung umschließt, z. B. am Auge

RNA: Ribonucleic acid, Ribonukleinsäure, im Zellkern produzierte Kopie der Erbinformation

Schlaf-Apnoe-Syndrom: Atempausen im Schlaf bei zumeist adipösen Menschen, mit der Folge anhaltender Tagesmüdigkeit und Bluthochdruck; Ursache ist i. d. R. der Kollaps der oberen Atemwege mit folgendem Sauerstoffmangel und Stressreaktion

seborrhoische Dermatitis: schuppende, fettige Hautentzündung, die mit starkem Juckreiz einhergeht

Sekret: Absonderungsprodukt, z. B. aus einer Drüse oder Wunde

Sekretion: Absonderung von Zellflüssigkeit

Sepsis: Blutvergiftung durch Toxine von Bakterien oder anderen Mikroorganismen

serös: (Wund-)Flüssigkeit von hellgelber, klarer Beschaffenheit (wie Blutserum); Ggs. zu eitrig

Sphinkter: Schließmuskel

Splen: Milz

Stenose: Verengung eines Gefäß- oder Organlumens

Sterkobilin: Abbauprodukt des Hämoglobins; im (Dick-)Darm aus dem Gallefarbstoff Bilirubin umgewandelt, färbt den Kot charakteristisch braun

Steroidhormone: aus Cholesterin entstehende Steroide, die wie Hormone wirken, z. B. Sexualhormone

Survey: Überblicksstudie, Befragung

Sympathikus: Anteil des vegetativen Nervensystems, Gegenspieler des Parasympathikus, bewirkt z. B. Blutdruck- und Pulsanstieg, Bronchodilatation, Pupillenerweiterung, Schweißsekretion, hemmt Drüsensekretion, Verdauung, Ausscheidung, Schlaf

Synthese: Verbindung von (gegensätzlichen) Teilen zu einer neuen Ganzheit

Thrombose: lokalisierte Bildung eines Blutgerinnsels in einem unverletzten Blutgefäß

Tuberkulostatika: Gruppe von Medikamenten zur Behandlung der Tuberkulose

Typhus abdominalis: Bauchtyphus, durch den bakteriellen Erreger Salmonella typhi fäkal-oral übertragene Infektionserkrankung, die v. a. in (sub)tropischen Regionen auftritt

ubiquitär: überall vorkommend

Urease: Harnstoff spaltendes Enzym

vegetatives Nervensystem: Teil des Nervensystems, der unwillkürlich arbeitet und z. B. Atmung und Stoffwechsel kontrolliert

Vene: Gefäß, das Blut zum Herzen hinführt

venöser Zugang: Verweilkanüle oder Katheter in einem venösen Blutgefäß zur Verabreichung von Medikamenten

viszeral: die Eingeweide, Bauchorgane betreffend

Vollelektrolytlösung: Infusionslösung, die der Elektrolytzusammensetzung im menschlichen Blutplasma entspricht

Vorhofflimmern: Herzrhythmusstörung, bei der unregelmäßige Vorhoferregungen unkoordiniert vom AV-Knoten weitergeleitet werden

Weichteile: die nicht knöchernen bzw. knorpeligen Anteile des Körpers (außer Organe)

zentrales Nervensystem: Gesamtheit der Nervenstrukturen in Gehirn und Rückenmark, die eingehende periphere Reize zentral verarbeiten

STICHWORTVERZEICHNIS

BILDQUELLEN-VERZEICHNIS

Titelbild: Mair, J., München

Teil A: S. 8/3 Fotolia /shockfactor.de; S. 12/1 Mair, J., München; S. 12/2 Raichle, G., Ulm; S. 13/3 Mair, J., München: S. 13/4 Raichle, G., Ulm; S. 14/1 Mair, J., München; S. 15/2 Mair, J., München; S. 16/1 Mair, J., München; S. 17/2 Faust, St., Berlin; S. 18/1 Faust, St., Berlin; S. 19/2 Mair, J., München; S. 21/1 Raichle, G., Ulm; S. 22/1 Mair, J., München; S. 23/2 Raichle, G., Ulm; S. 25/1 Raichle, G., Ulm; S. 26/1 Faust, St., Berlin; S. 27/2 Mair, J., München; S. 27/2 Raichle, G., Ulm; S. 28/1 Fotolia /bilderzwerg; S. 30/1 Fotolia /bilderzwerg; S. 31/2 Fotolia /designua; S. 32/1 Mair, J., München; S. 32/2 Fotolia /Glamy; S. 33/1 Mair, J., München; S. 34/1 Raichle, G., Ulm; S. 34/2 Fotolia /Wolfilser; S. 36/1 Mauritius images /Ulrich Niehoff; S. 38/1 Fotolia /K.-U. Häßler; S. 39/2 Mair, J., München; S. 39/3 Fotolia /ericpenet; S. 41/1 Fotolia/Monkey Business; S. 42/1 Fotolia/bit24; S. 43/2 Fotolia/ronstik; S. 44/1 Welz, N., Berlin; S. 45/2 Shutterstock /La Gorda; S. 47/li. DGE-Ernährungskreis®, Copyright: Deutsche Gesellschaft für Ernährung e. V.; S. 47/re. DGE-Ernährungspyramide®, Copyright: Deutsche Gesellschaft für Ernährung e. V.; S. 49/1 Raichle, G., Ulm; S. 50/1 Raichle, G., Ulm; S. 52/1 Shutterstock /alexpro9500; S. 54/1 Mair, J., München; S. 60/1 Shutterstock/413x4sha, Fotolia/goldencow_images, ClipDealer/Birgit Reitz-Hofmann, Fotolia/seen; S. 61/2 dpa Picture-Alliance /dpa-infografik; S. 66/1 Fotolia /Tatsiana Tsyhanova; S. 68/1 Fotolia /eranicle; S. 68/2/ Mauritius images /West Studios; S. 70/1 Fotolia /Dmytro Sukharevskyy; S. 71/2 Shutterstock /Sandra Caldwell; S. 72/1 Fotolia /valery121283; S. 72/2 ClipDealer /Romanenko Alexey; S. 73/3 Fotolia /135pixels; S. 75/2 Shutterstock /Capture Collect; S. 76/1 Mauritius images /Science Source; S. 77/2 Mair, J., München; S. 79/1 Fotolia /kulyk; S. 81/1 picture-alliance /dpa-infografik (Grafik wurde für dieses Buch verändert); S. 82/1 VEBU (Vegetarierbund Deutschland e.V.); S. 82/1 Vegan Society bzw. Vegane Gesellschaft Österreich

Teil B: S. 88/1 Shutterstock/Alexander Raths; S. 91/1 Fotolia/TwilightArtPictures; S. 92/1 Fotolia/Alexander Raths; S. 93/2 Fotolia/bilderzwerg; S. 94/1 Shutterstock/Designua; S. 95/3 Fotolia/kwanchaichaiudom; S. 100/1 Mair, J., München; S. 101/3a Fotolia/Fotoimpressionen; S. 101/3b Fotolia/TwilightArtPictures; S. 103/1 picture-alliance/ZB; S. 103/2 Fotolia/Henrie; S. 104/2 Krüper, W., Bielefeld; S. 105/3 Mair, J., München; S. 106/1 Mauritius images/imageBROKER; S. 107/2 Okapia/Biophoto Associates/Science Source; S. 108/1 doc-stock/Custom Medical; S. 108/2 Fotolia/Jeanette Dietl; S. 110/1 Raichle, G., Ulm; S. 111/3 Raichle, G., Ulm; S. 116/1 Fotolia/Africa Studio; S. 116/2 Fotolia/Kzenon; S. 117/1 Mair, J., München; S. 118/1 picture-alliance/dpa-infografik; S. 119/3 Fotolia/Carsten Kattau, Fotolia/Jeanette Dietl, Shutterstock/Liudmyla Marykon, Fotolia/Photographee.eu, Colourbox; S. 121/1 Shutterstock/Alila Medical Media; S. 122/1 Shutterstock/mtka_Wariatka; S. 123/1 Colourbox; S. 131/1 Corbis/Dr. Gladden Willis/Visuals Unlimited; S. 132/1 Fotolia/Zerbor; S. 133/2 Europäischen Fachgesellschaft/(ESC), copyright © ESC European Heart Journal; S. 134/1 Fotolia/Africa Studio; S. 135/2 Fotolia/ExQuisine; S. 137/2 Fotolia/Henrie; S. 138/1a Fotolia/ellepigrafica ; S. 138/1b Mauritius images/Alamy; S. 139/2 dpa Picture-Alliance/blickwinkel; S. 140/1 Fotolia/akf/spline_x/aedkafl; S. 141/1 Fotolia/nenetus, Fotolia/rcfotostock, Fotolia/Okea, Fotolia/PHILETDOM; S. 144/1 Shutterstock/Melica; S. 145/1 Shutterstock/Chris from Paris; S. 148/1 Mair, J., München; S. 149/2 Mauritius images/Phototake; S. 151/1 Fotolia/bilderzwerg; S. 152/1 Fotolia/oguzdkn; S. 154/1 Raichle G, Ulm; S. 155/3 Fotolia/Alex; S. 156/1 Shutterstock/Juan Gaertner; S. 157/2 Fotolia/Alexander Raths; S. 157/3 Shutterstock/Barabasa; S. 160/1 Raichle, G., Ulm; S. 161/2 Mair, J., München; S. 162/1 © Deutsche Zöliakie-Gesellschaft, Stuttgart ; S. 163/1 Raichle, G., Ulm; S. 165/1 Mair, J., München; S. 165/2 Mauritius images/ADMED/Alamy; S. 167/1 ADMED/Alamy/Raichle, G., Ulm; S. 168/1 Raichle, G., Ulm; S. 169/2 Raichle, G., Ulm; S. 170/1 doc-stock/BSIP;

Teil C: S. 172 Fotolia/Matthias Enter